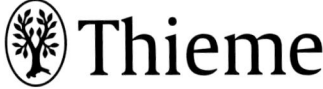

Praxisbuch Sucht

Therapie der Suchterkrankungen im Jugend- und Erwachsenenalter

Anil Batra
Oliver Bilke-Hentsch

Anil Batra
Oliver Bilke-Hentsch
Rigo Brueck
Ralf Demmel
Andreas Gantner
Euphrosyne Gouzoulis-Mayfrank
Martin Grosshans
Martin Hautzinger
Andreas Heinz
Leopold Hermle
Eva Hoch
Johannes Lindenmeyer
Peter Lindinger
Karl Mann
Christian Müller
Kay Uwe Petersen
Peter Peukert
Michael Rath
Olaf Reis
Fred Rist
Norbert Scherbaum
Ingo Spitczok von Brisinski
Stephan Stevens
Rainer Thomasius
Edelhard Thoms
Klaus Wölfling

19 Abbildungen
52 Tabellen

Georg Thieme Verlag
Stuttgart · New York

Bibliografische Information
Der Deutschen Nationalbibliothek

Die Deutsche Nationalbibliothek verzeichnet diese Publikation in der Deutschen Nationalbibliografie; detaillierte bibliografische Daten sind im Internet über http://dnb.d-nb.de abrufbar.

© 2012 Georg Thieme Verlag KG
Rüdigerstraße 14
70469 Stuttgart
Deutschland
Telefon: +49/(0)711/8931-0
Unsere Homepage: www.thieme.de

Printed in Germany

Zeichnungen: Karin Baum, Paphos, Zypern
Umschlaggestaltung: Thieme Verlagsgruppe
Umschlagabbildungen: Photo Alto, Paris; fotolia.com; Creativ Collection, Freiburg
Satz: stm media GmbH, Köthen
gesetzt aus Adobe InDesign CS5.5
Druck: Grafisches Centrum Cuno, Calbe

ISBN 978-3-13-149201-2   1 2 3 4 5 6

Auch erhältlich als E-Book:
eISBN (Pdf) 978-3-13-165541-7

Anschriften

Prof. Dr. med. Anil Batra
Eberhard-Karls-Universität
Universitätsklinik für Psychiatrie
und Psychotherapie
Sektion Suchtmedizin und Suchtforschung
Calwer Str. 14
72076 Tübingen

Dr. med. Oliver Bilke-Hentsch
Schweizerisches Institut für Suchtfragen
und Abhängigkeitserkrankungen –
Kind.Jugend.Familie
Zürcherstr. 146
8500 Frauenfeld
SCHWEIZ

Dr. phil. Rigo Brueck, Ph. D.
1735 Caudor St
ENCINITAS, CA 92024
USA

Priv.-Doz. Dr. rer. nat. Dipl.-Psych. Ralf Demmel
von Bodelschwinghsche Stiftungen Bethel
Homborn 1
58339 Breckerfeld

Dipl.-Psych. Andreas Gantner
Therapieladen e. V.
Potsdamer Str. 131
10783 Berlin

Prof. Dr. med. Euphrosyne Gouzoulis-Mayfrank
LVR-Klinik Köln
Abteilung Allgemeine Psychiatrie II
Wilhelm-Griesinger-Str. 23
51109 Köln

Dr. med. Martin Grosshans
Zentralinstitut für Seelische Gesundheit
Klinik für Abhängiges Verhalten
J5
68159 Mannheim

Prof. Dr. phil. Martin Hautzinger
Psychologisches Institut
Abteilung Klinische Psychologie und
Psychotherapie
Christophstr. 2
72072 Tübingen

Prof. Dr. med. Andreas Heinz
Charité-Universitätsmedizin Berlin
Campus Charité-Mitte
Klinik für Psychiatrie und Psychotherapie
Charitéplatz 1
10117 Berlin

Priv.-Doz. Dr. med. Leopold Hermle
Christophsbad
Fachklinik für Psychiatrie und Neurologie
Faurndauer Str. 6–28
73035 Göppingen

Dr. rer. nat. Eva Hoch
Zentralinstitut für Seelische Gesundheit
Universität Heidelberg
J5
68159 Mannheim

Dr. rer. nat. Johannes Lindenmeyer
Salus-Klinik Lindow
Straße nach Gühlen 10
16835 Lindow

Dipl.-Psych. Peter Lindinger
Fischerweg 5
79271 St. Peter

Prof. Dr. med. Karl Mann
Zentralinstitut für Seelische Gesundheit
Klinik für Abhängiges Verhalten und
Suchtmedizin
J5
68159 Mannheim

Dr. med. Christian Müller
Charité-Universitätsmedizin Berlin
Campus Charité Mitte
Klinik für Psychiatrie und Psychotherapie
Charitéplatz 1
10117 Berlin

Dr. phil. Dipl.-Psych. Kay Uwe Petersen
Eberhard-Karls Universität
Universitätsklinik für Psychiatrie und
Psychotherapie
Sektion Suchtmedizin und Suchtforschung
Calwer Str. 14
72076 Tübingen

Dr. rer. nat. Dipl.-Psych. Peter Peukert
Eberhard-Karls-Universität
Universitätsklinik für Psychiatrie
und Psychotherapie
Sektion Suchtmedizin und Suchtforschung
Calwer Str. 14
72076 Tübingen

Dr. med. Michel Rath
Zentrum für Psychiatrie
Pfarrer-Leube-Str. 29
88427 Bad Schussenried

Dr. phil. Olaf Reis
Universitätsklinikum Rostock
Klinik für Psychiatrie, Neurologie, Psychosomatik
und Psychotherapie im Kindes- und Jugendalter
Gehlsheimer Str. 20
18147 Rostock

Prof. Dr. med. Fred Rist
Westfälische Wilhelms-Universität Münster
Institut für Psychologie
Klinische Psychologie und Psychotherapie
Fliednerstr. 21
48149 Münster

Prof. Dr. med. Norbert Scherbaum
LVR-Klinikum Essen
Kliniken/Institut der Universität Duisburg-Essen
Klinik für abhängiges Verhalten und Sucht-
medizin
Virchowstr. 174
45147 Essen

Dr. Ingo Spitczok von Brisinski
LVR-Klinik Viersen
Psychiatrie, Psychosomatik und Psychotherapie
des Kindes- und Jugendalters
Johannisstr. 70
41749 Viersen

Dr. phil. Stephan Stevens
Justus-Liebig-Universiät Gießen
Klinische Psychologie und Psychotherapie
Otto-Behagel-Str. 10, F1
35394 Gießen

Professor Dr. med. Rainer Thomasius
Deutsches Zentrum für Suchtfragen
des Kindes- und Jugendalters (DZSKJ)
Universitätsklinikum Hamburg-Eppendorf
Martinistr. 52
20251 Hamburg

Dr. med. Edelhard Thoms
Park-Krankenhaus Leipzig
Klinik für Kinder- und Jugendpsychiatrie,
Psychosomatik und Psychotherapie
Morawitzstr. 2
04289 Leipzig

Dr. med. Klaus Wölfling
Ambulanz für Spielsucht
Klinik und Poliklinik für Psychosomatische
Medizin und Psychotherapie
Universitätsmedizin Mainz
Untere Zahlbacher Str. 8
55131 Mainz

Widmung

Für Marion, David und Jonas.
Anil Batra

Für Susanne.
Oliver Bilke-Hentsch

Geleitwort

Sich ausprobieren, Grenzen testen und erfahren, sich mit Gleichaltrigen messen, Fehler machen und daraus lernen gehören zur normalen Entwicklung. Die psychische Entwicklung der Kinder und Jugendlichen wird dabei von verschiedenen Einflussfaktoren (wie biologischen, psychologischen, psychosozialen und gesellschaftlichen) und deren komplexen Wechselwirkungen beeinflusst. Zur Unterstützung bedürfen Kinder und Jugendliche stets der Rückmeldung, Anleitung und Kontrolle von verantwortlichen Erwachsenen, die die sozialen Rahmenbedingungen und die jeweiligen Möglichkeiten nach Alters- und Entwicklungsstufe, intellektuellen Fähigkeiten, individuellen Stärken, Schwächen und Ressourcen berücksichtigen. Dies gilt insbesondere für Kinder mit multiplen Entwicklungsrisiken und drohenden oder bereits vorhandenen psychischen Störungen.

Längsschnittstudien an besonders gefährdeten Kindern und Jugendlichen in Risikopopulationen zeigen, dass die Kumulation von biologischen, psychologischen und psychosozialen Risikofaktoren die Wahrscheinlichkeit des Auftretens einer psychischen Störung massiv erhöht. Dies gilt auch für Suchtmittelgebrauch und Abhängigkeitserkrankungen. Auch der Beginn des Suchtmittelgebrauchs, also das Alter bei Erst- bzw. regelmäßigem Konsum, spielt in der Entstehung von Abhängigkeitserkrankungen eine entscheidende Rolle. So ist z. B. bekannt, dass, wenn vor dem 18. Lebensjahr mit dem Rauchen begonnen wird, das Risiko besonders hoch ist, dass es jahrzehntelang beibehalten wird. Die Wahrscheinlichkeit, dass ein über 20-Jähriger noch zum regelmäßigen Raucher wird, ist dagegen gering.

Die von Kinder- und Jugendpsychiatern und -psychotherapeuten sowie Suchtexperten lange geforderten gesetzlichen Regelungen zur Erhöhung der Altersgrenze beim Rauchen und zum Verbot des Rauchens in Gaststätten und öffentlichen Einrichtungen und der zunehmend erschwerte Zugang zu Zigaretten von Minderjährigen (Altersnachweis für Zigarettenautomaten, größere Entfernung der Automaten zu Schulen etc.) sowie Preiserhöhungen haben noch mehr als Präventionsprogramme dazu geführt, dass die Raucherzahlen bei den unter 18-Jährigen deutlich zurückgegangen sind. Dies ist nicht zuletzt auch ein Erfolg des in den letzten 15 Jahren gestiegenen allgemeinen Bewusstseins für Suchtmittelabusus und auch zunehmende Forschung in dem Bereich, sei es durch epidemiologische, Grundlagen- oder Versorgungsforschung.

Bundesweit wurden Suchtstationen unter kinder- und jugendpsychiatrischer Leitung etabliert, entwicklungspsychiatrisches Denken floss stärker ein in Präventionskonzepte, und Kinder suchtkranker Eltern rückten als eine Hochrisikogruppe in den Fokus von wissenschaftlichen Untersuchungen, Versorgungsstrukturen sowie Präventionsansätzen.

Schädlicher Suchtmittelkonsum und Abhängigkeit können sowohl als eigenständige Risikofaktoren verstanden werden als auch als behandelbare Erkrankungen, die im Kontext von Komorbiditäten wie Depression, Aufmerksamkeitsdefizit-/Hyperaktivitätssyndrom oder Psychosen zu sehen sind. Kinder- und jugendpsychiatrisches und -psychotherapeutisches Herangehen an Suchtverhalten ist dabei multiaxial, und neben der psychiatrischen Hauptdiagnose werden zusätzliche interventionsbedürftige Symptome (wie Impulsivität oder auch Aggressivität), ggf. bestehende umschriebene Entwicklungsstörungen, die intellektuellen Ressourcen, bestehende körperliche Erkrankungen sowie (abnorme) psychosoziale Umstände diagnostiziert.

Im vorliegenden interdisziplinären Praxisbuch werden Kindheit und Jugendalter mit den Besonderheiten und Entwicklungsaspekten durch die unterschiedlichen Autoren in den Vordergrund gestellt. Die Kontinuität von Suchterkrankungen über die verschiedenen Entwicklungsphasen wird dabei deutlich gemacht und die Notwendigkeit zu Prävention, frühzeitiger Diagnostik und Intervention in jedem Altersbereich deutlich herausgestellt.

Den Herausgebern ist es gelungen, einerseits die evidenzbasierten Therapiemethoden, die bis dato vor allem für das Erwachsenenalter gelten, da hier die meisten Studien durchgeführt wurden, mit den stärker klinisch-empirisch orientierten pragmatischen Herangehensweisen der Kinder- und Jugendpsychiatrie zu verbinden.

Die Autoren fordern, die zunehmenden Verhaltens- und Tätigkeitssüchte im Jugendalter (wie z.B. den pathologischen Mediengebrauch) stärker in den Fokus zu rücken, da diese mitunter noch unterschätzt werden.

Die Daten der BZGA und anderer Längsschnittuntersuchungen weisen darauf hin, dass Tabak- und Alkoholkonsum sowie der Konsum von sogenannten „harten Drogen" bei den unter 18-Jährigen rückläufig sind. Allerdings scheinen besser in die schulische und soziale Lebenswelt zu integrierende suchtartige Verhaltensweisen zuzunehmen und müssen in der Diagnostik und Therapie stärker berücksichtigt werden.

Dem vorliegenden Praxisbuch Sucht mit seinem interdisziplinären Zugang ist in allen ärztlichen, psychologischen, psychotherapeutischen und pädagogischen Bereichen eine weite Verbreitung zu wünschen. Die transgenerationale und interdisziplinäre Kooperation der Kinder- und Jugendpsychiatrie und Erwachsenenpsychiatrie mit der Suchthilfe und der Jugendhilfe müssen im Interesse der Patienten und ihrer Familien konsequent weiterverfolgt werden.

Prof. Dr. med. Katja Becker

Ordinaria für Kinder- und Jugendpsychiatrie und -psychotherapie an der Philipps-Universität Marburg und Direktorin der Klinik für Kinder- und Jugendpsychiatrie, -psychosomatik und -psychotherapie des Universitätsklinikums Gießen und Marburg am Standort Marburg

Vorwort

Die Behandlung von substanzassoziierten Störungen, Missbrauch und Abhängigkeit über die verschiedenen Lebensphasen, ist eine interdisziplinäre medizinische, psychologische, soziale und gesellschaftliche Aufgabe.

Im Kontrast zu einer anhaltenden Stigmatisierung und Verleugnung der Relevanz von Abhängigkeitserkrankungen und ihrer gesellschaftlichen Bedeutung hat sich im Bereich der Diagnostik und Therapiemöglichkeiten in den letzten Jahrzehnten ein beachtlicher Fortschritt erreichen lassen.

Biologische Erkenntnisse haben die psychodynamische und verhaltenstherapeutische Sichtweise ergänzt. Die besondere Berücksichtigung der Attraktivität des Suchtmittelkonsums im Kindes- und Jugendalter hat Präventionsstrategien verändert und Behandlungskonzepte im Jugendalter einer grundsätzlichen Modifikation unterworfen. Die Suchttherapie ist in den letzten Jahren „niederschwelliger" geworden. Eine eigene Motivation ist keine unverzichtbare Voraussetzung mehr für eine Behandlung, vielmehr gilt die Förderung der Motivation als erster Inhalt einer erfolgversprechenden Therapie. Auch medikamentöse Ansätze zur Reduktion des Cravings sind mittlerweile Teil einer multimodalen Herangehensweise. Insgesamt ist die absolute Abstinenz heute nicht mehr alleiniges, dogmatisch verfolgtes Therapieziel. Die „Harm reduction" in Form von Substitutionsbehandlungen ergänzt die Vielfalt abstinenzorientierter therapeutischer Möglichkeiten.

Die Psychotherapie ist im Ganzen vielgestaltiger, individualisierter und störungsspezifischer geworden. Sowohl bei psychoedukativen und motivationsfördernden Maßnahmen, bei psychotherapeutischen Einzelinterventionen oder Gruppenansätzen in der Entwöhnung als auch in der Pharmakotherapie. Insbesondere aber in der Ver-

netzung und im multimodalen Herangehen sind damit Fortschritte zu verzeichnen, mit denen es zunehmend gelingt, differenzielle Indikationen für individualisierte Therapieansätze zu finden und mit standardisierten, evidenzbasierten Methoden zu verbinden.

Je nach Altersstufe, individuellen Entwicklungsaufgaben, Komorbidität und Chronifizierung sind passgenau individuumszentrierte Ansätze zu wählen – in manchen Fällen familienorientierte Interventionen, in anderen suchtmittelorientierte standardisierte Methoden – und der Situation des Patienten und seines jeweiligen Umfeldes anzupassen.

Die Autoren dieses Buches sind Fachleute, sowohl Wissenschaftler als auch Therapeuten, die in der klinischen Versorgung von Kindern, Jugendlichen und Erwachsenen tätig sind.

Das vorliegende Buch will einen Beitrag leisten, Charakteristika der einzelnen Substanzen, die Entwicklung des Suchtverhaltens bei Jugendlichen und im Erwachsenenalter sowie jugend- und erwachsenenspezifische Ansätze in ihren psychotherapeutischen und somatischen Behandlungsaspekten auf dem Boden wissenschaftlicher und klinischer Relevanz darzustellen.

Es will ebenso anregen, die Lebenszeitperspektive und insbesondere den Beginn und die Erkrankungsphasen von Suchtentwicklungen stets zu berücksichtigen und transgenerationale Ansätze durch Behandlung, Frühintervention und Sekundärprävention voranzubringen.

Dieses Buch soll Lehrbuch und Nachschlagewerk zugleich sein, dem angehenden Suchttherapeuten einen Überblick über die Methoden vermitteln und einen Einstieg in die Therapie ermöglichen.

Die Herausgeber danken allen Mitautoren für ihre engagierte Mitarbeit. Ein besonderer Dank geht an die Mitarbeiter und Mitarbeiterinnen des

G. Thieme-Verlages, hier insbesondere an Frau Katharina Esmarch, Frau Korinna Engeli und Frau Heide Addicks für die immer ermutigende und konstruktive Zusammenarbeit.

Die Herausgeber und Autoren wünschen ihren Lesern eine anregende Lektüre und viel Erfolg in der Suchttherapie!

Anil Batra und Oliver Bilke-Hentsch

Inhaltsverzeichnis

3 Spezifische Substanzen   73

1 Allgemeine Grundlagen

1.1 Diagnostik und Klassifikation

Oliver Bilke, Anil Batra

1.1.1 Einleitung

Einer eingehenden multiaxialen Diagnostik auf verschiedenen klinischen Ebenen kommt für die Therapieplanung bei abhängigkeitserkrankten Patienten und suchtgefährdeten Personen eine hohe Bedeutung zu. Vorstellungsanlässe mit akuter krisenhafter Zuspitzung (schwere Intoxikation, pathologischer Rausch, Suizidalität, aggressive Durchbrüche, delirante Zustände) und soziale Notlagen (drohende Ausschulung, Arbeitsplatzverlust, Zerbrechen der Partnerschaft, Scheidungen etc.) lassen im klinischen Alltag beim ersten Kontakt oft eine breit angelegte Diagnostik zur langfristigen Interventionsplanung in den Hintergrund treten.

Daher betonen die Leitlinien der wissenschaftlichen Fachgesellschaften die Notwendigkeit einer standardisierten Diagnostik, eine operationalisierte Klassifikation oder Erfassung aller relevanten komorbiden Störungen. Trotz folgender Überarbeitungen stellen die internationale Klassifikation der Krankheiten ICD-10 der WHO (Dilling et al. 1991) sowie im angloamerikanischen Sprachraum und auch im Forschungskontext das Diagnostische und Statistische Manual der amerikanischen Psychiatriegesellschaft (APA; DSM-IV-R 1996) die Grundlage der auch sozialrechtlich relevanten Diagnostik dar.

Ergänzt werden diese Klassifikationssysteme durch klinische Interviews, standardisierte symptom- und syndrombezogene Fragebögen, insbesondere im Kinder- und Jugendbereich auch durch fremdanamnestische Instrumente (z.B. Child Be-haviour Checklist [CBCL], Teacher Report Form [TRF]) sowie familiendiagnostische Verfahren.

Daneben gehört selbstverständlich eine eingehende körperlich-neurologische Untersuchung, nicht nur in Bezug auf aktuelle somatische Symptome, sondern auch auf chronifizierende Begleiterkrankungen. Die körperliche Ebene stellt beispielsweise im Multiaxialen Klassifikationsschema für psychische Störungen im Kindes- und Jugendalter mit einer eigenen Achse je nach Einzelfall einen diagnostischen und interventionellen Schwerpunkt dar.

1.1.2 Allgemeine störungs- bezogene Diagnostik

ICD-10 und DSM-IV. Die ICD-10 kennzeichnet mit dem Code „F1" substanzbezogene Störungen. Die Differenzierung der verschiedenen Substanzen wird mit der zweiten Stelle festgelegt (F1x; Tab. 1.1). Konsumassoziierte Zustände werden auf der dritten Stelle kodiert (F1x.y). Unterschieden werden akute Intoxikationen (F1x.0), schädlicher Gebrauch (F1x.1), Abhängigkeitssyndrom (F1x.2), Entzugssyndrom (F1x.3), Entzugssyndrom mit Delir (F1x.4), psychotische Störung während oder nach dem Substanzgebrauch (F1x.5), amnestisches Syndrom mit einer andauernden Beeinträchtigung des Kurz- und Langzeitgedächtnisses infolge eines Substanzmittelkonsums (F1x.6), Veränderungen der kognitiven Fähigkeiten, des Affekts, der Persönlichkeit oder des Verhaltens (z.B. Alkoholdemenz, Flashbacks; F1x.7) sowie sonstige

Tabelle **1.1** Klassifikation nach ICD-10.

Klassifikation	Substanz
F 10	Alkohol
F 11	Opioide
F 12	Cannabinoide
F 13	Sedativa/Hypnotika
F 14	Kokain
F 15	Stimulanzien einschließlich Coffein
F 16	Halluzinogene
F 17	Tabak
F 18	flüssige Lösungsmittel
F 19	multipler Substanzgebrauch, Konsum anderer psychotroper Substanzen

Tabelle **1.2** Diagnostische Merkmale der Substanzabhängigkeit.

Diagnostische Merkmale der Substanzabhängigkeit
starker Wunsch oder eine Art Zwang, psychotrope Substanzen zu konsumieren
verminderte Kontrollfähigkeit bzgl. des Beginns, der Beendigung und der Menge des Substanzkonsums
körperliches Entzugssyndrom bei Absetzen oder Reduktion des Substanzkonsums oder Substanzkonsum mit dem Ziel, Entzugssymptome zu mildern
Nachweis einer Toleranz; um die ursprünglich durch niedrigere Dosen erreichten Wirkungen zu erzielen, sind zunehmend höhere Dosen erforderlich
fortschreitende Vernachlässigung anderer Vergnügungen oder Interessen zugunsten des Substanzkonsums; erhöhter Zeitaufwand, um die Substanz zu beschaffen, zu konsumieren oder sich von den Folgen zu erholen
anhaltender Substanzkonsum trotz des Nachweises eindeutiger schädlicher Folgen

psychische und Verhaltensstörungen (F1x.8) und nicht näher bezeichnete psychische und Verhaltensstörungen (F1x.9).

Ein *schädlicher Gebrauch* nach ICD-10 wird diagnostiziert, wenn der Substanzkonsum verantwortlich für körperliche, psychische und interpersonelle Konsequenzen ist, eine klar beschreibbare Schädigung vorliegt und die übrigen, nachfolgend beschriebenen Merkmale einer Abhängigkeit nicht erfüllt sind. Das DSM erwähnt zusätzlich unter der Diagnose *„missbräuchlicher Konsum"* auch psychosoziale Folgen (juristische Konsequenzen, Trennung, Verlust des Arbeitsplatzes). Die Kriterien müssen für mindestens einen Monat oder mehrfach im Verlauf von 12 Monaten vorliegen. Im Jugendalter sind diese Kriterien im Prinzip ebenso anwendbar, müssen aber die entwicklungsbiologischen und entwicklungspsychiatrischen Aspekte berücksichtigen, was insbesondere die begrenzte Zeitstabilität von Diagnosen in dieser Altersgruppe angeht.

Eine *Abhängigkeitserkrankung* ist charakterisiert durch eine Unfähigkeit zur Abstinenz, einen Verlust der Kontrolle über den geregelten Substanzkonsum, eine Toleranzentwicklung bezüglich der Substanzwirkungen und das Auftreten körperlicher Entzugssymptome (Heinz u. Batra 2003). Diagnostisch relevante Kriterien für das Abhängigkeitssyndrom sind in Tab. 1.2 aufgeführt. Bei Vorliegen von 3 dieser 6 Kriterien im Verlauf der letzten 6 Monate ist von einer Abhängigkeit auszugehen.

Standardisierte Interviews. Hierzu zählen beispielsweise das Composite International Interview (CIDI) und das Strukturierte Klinische Interview für DSM-IV (SKID). Standardisierte Interviews sind aus den oben genannten klassifikatorischen Systemen abgeleitet und dienen der systematischen Diagnostik der substanzbezogenen Störung und einer weitergehenden psychiatrischen Komorbidität.

Subklassifikation anhand des Konsummusters. Für einzelne Substanzgruppen liegen Versuche vor, Subklassifikationen auf der Basis des Konsummusters vorzunehmen. So unterteilt beispielsweise die *Einschätzung nach Jellinek* (1960) aufgrund des Konsummusters zwischen episodischem Konsum (Epsilontrinker), Spiegeltrinken (Deltatrinker), kontrollverlustigem Konsum mit erhaltener Fähigkeit zur Abstinenz (Gammatrinker) sowie Alphatrinker und Betatrinker ohne Abhängigkeit, jedoch mit funktionellem, gesellschaftlichem bzw. konfliktbezogenem Konsum.

Auch im Bereich der Tabakabhängigkeit wird zwischen Personen mit einem Dauerkonsum zur Abwendung von körperlichen Entzugssymptomen („maintainers") sowie einem intermittierenden intensiven Konsum („peak seakers") unterschieden.

In der *Typologie nach Cloninger* (Cloninger et al. 1987) wird postuliert, dass der Typ 2 aufgrund einer genetischen Determiniertheit – gekennzeichnet durch einen biografisch früh einsetzenden Konsum und typische Persönlichkeitseigenschaften – mit einer schlechten Prognose einhergeht. Eigene Untersuchungen an Rauchern weisen daraufhin, dass mit psychometrischen Maßen Cluster unterschiedlicher Raucher zu definieren sind, so beispielsweise Raucher mit einer körperlichen Abhängigkeit oder solche mit einer eher selbstunsicheren, depressiven Struktur (Batra et al. 2008). Auch in diesem Fall sind psychopathologische Merkmale (auch ohne eigenen Krankheitswert) geeignet, um eine langfristig schlechtere Prognose vorherzusagen.

CAGE-Test, MALT, MAST. Hilfreich für die Frühdiagnostik und Frühinterventionen sind diagnostische Verfahren, die sich auf *Selbstbeurteilungsskalen* stützen. Speziell für den Bereich der Alkoholabhängigkeit sei der CAGE-Test (Mayfield et al. 1974), erwähnt, der in nur 4 einfachen Fragen (**C**ut Down Drinking? **A**nnoyance? **G**uilt? **E**ye Opener?) mögliche Problemkonsumenten identifiziert. Weitere Verfahren sind der Münchner Alkoholismustest (MALT) oder der Michigan Alcoholism Screening Test (MAST).

AUDIT, LAST, FTND. Neben der oben beschriebenen kategorialen Diagnostik nach ICD-10 oder DSM-IV, die lediglich zwischen den Bedingungen „abhängig" – „Missbrauch" und „unproblematischer Konsum" unterscheidet, wurde bereits für einige Substanzgruppen eine dimensionale Diagnostik zur Messung des *Schweregrades* des Konsums bzw. der körperlichen oder psychischen Abhängigkeit entwickelt. Beispiele hierfür sind der AUDIT (Alcohol Use Disorders Identification Test, Saunders et al. 1993) oder der LAST (Lübecker Alkoholismus Screening Test, Rumpf et al. 1997) bei Alkoholkranken oder der Fagerström Test for Nicotine Dependence bei Rauchern (FTND, Heatherton et al. 1991).

Mit diesen Skalen werden differenzielle Therapieplanungen (z. B. die Intensität der Nikotinersatztherapie beim entwöhnungswilligen Raucher in Abhängigkeit vom FTND-Wert) sowie prognostische Abschätzungen möglich.

Europ-ASI. Mit dieser europäischen Version des Addiction Severity Index (ASI), einem halbstandardisierten Interview, werden systematisch Informationen zu allen Lebensbereichen erhoben, die durch den Drogen- oder Alkoholkonsum beeinflusst sein könnten. Der Europ-ASI (Gsellhofer et al. 1999) quantifiziert den Suchtmittelkonsum, erfasst aber auch Folgeerscheinungen im körperlichen, psychischen und psychosozialen Bereich und wird in den letzten Jahren in Klinik und Forschung zunehmend häufiger eingesetzt.

TLFB. Hilfreich für die retrospektive Erfassung des Schweregrades des Konsums sind Fragebögen, die für jeden Tag der vergangenen Periode von 30 Tagen (oder mehr) den täglichen Konsum erfragen; bekanntestes Beispiel ist der Timeline Follow-back (TLFB, Maisto et al. 1982).

Erfassung der Funktionalität des Konsums. Aus lerntheoretischer bzw. verhaltenstherapeutischer Sicht ist die Erfassung der Funktionalität des Konsums von großer Bedeutung (Veltrup u. Batra 2009). Gemeint ist damit die aus dem Konsum resultierende direkte (Geschmack, Genuss, soziale Kontaktaufnahme, Steigerung der emotionalen Befindlichkeit) und indirekte (Vermeidung von aversiv erlebten Emotionen, Verdeckung innerer Konflikte etc.) Verstärkung sowie die intraindividuelle und interaktionelle Funktion im Sinne einer Möglichkeit, soziale Kontakte zu gestalten, Anforderungen/ Überforderungen abzuwehren oder Scham, Schuld oder Überforderungsgefühle zu vermeiden.

CIWA, AWS, QSU. Fragebögen zur Messung der *Entzugssymptomatik* sind häufig relevant, um die Notwendigkeit einer pharmakologischen Intervention beurteilen zu können. Auch hierzu liegen für einzelne Substanzgruppen Fragebögen vor, so beispielsweise für den Alkoholbereich das Clinical Institute Withdrawal Assessment for Alcohol (CIWA, Sullivan et al. 1987) oder das Assessment of the Alcohol Withdrawal Syndrome (AWS, Wetterling et al. 1997), für den Nikotinentzug der Questionnaire of Smoking Urges (QSU, Cox et al. 2001), die zum Beispiel Übelkeit, Erbrechen, Tremor, Schweißausbrüche, Ängstlichkeit, Erregung, Kopfschmerzen, Orientierungs- und Wahrnehmungsstörungen unterschiedlicher Sinnesmodalitäten beschreiben.

Erfassung der Motivation zum Ausstieg. Ergänzend zu der Diagnostik bezüglich des Umfangs des Substanzmittelkonsums sind im Rahmen des therapeutischen Prozesses Skalen wichtig geworden, die die Veränderungsbereitschaft oder die Motivation zum Ausstieg aus dem Substanzmittelkonsum untersuchen. Die verfügbaren Skalen orientieren sich häufig an dem Veränderungsmodell von Prochaska und DiClemente (1986) und identifizieren Diskrepanzen zwischen bestehendem Konsummuster und einem latenten Veränderungswunsch. Im Rahmen der motivationalen Gesprächstechniken (s. dort) ist die Zuordnung der Veränderungsmotivation („precontemplation, contemplation, action, maintenance") zu einer spezifischen Intervention vorgesehen, um den Patienten gezielt ansprechen und zu einer Veränderung der Sichtweise oder des Konsums motivieren zu können.

Direkte Nachweisverfahren. Auf die Darstellung substanzspezifischer Diagnostika, biologischer Marker für gesundheitsschädlichen Konsum (z. B. Transaminasen oder MCV) sowie die direkten Nachweise des Substanzkonsums über die Bestimmung von Substanzen bzw. Metaboliten (z. B. Urin-Drogenscreening) oder Surrogatparameter (z. B. Kohlenmonoxid) wird an dieser Stelle verzichtet.

1.1.3 Spezielle Diagnostik im Kindes- und Jugendalter

Die Leitlinien der Deutschen Gesellschaft für Kinder- und Jugendpsychiatrie und Psychotherapie (2008) stellen den notwendigen Diagnoseprozess dezidiert dar.

Störungsspezifische Diagnostik
Hierzu gehört die Befragung des Patienten und seiner Eltern (getrennt und zusammen, eventuell zusätzlich andere Familienmitglieder). Seelisch kranke Jugendliche neigen dazu, ihr Konsumverhalten zu bagatellisieren, und die Eltern sind oft nicht über das volle Ausmaß der Problematik informiert. Es muss in jedem Fall eine differenzierte Analyse des Suchtverhaltens erfolgen. Folgende Punkte sind zu explorieren:
- alle konsumierten Substanzen mit Beginn des Konsums sowie des regelmäßigen Konsums, Konsumfrequenz, -dauer und -intensität, Konsumgewohnheiten
- subjektiv erlebte erwünschte und unerwünschte Substanzwirkungen, bisher erlebte Entzugssymptomatik
- Reduktion bestehender psychotischer Symptome durch Drogenkonsum
- Intensität der Beschäftigung mit dem Substanzkonsum, Vernachlässigung früherer Freunde und Hobbys zugunsten von Substanzbeschaffung und -konsum
- Vergesellschaftung mit Alkohol- und Drogenkonsumierenden und/oder dissozialen Jugendlichen
- bisherige negative Konsequenzen des Substanzkonsums in familiärer, schulischer und psychosozialer Hinsicht
- kriminelle Aktivitäten (z. B. Diebstähle, Dealen)
- bisherige Strafen wegen Verstoß gegen BtMG, Eigentumsdelikten oder aggressiven Gewalthandlungen im Zusammenhang mit Substanzkonsum

- körperliche Entgiftungen und Entwöhnungen, Abstinenzphasen
- Therapieauflagen vonseiten der Schule, der Eltern selbst oder durch Gerichtsbeschluss
- riskantes Sexualverhalten (ungeschützter Sexualverkehr, Promiskuität, Prostitution)
- erhöhte Impulsivität
- „Sensation Seeking" oder erheblicher Rückzug
- Motivation zur Konsumreduktion oder Abstinenz
- Ressourcen des Kindes/Jugendlichen
- Einholen von Informationen aus der Schule (mit Einverständnis der Eltern!)
- aktueller Leistungsstand
- Entwicklung der Leistungen (Leistungsknick?)
- Fehlzeiten (entschuldigt und unentschuldigt)
- auffälliges Verhalten in der Schule (Übermüdung, Verlangsamung, Geistesabwesenheit im Unterricht, inadäquater Affekt, ungewöhnliche affektive Ausbrüche)
- Vergesellschaftung mit bereits als delinquent bekannten Jugendlichen

Störungsspezifische Entwicklungsgeschichte
- pränatale und Geburtsanamnese (auch mütterlicher Nikotin-, Alkohol- oder Drogenmissbrauch)
- medizinische Anamnese, insbesondere ZNS-Beeinträchtigungen bzw. -Störungen (z. B. Anfallsleiden, Schädel-Hirn-Traumata, zerebrale Infektionen)
- Einnahme von (medizinisch indizierten) Medikamenten

- allgemeiner Entwicklungsverlauf einschließlich Schul- und Ausbildungskarriere, Klassen- und Schulwechsel, bisherige Schulabschlüsse, höchstes erreichtes Funktionsniveau
- soziale Fertigkeiten und soziale Integration
- Vorgeschichte bezüglich körperlichen und/oder sexuellen Missbrauches, Viktimisierung durch Gleichaltrige
- Vorgeschichte bezüglich Stieffamilienstatus, Adoptionen, Unterbringung in Pflegefamilien oder Einrichtungen der Jugendhilfe

Störungsrelevante Rahmenbedingungen
- Umgang mit Zigaretten, Alkohol, Drogen und Medikamenten in der Familie
- psychische Störungen in der Familie (einschließlich Störungen durch psychotrope Substanzen)
- innerfamiliäre Beziehungen und Kommunikationsstil
- Ressourcen und Bewältigungsmechanismen in der Familie
- Vernachlässigung, Missbrauch oder Misshandlung
- Armut oder Verwahrlosung im direkten Wohnumfeld
- Einstellungen im Freundeskreis des Jugendlichen zu Zigaretten, Alkohol und Drogen und Substanzgebrauch
- wichtigste Bezugsperson des betroffenen Jugendlichen, die sein Vertrauen genießt und durch die er ggf. erreicht werden kann

Apparative, Labor- und Testdiagnostik
- körperliche Untersuchung
- Allgemeinzustand (Kleidung, äußeres Erscheinungsbild, Zahnstatus, Einstichstellen, gerötete Augen, vegetative Funktionen; auf Misshandlungszeichen achten)
- Infektionen, Skabies, Läuse
- neurologische Untersuchung
- bei Verdacht auf Drogenabhängigkeit sind auf folgende Merkmale zu achten:
  - Pupillen: Miosis (Opiate), Mydriasis (Kokain, Amphetamine, Alkaloide)
  - Haut: Hautkolorit, Einstichstellen, Spritzenabszesse, Thrombophlebitis
  - Nase: Ulzerationen, Rhinorrhö
  - Koordination: Gangstörung, FNV (akute Intoxikation)
  - Herz: Rhythmusstörungen (Amphetamine, Ecstasy, Kokain)

Testpsychologische Diagnostik
- Standard-Fragebogen für Eltern/Lehrer bezüglich des Verhaltens des Kindes/Jugendlichen (Child Behaviour Check List [CBCL], Teacher Report Form [TRF]), eventuell Selbsteinschätzung des Jugendlichen (z.B. Youth Self Report [YSR])
- Bestimmung des Intelligenzniveaus; bei entsprechenden Hinweisen auch Testdiagnostik bezüglich Teilleistungsstörungen der Sprache und/oder der schulischen Fertigkeiten
- neuropsychologische Funktionen (in der Regel erst nach einem alkohol- bzw. drogenfreien Intervall)

■ Multiaxiales Diagnoseschema (MAS)

Das multiaxiale Diagnoseschema nach ICD-10 umfasst neben der klassischen psychiatrischen Störung auf Achse 1 die weiteren entwicklungspsychiatrisch und therapeutisch relevanten Problembereiche.

Zentral ist die systematische Identifizierung weiterer entwicklungspsychopathologischer Symptome und Belastungen in jedem Einzelfall durch folgende entwicklungspsychiatrisch relevante Fragen:
- Bestehen spezifische Entwicklungsstörungen (MAS-Achse 2), vor allem im Bereich der Sprache, der Schriftsprache oder des Rechnens?
- Besteht eine Intelligenzminderung (MAS-Achse 3)?
- Bestehen somatische Bedingungen/Erkrankungen (MAS-Achse 4), die einen Substanzmissbrauch begünstigen (z.B. hirnorganische Beeinträchtigungen), oder als Folge des Konsums psychotroper Substanzen (Hepatitis, HIV, hirnorganische Störungen)?
- Bestehen psychosoziale Belastungsfaktoren (MAS-Achse 5), die Substanzmissbrauch begünstigen?
- Welches psychosoziale Funktionsniveau (MAS-Achse 6) besteht aktuell bei dem Kind/Jugendlichen?

■ Operationalisierte Psychodynamische Diagnostik im Kindes- und Jugendalter (OPD-KJ)

Unabhängig von der im Einzelfall notwendigen Pharmakotherapie und den sozialpsychiatrischen Maßnahmen sowie den bei vielen Störungsbildern notwendigen Trainingsmethoden bzw. verschiedenen verhaltenstherapeutischen Interventionen ist gerade im Bereich der stationären Jugendhilfe das tiefenpsychologische oder psychodynamische Krankheits- und Störungsmodell bei abhängigkeitserkrankten Jugendlichen stark verbreitet. Aufbauend auf der Psychoanalyse und deren vielfältigen Weiterentwicklungen wird dem psychodynamischen Krankheitsmodell aber häufig eine gewisse Beliebigkeit und definitorische Ungenauigkeit zugeschrieben. Aus diesem Grund wurde die Operationalisierte Psychodynamische Diagnostik für Kinder und Jugendliche entwickelt, in Anlehnung an die OPD des Erwachsenenalters. Sie ist ein Therapieplanungsinstrument, das auf den vier Achsen
- Beziehung,
- Konflikt,
- Struktur und
- Behandlungsvoraussetzungen/Ressourcen

mit altersspezifischen operationalisierten Ankerbeispielen ermöglicht, einen psychodynamischen Befund in reliabler und valider Weise so zu erheben, dass unterschiedliche Diagnostiker und Therapeuten zu weitgehend übereinstimmenden Ergebnissen kommen, trotz aller späteren therapeutischen Varianten.

■ In den drei deutschsprachigen Ländern wurden inzwischen über 1200 Therapeuten in der OPD-KJ geschult. Sie hat sich in mehreren Regionen und Kliniken bzw. Praxen als Standardinstrument der Diagnostik und auch der Qualitätssicherung und Dokumentation etabliert, vor allem dort, wo es sich um langfristige Therapieprozesse handelt, bei denen stark auf das Individuum eingewirkt werden soll (Arbeitskreis OPD-KJ 2007). ■

Beziehungsachse. Über die Achse Beziehung lässt sich in drei Schritten das typische dysfunktionale und auch positive Beziehungsverhalten von Jugendlichen erfassen, sei es zum Therapeuten, zu Peers oder zu Familienmitgliedern.

Auf einem bidimensionalen Modell werden die Mischungsverhältnisse von emotionaler Zugewandtheit und Kontrolle und Unabhängigkeit nach bestimmten Kriterien bewertet, so dass ein differenziertes Bild der unterschiedlichen Beziehungsqualitäten der Jugendlichen entsteht.

Konfliktachse. Auf der Konfliktachse wird – bei ausreichend guter psychischer Struktur – erarbeitet, welche die Entwicklung erheblich hemmenden intrapsychischen Konflikte ein Jugendlicher in sich trägt, die sich teilweise in den aktuellen Beziehungen äußern, teilweise aber auch sehr versteckt darunter liegen. So geht es beispielsweise bei Jugendlichen, die scheinbar um Autonomie ringen und Verselbständigung suchen, häufig um andere Themenbereiche, wie Selbstwertkonflikte, Versorgungs-Autarkiekonflikte oder Über-Ich und Schuldkonflikte.

Strukturachse. Auf der Achse Struktur werden in den drei Unterbereichen Steuerungsfähigkeit, Selbst- und Objekterleben sowie Kommunikation ebenfalls mit altersspezifischen Ankerbeispielen die Fähigkeiten bewertet, die ein Jugendlicher mitbringt, um auf dem Boden seiner je individuellen biografischen Erfahrung und seinen früheren Objektbeziehungen den anstehenden Entwicklungsaufgaben und aktuellen Beziehungen gerecht zu werden und Impulse und Emotionen so zu steuern, dass sie proaktiv in eine zukünftige Beziehungsgestaltung einfließen können.

Achse der Behandlungsvoraussetzungen. Mit der grundsätzlichen Achse der Behandlungsvoraussetzungen werden die subjektiven Krankheitshypothesen, die subjektive Einschätzung der eigenen Befindlichkeit sowie der Leidensdruck einerseits, die faktisch vorhandenen Ressourcen in den Bereichen Familie, Selbstwirksamkeit, außerfamiliäre Unterstützung und Peerbeziehungen andererseits, sowie die spezifische Therapiemotivation und der Veränderungswille ebenfalls anhand von alterstypischen Ankerbeispielen bewertet.

Erwachsenenbereich. Für den Erwachsenenbereich wurde von Jacobsen et al. (2010) ein OPD-Modul für Abhängigkeitserkrankungen als Erweiterung der OPD-2 vorgeschlagen, das in einer so genannten Suchtspirale die Bereiche Kompensation, Habituierung, Konsum-/Dosissteigerung und Schädigung herausarbeitet. Der individuelle „Fokus Sucht" bestimmt die psychodynamische Therapieplanung.

Fazit

Die wünschenswerte Methodenintegration auf der diagnostischen Ebene erscheint aus dem Blickwinkel des pragmatischen Klinikers unter Umständen einfacher als die Integration auf einer therapeutischen Ebene, bei der noch viel stärker auch individuelle Faktoren des Therapeuten und der jeweiligen Ausbildungs- und Institutionsgeschichte eine Rolle spielen mögen.

Die Benutzung standardisierter und operationalisierter Diagnoseinstrumente kann hierbei ein erster Schritt sein, so dass Systeme wie ICD-10, DSM-IV, MAS, ICF (International Classification of Functioning, Disability and Health) oder auch das neu für die Jugendhilfe entwickelte MAD-J (multiaxiales Diagnoseschema für die Jugendhilfe, Jacob u. Wahlen 2006) jeweils ihre eigene Bedeutung in einem angestimmten Vorgehen haben werden.

Trotz aller Objektivierungen, Klassifikation und Versuche, durch eine Reduktion von Komplexität das teilweise chaotisch empfundene Feld zu ordnen, ist es doch letztlich die einzigartige Persönlichkeit des Klienten, die in all ihren Chancen und Risiken sowie ihren unentdeckten Potenzialen und Ressourcen zu würdigen ist.

Literatur

Annis HN, Martin G, Graham JM. Inventory of Drug Taking Situations (Alcohol). IDTSA. User's Guide. Toronto: Addict Res Foundation; 1992

Arbeitskreis OPD-KJ, Hrsg. Die Operationalisierte Psychodynamische Diagnostik bei Kindern und Jugendlichen. Bern: Huber; 2007

Batra A, Collins SE, Torchalla I et al. Multidimensional smoker profiles and their prediction of smoking following a pharmacobehavioral intervention. J Subst Abuse Treat 2008; 35. 41–52

Cloninger CR. A systematic method for clinical description and classification of personality variants: a proposal. Arch Gen Psychiatry 1987; 44: 573–588

Cox LS, Tiffany ST, Christen AG. Evaluation of the brief questionnaire of smoking urges (QSU-brief) in laboratory and clinical settings. Nicotine Tob Res 2001; 3: 7–16

Deutsche Gesellschaft für Kinder- und Jugendpsychiatrie und Psychotherapie (Hrsg.). Leitlinien zu Diagnostik und Therapie von psychischen Störungen im Säuglings-, Kindes- und Jugendalter. Köln: Deutscher Ärzte-Verlag; 2008

Diagnostisches und statistisches Manual psychischer Störungen. DSM-IV. Göttingen: Hogrefe; 1996

Dilling H, Mombour W, Schmidt MH, Hrsg. Internationale Klassifikation psychischer Störungen. ICD-10. Kapitel V (F). Klinisch-diagnostische Leitlinien. Bern, Göttingen, Toronto: Huber; 1991

Gsellhofer B, Küfner H, Vogt M et al. Manual für Training und Durchführung mit dem EuropASI (deutsche Version) Baltmannsweiler: Schneider-Verlag Hohengehren; 1999

Heatherton TF, Kozlowski LT, Frecker RC et al. The Fagerström Test for Nicotine Dependence: a revision of the Fagerström Tolerance Questionnaire. Br J Addict; 1991; 86 (9): 1119–1127

Heinz A, Batra A. Neurobiologie der Alkohol- und Nicotinabhängigkeit. Stuttgart: Kohlhammer; 2003

JacobA. Wahlen H. Das Multiaxiale Diagnoseschema für die Jugendhilfe, MAD-J. Berlin: Reinhardt; 2006

Jacobsen T, Albertini V, Dieckmann A et al. Das OPD-Modul für Abhängigkeitserkrankungen. Suchttherapie 2010; 11: 183–188

Jellinek EM. The Disease Concept of Alcoholism. New Haven: Hillhouse Press; 1960

Maisto SA, Sobell LC, Cooper AM et al. Comparison of two techniques to obtain retrospective reports of drinking behavior from alcohol abusers. Addict Behav 1982; 7 (1): 33–38

Mayfield D, McLeod G, Hall P. The CAGE questionnaire: validation of a new alcoholism screening instrument. Am J Psychiatry 1974; 131: 1121–1123

Prochaska JO, DiClemente CC. Towards a comprehensive Model of Change. In: Miller WR, Heather N, eds. Treating addictive Behaviors: Processes of Change. New York: Plenum; 1986: 3–27

Remschmidt H, Schmidt MH, Hrsg. Multiaxiales Klassifikationsschema für psychische Störungen des Kindes- und Jugendalters nach ICD-10 der WHO. 4. Aufl. Bern: Huber; 2004

Rumpf HJ, Hapke U, Hill A et al. Development of a screening questionnaire for the general hospital and general practices. Alcohol Clin Exp Res 1997; 21: 894–898

Saunders JB, Aasland OG, Babor TF et al. Development of the Alcohol Use Disorders Identification Test (AUDIT): WHO Collaborative Project on Early Detection of Persons with Harmful Alcohol Consumption II. Addiction 1993; 88: 791–804

Sullivan JT, Sykora K, Schneiderman J et al. Assessment of alcohol withdrawal: the revised clinical institute withdrawal assessment for alcohol scale (CIWA-Ar). Br J Addict 1989; 84: 1353–1357

Veltrup C, Batra A. Suchterkrankungen. In: Batra A, Wassmann R, Buchkremer G, Verhaltenstherapie – Grundlagen, Methoden, Anwendungsgebiete. Stuttgart, New York: Thieme; 3. Aufl. 2009: 295–313

Wetterling T, Kanitz RD, Besters B et al. A new rating scale for the assessment of the alcohol-withdrawal syndrome (AWS scale). Alcohol Alcohol 1997; 32: 753–760

1.2 Risiken und Schutzfaktoren der Suchtentwicklung, entwicklungsdynamische Aspekte

Olaf Reis

1.2.1 Risiken und Schutzfaktoren der Suchtentwicklung

Für die Beschreibung von Risiken und Schutzfaktoren einer Suchtentwicklung ist es notwendig, diese in ein Modell der Suchtentwicklung einzubetten. Hierbei begegnen dem Praktiker und dem Wissenschaftler verschiedene Schwierigkeiten, von denen einige im Folgenden aufgezählt werden.

■ Sequenzmodelle der Suchtentwicklung

Die Suchtentwicklung selbst wird zum einen unterschiedlich modelliert. Bereits in der Klassifikation nach ICD-10 (s. Kap. 1.1) ist ein einfaches Sequenzmodell enthalten, nach dem missbräuchlicher Konsum der Abhängigkeit vorausgeht. Viele diagnostische Modelle (und die daran geknüpften Erhebungsinstrumente) erweitern diese Sequenz, indem sie nach experimentellem (Probier-) Erstkonsum fragen, der sich dann zum Gewohnheitskonsum und Missbrauch fortentwickelt. Das Stufenmodell von Prochaska und DiClemente (1985) wiederum hebt auf interne Repräsentationen der Suchtentwicklung im Konsumenten und therapeutische Konsequenzen ab, wobei hier die für Suchtentwicklungen typischen Kreisläufe (z. B. Rückfälle) integriert werden.

Die Reihe dieser Beispiele ließe sich fortführen; festzuhalten bleibt, dass Risiken und Schutzfaktoren unterschiedlich ausfallen, je nachdem, welche Transition in der Suchtentwicklung, beispielsweise die von der Abstinenz zum Probierkonsum oder von der wieder erlangten Abstinenz zum Rückfall, befördert oder behindert wird. Uhl (2002) wies darauf hin, dass die erste Transition unter Umständen nicht die Entwicklung einer Sucht befördert, sondern sogar verhindert, da Neugierde, die in späterem adäquaten Konsum mündet, vor der Entwicklung einer Sucht schützen kann.

■ Modelle der Suchtentwicklung in verschiedenen Wissenschaftsdisziplinen

Zweitens entwickeln verschiedene Wissenschaftsdisziplinen unterschiedliche Modelle für die Entstehung einer Sucht. Während *psychologische* Modelle vor allem auf Lern-, Bewältigungs-, konfliktdynamische, motivationale oder persönlichkeitsorientierte Aspekte fokussieren (s. Kap. 1.4), stehen in *biologisch orientierten* Modellen Veränderungen der Hirn- und Körperorganik im Vordergrund (s. Kap. 1.3).

Soziologische Modelle wiederum betonen die makrosoziale Einbettung des Suchtgeschehens. Hierzu gehört auch die Definition der „Sucht", des „Missbrauchs" usw., die historisch und regional sehr unterschiedlich ausfallen kann. Auch Rollenzuschreibungen wie etwa die Bewältigung einer „Entwicklungsaufgabe" oder Drogenkonsum als Ausdruck einer sozialen Position werden an der Schnittstelle von Soziologie und Psychologie modelliert.

Im Alltag lassen sich weiterhin „praktische" Risiken und Schutzfaktoren ausmachen, wie beispielsweise die Drogenpolitik einer Regierung oder zeitliche Besonderheiten des legalen und illegalen Drogenmarktes (z. B. Einführung und Wandlungen der Alkopops) oder die Verfügbarkeit von Substanzen (z. B. liberale Cannabispolitik in den Niederlanden).

■ Unterschiedliche Systemebenen von Risiken und Schutzfaktoren

Zum dritten sind Risiken und Schutzfaktoren – auch unabhängig von der jeweiligen Wissenschaftsdisziplin – auf unterschiedlichen systemalen Ebenen angesiedelt. Beispielsweise kann ein Risikofaktor wie die genetische Prädisposition zur Bildung von Enzymen zur Alkoholmetabolisierung auf Makroebene unterschiedlich verteilt sein, womit sich unter Umständen unterschiedliche kulturelle Strategien für den Umgang mit Alkohol knüpfen (Tsuchihashi-Makaya et al. 2009). Je nachdem, auf welcher Systemebene ein Risiko wirkt, befördert es unterschiedliche Prozesse.

Bronfenbrenner (1981) hat in seinem *ökologischen Entwicklungsmodell* verschiedene Systemebenen beschrieben, die auch für die Modellierung von Entstehung, Aufrechterhaltung und ggf. Beendigung einer Sucht wertvoll sind. Danach lassen sich individuelle, mikrosystemale (Familie, Freunde, Schule, Gemeinde etc.), exosystemale (Nachbarn, Medien, Ämter etc.) und makrosystemale („Kultur", soziale Werte etc.) Ebenen unterscheiden. Transaktionale Suchtmodelle wie das *triadische System*, in dem die Wechselwirkungen von Droge, Person und Umwelt thematisiert werden (z. B. Feuerlein 1989), siedeln Risiken und Schutzfaktoren ebenfalls auf verschiedenen Ebenen an.

> ■ In der wissenschaftlichen Modellierung verschiedener Faktorenebenen steht die Suchtforschung relativ erst am Anfang, jedoch mit einigen viel versprechenden Resultaten (Mayberry et al. 2009), wobei jedoch die erforderlichen Stichprobengrößen diese Art der Forschung sehr erschweren. ■

■ Unterschiedliche Moderationsprozesse von Risiken und Schutzfaktoren

Eine weitere Schwierigkeit besteht darin, dass Risiko- bzw. Schutzwirkungen mit unterschiedlichen Prozessen beschrieben werden, wobei entsprechend die Definition eines protektiven Faktors unterschiedlich ausfällt. Schon Rutter (1990) wies darauf hin, dass protektive Faktoren nur hinsichtlich bestimmter Risikowirkungen zu definieren seien, und unterschied sie damit von allgemein förderlichen Faktoren, die auch ohne Vorliegen eines Risikos wirken. Derartige umgrenzte protektive Wirkungen sind jedoch schwer zu identifizieren. Rutter wies überdies darauf hin, dass Risiken und Schutzfaktoren noch nichts über die proximalen Prozesse aussagen, über die sie sich verwirklichen. Ein Risikofaktor wie das Vorhandensein drogenkonsumierender Geschwister in einer Familie kann sich über so verschiedene Mechanismen wie Vorbildlernen, gleiche genetische Dispositionen und umweltliche Expositio-

nen (Stressoren) oder eine familiär bedingte Einschränkung alternativer Bewältigungsstrategien erklären lassen.

Risiken und Schutzfaktoren stehen darüber hinaus nicht nur in direkten linearen oder nicht linearen Zusammenhängen, sondern bilden syndromatische Muster. Auf Personseite haben sich hierfür Begriffe wie „Vulnerabilität" (personale Risikokonstellationen, die das Entstehen einer Sucht wahrscheinlicher machen) und „Resilienz" (Konstellation von Schutzfaktoren, die die Wahrscheinlichkeit einer Suchtentwicklung mindern) eingebürgert. Studien zu derartigen Mediations- oder Moderationsprozessen von Risiken sind in der Suchtforschung vergleichsweise selten und erfordern einen hohen multidiziplinären und zeitlichen Aufwand.

■ Unterschiedliche Substanzen

Die Modelle zur Suchtentwicklung differieren erheblich nach Substanz. Beispielsweise sind Verharmlosungen oder Übertreibungen der Gefährlichkeit eng an den legalen Status der Substanz gekoppelt. In diesem Sinne ist es sinnvoll, Kompendien wie das vorliegende entlang der Substanzen zu gliedern (Stockwell et al. 2005). Soll die gesellschaftliche Relevanz von Drogen an ihren sozialen Kosten gemessen werden, so gelten einige wenige Regeln für den Vergleich verschiedener Drogen (Stockwell 2005, S. 19 f.):

- Die Kosten legaler Drogen übertreffen bei weitem die der illegalen.
- Die größten Kosten bei jungen Menschen entstehen durch riskante Konsummuster für Alkohol.
- Die Gesundheitskosten bei älteren Menschen entstehen vor allem durch den zurückliegenden lebenslangen Tabak- und Alkoholkonsum.
- Männer verursachen weltweit die höheren Gesundheitskosten, wenn alle Drogen zusammen betrachtet werden, allerdings ist der Unterschied zwischen Männern und Frauen in den Industriestaaten wesentlich kleiner als anderswo.

■ Altersabhängige Risiken und Schutzfaktoren

Eine andere Schwierigkeit bei der Modellierung des Suchtgeschehens liegt in der Entwicklung des Konsumenten selbst, für die das chronologische

Alter der am häufigsten verwendete Schätzer ist. Eine Übersicht zu altersabhängigen Risiken und Schutzfaktoren findet sich beispielsweise bei Jordan und Sack (2009). Ein Risiko wie die Anwesenheit drogenkonsumierender Eltern kann in seiner Wirkung durchaus unterschiedlich sein – je nachdem, ob die Zielperson noch ein Kind oder bereits erwachsen ist.

■
Mit anderen Worten: Ein Individuum durchläuft in seiner lebenslangen Entwicklung unterschiedliche vulnerable Phasen, sowohl was die biologische als auch die psychische Empfänglichkeit für Substanzen und Risiken oder Schutzfaktoren angeht. ■

Die Einsamkeit im höheren Alter lässt die Konsumenten beispielsweise eher nach leicht verfügbaren Drogen greifen, da beispielsweise Mechanismen wie drogenassoziierte Subkulturen (z.B. Aussteiger) und entsprechende Verteilungsmechanismen (Dealer) in geringerem Ausmaß zur Verfügung stehen. Einsamkeit im Jugendalter führt vergleichsweise eher in drogenassoziierte Subkulturen, in denen auch illegale Drogen zugänglich sind.

■ Zusammenfassung

Noch wartet die Wissenschaft von der Suchtentwicklung auf ein Modell, das die hier beschriebenen Aspekte in einer Ökologie der Sucht integriert. Ansätze hierfür gibt es in der deutschen (Tretter 1998) und internationalen (Lascala et al. 2005, White 2009) Forschung. In jedem Fall bedarf es eines multidisziplinären, lebenslang orientierten Mehrebenen-Modells, in dem die Transaktionalitäten verschiedener Drogen, Person- und Umweltbedingungen verrechnet werden, wobei biologische, psychische und soziale Wirkmechanismen die „missing links" zwischen Risiko-, Schutz- und Suchtentwicklung bilden.

Die oben genannten Aspekte der Suchtentwicklung sind zu berücksichtigen, wenn im Folgenden eine eher vage, den verschiedenen Anforderungen gegenüber offene Definition von Risiken und Schutzfaktoren für eine Suchtentwicklung formuliert wird.

Definition

Risiken sind solche Bedingungen, die die Entwicklung oder Beibehaltung einer Sucht befördern.
Schutzfaktoren sind Bedingungen, die Wirkungen vorhandener Risiken mindern oder aufheben.

1.2.2 Entwicklungsdynamische Aspekte

Individuelle Entwicklung in der leistungsorientierten Risikogesellschaft lässt sich als lebenslange Bewältigung modellieren (Reis 1997). Für jeden Abschnitt existieren spezifische Anforderungen an den Einzelnen, die gemeinhin als „Entwicklungsaufgaben" (Havighurst 1976) bezeichnet werden. Jede dieser Entwicklungsaufgaben eröffnet ein Problemfeld mit eigener suchtrelevanter Dynamik. Aus diesem Grund sollen später beispielhaft einige Entwicklungsaufgaben des Jugendalters in ihrer Relevanz für eine Suchtentwicklung diskutiert werden.

■ Einstiegsalter und Entwicklungswege

Das Jugendalter gilt insofern als besonders vulnerable Zeitspanne, als dass hier die meisten ersten Erfahrungen mit psychoaktiven Substanzen gemacht werden. Das Einstiegsalter für *Nikotin* lag – trotz zurückgehender Raucherquote seit Ende der 1990er-Jahre – in Deutschland im Jahre 2006 bei 13 Jahren, was ein im internationalen Vergleich eher früher Zeitpunkt ist (Drogen- und Suchtbericht 2009). Auch mit *Alkohol* machen drei Viertel der bis zu 17-Jährigen ihre erste Erfahrung.

Der Erstkonsum von *illegalen Drogen* beginnt etwas später, wie die Daten der Drogenaffinitätstudie der BZgA für 2008 (BZgA 2010) belegen.

■
Die bei weitem häufigste erste illegale Droge ist Cannabis, wobei 0,6 % der 12- bis 13-jährigen Deutschen einschlägige Konsumerfahrungen gemacht haben. Der Anteil der konsumerfahrenen Jugendlichen steigt bis 17 Jahre auf 13,5 %. Bis 25 Jahre haben 40,9 % aller Jugendlichen und jungen Erwachsenen erste Erfahrungen mit Cannabis gemacht. Für jede Altersstufe ist dabei der Anteil konsumerfahrener Jungen höher als der der Mädchen. ■

Die „Jugend" als Vorbereitung auf das „Erwachsensein" hat während des letzten Jahrhunderts in den Industriegesellschaften eine stetige zeitliche Ausdehnung erfahren. Insbesondere erweiterte Ausbildungszeiten verlängern das entwicklungsdynamische „Moratorium" oft bis weit in die dritte Lebensdekade hinein. Diese, mitunter als „emerging adulthood" bezeichnete verlängerte Adoleszenz ist durch intensives Experimentieren mit Identitäten, beruflichen Optionen und Einstellungen (Arnett 2001) oder Gesellungsformen (Reis et al. 2003) gekennzeichnet. Insofern sind auch spätere „Einstiege" (nach 18 Jahren) noch geeignet, die Biografie nachhaltig zu stören, beispielsweise durch einen schwierigen Start ins Berufs- oder Familienleben.

Erfahrungen mit psychoaktiven Substanzen werden nur dann wiederholt, wenn sie positiv besetzt sind. Der vom Konsumenten erlebte alterierte Bewusstseinszustand (Rausch) muss geeignet sein, eine Wiederholungsmotivation zu erzeugen. Grundsätzlich sind unterschiedliche Entwicklungswege mit unterschiedlichen Wiederholungsmotivationen bekannt. Weichold (2003) unterscheidet in Anlehnung an Moffitt (1993) zwei Pfade. Die Mehrheit der konsumierenden Jugendlichen (ca. 90%) beginnt mit der (wiederholten) Substanzeinnahme, weil diese in irgendeiner Art funktional mit den Entwicklungsaufgaben verknüpft ist.

Eine Minderheit von ca. 10% soll Drogen habituell konsumieren; d. h. der Drogenkonsum wurde früh (vor Beginn der Adoleszenz) als Bestandteil einer sozial devianten Ontogenese gelernt. Die Individuen dieser Gruppe sind oft schon früh multiplen Belastungen ausgesetzt, dabei hoch vulnerabel (z. B. ungünstiges Temperament in der frühen Kindheit, somatische und psychiatrische Erkrankungen in der Kindheit, Beginn einer delinquenten Karriere in der Adoleszenz) und verfügen kaum über Schutzfaktoren. Hier beginnt die Suchtentwicklung früh und ist durch oft lebenslange Stabilität bei verkürzter Lebenserwartung gekennzeichnet. In den Biografien dieser Konsumenten spielen Sucht und Delinquenz häufig eine „Ordnerrolle", d. h. sie werden zum lebensbestimmenden Thema, dem alle anderen Narrative untergeordnet werden.

Für die nachfolgende Diskussion wird jedoch die Mehrheit der Konsumenten betrachtet, in deren Biografie der Konsum psychoaktiver Substanzen in der Regel während der Adoleszenz beginnt.

Entlang der Entwicklungsaufgaben werden verschiedene Problemfelder aufgezeigt, und es wird auf mögliche Szenarien verwiesen, in denen Probierkonsum, Konsum, Missbrauch oder Abhängigkeit eine Rolle spielen können. Viele der eingangs benannten Schwierigkeiten beim Bestimmen eines Risikos oder Schutzfaktors spiegeln sich in den folgenden Ausführungen wieder, die keinerlei Anspruch auf Vollständigkeit erheben können.

■ Entwicklungsaufgaben und ihre Relevanz für die Suchtentwicklung

Erwerb der Geschlechterrolle. Bereits die oben beschriebenen geschlechtstypischen Prävalenzen verweisen auf vielfältige Assoziationen von Droge und Geschlechtsrolle. Anderson (1998) konnte zeigen, dass „Konsumentenidentitäten" regelhaft mit defizitären Geschlechtsidentitäten verbunden sind, wobei die Pfade für Mädchen und Jungen verschieden sind. Geschlechtsidentitäten werden dabei nicht nur durch das biologische Geschlecht, sondern auch durch Einstellungen (z. B. zu männlichem Dominanzstreben) approximiert (Kulis et al. 2002).

In Deutschland gibt es Ideen, nach denen die Zunahme riskanter Konsummuster für Alkohol bei Mädchen eine Angleichung von Geschlechtsstereotypen bedeute (Vogt 2005). Allerdings zeigen regionalisierte Trenddaten, dass der Anteil riskanter Trinkmuster bei Mädchen seit Beginn des Jahrtausends eher stabil ist (Reis et al. 2009).

Gestaltung der Beziehungen zum anderen Geschlecht. Grundsätzlich tauchen Angaben wie „Drogen helfen dabei locker zu werden", „weniger schüchtern zu sein" usw. in Studien zur Drogenfunktionalität häufig auf. Ganz offensichtlich liegt in der Erleichterung sozialer Zugänge eine universale Funktion von Drogen, unabhängig von Alter und Geschlecht der Konsumenten.

Neben dieser Katalysatorfunktion sind die Risiken akuten Drogengebrauchs für soziale Begegnungen bekannt. Wer sich beispielsweise selbst intoxiziert und dann Opfer eines sexuellen Übergriffs wird, muss mit weniger Mitleid rechnen als das vorsätzlich von anderen – häufig dem Täter – unter Drogen gesetzte Opfer (Angelone et al. 2007). Allerdings sind Sexualverbrechen, bei denen Drogen vorsätzlich vom Täter verwendet werden, seltener als solche, bei denen sich das

Opfer nach freiwilliger Berauschung selbst exponiert und Tatgelegenheiten produziert, die von häufig ebenfalls berauschten Tätern wahrgenommen werden (Horvath u. Brown 2007).

Erlangung einer intrafamiliären Autonomie, emotionale Unabhängigkeit von den Eltern. Es gehört zu den fatalsten Paradoxa der Suchtentwicklung, dass ausgerechnet das Streben nach Unabhängigkeit in die Abhängigkeit führen kann. Innerhalb des neu zu verhandelnden Verhältnisses zwischen Adoleszentem und seiner Familie, häufig „Individuation" genannt, können Drogen eine zentrale Rolle spielen.

> **Definition**
>
> *Individuation* bezeichnet jene Prozesse, in denen familiäre Verbundenheit (connectedness) und individuelle Unabhängigkeit (separateness, autonomy) konstruiert und balanciert werden.

Für die Heranwachsenden und – je nach Substanz – auch für die Erwachsenen hat der Konsum bestimmter Substanzen transitionale Bedeutung, d. h. Rollen wie „erwachsen sein" oder „hart sein" werden mit Substanzkonsum assoziiert. Viele klassische Rollenaspekte des autonomen Erwachsenseins wie eigener Erwerb oder das Gründen eines eigenen Haushalts haben während der Adoleszenzphase noch keine unmittelbarer Bedeutung für die jugendliche Individuation, womit Drogen häufig „das letzte Abenteuer" sind, an dem sich ein Heranwachsender „beweisen" und von seinen Eltern abheben kann.

Häufig weisen die Herkunftsfamilien von drogenkonsumierenden Jugendlichen unbalancierte Individuationsmuster auf (Searight et al. 1991), in denen entweder ein Zuviel an Autonomie (die dann oft nur die Oberfläche einer Entfremdung ist) oder ein Zuviel an Verbundenheit (die dann oft als vereinnahmend oder überbeschützend erlebt wird) vorhanden ist. Unklare Kommunikationsmuster in der Familie, mangelnde Respektierung individueller Grenzen oder manipulative Strategien können geeignet sein, Individuation zu behindern und Drogenkonsum zu befördern (Searight et al. 1991).

Auch die elterliche Überwachung („Monitoring") des Freizeitverhaltens ihrer Kinder – ein häufig zitierter protektiver familiärer Faktor – muss als Bestandteil der dyadischen Individuation gesehen werden. So sagte in einer schwedischen Studie nicht das für sicher gehaltene elterliche Wissen deviante Entwicklungen der Kinder vorher, sondern nur deren Bereitschaft zur Offenheit gegenüber ihren Eltern (Kerr et al. 2010). Wie sehr die elterliche Strukturierung des Familienalltags und des Kommunikationsverhaltens sowie jugendlicher Drogenkonsum miteinander verbunden sind, zeigen Interventionsprogramme, die sich an die Eltern und nicht an die Adoleszenten richten (Koutakis et al. 2008).

Akzeptanz des eigenen Körpers und seiner Veränderungen. Die während der Adoleszenz stattfindenden gravierenden körperlichen Veränderungen können geeignet sein, Selbstwertproblematiken auszulösen, womit wiederum Risiken einer Suchtentwicklung entstehen. Für diesen Pfad sprechen einige Befunde, nach denen Jugendliche, die sich unattraktiv finden und mit ihrem Körpergewicht unzufrieden sind, häufiger auch Drogen konsumieren (Page et al. 1995). Offenbar wird die Wahrnehmung derartiger Defizite tatsächlich durch Drogenkonsum moderiert, da jugendliche Konsumenten in Abhängigkeit vom Geschlecht häufiger veränderte Körperwahrnehmungen zeigen (Leventhal 1983). Während Jungen eher zu körperlichen Überhöhungen (Macht, Kraft) neigen, sind weibliche Konsumenten eher gefährdet, sich noch schutzloser und schwächer zu erleben.

Von einiger Relevanz ist hierbei auch das biologische Reifetempo der Adoleszenten, das auch unabhängig von anderen Risiken wie etwa der elterlichen Bildung wirkt (Hayatbakhsh et al. 2009). Insbesondere wurde *verfrühte Reifung* als Risiko identifiziert. Beispielsweise weisen sexuell früh gereifte Jungen ein größeres Risiko auf, das Internet für das Downloaden pornografischen Materials zu nutzen (Skoog et al. 2009), was wiederum die Wahrscheinlichkeit erhöht, später süchtiges Sexualverhalten zu entwickeln (Basdekis-Josza et al. 2009). Zu *späte Reife* kann jedoch ebenfalls das Risiko nachfolgenden Suchtverhaltens erhöhen (Weichold et al. 2008). Auch hier gilt, dass nicht das biologische Reifetempo „an sich" die Risikowirkung ausmacht, sondern der eventuell damit entstehende „misfit" zwischen Individuum und Umwelt.

Erwerb beruflichen Wissens und Vorbereitung auf die Erwerbstätigkeit. Der Zusammenhang von Substanzkonsum und schulischem Misserfolg ist für viele Länder und Substanzen beschrieben. Je nach Substanz und Region ist der Zusammenhang unterschiedlich stark. So gibt es viele Belege für eine Risikowirkung starken Rauchens (Aloise-Young et al. 2002), jedoch widersprüchliche Befunde für Alkohol (Ellickson et al. 1998). Die Widersprüchlichkeit der Befunde zu Alkohol kann teilweise mit der Wirkung unterschiedlicher Konsummuster erklärt werden, wonach moderater Konsum kein Risiko darstellt. Riskante Trinkmuster wie das Binge Drinking wurden mittlerweile als Risiko für schulischen Misserfolg in Großbritannien identifiziert (Viner u. Taylor 2007).

> Die Assoziation von Drogenkonsum und schulischem Misserfolg ist jedoch möglicherweise auf die klassischen Industriegesellschaften beschränkt. In Südafrika, wo wesentlich mehr Jugendliche die Schule vorzeitig verlassen, hat Drogenkonsum keinen zusätzlichen Erklärungswert für die Schulkarriere (Flisher et al. 2010).

Erlernen eines verantwortlichen Sozialverhaltens, Akzeptanz und Wahrnehmung der Bürgerrolle in der Gesellschaft. Bereits die Formulierung dieser Entwicklungsaufgabe schließt den selbst- oder fremdzerstörerischen Umgang mit psychoaktiven Substanzen als „verantwortungslos" aus. Dementsprechend gibt es Befunde, nach denen Jugendliche mit vermehrtem sozialem Engagement und zugehörigen Orientierungen auch weniger Cannabis konsumieren (Youniss et al. 1997).

Auf der anderen Seite scheint Delinquenz eine Art „Rubikon" im Verhältnis des Jugendlichen zur Bürgerrolle zu sein. Die Aufnahme von Delinquenz als Prädiktor verbessert die Vorhersage von Substanzkonsum „sprunghaft", auch nachdem Prädiktoren wie Bildung, Herkunft und Alter kontrolliert wurden (Esser et al. 2008). Delinquenz stellt darüber hinaus einen der wichtigsten Gründe für das Scheitern suchttherapeutischer Interventionen dar. Dieser Hochrisikofaktor ist überzufällig häufig mit dem Entwicklungspfad verbunden, in dem Substanzkonsum schon vor der Adoleszenz als normativ erlernt wird.

Finden und Aufrechterhalten funktionaler Freundeskontakte. Die Rolle konsumierender Peers (die erweiterte Bedeutung des Begriffes im Englischen ist der Verwendung im Suchtkontext angemessener als das deutsche Konzept von „Freundschaft")

im Prozess einer Suchtentstehung ist ebenfalls vielfach belegt (zusammenfassend s. Andrews u. Hops 2010). Die Mechanismen, durch die sich konsumierende Peers auf den Substanzkonsum auswirken, sind wiederum vielfältig. So wird die Verfügbarkeit von Drogen durch Peers erhöht, in der Gruppe werden Leitbilder zur Verfügung gestellt, Konformitätszwang ausgeübt, aber auch Integrationsmöglichkeiten angeboten. Peerkontakte sind immer in andere soziale Kontexte wie Nachbarschaft und Familie eingebettet und werden von diesen moderiert (Mayberry et al. 2009).

> Die Einbindung in konsumierende Peergruppen ist ein starker Prädiktor für die Wahrscheinlichkeit eines Rückfalls nach Entgiftung, unabhängig von der Altersstufe.

Weitere Aufgaben. Neben diesen Entwicklungsaufgaben wurden von Havighurst und anderen Autoren weitere formuliert wie Vorbereitung auf Ehe und Familie, Aufbau einer kohärenten Weltanschauung, Entwicklung einer Identität und Zukunftsperspektive, die aus Platzgründen nicht diskutiert werden. Die entwicklungsdynamische Relevanz des Bewältigens von Entwicklungsaufgaben liegt unter anderem im sequenziellen Charakter biografischer Übergänge begründet (Reis 1997). Mit anderen Worten: Nicht bewältigte frühe Entwicklungsaufgaben verringern die Wahrscheinlichkeit erfolgreicher Bewältigung nachfolgender Entwicklungsaufgaben. Derartige problembehaftete Biografien, in denen die Probleme auch ohne Steigerung des Konsums immer größer werden, sind aus der Suchtforschung und -praxis allseits bekannt.

Aus dieser „Kettenreaktion" darf ein Grundsatz der Prävention abgeleitet werden, dass nämlich jede Verzögerung in der Suchtentwicklung eine Beförderung der Ontogenese bedeutet. Nachträgliche Versuche, verloren gegangene Entwicklungsschritte „überspringen" zu wollen (einen Beruf ohne Ausbildung zu finden, Familie ohne vorhergehende Partnererfahrungen zu bewältigen usw.), sind daher in der Biografie von Substanzkonsumenten häufiger. „Nachreifungen", „Nachsozialisierungen", das „Erlernen altersgemäßer Bewältigungsstrategien" und ähnliche Konzepte sind in der Suchthilfe geläufige Interventionsziele.

Fazit

Abschließend sei noch einmal darauf hingewiesen, dass Entwicklungsaufgaben wie die hier für das Jugendalter beschriebenen für jeden Lebensabschnitt die Transaktion von sozialen Erwartungen und individuellen bzw. mikrosystemalen Ressourcen für ihre Bewältigung beschreiben. Im höheren Alter geht es ebenso darum, mit den Veränderungen des eigenen Körpers fertig zu werden, stützende Netzwerke zu organisieren usw. Hinzu kommen Aufgaben wie der Umgang mit Verlusten, was sowohl soziale, physische oder andere Ressourcen angeht. Gleich, für welchen Altersabschnitt, welche Droge oder welchen sozialen Kontext – immer ist die Intervention zur Überwindung einer Sucht an den Umgang mit Entwicklungsaufgaben gebunden.

Es gehört zu den Idealzielen suchttherapeutischer Interventionen, „Risiken in Ressourcen" zu verwandeln. Einmal bewältigte Entwicklungsaufgaben können innerhalb dieses Prozesses vom Entwicklungsrisiko zur Ressource werden, insbesondere haben funktionierende Partnerschaften mit nicht konsumierenden Partnern eine protektive Wirkung.

Literatur

Aloise-Young PA, Cruikshank C, Chavez EL. Cigarette smoking and perceived health in school dropouts: a comparison of Mexican American and non-Hisopanic white adolescents. J Pediatr Psychol 2002; 6: 497–507

Anderson TL. Drug identity change processes, race, and gender. II. Microlevel motivational concepts. Subst Use Misuse 1998; 33: 2469–2483

Andrews JA, Hops H. The Influence of Peers on Substance Use. In: Scheier L, ed. Handbook of Drug Use Etiology: Theory, Methods, and empirical Findings. Washington, DC: American Psychological Association; 2010: 403–420

Angelone DJ, Mitchell D, Pilafova A. Club drug use and intentionality in perceptions of rape victims. Sex Roles 2007; 57: 283–292

Arnett JJ. Adolescence and emerging Adulthood. A cultural Approach. Upper Saddle River, NJ: Prentice-Hall; 2001

Basdekis-Josza R, Berner W, Briken P. Syndrome sexueller Sucht – Phänomenologie, Ätiologie und Therapie. Sucht 2009; 55: 357–364

Bronfenbrenner U. Die Ökologie der menschlichen Entwicklung: Natürliche und geplante Experimente. Stuttgart: Klett; 1981

Die Drogenaffinität Jugendlicher in der Bundesrepublik Deutschland 2008. Teilband illegale Drogen, 2010 (http://www.bzga.de/, Stand: 20.05.2010)

Drogen- und Suchtbericht 2009. Drogenbeauftragte der Bundesregierung (http://www.bmg.bund.de/cln_151/nn_1195886, Stand: 18.05.2010)

Ellickson P, Bui K, Bell R et al. Does early drug use increase the risk of dropping out of high school? J Drug Iss 1998; 28: 357–380

Esser G, Wyschkon A, Schmidt MH et al. Ein Entwicklungsmodell des Substanzmissbrauchs im frühen Erwachsenenalter. Kindheit und Entwicklung 2008; 17: 31–45

Feuerlein W. Alkoholismus – Missbrauch und Abhängigkeit. Stuttgart: Thieme; 1989

Flisher AJ, Townsend L, Chikobvu P et al. Substance use and psychosocial predictors of high school dropout in Cape Town, South Africa. J Res Adolescence 2010; 20: 237–255

Havighurst RJ. Developmental Tasks and Education. New York: McKay; 1976

Hayatbakhsh MR, Najman JM, McGee TR et al. Early pubertal maturation in the prediction of early adult substance use: a prospective study. Addiction 2009; 104: 59–66

Horvath M, Brown J. Alcohol as drug of choice: Is drug-assisted rape a misnomer? Psychology, Crime & Law 2007; 13: 417–429

Jordan S, Sack PM. Schutz- und Risikofaktoren. In: Thomasius R, Schulte-Markwort M, Küstner UJ, Riedesser P, Hrsg. Suchtstörungen im Kindes- und Jugendalter. Stuttgart: Schattauer; 2009: 127–137

Kerr M, Stattin H, Buek JW. A reinterpretation of parental monitoring in longitudinal perspective. J Res Adolescence 2010; 20: 39–64

Koutakis N, Stattin H, Kerr M. Reducing youth alcohol drinking through a parent-targeted intervention: the Orebro Prevention Program. Addiction 2008; 103: 1629–1637

Kulis S, Marsiglia FF, Hecht ML. Gender labels and gender identity as predictors of drug use among ethnically diverse middle school students. Youth & Society 2002; 33: 442–475

Lascala E, Freisthler B, Gruenewald PJ. Population Ecologies of Drug Use, Drinking and related Problems. In: Stockwell T, Gruenewald PJ, Toumbourou JW, Loxley W, eds. Preventing harmful Substance Use. Chichester, UK: John Wiley & Sons; 2005: 67–78

Leventhal G. Body image of drug and alcohol abusers. Int J Addict 1983; 18: 791–804

Mayberry ML, Espelage DL, Koenig B. Multilevel modelling of direct effects and interactions of peers, parents, school, and community influences on adolescent substance use. J Youth Adolescence 2009; 38: 1038–1049

Moffitt TE. Adolescence-limited and life-course-persistent antisocial behavior: a developmental taxonomy. Psychol Rev 1993; 1004: 674–701

Page RM, Scanlan A, Allen O. Adolescent perceptions of body weight and attractiveness: important issues in alcohol and illicit drug use? Journal of Child & Adolescent Substance Abuse 1995; 4: 43–55

Prochaska JO, DiClemente CC. Towards a comprehensive Model of Change. In: Miller WR, Heather N, eds. Treating addictive Behaviors. New York: Plenum; 1985: 3–27

Reis O. Risiken und Ressourcen der Persönlichkeitsentwicklung im Übergang zum Erwachsenenalter. Weinheim: Psychologie Verlags Union; 1997

Reis O, Eisermann J, Meyer-Probst B. Soziale Verbundenheit im frühen Erwachsenenalter – Formen und Antezedenzien. Zeitschrift für Familienforschung 2003; Sonderheft 3: 125–138

Reis O, Pape M, Häßler F. Ergebnisse eines Projektes zur kombinierten Prävention jugendlichen Rauschtrinkens. Sucht 2009; 55: 347–356

Rutter M. Psychosocial Resilence and protective Mechanisms. In: Rolf J, Masten AS, Cicchetti D, Nuechterlein KH, Weintraub S, eds. Risk and protective Factors in the Development of Psychopathology. New York: Cambridge University Press; 1990: 181–214

Searight HR, Manley CM, Binder AF et al. The families of origin of adolescent drug abusers: perceived autonomy and intimacy. Contemporary Family Therapy 1991; 13: 71–81

Skoog T, Stattin H, Kerr M. The role of pubertal timing in what adolescent boys do online. J Res Adolescence 2009; 19: 1–17

Stockwell T, Gruenewald PJ, Toumbourou JW et al. Preventing Risky Drug Use and related Harms: the Need for a Synthesis of new Knowledge. In: Stockwell T, Gruenewald PJ, Toumbourou JW, Loxley W, eds. Preventing harmful Substance Use. Chichester, UK: John Wiley & Sons; 2005: 3–16

Stockwell T. Introduction. In: Stockwell T, Gruenewald PJ, Toumbourou JW, Loxley W, eds. Preventing harmful Substance Use. Chichester, UK: John Wiley & Sons; 2005: 19–23

Tretter E. Ökologie der Sucht. Göttingen: Hogrefe; 1998

Tsuchihashi-Makaya M, Serizawa M, Yanai K et al. Gene-environmental interaction regarding alcohol-metaboliz-ing enzymes in the Japanese general population. Hypertens Res 1009: 32: 207–213; 2009

Uhl A. Schutzfaktoren und Risikofaktoren in der Suchtprophylaxe. In: Roehrle B, Hrsg. Prävention und Gesundheitsförderung. Bd. II. Tübingen: DGVT; 2002: 261–283

Viner RM, Taylor B. Adult outcomes of binge drinking in adolescence: findings from a UK national birth cohort J Epidemiol Community Health 2007; 61: 902–907

Vogt I. Randnotizen zu Männer-Körper-Bildern. Frauen-Körper: Lust und Last. Tübingen: DGVT; 2005: 165–176

Weichold K. Entwicklungspsychologische Perspektiven zur Entstehung von Substanzmissbrauch und -abhängigkeit bei Kindern und Jugendlichen. Psychotherapie im Dialog 2003; 2: 385–390

Weichold K, Bühler A, Silbereisen RK. Konsum von Alkohol und illegalen Drogen im Jugendalter. In: Silbereisen RK, Hasselhorn M, Hrsg. Entwicklungspsychologie des Jugendalters. Enzyklopädie der Psychologie. Göttingen: Hogrefe; 2008: 537–586

White WL. The mobilization of community resources to support long-term addiction recovery. J Subst Abuse Treat 2009; 36: 146–158

Youniss J, Yates M, Su Y. Social integration: Community service and marijuana use in high school seniors. J Adolesc Res 1997; 12: 245–262

1.3   Biologische Grundlagen der Suchtentwicklung

Christian A. Müller, Andreas Heinz

1.3.1   Einleitung

Abhängigkeitserkrankungen sind im Wesentlichen durch ein starkes Verlangen nach dem Konsum einer Substanz, eine verminderte Kontrolle über den Konsum, Toleranzentwicklung gegenüber den akuten Wirkungen der Substanz sowie Entzugssymptome bei Reduktion oder Beendigung des Substanzkonsums gekennzeichnet. In den vergangenen Jahren konnten mithilfe verschiedenster Untersuchungsverfahren einzelnen Symptomen dieses Abhängigkeitssyndroms entsprechende neurobiologische Korrelate zugeordnet werden. Insbesondere unter Berücksichtigung genetischer und Umweltfaktoren wurde das Verständnis von Suchterkrankungen als multifaktorielles Krankheitsgeschehen erweitert.

Im Folgenden werden die wesentlichen neurobiologischen Grundlagen der Entstehung von Abhängigkeitserkrankungen kurz dargestellt.

1.3.2   Neuronale Folgen des schädlichen Konsums

Neuropathologische Veränderungen. Einer der relevantesten Folgeschäden bei alkoholabhängigen Patienten ist die alkoholassoziierte Hirnatrophie, die sich in Form von Ventrikelerweiterungen und Sulkusverbreiterungen bei ca. 50–70% der Patienten infolge langfristig erhöhten Alkoholkonsums nachweisen lässt (Mann et al. 2001). Dabei sind nach Befunden volumetrischer Untersuchungen neben frontalen, temporalen und parietookzipitalen Arealen auch der Hippocampus, die Corpora mammillaria sowie die Kleinhirnrinde betroffen, wobei die atrophischen Veränderungen im Bereich der weißen und grauen Substanz des Frontalhirns am ausgeprägtesten zu sein scheinen (Moselhy et al. 2001).

Der genaue pathophysiologische Mechanismus der atrophischen Veränderungen ist bislang nicht bekannt; allerdings wird eine *glutamaterge Überfunktion* im Rahmen eines Alkoholentzuges diskutiert, die über die Aktivierung glutamaterger NMDA-Rezeptoren (N-Methyl-D-Aspartat, NMDA)

zu einem Kalziumeinstrom führt und dabei zytotoxische Prozesse auslöst (Tsai et al. 1995). Weiterhin kommt es während eines Alkoholentzugs zu einer Aktivierung der Stresshormonachse, wobei der Kortisolanstieg mit einer Reduktion der Nervenzellfunktion im Bereich der serotonergen Neurotransmission verbunden ist und als Folgeschaden zu affektiven Störungen (Depression und Angst) führen kann (Heinz et al. 2003b).

Die beschriebenen neuropathologischen Veränderungen scheinen jedoch nicht irreversibel zu sein, da eine partielle Rückbildung der Hirnatrophie im Lauf einer stabilen Alkoholabstinenz in mehreren Studien beschrieben wurde (Agartz et al. 2003).

1.3.3   Einflussfaktoren

■ Genetische Faktoren

Im Rahmen von Familien-, Zwillings- und Adoptionsstudien wurde wiederholt die wichtige Rolle genetischer Faktoren in der Pathogenese von Abhängigkeitserkrankungen gezeigt. Demnach wird beispielsweise die Entstehung einer Alkoholabhängigkeit zu ca. 50% durch genetische Faktoren bestimmt (Goldman et al. 2005).

Alkoholtoleranz. Als wesentlicher Risikofaktor für das Auftreten einer Alkoholabhängigkeit konnte die Unempfindlichkeit gegenüber der akuten Alkoholwirkung identifiziert werden. Individuen, die nach Konsum von Alkohol nur in geringem Umfang unter Auswirkungen wie zunehmender Sedierung oder Ataxie leiden, besitzen demnach ein deutlich erhöhtes Risiko zur Entwicklung einer Alkoholabhängigkeit. Offenbar fehlt den Betroffenen durch die „gute Verträglichkeit" auch hoher Mengen der Substanz ein internes Warnsignal, das sie von dem weiteren Substanzkonsum abhält (Schuckit u. Smith 1996).

Genetischen Untersuchungen zufolge wird eine erhöhte Alkoholtoleranz zu etwa 60% durch erbliche Faktoren bestimmt. Diese könnte auf neurobiologischer Ebene auf eine *Unterfunktion der serotonergen Transmission* zurückzuführen sein, die entweder genetisch bedingt ist oder als Folge früher sozialer Stressbedingungen auftritt und für eine verminderte Empfindlichkeit gegenüber der GABAerg (Gammaaminobuttersäure, GABA) vermittelten sedierenden Wirkung des Alkohols verantwortlich ist (Heinz et al. 1998).

Weiterhin kommt auch der *Metabolisierungsgeschwindigkeit* von Alkohol eine entscheidende Rolle bei der Empfindlichkeit gegenüber den akuten Effekten des Substanzkonsums zu. So führen bei Trägern bestimmter Genvarianten der Alkohol- und der Aldehyddehydrogenase die besondere Funktionalität dieser Enzyme nach Alkoholkonsum zu vorübergehenden Konzentrationserhöhungen des toxischen Metaboliten Acetaldehyd. Die Betroffenen leiden in der Folge unter unangenehmen Symptomen wie Hautrötungen, Juckreiz und Palpitationen, die sie meist vor dem Konsum großer Mengen Alkohols und damit vor der Entwicklung einer Alkoholabhängigkeit bewahren (Agarwal u. Goedde 1992).

In genomweiten Assoziationsstudien sowie Untersuchungen so genannter Kandidatengene wurde wiederholt eine Assoziation zwischen verschiedenen Einzelnukleotid-Polymorphismen (Single Nucleotide Polymorphism, SNP) eines für den GABA-A-Rezeptor kodierenden Gens (GABRA2) und substanzgebundenen Abhängigkeitserkrankungen gezeigt (Bierut et al. 2010). Die genaue Funktion dieser Genvarianten ist noch weitestgehend ungeklärt, allerdings werden auch hier Auswirkungen auf die Empfindlichkeit gegenüber den Auswirkungen akuten Alkoholkonsums diskutiert.

■ Umweltfaktoren

Frühe soziale Stresserfahrungen. Im Hinblick auf Umweltfaktoren scheinen insbesondere frühe soziale Stresserfahrungen die Disposition zur Entwicklung von Abhängigkeitserkrankungen zu beeinflussen (Heinz u. Batra 2003). Primaten, die früher sozialer Isolation ausgesetzt waren, zeigen als erwachsene Tiere einen exzessiven Alkoholkonsum. Bei diesen Tieren ließ sich eine anhaltende serotonerge Funktionsstörung nachweisen, die mit dem Alkoholkonsum korrelierte (Heinz et al. 1998).

Weitere Untersuchungen an Primaten zeigten einen *verminderten Serotoninumsatz* bei denjenigen Tieren, die früher sozialer Isolation ausgesetzt waren und Träger des kurzen Allels des Serotonintransportergens waren. Der erniedrigte Serotoninumsatz war wiederum mit einer erhöhten Anzahl von Serotonintransportern im Hirnstamm sowie einer verminderten Sensitivität gegenüber der Wirkung akuten Alkoholkonsums verbunden. Interessanterweise fanden sich eine erhöhte Anzahl von Serotonintransportern sowie eine erhöhte Alkoholtoleranz auch bei Trägern zweier langer Allele des Serotonintransportergens, die zu einer gesteigerten Expression und Funktion des Serotonintransporters bei Menschen auch ohne extreme Stressexposition führen (Hinckers et al. 2006, Reimold et al. 2007).

Anhand dieses Beispiels wird deutlich, dass die Disposition zur Entwicklung einer Abhängigkeitserkrankung entweder direkt genetisch bedingt sein oder aus einem Zusammenspiel von genetisch bedingter Vulnerabilität und Umweltfaktoren resultieren kann.

■

Die Disposition zu Abhängigkeitserkrankungen wird maßgeblich durch genetische und Umweltfaktoren sowie deren Interaktion bestimmt.

■

1.3.4 Toleranzentwicklung und Entzugssymptomatik

Neuroadaptive Veränderungen. Die chronische Einnahme abhängigkeitsinduzierender Substanzen führt in individuell unterschiedlichem Maß zu neuroadaptiven Veränderungen des Gehirns, die das Auftreten einer zunehmenden Toleranz gegenüber der akuten Wirkung der Substanz einerseits sowie die Entstehung von Entzugssymptomen andererseits erklären können. Am Beispiel der Alkoholabhängigkeit bedeutet dies, dass Menschen mit regelmäßigem Alkoholkonsum deutlich höhere Mengen der Substanz konsumieren können, bevor Störungen der Zielmotorik oder eine deutliche Sedierung auftreten.

Die entscheidende neurobiologische Grundlage dieses Phänomens scheint dabei eine Neuroadaptation zu sein, die der Aufrechterhaltung eines Gleichgewichtszustandes zwischen exzitatorischen und inhibitorischen Funktionen im Gehirn dient und den Effekten akuten Alkoholkonsums entgegengesetzt ist (Koob u. Le Moal

1997). Infolge dieser Anpassungsvorgänge kann die plötzliche Reduktion oder Beendigung des Alkoholkonsums zu einer ausgeprägten Störung dieser Homöostase führen, die sich klinisch als psychovegetative Entzugssymptomatik manifestiert.

Die Entstehung einer Toleranz sowie das Auftreten einer Entzugssymptomatik sind vermutlich insbesondere auf Veränderungen der *GABAergen* und *glutamatergen Neurotransmission* zurückzuführen (Krystal et al. 2006, Tsai et al. 1995).

GABA ist der vorherrschende inhibitorische Neurotransmitter im Gehirn und gemeinsam mit dem exzitatorischen Botenstoff Glutamat entscheidend an der schnellen Informationsverarbeitung im Bereich kortikaler und subkortikaler Areale beteiligt. Der akute Konsum von Alkohol führt zur Aktivierung inhibitorischer GABA-A-Rezeptoren, so dass nach Konsum hoher Alkoholmengen eine Sedierung auftritt. Bei chronischem Alkoholkonsum scheint nun eine Verminderung von GABA-A-Rezeptoren zur Entwicklung einer Toleranz gegenüber der akuten Alkoholwirkung zu führen. Die verringerte Anzahl von GABA-A-Rezeptoren war bei alkoholabhängigen Patienten auch noch mehrere Wochen nach Beendigung des Konsums nachweisbar (Abi-Dargham et al. 1998).

Für die Entstehung einer psychovegetativen Entzugssymptomatik sind zudem neuroadaptive Veränderungen im *glutamatergen System* in Folge der langfristigen Blockade glutamaterger NMDA-Rezeptoren durch Alkohol verantwortlich. Alkohol bindet offenbar an eine spezifische Bindungsstelle, über die sonst Glycin die glutamaterge Transmission verstärkt. Infolge chronischen Alkoholkonsums kommt es zu einer kompensatorischen Zunahme von NMDA-Rezeptoren, die der Aufrechterhaltung der zentralnervösen Homöostase dient. Bei Reduktion oder Beendigung des Alkoholkonsums werden die zuvor von Alkohol blockierten NMDA-Rezeptoren frei, und der exzitatorische Neurotransmitter Glutamat trifft auf eine erhöhte Anzahl von Rezeptoren. Als Konsequenz findet sich ein Überwiegen exzitatorischer Funktionen, die zu Entzugskrampfanfällen und zur Enthemmung noradrenerger Neurone im Locus coeruleus mit nachfolgendem Auftreten vegetativer Entzugssymptome führen können.

> ■ Toleranzentwicklung und Entzugssymptomatik sind Folge neuroadaptiver Prozesse, die während des chronischen Substanzkonsums der Aufrechterhaltung der zentralnervösen Homöostase dienen. ■

1.3.5 Craving und Kontrollminderung

Erhöhte Dopaminausschüttung. Ein gemeinsames Merkmal aller abhängigkeitsinduzierenden Substanzen ist deren Fähigkeit, das mesolimbische Belohnungssystem zu aktivieren und die Konzentrationen des Neurotransmitters Dopamin im Zentrum dieses System, dem Nucleus accumbens, vermittels unterschiedlicher Mechanismen zu erhöhen (Ho et al. 2010). Die Folge dieser erhöhten Dopaminausschüttung ist dabei das verstärkte Auftreten all jener Verhaltensweisen, die diese Dopaminausschüttung bewirkt haben.

Diese Verhaltensweisen müssen jedoch nicht zwangsläufig mit positiven Gefühlen verbunden sein. Berridge und Robinson (1998) unterschieden zwischen den subjektiv angenehmen Effekten einer Substanz („liking"), die sie auf Modulationen der opioidergen Neurotransmission im mesolimbischen Belohnungssystem zurückführten, und dem Verlangen nach diesen Effekten („wanting"), das sie als Folge einer verstärkten dopaminergen Transmission in dieser Hirnregion betrachteten.

Drogenassoziierte Reize. Es wird postuliert, dass bei Patienten mit Abhängigkeitserkrankungen drogenassoziierte, konditionierte Reize eine erhöhte Dopaminausschüttung im mesolimbischen Belohnungssystem verursachen. Am Beispiel der Alkoholabhängigkeit könnten somit ursprünglich neutrale Reize, die mit dem belohnenden, subjektiv angenehmen Gefühl der Alkoholeinnahme verbunden waren, ein starkes Verlangen nach erneuter Einnahme der Substanz erzeugen (Heinz et al. 2003a).

Reize, die mit den positiven Effekten der Alkoholeinnahme verknüpft sind, sind entweder *externe* Reize (z. B. Umgebung, in der früher Alkohol konsumiert wurde) oder Reize, die unmittelbar mit dem Alkoholkonsum verbunden sind (z. B. Anblick oder Geruch eines alkoholischen Getränks). Darüber hinaus können auch *interne*

Reize wie Gefühle von Einsamkeit oder Erinnerungen an Konfliktsituationen, die früher mit Alkoholkonsum verbunden waren, ein starkes Verlangen nach den subjektiv positiven Effekten des Alkohols auslösen (Heinz et al. 2008).

> Das Verlangen nach dem Konsum einer Substanz kann auch in Abwesenheit der Substanz selbst durch externe oder interne Reize ausgelöst werden, die zuvor mit dem Konsum verknüpft waren.

Kontrollminderung. Im Hinblick auf die verminderte Kontrollfähigkeit über den Substanzkonsum könnte bei alkoholabhängigen Patienten insbesondere die bereits beschriebene frontale Hirnatrophie als Folge des chronischen Alkoholkonsums von entscheidender Bedeutung sein. Hierbei könnten die atrophischen Veränderungen zu Beeinträchtigungen der zentralen handlungsplanenden Kontrollfunktionen und des Arbeitsgedächtnisses führen (Watanabe 1996) und somit eine mangelnde längerfristige Handlungsplanung und eine reduzierte bzw. fehlende Hemmung kurzfristig belohnender Handlungen (z.B. des erneuten Alkoholkonsums) bedingen. Diese Annahme wird durch volumetrische Untersuchungen bei alkoholabhängigen Patienten gestützt, in denen bei stärkerer Ausprägung der frontalen und parietookzipitalen Atrophie der grauen Substanz kürzere Zeiten bis zum Rückfall beobachtet wurden (Rando et al. 2010).

Zusammenfassend könnte eine alkoholbedingte Hirnatrophie vorwiegend frontaler Areale zu einer verminderten Fähigkeit zur Impulskontrolle und somit zu einem erhöhten Rückfallrisiko beitragen, während umgekehrt eine partielle Regeneration der entsprechenden Areale infolge anhaltender Alkoholabstinenz eine längerfristige Handlungsplanung ermöglichen könnte.

Fazit

Der Entstehung und Aufrechterhaltung von Abhängigkeitserkrankungen liegt ein komplexes Zusammenspiel von genetischer Disposition, Umweltfaktoren, Lernprozessen und neuroadaptiven Veränderungen infolge des chronischen Substanzkonsums zugrunde. Im Hinblick auf genetische Faktoren scheint der Empfindlichkeit gegenüber der akuten Wirkung einer Substanz eine entscheidende Rolle zuzukommen. Weiter-

hin beeinflussen offenbar anhaltende Veränderungen der Neurotransmission als Folge früher sozialer Stressexposition das Risiko, eine Suchterkrankung zu erleiden.

Hinsichtlich der Aufrechterhaltung von Suchterkrankungen sind insbesondere Lernprozesse zu berücksichtigen, in deren Rahmen ursprünglich neutrale Reize mit dem Konsum der Substanz verknüpft wurden. Diese Reize können auch nach jahrelanger Abstinenz das Verlangen nach der Droge auslösen und somit zu deren erneuten Einnahme führen.

Neuroadaptive Prozesse, die während des chronischen Substanzkonsums zur Aufrechterhaltung eines zentralnervösen Gleichgewichtszustands erfolgen, führen bei den Betroffenen zu einer Toleranzentwicklung und zur Ausbildung einer Entzugssymptomatik bei plötzlicher Reduktion oder Beendigung des Konsums. Somit „muss" die Substanz immer wieder zugeführt werden, um das Auftreten zum Teil schwerwiegender Entzugssymptome zu vermeiden.

Wie am Beispiel der Alkoholabhängigkeit gezeigt, können auch substanzassoziierte Folgeschäden selbst durch die Beeinträchtigung zentraler handlungsplanender Kontrollfunktionen an der Aufrechterhaltung von Suchterkrankungen beteiligt sein.

Die weitere Erforschung der neurobiologischen Grundlagen von Abhängigkeitserkrankungen könnte zukünftig einen wesentlichen Beitrag zur weiteren Entstigmatisierung suchterkrankter Patienten leisten, die das Recht haben, wie alle anderen kranken Menschen auch respektiert zu werden und im Behandlungssystem entsprechende personenzentrierte Angebote zu erhalten.

Literatur

Abi-Dargham A, Krystal JH, Anjilvel S et al. Alterations of benzodiazepine receptors in type II alcoholic subjects measured with SPECT and [123I]iomazenil. Am J Psychiatry 1998; 155: 1550–1555

Agartz I, Brag S, Franck J et al. MR Volumetry during acute alcohol withdrawal and abstinence: a descriptive study. Alcohol Alcohol 2003; 38 (1): 71–78

Agarwal DP, Goedde HW. Pharmacogenetics of alcohol metabolism and alcoholism. Pharmacogenetics 1992; 2: 48–62

Berridge KC, Robinson TE. What is the role of dopamine in reward: hedonic impact, reward learning, or incentive salience? Brain Res Rev 1998; 28: 309–369

Bierut LJ, Agrawal A, Bucholz KK et al for the Gene, Environment Association Studies Consortium. A genomwide association study of alcohol dependence. Proc Natl Acad Sci USA 2010; 107 (11): 5082–5087

Goldman D, Oroszi G, Ducci F. The genetics of addictions: uncovering the genes. Nat Rev Genet 2005; 6 (7): 521–532

Heinz A, Higley JD, Gorey JG et al. In vivo association between alcohol intoxication, aggression, and serotonin transporter availability in nonhuman primates. Am J Psychiatry 1998; 155: 1023–1028

Heinz A, Batra A. Neurobiologie der Alkohol- und Nikotinabhängigkeit. Stuttgart: Kohlhammer; 2003

Heinz A, Löber S, Georgi A et al. Reward craving and withdrawal relief craving: assessment of different motivational pathways to alcohol intake. Alcohol Alcohol 2003a; 38: 35–39

Heinz A, Schäfer M, Higley JD et al. Neurobiological correlates of the disposition and maintenance of alcoholism. Pharmacopsychiatry 2003b; 36 (Suppl. 3): S255–S258

Heinz A, Beck A, Grüsser SM et al. Identifying the neural circuitry of alcohol craving and relapse vulnerability. Addict Biol 2008; 14: 108–118

Hinckers AS, Laucht M, Schmidt MH et al. Low level of response to alcohol as associated with serotonin transporter genotype and high alcohol intake in adolescents. Biol Psychiatry 2006; 60 (3): 282–287

Ho MK, Goldman D, Heinz A et al. Breaking barriers in the genomics and pharmacogenetics of drug addiction. Clinical pharmacology and therapeutics 2010, Oct 27 [Epub ahead of print]

Koob GF, Le Moal M. Drug abuse: hedonic homeostatic dysregulation. Science 1997; 278: 52–58

Krystal JH, Staley J, Mason G et al. Gamma-aminobutyric acid type A receptors and alcoholism: intoxication, dependence, vulnerability, and treatment. Arch Gen Psychiatry 2006; 63: 957–968

Mann K, Agartz I, Harper C et al. Neuroimaging in alcoholism: ethanol and brain damage. Alcohol Clin Exp Res 2001; 25: 1045–1095

Moselhy HF, Georgiou G, Kahn A. Frontal lobe changes in alcoholism: a review of the literature. Alcohol Alcohol 2001; 36 (5): 357–368

Rando K, Hong KI, Bhagwagar Z et al. Association of frontal and posterior cortical gray matter volume with time to alcohol relapse: a prospective study. Am J Psychiatry 2010, Nov 15 [Epub ahead of print]

Reimold M, Smolka MN, Schumann G et al. Midbrain serotonin transporter binding potential measured with [11C]DASB Is affected by serotonin transporter genotype. J Neural Transm 2007; 114: 635–639

Schuckit MA, Smith TL. An 8-year follow-up of 450 sons of alcoholic and control subjects. Arch Gen Psychiatry 1996; 53: 202–210

Tsai G, Gastfriend DR, Coyle JT. The glutamatergic basis of human alcoholism. Am J Psychiatry 1995; 152: 332–340

Watanabe M. Reward expectancy in primate prefrontal neurons. Nature 1996; 382: 629–632

1.4 Psychologische Konstrukte

Stephan Stevens, Fred Rist

1.4.1 Einleitung

Die Anfänge problematischen Substanzkonsums finden sich in der Regel bereits in den Jahren der Adoleszenz. Aus entwicklungspsychologischer Perspektive dient der Konsum von Alkohol, Nikotin und anderen Drogen als eine Strategie zum Erreichen wichtiger Entwicklungsziele (Hurrelmann u. Hesse 1991). Diese Ziele beinhalten den Aufbau eines eigenen Freundeskreises, die Ablösung vom Elternhaus und den Aufbau eines individuellen Wertesystems.

Aus diesem Verständnis der entwicklungspsychologischen Funktion von Substanzkonsum wird der komplexe Zusammenhang zwischen intraindividuellen (Person) und interindividuellen (Umwelt) Einflüssen auf die Ätiologie von Substanzstörungen deutlich. In gängigen ätiologischen Modellen werden diese Einflüsse noch um eine dritte Komponente ergänzt, die die spezifischen Charakteristika der konsumierten Substanz darstellen. Diese *triadischen Vorstellungen* finden sich auch in modernen biopsychosozialen Erklärungsversuchen wieder, die versuchen, die komplexe Wechselwirkung zwischen biologischen, psychosozialen und individuellen Einflussfaktoren zu erfassen (Cardinal u. Everitt 2004, Sher et al. 2010).

■ Von Bedeutung ist dabei, dass süchtiges Verhalten wie jedes andere Verhalten erlernt wird, d. h., die Wahl zu konsumieren ist eine von verschiedenen Verhaltensoptionen des Individuums. Die Wiederholung eines Konsumverhaltens ist nur dann wahrscheinlich, wenn sich der Konsum in bestimmten Situationen positiver auf das Befinden auswirkt als alternative Verhaltensoptionen. ■

Langfristig gewinnt der Konsum oder die Beschaffung der Substanz zunehmend mehr an Bedeutung, so dass andere Verhaltensalternativen seltener wahrgenommen, dafür aber negative Konsequenzen in verschiedenen Lebensbereichen hingenommen werden.

Diese langfristigen Veränderungen im Verhalten und Befinden können mit dem Umbau motivationaler Subsysteme im zentralen Nervensystem (Robinson u. Berridge 2001) sowie spezifischen Lern- und Anpassungsprozessen beim Erwerb von Konsumgewohnheiten erklärt werden. Psychologische Faktoren tragen dabei sowohl zur Erklärung initialen Substanzkonsums als auch zum Verständnis adaptiver Prozesse im Übergang zu habituellem oder abhängigem Konsum bei.

1.4.2 Lern- und Anpassungsprozesse in initialen Konsumphasen

Negative Wirkungserfahrung. Retrospektive Berichte über die Wirkung des erstmaligen Konsums psychotroper Substanzen sind häufig nicht ausschließlich positiv. Oft werden unangenehme Nebenwirkungen wie Übelkeit oder Desorientierung berichtet, die im Kontrast zum eigentlichen Wunsch positiver Substanzwirkungen stehen. Ohne das Wissen über die vorangegangene Einnahme der psychotropen Substanz würden solche Konsequenzen im Sinne des Vorliegens einer Erkrankung interpretiert.

Die Aversivität der initialen Konsumwirkung wird auch in tierexperimentellen Untersuchungen deutlich: Obwohl für die Geschmacksaversion durch intravenöse Verabreichung von Substanzen kontrolliert wurde, führen sich Tiere abhängig machende Substanzen nicht spontan, sondern nur unter experimentellen Bedingungen mit bestimmten Einschränkungen und Vorgaben zu. Übertragen auf den jugendlichen Erstkonsum bedeutet dies, dass initiale negative Wirkungen der Substanz überwunden werden müssen.

Positive Wirkungserfahrung. Eine eindeutig positive Wirkungserfahrung mit der Substanz wird häufig erst durch wiederholten Konsum über einen längeren Zeitraum etabliert. Für die Entstehung positiver Substanzwirkungen sind operante Lernprozesse von zentraler Bedeutung. Hierbei sind solche Lernerfahrungen zentral, die unter der Wirkung der Substanz gemacht, aber nicht direkt durch die konsumierte Substanz verursacht werden.

Um diese Kontextabhängigkeit des Lernens zu untersuchen, werden oft Paradigmen aus dem Bereich des Belohnungslernens verwendet. Hier wird entweder das Wahlverhalten zwischen einer Substanz und einem weiteren verfügbaren Verstärker (z. B. Geld) oder die Änderungen im Wahlverhalten durch Kopplung der Substanzeinnahme an verschiedene Konsequenzen untersucht (Higgins et al. 2004). In diesen Versuchen wurde die Selbstapplikation von Kokain nur dann präferiert, wenn ein alternativer Verstärker nicht in genügendem Ausmaß oder in zu großem zeitlichem Abstand zum Wahlzeitpunkt zur Verfügung stand. Außerdem kann die experimentelle Manipulation des Belohnungswertes einer zuvor vermiedenen Substanz dazu führen, dass eine ungeliebte Substanz nach der Kopplung an einen positiven Verstärker bevorzugt wird (Alessi et al. 2002).

Konsumverstärkende Faktoren. Diese Befunde illustrieren, welche verstärkenden Kontextfaktoren die Etablierung habituellen Konsums fördern. Konsumierende Peers können durch die Hervorhebung von positiven Substanzwirkungen die Aufmerksamkeit auf die erwünschten Wirkungen lenken und die Bedrohlichkeit unerwünschter Ne-

benwirkungen reduzieren, also das Erleben der Substanzwirkung in die positive Richtung verstärken. Dies kann durch Akzeptanz und Anerkennung für Konsum, aber auch durch Beruhigung und Relativierung negativer Auswirkungen des initialen Konsums geschehen.

> Soziale Anerkennung, Verstärkung positiver Konsumeffekte sowie Relativierung negativer Konsumeffekte durch Peers sind zentrale kontextuelle Verstärker, die zur Überwindung negativer Konsequenzen des Erstkonsums beitragen.

Diese Funktion Gleichaltriger im Sinne kontextueller konsumverstärkender oder abschwächender Faktoren erklärt wahrscheinlich auch deren vermittelnden Zusammenhang zwischen verschiedenen Risikofaktoren und dem Konsum des Einzelnen.

Neben diesen operanten Verstärkungsmechanismen tragen weitere operante Lernvorgänge, Änderungen kognitiver Prozesse sowie die allmähliche Veränderung der physiologischen Wirkung der Substanz zum Erwerb habitueller Konsummuster bei. Diese Einflussfaktoren werden in den nächsten Abschnitten des Kapitels besprochen und sind exemplarisch anhand des Beispiels des Alkoholkonsums in Tab. 1.3 dargestellt.

Tabelle 1.3 Verstärkungsprinzipien, kognitive Steuerung und physiologische Anpassung bei der Ausformung einer Konsumgewohnheit am Beispiel des Alkoholkonsums.

Ebene der Anpassung	Wirkmechanismen	Definition	Auswirkung auf Konsumverhalten
Verstärkungsvorgänge	positiv	Konsum bewirkt angenehmen Zustand	Euphoriegefühl
	negativ	Konsum bewirkt weniger unangenehmen Zustand	Angst wird reduziert
	indirekt	andere Aktivitäten werden angenehmer bzw. weniger unangenehm	soziale Aktivitäten machen mehr Spaß, sozialer Umgang wird erleichtert
	Modelllernen	positive und negative Verstärkung von Konsumverhalten durch Beobachtung anerkannter Personen	Alkoholkonsum gehört zu sozialen Aktivitäten dazu, konsumierende Vorbilder (Peers, Eltern)
kognitive Steuerung	Wirkungserwartung	gedankliche Vorwegnahme von Verstärkungsmöglichkeiten durch Konsum	Rausch wird als angenehm beschrieben
	selektive Wirkungswahrnehmung	verbesserte Wahrnehmung erwünschter Wirkungen, Ausblendung aversiver Wirkungen	Fokussierung auf den Rausch, negative körperliche Zustände (Erbrechen, Kater am nächsten Morgen) werden ausgeblendet

Tabelle 1.**3** (Fortsetzung).

Ebene der Anpassung	Wirkmecha-nismen	Definition	Auswirkung auf Konsumverhalten
	attentionale Ausrichtung	konsumassoziierte Reize werden wichtiger	soziale Situationen, konsumassoziierte Reize (Kneipen) werden verstärkt wahrgenommen und präferenziell verarbeitet
Veränderung von Substanz-wirkungen	initiale Subs-tanzwirkung	konstitutionelle Unterschiede in der initialen Wirkung einer Substanz	starke initiale positive Wirkung ver-mehrt das Interesse
	reaktive Toleranz-erhöhung	Gegenregulation durch beschleu-nigten Abbau der Substanz und Anpassung in Transmittersystemen des ZNS	Reduktion unangenehmer vegetativer Symptome (z. B. Übelkeit, Gang- und Standunsicherheit) erleichtern den Konsum
	konditionierte Toleranz	mit spezifischen Konsumumständen assoziierte Toleranzreaktion	weniger unangenehme Begleitsympto-me in habituellen Konsumsituationen
	erlernte Toleranz	durch Verstärkung erworbene Toleranz	unauffälliges Verhalten unter Subs-tanzwirkung (z. B. Autofahren trotz hoher Blutalkoholkonzentration) vermindert soziale Sanktionen

1.4.3 Psychotrope Substanzen als Verstärker

■ Differenzierung von Verstärker-wirkungen

Im Rahmen lerntheoretischer Überlegungen wird die Auftretenswahrscheinlichkeit eines Verhal-tens durch die auf das Verhalten folgenden Kon-sequenzen bestimmt (law of effect). Sowohl eine positive Verhaltenskonsequenz (Belohnung) als auch der Wegfall eines unangenehmen Zustan-des (negative Verstärkung) führen langfristig zu einer erhöhten Auftretenswahrscheinlichkeit des zuvor gezeigten Verhaltens. Dagegen führt eine negative Konsequenz (Bestrafung) ebenso wie die Beendigung oder die Reduktion eines positiven Zustands (indirekte Bestrafung) zu einer geringe-ren Auftretenswahrscheinlichkeit des vorausge-henden Verhaltens.

Positive Verstärkerwirkung. Bei der Entwicklung abhängiger Konsummuster sind beide Verstär-kungsprozesse wirksam: Erstens bewirkt die Ein-nahme einer Substanz die Aktivierung mesolimbi-scher Belohnungssysteme, also eine extrazelluläre Erhöhung des Dopaminspiegels im Gehirn. Diese Aktivierung ist gemeinsamer Teil der zentralner-vösen Wirkungen ansonsten sehr unterschiedlich wirkender Substanzen, beispielsweise Kokain und Alkohol. Sie stellt im lerntheoretischen Sinne eine *Belohnung* dar, so dass sich die Wahrscheinlichkeit einer weiteren Substanzeinnahme erhöht.

In tier- und humanexperimentellen Untersu-chungen werden entsprechende Hirnregionen bei belohnenden Aktivitäten wie der Nahrungs-aufnahme oder Gewinnerfahrungen in simulier-ten Spielen in ähnlicher Weise aktiviert wie beim Konsum psychotroper Substanzen.

Negative Verstärkerwirkung. Interessanterweise ist für einen belohnenden Effekt einer Substanz-einnahme nicht zwingend ein eindeutig positiver Zustand wie Euphorie durch Konsum notwendig, sondern vielmehr eine Verbesserung des Zustan-des relativ zur Situation vor Substanzkonsum. Die Einnahme einer Substanz kann also auch als negativer Verstärker wirken, d. h. die Einnahme beendet oder verringert einen zuvor bestehenden unangenehmen Zustand. Unangenehme Zustände können ängstlicher oder depressiver Natur sein, aber auch durch aversives Stresserleben, Schmer-zen oder Entzugssymptome geprägt sein.

Die entsprechende Modellvorstellung wird in der Literatur oft als *„Selbstmedikationshypothese"* oder als „Spannungsreduktionshypothese" disku-tiert (Greeley u. Oei 1999). Entsprechend geben zahlreiche Konsumenten an, Substanzen zur Re-duktion von Stress oder Angst zu konsumieren, wobei beide Konsummotive bedeutsam mit problematischem Substanzkonsum assoziiert sind.

Interessanterweise sind negative Stimmungen selbst nicht unbedingt direkt mit problematischem Konsum verbunden. Dies zeigen insbesondere experimentelle Arbeiten, die die Effekte einer Substanzeinnahme auf Angst oder Stress systematisch untersuchten (Sayette 1999, Stevens et al. 2008). Entsprechend muss die Selbstmedikationshypothese um die Annahme weiterer Einflussfaktoren wie der Menge der konsumierten Substanz sowie substanzassoziierter Wirkungserwartungen ergänzt werden. Außerdem scheint der Konsum einer Substanz nur dann einen negativ verstärkenden Effekt zu haben, wenn sie vor dem Eintreten einer potenziellen Bedrohung eingenommen wird.

Ein Beispiel für die Erhöhung des Risikos für Konsum, Missbrauch und Abhängigkeit von Tabak, Alkohol und Cannabis ist das Vorliegen einer Aufmerksamkeitsdefizit-Hyperaktivitätsstörung. Insbesondere die Wirkung von Tabakkonsum auf die dopaminerge Aktivität des Gehirns und somit eine Verbesserung der Aufmerksamkeitsleistung deutet hier auf einen negativ verstärkenden Effekt der Substanzeinnahme hin.

Indirekte Verstärkerwirkung. Schließlich sollte auch auf indirekt verstärkende Wirkungen von Substanzen hingewiesen werden. So kann zum Beispiel für Cannabis, das im Tierversuch keine eindeutige Verstärkerwirkung hat, durch eine Veränderung der Wahrnehmung affektiver oder sexueller Reize eine sekundäre Verstärkerwirkung angenommen werden.

> Dieselbe Droge kann also in unterschiedlichen Situationen und unterschiedlichen Phasen der Herausbildung von Konsumgewohnheiten sowohl wegen der positiven als auch der negativen Verstärkerwirkung genommen werden. Beide Verstärkermechanismen stellen bedeutsame psychologische Faktoren zur Entstehung von abhängigem Substanzkonsum dar.

■ Konsum trotz negativer Konsequenzen

Langfristig ist die Einnahme psychotroper Substanzen in abhängiger Weise fast regelhaft mit negativen Konsequenzen verbunden: Streit in der Familie, Verlust des Führerscheins oder Arbeitsplatzes sowie gesundheitliche Probleme stellen nur exemplarisch einige negative Konsequenzen problematischen Substanzkonsums dar. Nach den Ausführungen im vorhergehenden Absatz müssten solche negativen Konsequenzen also die Wahrscheinlichkeit weiteren Substanzkonsums verringern.

Steuernde Faktoren. Wie kann die Aufrechterhaltung des Konsums bei gleichzeitig vorliegenden negativen Konsequenzen erklärt werden? Wichtig ist hier der Abstand der Verhaltenskonsequenzen auf das Konsumverhalten. Ein aversiver Reiz löscht Verhalten nicht, wenn dieser zeitlich später auf das Verhalten folgt als die positive Konsequenz der initialen Substanzwirkung. Des Weiteren führt eine unregelmäßige Verabreichung einer Substanz, beispielsweise bei dem Versuch, den Konsum zu unterbrechen, zu einer so genannten intermittierenden Verstärkung, die den problematischen Konsum in der Zukunft noch weiter festigt.

> Intermittierende Verstärkung und kurzfristig positive Konsequenzen steuern Konsumverhalten unabhängig von den später folgenden negativen Konsequenzen.

Therapeutische Ziele. Aus diesen lerntheoretischen Zusammenhängen lassen sich direkte Ansätze für psychoedukative Elemente der psychotherapeutischen Suchtbehandlung ableiten. Letztlich sind für die Etablierung problematischen Konsumverhaltens sowie die Möglichkeiten seiner Löschung die Anzahl und die Verfügbarkeit alternativer Verstärker sowie die Wahlmöglichkeit unter verschiedenen Verstärkern von Bedeutung.

So kann zum einen im Tierexperiment gezeigt werden, dass bereits süchtige Tiere ihren Substanzkonsum verringern, wenn ihnen alternative, schmackhafte Substanzen angeboten werden. Amerikanische Soldaten, die aus dem Vietnamkrieg zurückkehrten, gaben ihren Heroinkonsum als Folge der weggefallenen Belastungen und der Verfügbarkeit sozialer Verstärker für konsuminkompatibles Verhalten auf (Higgins et al. 2004). Die Analyse vorhandener alternativer Verstärker und der Aufbau geeigneter Verstärkerquellen ist somit ein wichtiges Ziel in der Therapie substanzabhängiger Patienten.

■
Sowohl für die Ätiologie von substanzabhängigem Verhalten als auch für dessen Behandlung sind die Qualität und die Quantität alternativer Verstärker von zentraler Bedeutung.

■

■
Die Beobachtung konsumierender Personen oder aber die Einstellung anderer signifikanter Personen zu Substanzen können durch Beobachtungslernen auch ohne die direkte Substanzeinnahme zur Entstehung von abhängigem Konsum beitragen.

■

■ Modelllernen

In den bisherigen Ausführungen wurde davon ausgegangen, dass eine Erfahrung, die die Person selbst mit der Substanz macht, zu einer Verhaltensänderung führt. Neben diesen direkten Erfahrungen wird jedoch die Einnahme von Substanzen oder aber die Substanzwirkung häufig bei anderen Konsumenten beobachtet. Ähnlich wie die Entstehung von Präferenzen im Kleidungs- oder Musikstilbereich können auch Entscheidungen den eigenen Substanzkonsum betreffend durch das Beobachten von Vorbildern, Freunden oder Eltern beeinflusst werden. Diese Art des Lernens wird auch als Modelllernen oder *stellvertretendes Lernen* bezeichnet und kann erklären, warum eine Verhaltensänderung auftritt, die nicht vom Individuum selbst eigenständig entwickelt wurde.

So werden Konsumeinstellungen oft von Modellen aus Film oder Fernsehen übernommen, die den Wunschvorstellungen der eigenen Persönlichkeit entsprechen. In Filmen wird Substanzkonsum entsprechend oft in Verbindung mit Durchsetzungsvermögen, Stärke oder Sexualität eingesetzt. Gut belegt ist dieser Zusammenhang für die Anzahl im Fernsehen gesehener Rauchsituationen und der Häufigkeit des Rauchens in verschiedenen Altersgruppen zwischen 9 und 15 Jahren (Sargent et al. 2001). Eine aktuelle Untersuchung an bereits abhängigen Rauchern zeigte, dass diejenigen, die einen Film mit Rauchszenen sahen, in einer Pause nach dem Film mehr Zigaretten rauchten als diejenigen, denen keine Rauchszenen gezeigt wurden (Shmueli et al. 2001).

Modelllernen ist also sowohl für den Beginn als auch für die Aufrechterhaltung von Substanzkonsum wichtig: Es begünstigt sowohl die Entwicklung positiver Einstellungen gegenüber der Substanzeinnahme als auch das direkte Konsumverhalten (zur prospektiven Untersuchung dieser Zusammenhänge, s. Dalton et al. 2003).

1.4.4 Kognitive Einflüsse auf die Substanzwirkung

Wirkungserwartungen. Aus den oben beschriebenen Lernprozessen entwickeln sich Erwartungen an die Wirkung einer Substanz nach deren Einnahme. Diese Wirkungserwartungen bestimmen neben den tatsächlichen pharmakologischen Effekten einer Substanz eindrucksvoll die vom Konsumenten erfahrene Wirkung.

Definition

Wirkungserwartungen sind als die Erwartungen einer Person an die affektiven, kognitiven und behavioralen Auswirkungen von Konsum definiert.

Experimentell werden Erwartungen an die Substanz und die tatsächliche pharmakologische Wirkung der Substanz mit dem Balanced Placebo Design (Martin u. Sayette 1999) untersucht: In der Plazebobedingung wird dem Proband mitgeteilt, er erhalte die Substanz, wobei tatsächlich kein Wirkstoff verabreicht wird. In der Kontrollbedingung erhalten die Probanden die Substanz und werden darüber auch informiert. In diesem Experimentaldesign werden also Substanzerwartung und Substanzgabe unabhängig voneinander variiert. Obwohl studienbezogene Unterschiede in dem Versuch, verschiedene Dimensionen von Alkoholwirkungserwartungen abzubilden, bestehen, können die Erwartungen anhand dreier Dimensionen angeordnet werden:
- positive versus negative Erwartungen (z. B. erhöhte soziale Kompetenz versus erhöhte Aggressivität)
- positive versus negative Verstärkung (Euphorie versus Spannungsreduktion)
- Erregung versus Sedierung (stimulierende versus sedierende Effekte)

Alkoholwirkungserwartungen können späteren Substanzkonsum bei Kindern und Jugendlichen vorhersagen, vermitteln die Einflüsse von Risikofaktoren auf den Konsum und tragen bedeutsam zur Erklärung des angst- oder stressreduzierenden Effekts von Alkohol bei (Schuckit et al. 2005, Stevens et al. 2008).

Substanzassoziierte Reize. Neben diesen Wirkungserwartungen ergeben sich auch Veränderungen in der Informationsverarbeitung konsumierender Personen. Durch den wiederholten Konsum von Substanzen in bestimmten Umgebungen (z. B. Bahnhof, Kneipe, Wohnung) oder in Verbindung mit anderen Reizen (z. B. Aschenbecher, Flaschen) können diese Stimuli selbst körperliche und psychische Reaktionen unabhängig von der Substanz auslösen. Eine solche Verstärkerwirkung zeigt sich oft in vegetativen Reaktionen und erhöhtem Verlangen. So kann bei einem Heroinabhängigen bereits der Anblick eines Spritzbestecks zu physiologischen und kognitiven Reaktionen führen.

Diese gesteigerte Bedeutsamkeit substanzassoziierter Reize zeigt sich auch in deren bevorzugten Verarbeitung, d. h. einer vermehrten Aufmerksamkeitszuwendung im Vergleich zu neutralen oder nicht konsumassoziierten Reizen. Mit andauerndem Konsum erhöht sich also durch eine Kombination aus Lern- und Informationsverarbeitungsprozesse die Zahl an Situationen oder Reizen, die potenziell zu weiterem Konsum führen könnten.

> Wirkungserwartungen an die Substanz und die veränderte Bedeutsamkeit substanzassoziierter Reize erhöhen die Wahrscheinlichkeit für weiteren Konsum.

1.4.5 Wirkungsveränderungen durch habituellen Konsum

Verminderte physiologische Reaktion. Wirkungen psychotroper Substanzen hängen nicht ausschließlich von den pharmakologischen Eigenschaften der Substanz ab, sondern auch von Unterschieden in der initialen Wirkung bei einzelnen Individuen. So ist die Wirkung einer moderaten Alkoholgabe bei Männern mit einer positiven Familienanamnese bezüglich Alkoholmissbrauch oder -abhängigkeit geringer als ohne anamnestische Alkoholprobleme in der Familie.

Die Bedeutsamkeit dieses Befundes konnten (Schuckit u. Smith 1996) in einer prospektiven Untersuchung an einer großen Stichprobe mit Söhnen alkoholabhängiger Väter unterstreichen. Sie fanden, dass eine geringe Responsivität auf eine Alkoholgabe (low level response) den Beginn einer Alkoholabhängigkeit in dieser Stichprobe vorhersagte. Neuere Untersuchungen legen allerdings nahe, dass die LLR die Entwicklung nur zum Teil vorhersagt, zumindest aber weitere vermittelnde Faktoren wie eine konsumierende Peergroup oder positive Alkoholwirkungserwartungen berücksichtigt werden müssen.

> Vermittelt über die Zugehörigkeit zu einer konsumierenden Peergroup und positiven Wirkungserwartungen kann die verminderte physiologische Reaktion einer Person auf den Konsum von Alkohol eine spätere Alkoholabhängigkeit vorhersagen.

Toleranzentwicklung und andere Wirkunterschiede. Neben der „low level response" werden als weitere Wirkunterschiede eine größere Stressreduktion durch Alkoholkonsum oder Unterschiede in dem subjektiven Erleben von Intoxikation in der Literatur beschrieben (Sher et al. 2005). Neben initial bestehenden Unterschieden ergeben sich auch Unterschiede in der Verträglichkeit einer Substanz durch ihren regelmäßigen Konsum. Diese Effekte lassen sich gut an Alltagsbeobachtungen verdeutlichen: Ein Nachbar kann trotz des Konsums von einigen Bieren sein Auto noch sicher und unauffällig nach Hause fahren. Schüler, die vor der Schule Cannabis konsumieren, nehmen trotzdem am Unterricht teil und zeigen sogar wenige Leistungsunterschiede im Vergleich zum nüchternen Zustand.

Diese Effekte sind zum größten Teil auf den Mechanismus der Toleranz zurückzuführen. Toleranz bedeutet, dass im Lauf der Konsumgeschichte immer mehr von der Substanz eingenommen werden muss, um einen gleichen Substanzwirkungseffekt zu erzielen. Umgekehrt bedeutet dies auch, dass kleinere Substanzmengen bei „ungeübten" Konsumenten zu deutlich stärkeren Effekten führen als bei regelmäßigen Konsumenten. Die Gefahr, die von der Unterschätzung von Toleranzeffekten ausgeht, zeigt sich am Beispiel der Heroinabhängigkeit: Patienten, die nach einer Entgiftungsbehandlung einen Rückfall haben und dann dieselbe Heroindosis konsumieren wie vor der Entgiftung, haben ein erhöhtes Risiko für eine Überdosierung.

Die Toleranzentwicklung geschieht auf mehreren Ebenen. Veränderungen des Metabolismus bewirken einen beschleunigten Abbau der jeweiligen Substanz, und Änderungen der Rezeptordichte im ZNS verändern die Dosis-Wirkungs-Beziehung sowie die Qualität der Wirkung. Schließlich tragen Lernmechanismen der „konditionierten Toleranz" zur Adaptation an negative Effekte und Dosissteigerung bei: Reize, die mit der Drogeneinnahme zusammenhängen, lösen ihrerseits physiologische Reaktionen aus, die der Substanzwirkung entgegengesetzt sind (Siegel 1999). Diese klassisch konditionierten kompensatorischen Reaktionen können als Vorbereitung des Körpers auf die bevorstehende Einnahme psychoaktiver Substanzen im Sinne einer Homöostase angesehen werden.

■
Toleranzeffekte führen zu Anpassungsprozessen auf psychologischer und physiologischer Ebene des Individuums und können so Konsumsteigerungen im Lauf der Zeit erklären.
■

Fazit

Probierkonsum von Alkohol, Tabak und Cannabis ist bei Jugendlichen und Heranwachsenden ein häufiges Phänomen. Nur bei einem Teil der Konsumenten entwickelt sich nach dem Experimentierstadium ein habitueller Substanzkonsum, der langfristig die Kriterien für Substanzmissbrauch oder -abhängigkeit erfüllt. Psychologische Einflussfaktoren sollten helfen, die Entwicklung von habituellen Konsummustern zu verstehen, um effektive Präventions- und Behandlungsmethoden daraus abzuleiten.

Konsumgewohnheiten werden von Anpassungsprozessen begleitet, die sich in physiologischen, affektiven und kognitiven Veränderungen manifestieren. Neben der eigentlichen physiologischen Wirkung der Substanz spielen insbesondere assoziative und operante Lernprozesse, Wirkungserwartungen des Individuums sowie die Entwicklung von Toleranz gegenüber der Substanzeinnahme eine Rolle. Solche für den Erwerb von habituellem Konsum relevanten Prozesse modulieren den Einfluss von Risikofaktoren sowie protektiv wirkenden Faktoren auf den Konsum und stellen zentrale Aspekte im Verständnis von Substanzabhängigkeit und -missbrauch dar.

Zukünftige Arbeiten werden die bisherigen psychologischen Faktoren um weitere wichtige Determinanten ergänzen (z. B. Entscheidungsverhalten und Substanzkonsum, Redish et al. 2008). Nur mit dem grundlegenden Verständnis dieser ätiologischen Mechanismen lassen sich ein individuelles Bedingungsmodell zur Erklärung abhängigen Verhaltens erstellen und notwendige Interventionen daraus ableiten.

Literatur

Alessi SM, Roll JM, Reilly MP et al. Establishment of a diazepam preference in human volunteers following a differential-conditioning history of placebo versus diazepam choice. Exp Clin Psychopharmacol 2002; 10 (2): 77–83

Cardinal RN, Everitt BJ. Neural and psychological mechanisms underlying appetitive learning: links to drug addiction. Curr Opin Neurobiol 2004; 14 (2): 156–162

Dalton MA, Sargent JD, Beach ML et al. Effect of viewing smoking in movies on adolescent smoking initiation: a cohort study. Lancet 2003; 362 (9380): 281–285

Greeley J, Oei T. Alcohol and Tension Reduction. In: Leonard KE, Blane HT, eds. Psychological Theories of Drinking and Alcoholism. New York: Guilford; 1999: 14–54

Higgins ST, Heil SH, Lussier JP. Clinical implications of reinforcement as a determinant of substance use disorders. Annu Rev Psychol 2004; 55: 431–461

Hurrelmann K, Hesse S. Drogenkonsum als problematische Form der Lebensbewältigung im Jugendalter. Sucht 1991; 37: 40–52

Martin CS, Sayette MA. Experimental-design in alcohol administration research – limitations and alternatives in the manipulation of dosage-set. J Stud Alcohol 1999; 54 (6): 750–761

Redish AD, Jensen S, Johnson A. A unified framework for addiction: vulnerabilities in the decision process. Behav Brain Sci 2008; 31 (4): 415–437

Robinson TE, Berridge KC. Incentive-sensitization and addiction. Addiction 2001; 96 (1): 103–114

Sargent JD, Beach ML, Dalton MA et al. Effect of seeing tobacco use in films on trying smoking among adolescents: cross sectional study. Br Med J 2001; 323 (7326): 1394–1397

Sayette MA. Does drinking reduce stress? Alcohol Research & Health J Natl Inst Alcohol Abuse Alcoholism 1999; 23 (4): 250–255

Schuckit MA, Smith TL. An 8-year follow-up of 450 sons of alcoholic and control subjects. Arch Gen Psychiatry 1996; 53 (3): 202–210

Schuckit MA, Smith TL, Danko GP et al. Prospective evaluation of the four DSM-IV criteria for alcohol abuse in a large population. Am J Psychiatry 2005; 162 (2): 350–360

Sher KJ, Grekin ER, Williams NA. The development of alcohol use disorders. Annu Rev Clin Psychol 2005; 1: 493–523

Sher KJ, Dick DM, Crabbe JC et al. Consilient research approaches in studying gene x environment interactions in alcohol research. Addict Biol 2010; 15 (2): 200–216

Shmueli D, Prochaska JJ, Glantz SA. Effect of smoking scenes in films on immediate smoking a randomized controlled study. Am J Prev Med 2010; 38 (4): 351–358

Siegel S. Drug anticipation and drug addiction. The 1998 H. David Archibald Lecture. Addiction 1999; 94 (8): 1113–1124

Stevens S, Rist F, Gerlach AL. A review of experimental findings concerning the effect of alcohol on clinically relevant anxiety. Z Klin Psychol Psychother 2008; 37 (2): 95–102

1.5　Motivationstheorien

Johannes Lindenmeyer

1.5.1　Einleitung

Die meisten Abhängigen entscheiden sich erst unter erheblichem Außendruck für eine Behandlung: Das Eingeständnis einer Sucht bedroht ihr Selbstwertgefühl, Suchtmittelabstinenz erscheint den Betroffenen als schwerwiegende soziale Behinderung. Entsprechend erleben viele Abhängige Therapieangebote als aversiv.

Während traditionellerweise Abstinenz- und Behandlungsmotivation als Voraussetzungen für eine Suchtbehandlung gesehen wurden, stellt die Motivationsarbeit mittlerweile einen zentralen Teil des gesamten Behandlungsprozesses dar, für die der Therapeut die Verantwortung trägt. Im Folgenden werden intrapsychische, interpersonelle und verhaltensökonomische Motivationstheorien beschrieben, die jeweils unterschiedliche Einflussmöglichkeiten therapeutischen Handelns gegenüber Suchtkranken akzentuieren.

1.5.2　Traditionelle Vorstellung von Behandlungsmotivation

Traditionelle Motivationskonzepte in der Suchtbehandlung haben den Patienten in zweifacher Hinsicht allein verantwortlich dafür gemacht, den notwendigen Willen zur Überwindung einer Suchtmittelabhängigkeit zu entwickeln:

- *Motivation als quantitativer Status:* Motivation wurde als stabile Eigenschaft angesehen, über die der Patient in unterschiedlichem Ausmaß verfügte. Entsprechend redete man von „hoch motivierten" bzw. „gering motivierten" Patienten, als ob es sich dabei um eine situationsunabhängige, messbare Größe handeln würde.
- *Motivation als Behandlungsvoraussetzung:* Eng verknüpft damit war die Vorstellung, dass Veränderungsmotivation die notwendige Voraussetzung für eine Behandlung darstelle. Nur selbst motivierte Patienten würden von der Behandlung profitieren.

Die Konsequenz der traditionellen Vorstellung von Motivation war, dass sich Suchtbehandler lange Zeit nicht wirklich für die Motivation ihrer Patienten verantwortlich fühlten. Ganz im Gegenteil war ihr Ansinnen vor allem darauf gerichtet, sich durch die Vorschaltung gezielter Motivationshürden vor unmotivierten Patienten in ihrer Behandlungseinrichtung zu schützen. Nur wenn ein Patient bereit war, Unannehmlichkeiten in Kauf zu nehmen, konnte er die Behandler davon überzeugen, dass die durch Außendruck erzeugte „extrinsische" Behandlungsmotivation nunmehr zu einer „intrinsischen" Behandlungsmotivation gereift war, die einen Behandlungsversuch als lohnend erscheinen ließ.

Eng verknüpft mit dieser Auffassung war die Vorstellung, dass Patienten nur durch eine unnachgiebige und konfrontative Haltung des Therapeuten das wahre Ausmaß ihrer Suchtmittelabhängigkeit erkennen und sich eingestehen können.

1.5.3　Intrapsychische Motivationstheorien

Prinzip der dosierten Informationsverarbeitung. Demgegenüber verstehen intrapsychische Motivationstheorien den Menschen als prinzipiell motiviertes Wesen, dessen Handeln immer auf Bedürfnisbefriedigung ausgerichtet ist.

> Für die Suchtbehandlung haben hierbei vor allem Selbstkonzeptmodelle eine Bedeutung gewonnen, wonach eine Person immer danach trachtet, zentrale Selbstpostulate zur Stützung des Selbstwertgefühls zu bestätigen.

Entsprechend werden suchtspezifische Informationen nur zu einem Einstellungswandel bzw. einer Veränderungsmotivation eines Betroffenen führen können, wenn sie ein erträgliches Maß an Diskrepanz zu seinen bisherigen Grundüberzeugungen und Selbstpostulaten haben (Prinzip der dosierten Informationsverarbeitung; Lindenmeyer 1983). Ansonsten werden diese Informationen angezweifelt, abgewertet oder schlicht nicht zur Kenntnis genommen. Das Prinzip der dosierten Informationsverarbeitung wird an folgendem Beispiel erläutert (Abb. 1.1):

Angenommen das Selbstwertgefühl eines Alkoholabhängigen fußt auf den Überzeugungen „Ich habe ganz normal getrunken", „Ich vertrage eben mehr als andere" und „Ich brauche keine Hilfe". Hier könnte eine Änderungsmotivation dadurch erreicht werden, dass folgende Informationen vermittelt werden:

- *„Man muss bei schädlichem Alkoholkonsum nicht auffallen":* Dem Patienten wird zunächst ausdrücklich bestätigt, dass er möglicherweise tatsächlich insofern vollkommen normal getrunken hat, als er gegen keine sozialen Trinknormen verstoßen hat oder anderweitig auffällig wurde. Alle weiteren Informationen verdeutlichen, welche Risiken und Schäden durch Alkohol fester Bestandteil unserer Trinkkultur sind.
- *„Gerade eine hohe Alkoholverträglichkeit birgt enorme Risiken":* Hier wird die Selbstwahrnehmung des Patienten hinsichtlich seiner besonderen Trinkfestigkeit ebenfalls nicht infrage gestellt, sondern vielmehr gerade unter dieser Annahme über das Risiko einer Suchtentwicklung informiert.
- *„Mithilfe der Behandlung wird man schlauer als der Rest der Welt":* Der Unterschied besteht darin, dass man dem Patienten ausdrücklich keine Hilfsbedürftigkeit unterstellt, sondern die Informationsvermittlung als eine Art Fortbildung begreift, die einen Wissensvorsprung in Sachen Alkohol gegenüber der Normalbevölkerung verschafft.

Für den Aufbau einer stabilen Behandlungsmotivation ist es entscheidend, dass die selbstkonzeptverträglich dosiert vermittelten Einzelinformationen schließlich in ein einfaches, auf den Einzelfall abgestimmtes Erklärungsmodell zusammengefasst werden, aus dem für den Betroffenen unmittelbare Interventionen plausibel abgeleitet werden können.

Modell der Veränderungsphasen von Prochaska und DiClemente. Einen wesentlichen Impuls hat die Entwicklung von Motivationskonzepten in der Behandlung von Suchtkranken durch das Modell der Veränderungsphasen von Prochaska und DiClemente (1986) erhalten. Die Autoren haben vier Veränderungsphasen in der Behandlung von Suchtpatienten postuliert, bei deren Übergang jeweils spezifische Motivationshürden zu überwinden sind:

- *Precontemplation:* Der Betroffene sieht keinerlei Anlass, seinen Suchtmittelkonsum zu verändern, lediglich Angehörige oder Kollegen machen sich Sorgen.
- *Contemplation:* Der Betroffene beginnt, sich mit seinem Suchtmittelkonsum kritisch auseinanderzusetzen. Allerdings bedeutet die wachsende Einsicht noch keine konkrete Veränderungsbereitschaft. Im Vordergrund stehen vielmehr zunächst Abwägungsprozesse, in deren Verlauf der Betroffene entscheidet, wie er sich in Zukunft verhalten möchte, welche Veränderungsschritte er gegebenenfalls vornehmen will und schließlich welche Hilfestellungen er hierfür in Anspruch nehmen wird. Infolge aufkommender Schuld- und Versagensgefühle besteht immer wieder die Versuchung, sich der belastenden Selbstreflexion durch vorschnelle oder oberflächliche Lösungsversuche zu entziehen.
- *Action:* Der Betroffene hat einen ernsthaften Abstinenzvorsatz gefasst bzw. strebt konkrete Veränderungen seines Suchtmittelkonsums an und versucht nun, dies auch in die Tat umzu-

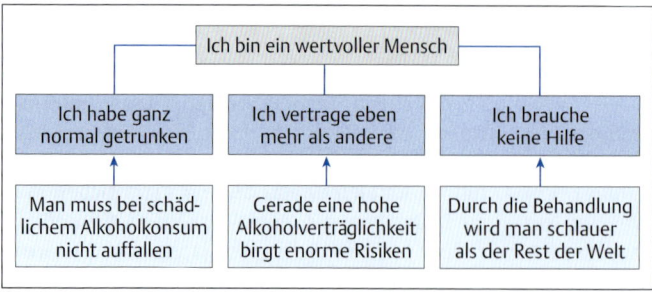

Abb. 1.1 Prinzip der dosierten Informationsverarbeitung am Beispiel einer Alkoholabhängigkeit (Lindenmeyer 2005).

setzen. Durch Versuchs-Irrtums-Lernen oder die Unterstützung von professionellen oder nicht professionellen Helfern gilt es, persönlich geeignete Veränderungsstrategien zu entwickeln. Misserfolge oder Durststrecken stellen hierbei die Veränderungsabsichten des Betroffenen immer wieder auf eine harte Probe.

- *Maintenance:* Betroffene in dieser Veränderungsphase haben bereits konkrete Abstinenzversuche gestartet, sehen sich aber immer wieder mit belastenden Versuchungssituationen konfrontiert. Auch bei kleineren Rückfällen ist ihre Abstinenzzuversicht bedroht. Zusätzlich wird die Situation durch Misstrauen bzw. Resignation ihrer Bezugspersonen belastet.

Auch wenn insbesondere die hierarchische Abfolge der oben genannten Veränderungsphasen in empirischen Studien nicht einheitlich nachgewiesen werden konnte (Joseph et al. 1999), wurde doch gezeigt, dass die einzelnen Phasen von jeweils unterschiedlichen psychischen Prozessen und Handlungsweisen aufseiten der Patienten gekennzeichnet sind, die spezifische Motivierungsstrategien erfordern. Mitunter sind geradezu gegensätzliche Motivierungsstrategien in Abhängigkeit der Veränderungsphase eines Patienten indiziert: Für Patienten in der Phase von *Precontemplation* hat sich konfrontatives und direktives Therapeutenverhalten als wenig effektiv erwiesen (Petry 1993). Hierdurch wird vielmehr häufig Widerstand und Reaktanz aufseiten des Patienten erzeugt, bis hin zum Therapieabbruch oder Rückfall.

Für die Motivierung von Patienten in der *Aktionsphase* kommt es dagegen darauf an, dass verbindliche Vereinbarungen für direktives Therapeutenverhalten getroffen wurden. Nur so wird es dem Therapeuten gelingen, den Patienten bei trotz aller Anstrengungen eingetretenen Rückschlägen und Schwierigkeiten vor einem emotionsgeleitetem Abbruch seiner Veränderungsbemühungen zu bewahren. Dies ist keine Frage von Einsicht des Patienten, sondern hier geht es um eine möglichst kurzfristige Überwindung von Angst, Ärger, Resignation, Verzweiflung oder Enttäuschung durch aktives Eingreifen des Therapeuten.

Für die Motivierung von Patienten in der Phase von *Maintenance* ist vor allem die Förderung von Abstinenzzuversicht entscheidend. Hier kommt es darauf an, durch immer stärkere therapeuti-

sche Zurückhaltung bei immer schwereren Therapieaufgaben unter Alltagsbedingungen eine möglichst stabile internale Attribuierung der Veränderungserfolge durch den Patienten zu erzielen.

1.5.4 Interpersonelle Motivationstheorien

Interpersonelle Motivationstheorien betonen den sozialpsychologischen Aspekt von Veränderungsmotivation. Kein Mensch ist unter allen Umständen immer zu allem motiviert. Seine Motivation hängt vielmehr davon, inwieweit er die konkrete Situation bzw. das Verhalten seiner Umwelt als motivierend erlebt.

> In diesem Sinne ist Motivation das Ergebnis der Interaktion einer Person mit seiner Umwelt. Ob und wie sich die Behandlungsmotivation eines Patienten entwickelt, ist somit untrennbar mit dem Verhalten des Therapeuten und der Beziehung zwischen beiden Beteiligten verwoben.

Mit der Übersetzung des „Motivational Interviewing" von Miller und Rollnick (1998) hat dieser Paradigmenwechsel hierzulande zunehmend in der Suchtbehandlung Verbreitung gefunden.

Motivational Interviewing. Nach Miller und Rollnick sind Patienten innerlich grundsätzlich ambivalent zwischen dem Bedürfnis nach Veränderung und dem Bedürfnis nach Beibehaltung des Status quo. Das Motivational Interviewing (MI) stellt eine direktive, aber klientenzentrierte Behandlungsform dar, um Veränderungsambivalenzen zu überwinden (Phase 1) und konkrete Veränderungsziele und -wege zu erarbeiten (Phase 2). MI umfasst 4 Behandlungsprinzipien, die über 7 Methoden in konkretes Therapeutenverhalten umgesetzt werden (Abb. 1.2).

Ein zentrales Element des Motivational Interviewing besteht darin, dass mit den beiden Begriffen „Change Talk" und „Confidence Talk" zwei Zielgrößen von Veränderungsmotivation operationalisiert wurden, die bereits in der Therapieinteraktion beim Patienten beobachtet werden können:

- Change Talk bedeutet, dass der Patient über Nachteile seines derzeitigen Suchtverhaltens

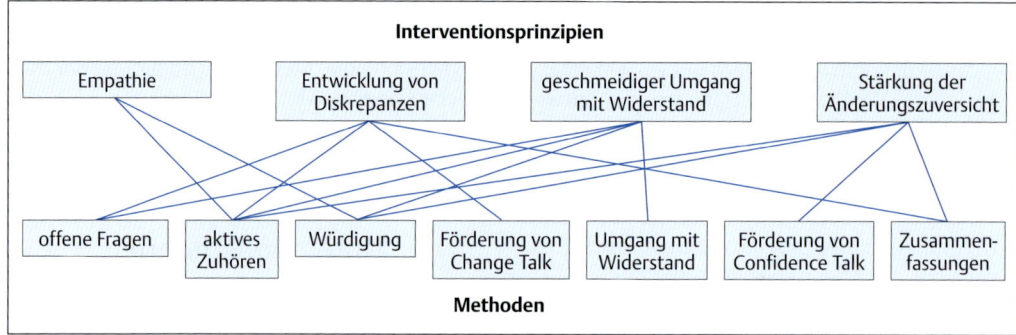

Abb. 1.**2** Komponenten des Motivational Interviewing (nach Körkel u. Veltrup 2003).

bzw. über Vorteile einer Verhaltensänderung spricht.

- Confidence Talk bedeutet, dass der Klient Optimismus hinsichtlich einer Verhaltensänderung ausdrückt und schließlich eine Änderungsabsicht formuliert.

Ziel des Motivational Interviewing ist es, die Rate solcher Äußerungen beim Klienten zu erhöhen, weil dies wiederum die Wahrscheinlichkeit tatsächlicher Veränderungsbemühungen nachweislich erhöht.

Ein solches Verständnis von Behandlungsmotivation führt zu einer grundlegend anderen Gestaltung der therapeutischen Beziehung unter motivationalen Gesichtspunkten. Anstelle des Aufstellens gezielter Motivationshürden geht es darum, den Therapieprozess so weit wie möglich auf die Bedürfnisse des Patienten einzustellen, die Veränderungsschritte so attraktiv und so einfach wie möglich zu gestalten und dem Patienten bei ihrer Bewältigung so viel Unterstützung wie möglich zu geben.

1.5.5   Verhaltensökonomische Motivationstheorie

Modell nach Vuchinich. Um den Einfluss der sozialen Situation auf die Behandlungsmotivation von Suchtkranken zu berücksichtigen, hat Vuchinich (1999) Modellannahmen der Verhaltensökonomie auf den Konsum von Suchtmitteln übertragen. Danach wird der Suchtmittelkonsum einer Person von dem Verhältnis der Verfügbarkeit über das Suchtmittel im Vergleich zur Verfügbarkeit über andere Ressourcen (z. B. Partnerschaft, sozi-

ale Kontakte, beruflicher Erfolg) zur Befriedigung seiner Grundbedürfnisse bestimmt. Entscheidend ist hierbei neben dem Umstand, in welchem Umfang eine Person über alternative Ressourcen anstelle von Suchtmitteln verfügt, auch die zeitliche Nähe dieser Verfügbarkeit. Während Suchtmittel in der Regel sofort verfügbar sind, stehen alternative Ressourcen oft erst mit erheblicher zeitlicher Verzögerung zur Verfügung.

> Nach diesem Modell entsteht bei Suchtkranken nur dann eine Änderungsmotivation, wenn die Vorteile einer Veränderung gegenüber weiterem Suchtmittelkonsum kurzfristig und ausreichend sicher überwiegen.

Damit verdeutlichen verhaltensökonomische Motivationskonzepte, dass zur Motivationsförderung von Patienten nicht nur die Optimierung der therapeutischen Bedingungen innerhalb einer Behandlung bedeutsam ist. Außerdem sind auch immer die objektiven Konsequenzen einer Behandlungsteilnahme, beispielsweise durch Überwindung von Schnittstellenproblemen bei der Einleitung einer Behandlung oder im Anschluss an eine Behandlung möglichst günstig zu gestalten.

Literatur

Joseph J, Breslin C, Skinner H. Critical Perspectives on the transtheoretical Model and Stages of Change. In: Tucker JM, Donovan DM, Marlatt GA, eds. Changing addictive Behavior. Bridging clinical and public Health Strategies. New York: Guilford Press; 1999: 160–190
Körkel J, Veltrup C. Motivational Interviewing: eine Übersicht. Suchttherapie 2003; 4: 115–124

Lindenmeyer J. Behindert-Werden. Zur Psychologie der Bewältigung einer traumatischen Körperbehinderung. Heidelberg: Schindele; 1983

Lindenmeyer J. Alkoholabhängigkeit. Fortschritte der Psychotherapie. Bd. 6. Göttingen: Hogrefe; 2005

Miller WR, Rollnick S. Motivationale Gesprächsführung. Lambertus: Freiburg; 1998

Petry J. Behandlungsmotivation: Grundlagen und Anwendungen in der Suchttherapie. Weinheim: Beltz; 1993

Prochaska JO, DiClemente CC. Towards a comprehensive Model of Change. In: Miller WR, Heather N, eds. Treating addictive Behaviors: Processes of Change. New York: Plenum; 1986: 3–27

Vuchinich R. Behavioral Economics as a Framework for Organizing the expanded Range of Substance Abuse Interventions. In: Tucker JA, Donovan DM, Marlatt GA, eds. Changing addicitve Behavior. Bridging clinical and public Health Strategies. New York: Guilford Press; 1999: 191–220

2 Psychotherapeutische Verfahren

2.1 Psychoedukation

Peter Peukert, Oliver Bilke

2.1.1 Definition

In der Therapie psychiatrischer Erkrankungen, allgemein aber auch in der Therapie von Suchterkrankungen sowie bei vorliegender Komorbidität zu anderen psychiatrischen Störungen haben psychoedukative Ansätze einen hohen Stellenwert (vgl. Schizophrenie und Sucht, D'Amelio et al. 2006, Gouzoulis-Mayfrank 2007). Ganz allgemein wird unter Psychoedukation primär derjenige Anteil psychotherapeutischer Verfahren verstanden, der sich auf den Aspekt der systematischen und strukturierten Wissensvermittlung bezieht. Während der edukative Anteil häufig mit einer „Schulung" im Sinne eines Expertenunterrichts in Verbindung gebracht wird, geht Psychoedukation über die reine Wissensvermittlung hinaus.

So definiert Hornung (1999) Psychoedukation genauer als ein meist lerntheoretisch fundiertes Vorgehen, das individuelle Vorerfahrungen über die psychiatrische Erkrankung bezüglich der Wissensvermittlung berücksichtigt mit dem primären Ziel, eine Verhaltensmodifikation zu erreichen. Psychoedukation beruht also auf einer spezifischen therapeutischen Grundhaltung (Wissensvermittlung unter Berücksichtigung der Lerngeschichte des Patienten im Rahmen eines so genannten geleiteten Entdeckens), und sie wendet konkrete Techniken an (Behrendt u. Krischke 2005).

Ist die Psychoedukation Bestandteil eines Gesamtbehandlungsplans einer psychotherapeutischen Behandlung, so wird nach Bäuml (2005) bzw. Pitschel-Waltz (2003) derjenige Anteil als Psychoedukation bezeichnet, bei dem die Informationsvermittlung und die Behandlung allgemeiner Krankheitsaspekte im Vordergrund stehen. Im Folgenden wird auf die Ziele psychoedukativer Verfahren Bezug genommen.

2.1.2 Ziele

Allgemein formuliert ist das Ziel jeder Psychoedukation, Patienten über die Erkrankung und deren Verlauf umfassend aufzuklären und damit ein für den Patienten akzeptables Störungsmodell zu erarbeiten.

Zusammenfassend geht es also um folgende Punkte im Rahmen eines psychoedukativen Vorgehens:

- Aufklärung über Diagnose, Verlauf der Erkrankung und die zur Verfügung stehenden Therapieoptionen
- Aufklärung über Inhalte und Struktur der Therapie insgesamt und über Struktur und Inhalte der Therapiestunde („Agenda Setting" nach Beck et al. 1993)
- Verbesserung des Wissens um die Entstehungsbedingungen der Erkrankung sowohl aufseiten der Angehörigen als auch des Patienten mit dem Ziel der Reduktion dysfunktionaler krankheitsbezogener Einstellungen
- Erarbeitung eines für den Patienten akzeptablen funktionalen Bedingungsgefüges

- Verbesserung des Verständnisses bzw. der Verarbeitung des Krankheitsverlaufs bzw. Förderung einer aktiven Krankheitsbewältigung (coping)
- Verbesserung der Therapeut-Patient-Beziehung durch ein aktives Einbeziehen des Patienten in relevante Therapieentscheidungen (informed consent)
- Verbesserung des Selbstmanagement und der Problemlösefähigkeit

Geht man davon aus, dass bei der Mehrzahl der Patienten mit substanzbezogenen Störungen zunächst eine Klärung bzw. Stärkung der Veränderungsmotivation erforderlich ist, bevor an einer Abstinenzvereinbarung und den hierzu weiter notwendigen Schritten gearbeitet werden kann, liegt nahe, das konkrete therapeutische Vorgehen der Psychoedukation am *motivationalen Stadienmodell* nach Prochaska und DiClemente (2005) auszurichten. Dies gilt in besonderer Weise, wenn ganze Familien in die Psychoedukation miteinbezogen werden sollen, um beispielsweise ein jugendliches Familienmitglied zu behandeln (Bilke 2005).

Die phasenspezifische Intervention (Tab. 2.1) berücksichtigt hierbei nicht nur die Krankheitsphase, sondern auch den Stand der allgemeinen familiären Entwicklung.

Während exemplarisch ein veränderungsbereiter Patient eher bereits konkrete Veränderungsschritte planen und durchführen kann, sollte einem Patient mit wenig oder unzureichender Veränderungsmotivation nach dem Programm

der *motivierenden Gesprächsführung* (Miller u. Rollnick 1999) mit grundlegenden Gesprächsführungstechniken (Hoffmann 2003) begegnet werden mit dem Ziel, eine stabile therapeutische Beziehung aufzubauen. Diese sind:

- Empathie
- verstehende Haltung
- nicht wertende Akzeptanz
- kritische Distanz
- Authentizität
- Fachkompetenz
- Beziehungskonstanz

Die Berücksichtigung dieser Faktoren im Rahmen des therapeutischen Vorgehens sollte folglich Grundlage für eine erfolgreiche psychoedukative Intervention sein, wie sie zum Beispiel in der qualifizierten Entgiftungs- und Motivationsbehandlung in Deutschland Anwendung findet (Tretter 1998, Veltrup 2002). Bei der Durchführung kommen Elemente wie Arbeitsblätter, Vorträge, Verhaltensdemonstrationen sowie Rollenspiel genauso zur Anwendung wie der Dialog im Rahmen des geleiteten Entdeckens im Gruppen- bzw. Einzelsetting. Auch jugendpsychiatrische Spezialstationen für polytoxikomane Adoleszente weisen ähnliche Strukturen auf und stellen in der Initialphase der Behandlung einen Informations- und faktenorientierten Therapieansatz in den Vordergrund. Je stärker dann eine komorbide und ggf. traumatische psychiatrische Störung im engeren Sinne in den Fokus tritt, desto individueller und psychogenetisch orientierter ist die Gesamttherapie zu planen.

Tabelle 2.**1** Phasenspezifische Interventionen (nach Wetterling u. Veltrup 1997, aus Bilke 2005).

Phase	klinische Merkmale	Interventionen	Fokus
Vorahnung	beginnendes Problembewusstsein, keine fundierte Motivation	medizinische Beratung, Gesprächsangebot in der Beratungsstelle	Individuum, ggf. besorgte Eltern/Partner, meist getrennt
Einsicht	Entstehung eines Störungskonzepts, aber keine Therapiemotivation	intensivierte Beratung, Drogenberatungsstelle; Austausch mit Betroffenen	Individuum, positiv wertschätzende Bezugspersonen
Handlung	konkrete Planungen, Interesse an Behandlung	konkrete Unterstützung; Entgiftung, Therapie	Individuum, Familie
Beibehaltung	Stabilisierung	Hilfe bei Life Events, Rückfallprophylaxe, Sozialarbeit	Individuum, Peer-Gruppe, Familie, Partner
Rückfall	erneuter Konsum	Explizierung und Intensivierung der Therapieangebote	Individuum, Bezugspersonen als Unterstützung

Tabelle 2.**2** Systematische Motivationsarbeit mit Angehörigen (vor allem Alkohol).

Phase	psychoedukative Themenkomplexe	konkrete Aufgaben für Angehörige	Besonderes
Konsum	umfassende Information, Selbstwirksamkeit	Kenntnis von Notfall-situationen, Hilfesystem	Instruktion
	Gewaltbereitschaft des Süchtigen	Kenntnis des amtlichen Hilfesystems	Entschuldung
Intensivkonsum	Schadensminderung	Sicherung von Nahrung etc.	Beziehungskontinuität
weiterer Konsum	„Koabhängigkeit"	Abbruch der Unterstützung	Bestärkung eigener Anteile
weiterer Intensiv-konsum	Ignorieren, Überlebens-sicherung	keine Unterstützung, nur Notfallhilfe	anspruchsvollste Phase
Konsum/Vorahnung	Alternativen zum Konsum	Außenaktivitäten	Einbeziehung dritter Personen
freie Intervalle	positive Rückmeldungen, Selbstverwirklichung	Planen drogeninkompatib-ler Aktivitäten	eigene Anteile fördern

Psychoedukative Elemente sind in der Austritts- und ambulanten Reintegrationsphase von erneuter Bedeutung oder – dann jedoch in anderem Kontext – bei schizophrenen Störungen.

Wichtig ist die systematische Motivationsarbeit mit den Angehörigen, gerade bei jugendlichen Patienten mit hohem Bedarf an Fremdmotivation (Tab. 2.**2**).

2.1.3 Anwendung

Im Rahmen störungsspezifischer Interventionsansätze existieren manualisierte psychoedukative Trainingsprogramme für das gesamte Spektrum psychiatrischer Störungen (Behrend u. Schaub 2005), zum Beispiel für Angststörungen (Alsleben et al. 2004), depressive Störungen (Pitschel et al. 2003, Schaub et al. 2006), bipolare Störungen (Schaub et al. 2004, Wagner u. Bräuning 2004), Borderline-Störungen (Rentrop et al. 2007), sowie Schizophrenie (Bäuml et al. 2005) und deren Komorbidität.

Zu Suchterkrankungen bleiben die manualsierten veröffentlichten Ansätze trotz der vielfältigen Praxis überschaubar (Bilke 2005, D'Amelio et al. 2007, Gouzoulis-Mayfrank 2007). Für opiatabhängige Menschen liegt ebenfalls ein Psychoedukationsprogramm vor (Farnbacher et al. 2008), das in den Bereich der manualisierten Programme einzuordnen ist, während der Beitrag von Lindenmeyer (2005) für Menschen mit alkoholbezoge-nen und medikamentenassoziierten Störungen und deren Angehörige bibliotherapeutische Elemente nutzt. Auf diese wird im Folgenden eingegangen.

2.1.4 Bibliotherapie

Der therapeutische Einsatz bibliotherapeutischer Maßnahmen (therapeutischer Einsatz von Büchern und Texten im therapeutischen Kontext) gewinnt in den letzten Jahren zunehmend an Bedeutung. Dabei sieht Silverberg (2003) in der Bibliotherapie ein Mittel in der Diagnostik, Therapie und Prävention von Krankheiten. Bibliotherapie nutzt Texte oder Bücher in gleicher Weise wie Metaphern, Gedichte oder Märchen.

> Entscheidend ist, dass eine Auseinandersetzung mit der Krankheit durch das verwendete Medium selbst und/oder mit Unterstützung des Therapeuten angeregt wird.

Zur Wirksamkeit berichtet Marr (1995) im Rahmen einer Metaanalyse eine mittlere Effektstärke von $d = 0,56$ durch bibliotherapeutische Maßnahmen, wobei der Effekt zum Beispiel bei Angststörungen größer war als bei substanzbezogenen Störungen. Gleichwohl scheinen bibliotherapeutische Elemente, wie sie beispielsweise als Selbsthilfemanuale oder Informationsbroschüren der

Deutschen Hauptstelle für Sucht (DHS, http://www.dhs.de) bzw. der Bundeszentrale für Gesundheitliche Aufklärung (BZGA, http://www.bzga.de) erhältlich sind, im Rahmen der Psychoedukation auch bei substanzbezogenen Störungen sinnvoll anwendbar zu sein (Grothues et al. 2003).

Literatur

Alsleben H, Weiss A, Rufer M et al. Psychoedukation bei Angst und Panikstörungen – Manual zur Leitung von Patienten- und Angehörigengruppen. München: Urban & Fischer; 2004

Bäuml J, Pitschel-Walz G, Berger H et al. Arbeitsbuch PsychoEdukation bei Schizophrenie. Stuttgart: Schattauer; 2005

Beck AT, Wright FD, Newman CF et al. Kognitive Threrapie der Sucht. Weinheim: Beltz Psychologie Verlags Union; 1993

Behrendt B, Krischke N. Psychoedukative Intervention und Patientenschulungen zur Förderung von Compliance, Coping und Empowerment. In: Behrendt B, Schaub A, Hrsg. Psychoedukation und Selbstmanagement. Tübingen: DGVT; 2005: 15–29

Behrendt B, Schaub A. Psychoedukation und Selbstmanagement. Tübingen: DGVT; 2005

Bilke O. Psychoedukative Ansätze. In: Thomasius R, Küstner U, Hrsg. Familie und Sucht. Stuttgart: Schattauer; 2005

D'Amelio R, Behrendt B, Wobrock T. Psychoedukation. Schizophrenie und Sucht. Manual zur Leitung von Patienten- und Angehörigengruppen. München: Urban & Fischer; 2007

Farnbacher G, Brückner E, Haasen C. Manual zur Psychoedukation opiatabhängiger Menschen. Freiburg: Lambertus; 2008

Gouzoulis-Mayfrank E. Komorbidität Psychose und Sucht. Grundlagen und Praxis. Darmstadt: Steinkopff; 2007

Grothues J, Bischof G, Reinhardt S. Ein stadienbezogenes Selbsthilfemanual zur Trinkmengenreduktion auf den Grundlagen des Transtheoretischen Modells der Verhaltensänderung. In: Rumpf HJ, Hüllinghorst R, Hrsg. Alkohol und Nikotin: Frühintervention, Akutbehandlung und politische Maßnahmen. Freiburg: Lambertus; 2003: 142–156

Hoffmann N. Therapeutische Beziehung und Gesprächsführung. In: Margraf J, Hrsg. Lehrbuch der Verhaltenstherapie. Bd. 1. Berlin: Springer; 2003: 363–372

Hornung WP. Psychoedukative Interventionen. In: Krausz M, Naber D, Hrsg. Integrative Schizophrenietherapie. Basel: Karger; 1999: 113–147

Lindenmeyer J. Lieber schlau als blau. Entstehung und Behandlung von Alkohol- und Medikamentenabhängigkeit. Weinheim: Beltz; 2005

Marr RW. A meta-analysis of bibliotherapy studies. Am J Comm Psychol 1995; 23: 843–870

Miller WR, Rollnick S. Motivierende Gesprächsführung. Ein Konzept zur Beratung von Menschen mit Suchtproblemen. Freiburg: Lambertus; 1999

Pitschel-Walz G, Bäuml J, Kissling W. Psychoedukation bei Depressionen: Manual zur Leitung von Patienten- und Angehörigengruppen. München: Urban & Fischer; 2003

Prochaska JO, DiClemente CC. The transtheoretical Approach. In: Norcross JC, Goldfried MR, eds. Handbook of Psychotherapy Integration. New York: Oxford University Press; 2005: 147–171

Rentrop M, Reicherzer M, Bäuml J. Psychoedukation Borderline-Störungen. München: Urban & Fischer; 2006

Schaub A, Bernhard B, Gauck L. Kognitiv-psychoedukative Therapie bei bipolaren Erkrankungen. Ein Therapiemanual. Göttingen: Hogrefe; 2004

Schaub A, Roth E, Goldman U. Kognitiv-psychoedukative Therapie zur Bewältigung von Depressionen. Ein Therapiemanual. Göttingen: Hogrefe; 2006

Silverberg LI. Bibliotherapy: the therapeutic use of didactic and literary texts in treatment, diagnosis, prevention, and training. J Am Osteopath Assoc 2003; 103: 131–136

Tretter F. Entzugstherapie. In: Gölz J, Hrsg. Suchtmedizin. Stuttgart: Thieme; 1998

Veltrup C. Effektivität motivationaler Interventionen – internationale und nationale Studie. In: Richter G, Rommelspacher H, Spies C, Hrsg. Alkohol, Nikotin, Kokain… und kein Ende? Lengerich: Pabst; 2002: 62–72

Wagner P, Bräunig P. Psychoedukation bei bipolaren Störungen. Ein Therapiemanual für Gruppen. Stuttgart: Schattauer; 2004

2.2 Motivational Interviewing – Psychotherapie auf Augenhöhe

Ralf Demmel

2.2.1 Definition

Motivational Interviewing (im deutschsprachigen Raum missverständlich als „motivierende Gesprächsführung" bezeichnet) ist ein zugleich direktives und patientenzentriertes Behandlungsverfahren, das zunächst in Abgrenzung zu überkommenen – meist konfrontativen – Methoden der Behandlung alkoholabhängiger Patienten entwickelt wurde (Miller u. Rollnick 1991).

Es unterscheidet sich von anderen psychotherapeutischen Verfahren unter anderem im Hinblick auf die theoretische Begründung des Vorgehens: Auf die Formulierung eines Störungsmodells wird verzichtet, Grundlage der Behandlung ist vielmehr eine zunehmend elaborierte Theorie der Verhaltensänderung. Diese Theorie stimmt in vielerlei Hinsicht mit den Annahmen sozialpsychologischer Modelle der Verhaltensänderung überein. So wird beispielsweise die Notwendigkeit des Perspektivenwechsels aus der Theorie der Selbstwahrnehmung abgeleitet: Der Therapeut spiegelt den so genannten Change Talk und fördert so die Veränderungsbereitschaft des Patienten.

Miller und Rollnick (2002) formulieren vier Behandlungsprinzipien:

- Empathie (express empathy)
- Motivation (develop discrepancy)
- Widerstand (roll with resistance)
- Zuversicht (support self-efficacy)

Diese Prinzipien wiederum werden in Behandlungstechniken „übersetzt", deren Anwendung zu einer nachhaltigen Verhaltensänderung motivieren soll.

2.2.2 Empathie (express empathy)

Zusammenfassungen. Ein kompetenter Psychotherapeut zeichnet sich – so Miller und Rollnick (2002) – durch Empathie und „wissenschaft-

liches" Vorgehen aus. Er hört aufmerksam zu und versetzt sich in die Lage des Patienten, um dessen Sicht der Dinge zu verstehen und Hypothesen über die Bedeutung des Gehörten formulieren zu können. Im Verlauf des Gesprächs übersetzt er seine Annahmen immer wieder in – möglichst präzise – Aussagen (reflective listening statements), die den Charakter einer kurzen Zusammenfassung haben:

Patientin: Ich weiß nicht, was ich machen soll. Ich weiß ja noch nicht mal, von wem das Kind ist, wahrscheinlich von irgendeinem Freier. Zuerst dachte ich: Auf jeden Fall abtreiben, aber vielleicht sollte ich das Kind behalten und eine Therapie machen. Vielleicht komme ich dann endlich vom Stoff los, wenn ich mich um das Kind kümmern muss. – *Therapeut:* Sie sind hin und her gerissen: Einerseits wissen Sie nicht, wie das werden soll, andererseits verbinden Sie mit dem Baby aber auch große Hoffnungen.

Zusammenfassungen – keine Fragen (!) – geben dem Patienten Gelegenheit, die Annahmen des Therapeuten zu bestätigen („Ja, genau das habe ich gemeint") oder zu verwerfen („Nein, das habe ich nicht gemeint"). Der fortwährende Abgleich („Habe ich das richtig verstanden?") fördert die Selbsterkenntnis des Patienten („Habe ich das wirklich so gemeint?") und bewahrt die Gesprächspartner vor Missverständnissen. Darüber hinaus belegen die Zusammenfassungen des Therapeuten, dass Empathie nicht nur „angetäuscht" wird („Das kann ich gut verstehen"), und tragen – wenn eine Auseinandersetzung droht – zur Deeskalation bei:

Patient: Ich bin nur hierher gekommen, weil mein Vater das wollte. Der regt sich fürchterlich auf, weil ich ab und an mal kiffe, total bescheuert. – *Therapeut:* Sie meinen, Ihr Vater übertreibt Sie sind nur hier, weil er Druck macht.

Spiegeln. Das „einfache" Spiegeln (simple reflection) muss von komplexeren Zusammenfassungen (complex reflection) abgegrenzt werden, die das Gehörte ergänzen, pointieren oder vertiefen und das Gespräch so oftmals eine andere Richtung lenken. Häufig greifen diese Zusammenfassungen dem Gesagten in gewisser Weise vorweg („Das lag mir auf der Zunge") und tragen daher wesentlich zu einem besseren Verständnis bei:

Patient: Suchtdruck habe ich erst hier in der Klinik kennengelernt, als ich Methadon bekommen habe. – *Therapeut:* Verrückt, dass Sie das so kennengelernt haben. – *Patient* (sehr lebhaft): Ja genau, das habe ich mir auch gedacht.

2.2.3 Motivation (develop discrepancy)

Mehr noch als komplexe Zusammenfassungen geben offene – und gelegentlich auch geschlossene – Fragen, die einen Change Talk initiieren, dem Gespräch die gewünschte Richtung.

Miller und Rollnick (2002) beschreiben eine Reihe verschiedener Techniken zur Förderung der Veränderungsbereitschaft unmotivierter Patienten (Tab. 2.3): Die Patienten sollen nicht überzeugt oder zu einer Krankheitseinsicht überredet („Denken Sie nicht auch, wir sollten offen miteinander sprechen?"), sondern vielmehr „abgeholt" – die überkommene Dichotomisierung der Patienten (motiviert versus unmotiviert) wird aufgegeben – und in ihrer Eigenmotivation bestärkt werden.

In Übereinstimmung mit sozialpsychologischen Theorien der Verhaltensänderung wird angenommen, dass insbesondere der Widerspruch zwischen Werten und Zielen einerseits und den Konsequenzen (selbst-)schädigenden Verhaltens andererseits zu einer nachhaltigen Veränderung „aus eigenen Antrieb" motivieren kann (Demmel u. Peltenburg 2006). Die Therapie beschleunigt lediglich einen natürlichen Prozess: Der Therapeut initiiert das laute Nachdenken über Veränderung und spiegelt den Change Talk des Patienten. So wird der Patient zum Fürsprecher einer Veränderung und nicht genötigt, den Status quo – seine Laster oder schlechten Gewohnheiten – zu verteidigen.

Tabelle 2.3 Change Talk – lautes Nachdenken über Veränderung in Gang setzen.

Fragen zur Initiierung eines Change Talk
offene Fragen (Warum eigentlich ...?)
Elaboration (Geht es auch etwas genauer ...?)
Illustration (zum Beispiel ...)
Rückblick (Wie war Ihr Leben)
Vorschau (Wie wäre Ihr Leben)
Vor- und Nachteile (die guten Seiten ...)
Extreme (schlimmstenfalls? bestenfalls?)
Werte und Ziele (Wählen Sie bitte mal 10 Karten aus ...)
Importance and Confidence (Warum nicht 0 ...?)

Die Ergebnisse psycholinguistischer Studien lassen vermuten, dass sich Patienten im Lauf eines Gesprächs selbst überzeugen müssen, um dauerhaft von einer Behandlung zu profitieren. Je verbindlicher ein Patient seine Absichten formuliert, desto eher wird er die Sache in Angriff nehmen und sein Verhalten tatsächlich ändern. Die Motivation des Patienten spiegelt sich – so der amerikanische Psycholinguist Paul Amrhein (Amrhein et al. 2003) – in seiner Wortwahl und seinen Formulierungen wider:

- Desire („Ich will ...")
- Ability („Ich kann ...")
- Reasons („Ich habe gute Gründe ")
- Need („Es ist mir ein Bedürfnis ")
- Commitment („Ich werde ...")

Um einen Change Talk zu initiieren, kann man den Patienten beispielsweise bitten, seine Veränderungsbereitschaft einzuschätzen (Abb. 2.1), eine Reihe offener Fragen (Beispiel 1) zu beantworten und laut über eine Verhaltensänderung nachzudenken (weitere Beispiele finden sich auf der im Vertrieb der Neuland-Verlagsgesellschaft erhältlichen DVD „Motivational Interviewing").

Wie wichtig ist es Ihnen, weniger Alkohol zu trinken?

0 – 1 – 2 – 3 – 4 – 5 – 6 – 7 – 8 – 9 – 10

unwichtig   sehr wichtig

Abb. 2.1 Veränderungsbereitschaft („readiness ruler").

Beispiel 1

Arzt: Sie waren so nett, diesen Fragebogen auszufüllen. Vielen Dank! [Wertschätzung] – Den Fragebogen kennen Sie noch nicht, ist neu. Wir haben uns angewöhnt, jedem Patienten, den wir eine Weile nicht gesehen haben, diesen Fragebogen zu geben. So sind wir immer auf dem Laufenden. Hier wird unter anderem nach dem Alkoholkonsum gefragt, und wir haben das eben schnell ausgewertet. [Transparenz] – Soll ich Ihnen was zu den Ergebnissen sagen? Interessiert Sie das? [Erlaubnis]

Patient: Ja klar, wenn Sie da schon die Ergebnisse haben.

Arzt: Okay, wir vergleichen die Angaben immer mit dem Konsum der Allgemeinbevölkerung. [Information] – Das haben wir auch mit Ihren Angaben gemacht: Sie trinken demnach mehr als 87 % der Männer Ihrer Altersgruppe. Das ist recht viel. [Feedback] – Was meinen Sie dazu? [Offene Frage]

Patient: So viel? Also wenn ich mir so meine Kollegen anschaue, die trinken doch alle viel mehr als ich. Das kann doch gar nicht sein.

Arzt: Das erstaunt Sie, hätten Sie nicht gedacht. [Reflective Listening]

Patient: Nein, wirklich nicht ... und da haben Sie sich nicht vertan?

Arzt: Ich glaube nicht, aber wir können ja noch einmal gemeinsam einen Blick in die Tabelle werfen. Schauen Sie hier. [Transparenz]

Patient: Mmh, tatsächlich   trotzdem komisch.

Arzt: Sie sind skeptisch. [Reflective Listening] – Ist vielleicht auch gar nicht so wichtig, ob es nun 80 oder 90 % sind oder wie auch immer [Shifting Focus] – Ich überfalle Sie jetzt hier mit der Sache, darf ich Ihnen trotzdem noch eine Frage dazu stellen? [Erlaubnis]

Patient: Ja, ja, nur zu.

Arzt: Wie wichtig ist es Ihnen, weniger Alkohol zu trinken? Wenn Sie jetzt mal so darüber nachdenken. Nehmen wir mal an, „unwichtig" wäre eine „0" und „sehr wichtig" die „10". Welche Zahl würden Sie ankreuzen? [Change Talk]

Patient: Na ja, eigentlich glaube ich ja nicht, dass ich ein Alkoholproblem habe ... sagen wir mal „3".

Arzt: Okay, eine „3". Andere Dinge sind zurzeit offensichtlich wichtiger. [Reflective Listening] – Aber es ist Ihnen auch nicht völlig unwichtig. Warum nicht „0"? [Change Talk]

Patient: Warum nicht „0"? Sie stellen Fragen. Also, jetzt haben Sie mir ja gesagt, dass ich wohl doch recht viel trinke ... und so gesund ist es ja wahrscheinlich auch nicht.

Arzt: So eine Rückmeldung bringt Sie schon ins Grübeln, und Sie machen sich auch etwas Sorgen wegen Ihrer Gesundheit. [Reflective Listening]

Patient: Ich rauche ja ziemlich viel und beides zusammen, also ich meine Rauchen und Trinken, ist ja besonders schädlich ... habe ich neulich in der Zeitung gelesen.

Arzt: Stimmt leider. Gibt es noch einen anderen Grund? Warum nicht „0"? [Change Talk]

Patient: Mein Ältester, der wird jetzt bald 16 ... na ja, dann fangen die ja schon an zu trinken in dem Alter und das sehe ich eigentlich nicht so gerne. Da kann ich schlecht etwas dagegen sagen, wenn ich selbst Sie verstehen.

Arzt: Sie wollen ihm ein gutes Vorbild sein. [Reflective Listening]

Patient: Na ja, zumindest kein schlechtes. Und meine Frau sagt auch schon mal was. Ist ja so eine Gewohnheit geworden ... am Abend zwei, drei Bier, das geht schnell. Und schlanker wird man ja auch nicht.

Arzt: Da sprechen Sie einen wichtigen Punkt an [Wertschätzung]. – Alkohol hat tatsächlich viele Kalorien! [Information] – Und über Ihr Gewicht haben wir ja auch schon ab und an mal gesprochen.

Patient: Stimmt, ein paar Kilo weniger wären nicht schlecht.

Arzt: Darf ich mal kurz zusammenfassen? [Erlaubnis]

Patient: Ja, klar.

Arzt: Also, einerseits haben Sie sich wegen Ihres Alkoholkonsums bisher wenig Sorgen gemacht, andererseits haben Sie aber schon festgestellt, dass das Bier am Feierabend so etwas wie eine feste Angewohnheit geworden ist und Ihre Frau auch schon mal etwas sagt. Außerdem wissen Sie, dass – gerade weil Sie auch ein ziemlich starker Raucher sind – Alkohol Ihrer Gesundheit schaden könnte. Schließlich möchten Sie Ihrem Sohn auch ein gutes Vorbild sein und vielleicht sogar etwas abnehmen. Trifft es das so in etwa? [Zusammenfassung]

Patient: Ja, ja, schon, gerade wegen Jochen, meinem Sohn, mache ich mir schon Sorgen, hat auch Probleme in der Schule. Wenn der jetzt mit den anderen Jungs trinkt ... und dann dauert es ja auch nicht mehr lange und er fährt Auto.

Arzt: Sie würden ihm gerne ein paar schlechte Erfahrungen ersparen. [Reflective Listening]

Patient: Genau das.

Arzt: Wie wollen wir verbleiben? Was schlagen Sie vor? [Offene Frage]

Patient: Na ja, spricht ja schon alles irgendwie dafür, dass ich weniger trinke, aber wie das immer so ist mit den guten Vorsätzen.
Arzt: Leichter gesagt als getan. [Reflective Listening]
Patient: Allerdings ...

Arzt: Was würden es Ihnen denn leichter machen? [Zuversicht]
Patient: Gute Frage!

Demmel R, Hagen J (2004)

2.2.4 Widerstand (roll with resistance)

Motivational Interviewing wurde zunächst entwickelt, um die Behandlungsmotivation alkoholabhängiger Patienten zu erhöhen und so das Risiko eines Behandlungsabbruchs zu reduzieren. Da neben den Abbruchquoten auch das Rückfallrisiko deutlich reduziert werden konnte, lag die Abkehr von einer konfrontativen und oft entmündigenden Therapie nahe.

◾ Die theoretische Begründung des Vorgehens wurde in den nachfolgenden Jahren formuliert: Je vehementer der Therapeut Krankheitseinsicht und Veränderung einfordert, desto stärker wird sich der Patient „stemmen", da er sich nicht bevormunden lassen möchte.

Diese Begründung stimmt mit einer zentralen Annahme sozialpsychologischer Theorie überein: Die Einschränkung bzw. Bedrohung persönlicher Entscheidungsfreiheit ruft psychologische Reaktanz hervor – den Wunsch, die verlorene oder bedrohte Autonomie wiederherzustellen bzw. zu schützen (Brehm u. Brehm 1981). Um den Erfolg einer Behandlung nicht zu gefährden, sollte der Therapeut daher von – gut gemeinten – Überzeugungsversuchen absehen, unfruchtbare Auseinandersetzungen vermeiden und Meinungsverschiedenheiten nicht eskalieren lassen (Tab. 2.4). Der Widerspruch des Patienten sollte vielmehr aufgegriffen und integriert werden. Die Anwendung der verschiedenen Techniken, die eine den Behandlungsprozess fördernde Integration der Einwände und Vorbehalte des Patienten ermöglichen sollen, setzt jedoch ein hohes Maß an Kompetenz voraus (s. nachfolgenden Abschnitt).

Tabelle 2.**4** Widerstand (MI non-adherent therapist behavior).

Fehler und Fallen der Gesprächsführung vermeiden	
nicht zu viel in zu kurzer Zeit erreichen wollen	keine Vorwürfe machen
Patienten nicht im Unklaren lassen	Patienten nicht „in eine Schublade stecken"
nicht um den heißen Brei herum reden	keine Anschuldigungen machen
nicht pathologisieren	nicht (herum) argumentieren
keine Krankheitseinsicht erzwingen	nicht ermahnen
nicht moralisieren	nicht dozieren
nicht überführen oder entlarven	kein schlechtes Gewissen machen
nicht verordnen	nicht durch Logik überzeugen wollen
nicht zu viel reden	nicht das letzte Wort haben wollen
nicht drängen	nicht pfiffiger oder schlauer sein wollen
nicht in die Enge treiben	nicht die Richtung verlieren
nicht ausfragen oder verhören	Patienten nicht hängen lassen
nicht ohne Erlaubnis loslegen	nicht predigen
nicht (ab)werten	nicht herum deuteln
nicht übereifrig sein	nicht abwürgen
nicht plötzlich das Thema wechseln	nicht ins Wort fallen

2.2.5 Widerstand (coping with resistance)

■ Überzeichnende Zuspitzung (amplified reflection)

Wenn man einen Patienten dazu bewegen möchte, das Gesagte noch einmal zu überdenken und infrage zu stellen, kann es hilfreich sein – wohl dosiert – zu übertreiben: Formuliert man den Gedanken des Patienten etwas pointierter um, wird er vielleicht ins Grübeln kommen und das Gesagte zurücknehmen. Eine überzeichnende Spiegelung eröffnet dem Patienten die Möglichkeit, einen Schritt zurück zu machen und sich zu distanzieren („Na gut, so ist es dann vielleicht doch nicht"). Der Patient sollte jedoch nicht den Eindruck gewinnen, dass auf seine Kosten Witze gemacht werden. Im Zweifelsfall sollte man daher von der geistreichen Pointierung eines Gedankens absehen und das Gesagte lediglich prägnant und verständlich zusammenfassen.

Andererseits kann – wenn man den Patienten kennt und seine Reaktionen bislang vorherzusagen vermochte – eine Übertreibung wesentlich dazu beitragen, einen unfruchtbaren Schlagabtausch zu vermeiden. Die Wirkung wird in der Regel nicht reduziert, wenn man ankündigt, dass man das Gesagte pointiert umformulieren wird und um Erlaubnis bittet („Darf ich mal übertreiben?"). Eine Übertreibung kann – muss aber nicht (!) – lustig sein, sollte jedoch nicht mit einem Bonmot („Man muss keine Kuh sein, um Tierarzt zu werden") verwechselt werden:

Patient: Wenn Sie mit meiner Frau verheiratet wären, würden Sie auch trinken! – *Therapeut:* Hätten Sie eine andere Frau geheiratet, hätten Sie nicht mit dem Trinken angefangen.

Ein Therapeut sollte von einer überzeichnenden Spiegelung absehen, wenn
- er den Patienten (noch) nicht kennt (Beispiel: Erstgespräch),
- der Patient das Gesagte wahrscheinlich wörtlich nehmen wird (Beispiel: Kinder),
- der Patient sich schnell angegriffen fühlt (Beispiel: Persönlichkeitsstörungen).

■ Zustimmende Wendung (agreement with a twist)

Jeder hört gerne, dass er Recht hat (und manchmal haben Patienten auch einfach Recht). Die Zustimmung des Therapeuten kann es dem Patienten erleichtern, eine neue – und somit unerwartete – Wendung nachzuvollziehen: Ausgehend von seiner Zustimmung entwickelt der Therapeut einen neuen Gedankengang, lenkt das Gespräch in eine andere Richtung (nicht vergessen: MI ist direktiv) und verhindert so ein Auf-der-Stelle-Treten des Gesprächs. Die Reaktion des Therapeuten hat häufig den Charakter eines „Ja, aber". Zustimmung kann zweierlei bedeuten: Entweder pflichtet der Therapeut dem Gesagten zu, oder er hebt lediglich die Bedeutung des Themas hervor („Da sprechen Sie einen sehr wichtigen Punkt an"):

Patient: Also eines will ich hier mal festhalten: Wie viel ich nach der Arbeit trinke, ist ganz und allein meine Sache! – *Therapeut:* Stimmt! Aber wenn Ihr Alkoholkonsum Ihre Arbeitsleistung schmälert, muss ich mich der Sache annehmen.

■ Neuinterpretation (reframing)

Im Rahmen kognitiver Therapie lernen Patienten, zwischen den „Dingen" und ihren „Meinungen von den Dingen" (Epiktet) zu unterscheiden. Diese Meinungen bzw. Vorstellungen (Kognitionen) wiederum – so die zentrale Grundannahme kognitiver Therapie – bestimmen unseren Affekt. Unsere Gedanken nehmen oft eingefahrene Bahnen, und wir haben uns zum Beispiel daran gewöhnt, bestimmte Erlebnisse immer wieder auf die gleiche Art und Weise zu interpretieren. So sind alkoholabhängige Patienten trotz deutlicher Anzeichen einer weit fortgeschrittenen Toleranzentwicklung oft nicht beunruhigt, da sie beispielsweise nach wie vor ihrer Arbeit nachgehen können: Im Gegensatz zu Ärzten und Psychologen sehen Laien in erworbener „Trinkfestigkeit" nicht das untrügliche Symptom einer körperlichen Abhängigkeit („Wer nicht betrunken ist, hat auch kein Alkoholproblem").

Eine Neuinterpretation eröffnet dem Patienten die Möglichkeit, eine Sache einmal ganz anders – in einem neuen Licht – zu sehen. Der Therapeut schlägt lediglich eine andere Sichtweise vor, zweifelt die Schilderungen des Patienten bzw.

die „Fakten" jedoch nicht an („Das könnte auch daran liegen, dass Sie sich im Lauf der Zeit daran gewöhnt haben, immer größere Mengen zu trinken – und das jetzt gar nicht mehr merken").

> *Cave:* Der Therapeut sollte Reframing nicht mit Schönreden oder einer Verdrehung der Tatsachen verwechseln. Jeder erfahrene Arzt oder Therapeut vermag einen widerspenstigen Patienten schwindelig zu reden, um ihn zu verwirren und seinen Widerstand zu brechen – solche fragwürdigen „Erfolge" gehen jedoch stets auf Kosten der Beziehung und schädigen das Arbeitsbündnis.

■ Verschobener Brennpunkt (shifting focus)

Patienten sind es oft gewohnt, ihre Lage immer wieder unter einem bestimmten Blickwinkel zu betrachten und möglicherweise bedeutsame Aspekte gleichsam auszublenden. So vergessen manche Patienten nach einem Rückfall, dass sie zuvor über Jahre hinweg abstinent waren:

Patient: Ich kann es nicht fassen, dass ich wieder angefangen habe zu trinken … nach fast 4 Jahren, wie kann man nur so bescheuert sein. – *Therapeut:* Wie lange waren Sie abstinent? – *Patient:* Fast 4 Jahre. – *Therapeut:* Wie haben Sie denn das geschafft? Ich kenne nicht viele Patienten, die das schaffen.

Mitunter fällt es auch erfahrenen Therapeuten schwer, die verschiedenen Techniken – zum Beispiel Shifting Focus und Reframing – voneinander abzugrenzen. Ersteres soll die Aufmerksamkeit des Patienten auf bislang vernachlässigte Aspekte eines Problems lenken, Letzteres hingegen andere Schlussfolgerungen nahe legen.

■ Zweiseitige Zusammenfassung (double-sided reflection)

Scheinbar unmotivierte oder schwierige Patienten stecken häufig schlicht und einfach in der Klemme: Sie sind hin- und hergerissen, unentschlossen oder in der Bredouille. Eine Zusammenfassung, die beide Seiten eines Konflikts beleuchtet, belegt unmissverständlich, dass der Therapeut das Dilemma des Patienten in seiner

Gänze erfasst hat und die Schwierigkeit, einen Ausweg daraus zu finden, anerkennt – und mit dem Patienten teilt:

Patientin: Soll ich meinen Mann verlassen? Ich kann ihm das einfach nicht verzeihen … Und ich weiß nicht, ob ich ihm noch mal vertrauen kann … Aber ich will auch nicht einfach alles wegwerfen.

Therapeut: Sie sind hin und her gerissen … Sie empfinden trotz allem noch viel für Ihren Mann …

> *Cave:* Eine zweiseitige Zusammenfassung bietet sich nur an, wenn der Patient tatsächlich einen Konflikt beschreibt oder zuvor bereits die andere Seite seines Dilemmas angesprochen hat.

2.2.6 Zuversicht (perceived self-efficacy)

Patienten unterscheiden sich erheblich hinsichtlich der Einschätzung ihrer Fähigkeiten und Fertigkeiten („Werde ich abstinent leben und allen Versuchungen widerstehen können?"). Wer an sich glaubt und davon überzeugt ist, die während der Behandlung gesteckten Ziele erreichen zu können, wird sich wahrscheinlich voller Zuversicht und mit großer Ausdauer seinen Herausforderungen stellen. Wer wenig Vertrauen in die eigenen Fähigkeiten hat und das Scheitern bereits vorwegnimmt, wird hingegen schneller aufgeben.

Die soziale Lerntheorie nimmt an, dass Zuversicht eine wesentliche Voraussetzung erfolgreicher Verhaltensänderung ist: ohne Aussicht auf Erfolg keine Veränderung. Nach Bandura (1986) beeinflussen insbesondere bisherige Erfolge und Misserfolge (performance experiences) die Erwartungen hinsichtlich des künftigen Abschneidens. Demnach muss Zuversicht erworben bzw. „verdient" werden, wenn sie eine Vorhersage künftigen Verhaltens erlauben soll. Selbstüberschätzung – bzw. die Unterschätzung des Rückfallrisikos – und Zweckoptimismus hingegen können den Erfolg der Behandlung gefährden. Zahlreiche Patienten scheinen das Risiko eines (erneuten) Rückfalls zu unterschätzen und ihre Erwartungen trotz wiederholter Fehlschläge nicht zu korrigieren (Demmel et al. 2006).

Der Therapeut muss ein kritischer und zugleich wohlwollender Begleiter des Patienten sein, um

Beispiel 2

Arzt: Haben Sie denn soweit noch Fragen?

Patient: Nein, ich werde das mit dem Inhalieren einmal ausprobieren.

Arzt: Also, den meisten Leuten hilft das eigentlich ganz gut. Wenn Sie noch einen Moment Zeit haben, würde ich gerne noch eine ganz andere Sache ansprechen.

Patient: Ja?

Arzt: Ich weiß ja, dass Sie recht viel rauchen und wenn Sie mit so einem Husten zu mir kommen, denke ich natürlich schon, dass ich Sie mal darauf ansprechen sollte.

Patient: Ach so ... ja das stimmt ... so zwanzig Zigaretten sind das schon.

Arzt: Ich möchte Ihnen wirklich nicht den hundertsten Vortrag über das Rauchen halten. Aber ich hätte wohl meinen Beruf verfehlt, wenn ich es dabei belassen würde. Darf ich Ihnen noch zwei Fragen zum Rauchen stellen?

Patient: Ja, natürlich.

Arzt: Wie wichtig ist es Ihnen, mit dem Rauchen aufzuhören? Wenn Sie jetzt mal so darüber nachdenken. Nehmen wir mal an, „unwichtig" wäre eine „0" und „sehr wichtig" die „10". Was würden Sie sagen?

Patient: Ja, eigentlich schon ziemlich wichtig. Man weiß natürlich, dass Rauchen nicht so gesund ist, wird ja auch immer teurer also „7" würde ich schon sagen.

Arzt: Also, ich muss Sie eigentlich gar nicht mehr überzeugen. Es liegt Ihnen schon ziemlich viel daran, mit dem Rauchen aufzuhören.

Patient: Ja, aber ich habe das schon so oft versucht und dann doch immer wieder angefangen.

Arzt: Da nehmen Sie fast schon meine zweite Frage vorweg. Wie zuversichtlich sind Sie denn, dass Sie das schaffen würden, wenn Sie sich jetzt vornehmen würden, mit dem Rauchen aufzuhören? „0" wäre „überhaupt nicht zuversichtlich" und „10" wäre „absolut zuversichtlich". Was meinen Sie?

Patient: Eben nicht so sehr ... vielleicht eine „3".

Arzt: Sie sind nicht sehr optimistisch.

Patient: Nein, bisher habe ich nie länger als ein paar Tage durchgehalten.

Arzt: Und das hat Sie ziemlich entmutigt.

Patient: Ja, das war wirklich ziemlich frustrierend.

Arzt: Da geht es Ihnen leider wie vielen anderen Rauchern auch ... die meisten Raucher brauchen im Schnitt 4–5 Anläufe – oft auch deutlich mehr –, bevor Sie es dann endgültig schaffen. Die gute Nachricht ist aber, dass es auch eine ganze Reihe verschiedener Methoden gibt, sich das Rauchen abzugewöhnen. Jeder muss da so seine Methode finden und ausprobieren

und da hab ich doch noch eine Frage: Wie haben Sie es denn bisher versucht? Was haben Sie ausprobiert?

Patient: Ich habe einfach so aufgehört ... von heute auf morgen ... alles weggeworfen: Zigaretten, Feuerzeug, Aschenbecher, aber das hat ja eben überhaupt nicht funktioniert

Arzt: So versuchen es die meisten erst mal ... ist natürlich auch eine ziemlich harte Methode.

Patient: Ja, ich habe regelrecht Entzugserscheinungen gehabt ... war ziemlich nervös und gereizt.

Arzt: Nicht leicht, dann standhaft zu bleiben.

Patient: Allerdings!

Arzt: Was würde es Ihnen denn vielleicht leichter machen?

Patient: Wenn man etwas besser über die ersten Tage käme, das wäre gut. Die ersten Tage sind schon eine ziemliche Quälerei.

Arzt: Etwas zur Überbrückung der ersten Zeit, das es erträglicher macht.

Patient: Gibt es denn so etwas?

Arzt: Manche Leute machen ganz gute Erfahrungen mit Nikotinpflastern, anderen Ersatzpräparaten oder Akupunktur, außerdem gibt es noch ein neues Medikament und

Patient: Medikament? Davon hab ich noch nichts gehört?

Arzt: Interessiert Sie das? Soll ich Ihnen kurz etwas dazu sagen?

Patient: Ja.

Arzt: Man muss das Medikament über mehrere Wochen hinweg einnehmen und beginnt damit schon, bevor man aufhört. Viele Patienten berichten, dass Sie weniger Entzugserscheinungen und Verlangen hatten.

Patient: Zahlt das die Krankenkasse?

Arzt: Leider nicht.

Patient: Und Akupunktur?

Arzt: Man nimmt an, dass Akupunktur ebenfalls die Entzugserscheinungen lindert und das Verlangen reduziert, meist setzt man die Nadeln am Ohr.

Patient: Ich weiß nicht so recht.

Arzt: Überzeugt Sie alles nicht wirklich. Ich will Sie auch gar nicht bedrängen, vielleicht überlegen Sie erst einmal, ob die Zeit schon reif ist für einen neuen Versuch. Wollen Sie sich erst einmal eine Broschüre mitnehmen? Da werden die verschiedenen Methoden kurz beschrieben, die Vor- und Nachteile, die Erfolgsaussichten usw.

Patient: Ja, gerne.

Arzt: Wir sehen uns ja nächste Woche wieder, vielleicht haben Sie bis dahin ja Gelegenheit, einen Blick in die Broschüre zu werfen, okay?

Patient: Einverstanden!

bei ihm im Verlauf der Behandlung die Entwicklung einer realistischen Einschätzung des Rückfallrisikos einerseits und der eigenen Fähigkeiten andererseits zu fördern – die Ermutigung entmutigter Patienten hingegen ist eine Herausforderung, die weitaus weniger therapeutisches Fingerspitzengefühl voraussetzt (Beispiel 2).

Fazit

Die ermutigenden Ergebnisse zahlreicher Studien (Lundahl et al. 2010) sowie die Entwicklung ökonomischer Adaptationen (Demmel 2001) haben die Etablierung im Rahmen der medizinischen Basisversorgung (Rollnick et al. 2007), die Erweiterung des Anwendungsbereichs (Arkowitz et al. 2007) sowie eine zunehmendes Interesse an den Wirkmechanismen des Motivational Interviewing gefördert. Insbesondere psycholinguistische Studien und die Validierung standardisierter Kodierungssysteme, die eine aussagekräftige Analyse aufgezeichneter Gespräche ermöglichen, haben maßgeblich zu einem besseren Verständnis des Behandlungsprozesses und der Identifikation bedeutsamer Determinanten des Behandlungserfolges beigetragen (Moyers et al. 2005).

Vor dem Hintergrund der großen Popularität des Verfahrens kommt der Qualitätssicherung in der Aus-, Fort- und Weiterbildung oberste Priorität zu: Lediglich ein hohes Ausbildungsniveau wird einen inflationären „Ausverkauf" der von Miller und Rollnick (2002) beschriebenen Psychotherapie auf Augenhöhe verhindern (Rosengren 2009).

Literatur

Amrhein PC, Miller WR, Yahne CE et al. Client commitment language during motivational interviewing predicts drug use outcomes. J Consult Clin Psychol 2003; 71: 862–878

Arkowitz H, Westra HA, Miller WR et al. Motivational Interviewing in the Treatment of psychological Problems. New York: Guilford; 2008

Bandura A. Social Foundations of Thought and Action: a social cognitive Theory. Englewood Cliffs: Prentice-Hall; 1986

Brehm SS, Brehm JW. Psychological Reactance: a Theory of Freedom and Control. New York: Academic Press; 1981

Demmel R. Motivational Interviewing: ein Literaturüberblick. Sucht 2001; 47: 171–188

Demmel R, Hagen J. Alkoholabhängigkeit: heikles Thema – schwierige Patienten? psychoneuro 2004; 2: 62–64

Demmel R, Peltenburg M. Motivational Interviewing: Kommunikation auf gleicher Augenhöhe [DVD]. (Im Vertrieb der Neuland-VerlagsgesellschaftmbH, Postfach 1422, 21496 Geesthacht); 2006

Demmel R, Nicolai J, Jenko DM. Self-efficacy and alcohol relapse: concurrent validity of confidence measures, self-other discrepancies, and prediction of treatment outcome. J Stud Alcohol 2006; 67: 637–641

Lundahl BW, Kunz C, Brownell C et al. A meta-analysis of motivational interviewing: twenty-five years of empirical studies. Res Soc Work Pract 2010; 20: 137–160

Miller WR, Rollnick S. Motivational Interviewing: preparing People to change addictive Behavior. New York: Guilford; 1991

Miller WR, Rollnick S. Motivational Interviewing: Preparing people for Change. New York: Guilford; 2002

Moyers TB, Miller WR, Hendrickson SML. How does motivational interviewing work? Therapist interpersonal skill predicts client involvement within motivational interviewing sessions. J Consult Clin Psychol 2005; 73: 590–598

Rollnick S, Miller WR, Butler CC. Motivational Interviewing in Health Care: helping Patients Change Behavior. New York: Guilford; 2008

Rosengren DB. Building Motivational Interviewing Skills: a Practitioner Workbook. New York: Guilford; 2009

2.3   Kognitive Therapie

Martin Hautzinger

2.3.1   Einleitung

Ob sich aus dem „normalen" Suchtmittelkonsum ein problematischer Konsum und später sogar eine Abhängigkeit entwickelt, ist wesentlich von den in der Person liegenden Faktoren abhängig. Neben genetischen, neurobiologischen und neurochemischen Faktoren (s. Kap. 1.2, 1.3) spielen auch soziale, psychologische, neuropsychologische und kognitive Einflussfaktoren (s. Kap. 1.4 und 1.5) eine wesentliche Rolle. Kognitive Faktoren bestimmen, wie ein Suchtmittel erlebt wird, also ob dessen erwartete und reale Wirkungen erwünscht oder unerwünscht sind. Neben diesen suchtmittelspezifischen Aspekten sind auch überdauernde bzw. dispositionelle Faktoren wie etwa dependente Persönlichkeitsstrukturen, niedrige Impulskontrolle, Extraversion, Neugier, Sensationslust oder geringe Ängstlichkeit bedeutsam.

Kognitiv-verhaltenstherapeutische Behandlungsansätze integrieren diese verschiedenen Aspekte und sehen Substanzabhängigkeit als Ergebnis von Lern- und Entwicklungsprozessen. Sowohl klassisches als auch operantes Konditionieren können Aspekte der Abhängigkeit erklären. Suchtmittelkonsum führt zu positiver (z. B. Anerkennung, positive Stimmung) bzw. negativer Verstärkung (z. B. Minderung von Anspannung und Hemmungen), was künftigen Konsum insofern begünstigt, als positive Erwartungen aufgebaut werden. Aufgrund einer Toleranzentwicklung wird die Dosis bis in toxische Bereiche erhöht, um die gleichen Effekte zu erzielen. Neben den kurzfristigen erwünschten positiven Wirkungen treten nun auch negative Effekte hinzu wie Stimmungstief, Entzugssymptome, Vernachlässigung positiver Aktivitäten, Attributionsmuster oder Einengung auf die Droge. Diese wiederum fungieren als Auslöser für Verlangen, kognitive Ausrichtung der Aufmerksamkeit, der Erwartungshaltung und erneuten Konsum. Ein Teufelskreis kommt in Gang.

Bei der Verstärkung bzw. Aufrechterhaltung von Substanzmissbrauch und -abhängigkeit spielen bewusste und weniger bewusste kognitive (automatisierte, wenig bewusste) Muster eine wichtige Rolle (s. Kap. 1.5), was rechtfertigt, dass in jeder Phase der Behandlung kognitive Interventionen zur Anwendung kommen. Entwöhnung und Abstinenzerhaltung erfordern über lange Zeit „nicht automatisierte", handlungssteuernde Prozesse, um die aktivierten Gedächtnisspuren (memory activation) und die unverändert aktiven automatisierten Handlungspläne der Abhängigkeit zu hemmen (Sayette 1999, Tiffany 1990).

2.3.2   Grundlagen

Beck et al. (1997) gehen davon aus, dass Kognitionen (Gedanken, Vorstellungen, Erwartungen, Wahrnehmungsstile) einen wesentlichen Einfluss auf emotionales Befinden, Handlungsbereitschaft und Verhalten haben (Abb. 2.2).

Bezogen auf die Psychotherapie lautet die grundlegende Annahme daher: Wenn Patienten lernen, ihre typischen, automatisch ablaufenden, daher nicht bewussten kognitiven Automatismen, Fehlattributionen und Verzerrungen in der Wahrnehmung bzw. Verarbeitung gegenwärtiger und vergangener Erfahrungen zu erkennen, zu überprüfen und zu relativieren, dann nehmen die negativen Gefühle ab, die Selbstkontrolle steigt und das suchtmittelbezogene, automatisierte Problemverhalten kann (allmählich) kontrolliert, d. h. verändert werden. Es gelingt, mit Belastungen, situativen, suchtmittelbedingten und alltäglichen Anforderungen besser umzugehen und dies erfolgreich, d. h. ohne Rückfall in das Suchtverhalten, zu bewältigen.

■

In der kognitiven Therapie werden die Patienten angeleitet, automatische Verarbeitungsprozesse in das Bewusstsein zu heben, verzerrte Sichtweisen zu erkennen, Gedanken auf ihre Situationsangemessenheit hin zu überprüfen sowie neue Denk- und Verhaltensmöglichkeiten auszuprobieren. In einer strukturierten kooperativen Interaktion sollen diese Strategien so transparent vermittelt und so häufig auf unterschiedliche Gedanken angewendet werden, dass der Patient sie später selbständig einsetzen kann.

■

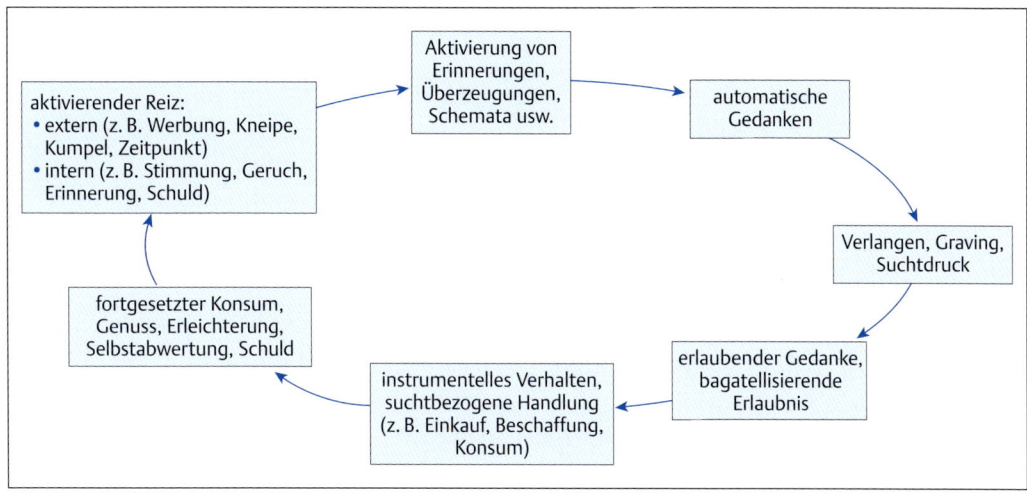

Abb. 2.**2** Kognitives Modell des Suchtgeschehens.

Entdecken automatischer Gedanken. Der erste Schritt zur Bearbeitung kognitiver Prozesse ist daher die Entdeckung, das Beobachten und Protokollieren von automatischen Gedanken in relevanten und zentralen, suchtmittelbezogenen Problembereichen. Ausgangspunkt dabei sind die Empfindungen, Gefühle und Stimmungen, auch Beschwerden in einem konkreten Zusammenhang, etwa einer Situation oder einer Sensation, also internen und externen Auslösern. Der Patient soll sich die Auslöser nochmals genau vorstellen und seine Gefühle zurückerinnern. Während dies geschieht, bitten die Therapeuten die Patienten alles zu äußern, was ihnen zu dieser Vorstellung einfällt, durch den Kopf geht, bildhaft erscheint usw.

Protokoll negativer Gedanken. Bevorzugt benutzt man für das Festhalten dieser Kognitionen das „Protokoll negativer Gedanken", das aus fünf Spalten besteht: auslösender Reiz, Situation/ Gefüh-

le, Empfindungen/ automatische, dysfunktionale Gedanken/ alternative, angemessene Gedanken/ erneutes Gefühlsurteil aufgrund der alternativen, angemessenen automatischen Gedanken. Das anfängliche Beobachten und Protokollieren automatischer Gedanken füllt die ersten drei Spalten dieses Arbeitsblattes (Tab. 2.**5**). Patient und Therapeut lernen auf diese Weise zu erkennen und zu benennen, welche automatischen Gedanken, welche kognitiven Fehler und immer wieder kehrenden Themen im Zusammenhang mit bestimmten Auslösern auftreten.

Überprüfen automatischer Gedanken. Besonders die Therapiekomponenten des Überprüfens automatischer Gedanken und des Findens alternativer Sichtweisen werden geprägt durch „*sokratisches Fragen*", d.h. Fragen, durch die der Patient geleitet wird, selbstständig Relativierungen seiner Gedanken zu erkennen (Tab. 2.**6**). Den sokratischen

Tabelle 2.**5** Spaltenprotokoll zur Entdeckung von kognitiven Automatismen hin zum Drogenkonsum.

Auslöser (A) (Situation, Stimmung)	automatische Gedanken (B)	Empfinden, Verhalten, Folgen (C)
schlechtes Gewissen, traurige Stimmung, Alleinsein	ich halte das nicht aus, nach einem Schuss geht es mir besser, ist doch eh alles egal	Verlangen, Unruhe, Gier
Unruhe, Unwohlsein	was ist schon ein Schuss, ich krieg das wieder hin, einmal ist keinmal	ich gehe los, suche Geld, telefoniere, kaufe ein, treffe Leute, gehe in die Kneipe, konsumiere

Tabelle 2.**6** Grundregeln des Gesprächsverhaltens (sokratische Gesprächsführung) im therapeutischen Rahmen, bei der Herausarbeitung automatischer Gedanken und bei der kognitiven Umstrukturierung.

Grundregeln des Gesprächsverhaltens
Fragen sollten in der Regel spezifisch und konkret, mit einer neugierig kopfschüttelnden Haltung gestellt und formuliert sein.
Es sollten keine Fragen gestellt werden, die suggestiv sind oder die mit „ja" bzw. „nein" beantwortet werden können.
Die Fragen des Therapeuten sollten nicht von dem gerade bearbeiteten Problem wegführen.
Um den Patienten nicht in die Defensive zu drängen oder bei ihm das Gefühl aufkommen zu lassen, man wolle ihm eine Falle stellen, ist ein „Trommelfeuer" von Fragen oder eine Art Kreuzverhör zu vermeiden.
Es werden detailliert Informationen über geschilderte Symptome (Art, Häufigkeit) erfragt.
Es werden sehr genau geschilderte Situationen und Ereignisse erfragt (genauer Zeitpunkt, Ort, Beschreibung des Ortes, Beschreibung der beteiligten Personen und deren Verhalten, Verhalten des Patienten, Hintergrund der Ereignisse).
Es werden sehr differenziert gefühlsmäßige und physiologische Reaktionen in den geschilderten Situationen erfragt (Stimmung vor, während und nach dem Ereignis? Wie verändert sie sich im Lauf des Tages?).
Es werden die Bedeutung eines Ereignisses und die Bedeutung erfragt (automatische Gedanken).

Fragestil nutzend, werden die zu negativen Gefühlen führenden situationsbezogenen automatischen Gedanken auf Evidenz hin überprüft, d.h., es werden diejenigen Erfahrungen zusammengetragen, die für und gegen den Gedanken sprechen. Überprüft wird auch, welche Konsequenzen sich auf verschiedenen Ebenen aus einem bestimmten Gedanken ergeben und welche aus einem alternativen weniger verzerrten Gedanken.

Unterstützend werden die Patienten mit verschiedenen Strategien vertraut gemacht, zum Beispiel der Strategie, die Situation mit den Augen eines unbeteiligten Dritten zu sehen. Beim Ausprobieren werden Situationen erarbeitet und aktiv aufgesucht, die sich dazu eignen, Gedanken/Überzeugungen auf ihre Gültigkeit hin zu testen. Bei der Vorbereitung und Anleitung zu den Realitätstests werden verhaltenstherapeutische Strategien (Rollenspiel, Verhaltensaktivierung, Prinzipien von Selbstmanagementtherapien) genutzt. Im späteren Verlauf der Therapie werden nicht nur situationsbezogene Gedanken untersucht und modifiziert, sondern – mit den gleichen Strategien – die ihnen zugrundeliegenden Lebenseinstellungen, Schemata, „core beliefs" und persönlichen Werthaltungen.

Techniken zur Änderung kognitiver Muster. Eine Vielzahl von kognitiven Techniken ist vorgeschlagen worden, um die so zu Tage tretenden automatischen Gedanken und Themen, später auch Grundüberzeugungen und Lebensprinzipien zu beeinflussen (Pössel u. Hautzinger 2009). Grundlage all dieser Strategien ist immer das geleitete Entdecken durch geschicktes Fragen des sokratischen Interaktionsstils. Wesentliche Methoden für die Änderung kognitiver Muster sind: Überprüfung und Realitätstesten, Experimentieren, Reattribuierung, kognitives Neubenennen, Alternativen finden, Rollentausch, Kriterien prüfen, Was-ist-wenn-Technik, Übertreiben, Entkatastrophisieren, Vor- und Nachteile benennen.

Anwenden neuer Denkweisen. Der Prozess der Änderung kognitiver Muster ist meist langsam und mit vielen Rückschlägen verbunden. Die alten, gewohnten Denkmuster greifen vor allem in belastenden, kritischen Situationen rasch (automatisch) und determinieren das emotionale Erleben. Die neuen Einstellungen und Denkweisen müssen geübt und wiederholt angewandt werden, bevor daraus neue automatische Gedanken bzw. Grundüberzeugungen werden. Über viele Therapiesitzungen des zunehmend selbständigen Übens durchlaufen Patienten daher immer wieder die Schritte: Negative Stimmung wahrnehmen, auf Auslöser beziehen, automatische Gedanken erkennen, zentrale negative Gedanken hinterfragen und umformulieren. Dabei sollen Patienten allmählich die zunächst von Therapeuten angewendeten Techniken selbständig auf sich anwenden lernen.

2.3.3 Gesamtbehandlungsplan

Unter den ohnehin in der Allgemeinbevölkerung stigmatisierten psychischen Störungen bilden Substanzstörungen eine Sondergruppe, bei der die damit verbundene Stigmatisierung bis in die Kreise professioneller Helfer hineinreicht. Ein Grund liegt in einer unreflektierten automatisierten Anwendung des „moralischen Modells" von Krankheit, wonach die Patienten durch ihr (schuldhaftes) Konsumverhalten quasi selbst für ihre Misere und deren Aufrechterhaltung verantwortlich seien.

> Wünschenswert für eine psychotherapeutische Behandlung ist die Anwendung des Kompensationsmodells, wonach ein Patient nicht für die Entstehung seiner Krankheit, jedoch für deren Bewältigung mitverantwortlich ist.

Vor der eigentlichen Psychotherapie ist in der Regel eine *Entgiftung* vorzuschalten. Bei der modernen, „qualifizierten" Entzugsbehandlung wird die somatische Detoxifikation mit psychosozialen Interventionen kombiniert. Dies dient dem Aufbau einer Veränderungsmotivation, der Planung einer Weiterbehandlung und der Rückfallprophylaxe. Die Therapie von Substanzabhängigkeit ist vor allem dem Therapieziel dauerhafter Abstinenz verpflichtet. Doch auch hier sollte im Rahmen einer individuellen Verhaltensanalyse geklärt werden, welche Bedeutung und welchen Stellenwert der Drogenkonsum hatte. In Abhängigkeit von dieser Verhaltensanalyse erfolgen die Zielbestimmung und die Therapieplanung.

Die Psychotherapie des Abhängigkeitssyndroms kann folglich in drei Phasen unterteilt werden:

Motivationsphase. Ziele in dieser Phase sind die Entwicklung und die Förderung von Problembewusstsein und Veränderungsmotivation. Patienten mit Alkoholabhängigkeit sind sich häufig ihrer Alkoholabhängigkeit oder deren Schweregrads nicht bewusst. Sie neigen zu Bagatellisierungen und Externalisierungen. In dieser ersten Phase werden mit den Patienten individuelle Einstellungen, gesellschaftlich-kulturelle Normen im Umgang mit Alkohol reflektiert, Informationen zu Alkohol, Alkoholfolgen, Alkoholfolgeerkrankungen, Alkoholmissbrauch und -abhängigkeit, Krankheitsverläufe und Therapiemöglichkeiten erarbeitet.

Die Patienten werden zur systematischen Selbstbeobachtung angeleitet. In einem Trinktagebuch werden täglich eventuelle Alkoholrückfälle und Alkoholverlangen sowie deren auslösende Bedingungen, die automatischen Gedanken und Konsequenzen protokolliert. Die Patienten erstellen ein Pro-und-Kontra-Schema (Vierfeldertafel mit Pro versus Kontra mal Abstinenz versus Alkoholkonsum), um zu lernen, mit der eigenen Ambivalenz angemessen umzugehen.

Problemdiagnostik und individuelle Zielplanung. Nachdem sich im Lauf der vorangehenden motivationalen Phase eine Veränderungsmotivation hinsichtlich des Alkoholkonsummusters entwickelt hat, geht es hier um die Entwicklung eines differenzierten und funktionalen Krankheitsverständnisses und die Erarbeitung individueller Problembereiche und Therapieziele. Grundlage bildet das in der kognitiven Verhaltenstherapie etablierte S-O-R-k-c-Schema. Das aktuelle Konsummuster wird hinsichtlich der jeweils auslösenden und aufrechterhaltenden, situativen, emotionalen, kognitiven und verhaltensbezogenen Bedingungen analysiert.

Darüber hinaus wird die individuelle Suchtanamnese rekonstruiert. Dabei soll unter anderem deutlich werden, dass die aktuelle Situation das Ergebnis eines nachvollziehbaren Entwicklungsprozesses ist, was wiederum ein besseres Verständnis sowie eine Akzeptanz gegenüber der eigenen Person und Lebenssituation nach sich zieht und damit auch selbstwertstabilisierend sein kann.

Zur Erfassung und Analyse auslösender Bedingungen können ein Trinktagebuch oder auch Fragebögen herangezogen werden. Typische Auslöser sind: Langeweile, Wochenenden, Feiertage, „leere Woche", Frustration und Ärger, Angst, Niedergeschlagenheit, Dysphorie, Nervosität, Anspannung, Freude, positive Stimmung, freudige Ereignisse, Misserfolge, familiäre und partnerschaftliche Konflikte, sozialer Druck, Verlangen, Entzugssymptome. Die Ergebnisse dieser diagnostischen Phase determinieren die Schwerpunkte der Interventionsphase.

Interventions- und Veränderungsphase. Ziel dieser Phase ist, anhand verschiedener Therapiemodule die zuvor definierten individuellen Therapieziele zu bearbeiten. Diese Module sind: kognitive Therapie (s.o.), Expositionstherapie (Cue Exposure), Kompetenztraining (Ablehnungstraining), Problemlösetraining, Bewältigung von Verlangen und andere (vgl. Hautzinger et al. 2005).

Literatur

Beck AT, Wright FD, Newman CF et al. Kognitive Therapie der Sucht. Weinheim: Beltz/PVU; 1997

Hautzinger M, Wetzel H, Szegedi A et al. Rückfallverhinderung bei alkoholabhängigen Männern durch die Kombination von SSRI und kognitiver Verhaltenstherapie. Ergebnisse einer randomisierten kontrollierten, multizentrischen Therapiestudie. Nervenarzt 2005; 76: 295–307

Pössel P, Hautzinger M. Kognitive Interventionsmethoden. In: Hautzinger M, Pauli P, Hrsg. Psychotherapeutische Methoden. Enzyklopädie der Psychologie. Göttingen: Hogrefe; 2009: 387–458

Sayette MA. Cognitive Theory and Research. In: Leonard KE, Blane HT, eds. Psychological Theories of Drinking and Alcoholism. New York: Guildford; 1999

Tiffany ST. A cognitive model of drug urges and drug-use behaviour. Role of automatic and nonautomatic processes. Psychol Rev 1990; 97: 147–168

2.4 Cue Exposure

Johannes Lindenmeyer

2.4.1 Einleitung

Aktuelle Ergebnisse der psychologischen und der neurophysiologischen Suchtforschung deuten übereinstimmend auf dauerhafte Veränderungen des Belohnungs- und Informationsverarbeitungssystems im Verlauf einer Suchtentwicklung hin, die unter dem Begriff des „Suchtgedächtnisses" mit dem Auftreten von Rückfällen von Betroffenen auch nach längerer Abstinenz in Zusammenhang gebracht werden. Mit der Expositionsbehandlung in vivo wurde ein verhaltenstherapeutisches Standardverfahren aus der Therapie anderer Störungsbereichen in die Behandlung von Suchtkranken übernommen, um die den Betroffenen oftmals nicht bewussten Wahrnehmungs-, Reaktions-. bzw. Bewertungstendenzen durch Neuerfahrung in Rückfallrisikosituationen zu verändern.

2.4.2 Theoretischer Hintergrund

Bei aller Unterschiedlichkeit ist allen neuropsychologischen Suchtmodellen gemeinsam, dass der wesentliche Mechanismus für Rückfälle bei Suchtkranken nicht darin gesehen wird, dass die Betroffenen aufgrund einer psychosozialen Problematik nur schwer auf die pharmakologisch angenehme Wirkung ihres Suchtmittels verzichten können.

■ Vielmehr nehmen alle Modelle an, dass sich im Verlauf der Suchtentwicklung die neuronalen Aktivitäten vom Empfangen von Belohnung (Paradigma der Verstärkung) weg auf jene suchtmittelspezifischen Stimuli hin konzentrieren, die Belohnung ankündigen. ■

Rückfälle werden somit als Ergebnis eines antizipatorischen Lerneffekts verstanden, der nur schwer zu löschen bzw. zu vergessen ist. Da es sich hierbei um unterschwellige Wahrnehmungs-, Aufmerksamkeits- und Gedächtniseffekte handelt, haben Suchtkranke mitunter wenig Bewusstheit darüber und sind selbst befremdet darüber, wenn sie nach längerer Abstinenz wieder zu ihrem Suchtmittel greifen, obwohl sie die Schädlichkeit dieses Tuns längst erkannt haben.

Ähnlich wie bei Schmerz- oder Angstreizen werden auch suchtmittelbezogene Stimuli kontextbezogen und vorbewusst wiedererkannt und vorrangig verarbeitet, selbst wenn der neue Reiz dem früheren lediglich ähnlich oder unvollständig ist. Spezifisch an der Entwicklung des Suchtgedächtnisses ist lediglich, dass die Einnahme von Suchtmitteln auch noch unmittelbar die rationalen Entscheidungs-, Bewertungs- und Steuerungsprozesse des Betroffenen beeinträchtigt. Außerdem können bei länger anhaltendem Suchtmittelmissbrauch chronische kognitive Defizite und Beeinträchtigungen entstehen.

Die Folge beider Beeinträchtigungen ist, dass den subkortikal verstärkten Anreizprozessen nunmehr eine beeinträchtigte kortikale Kontrolle gegenübersteht (Wiers u. Stacy 2006). Bildlich gesprochen, haben sich die Machtverhältnisse zwischen Großhirn und Zwischenhirn dauerhaft verschoben, was die Gefahr eines Rückfalls ebenso wie die Schwierigkeit, einen Rückfall zu stoppen, erhöht.

2.4.3 Paradigma der Cue Exposure

Anforderungen und Ziele. Vor diesem Hintergrund lag es nahe, die in anderen Störungsbereichen gut erforschte, verhaltenstherapeutische Standardmethode der Exposition in vivo für die Rückfallprävention in der Behandlung von Suchtkranken zu übertragen (Lindenmeyer 2001):

- Es ist nicht ausreichend, den Betroffenen mittels psycho- und soziotherapeutischer Interventionen eine bessere Bewältigung ihres Alltags auch ohne Suchtmittel zu ermöglichen *(Kompensationsparadigma)*. Immer dann, wenn ein Schutz vor allen suchtmittelbezogenen Stimuli illusorisch ist (z. B. bei Alkohol, Zigaretten oder Psychopharmaka), müssen vielmehr gezielte Interventionen zur Rückfallprävention darauf abzielen, dass die bei Suchtkranken in entsprechenden Auslösesituationen bestehenden neuropsychologischen Automatismen nicht in einen Rückfall ausarten bzw. bei einem Rückfall überwunden werden können.

- Bei der Rückfallprävention ist auf die mögliche Beeinträchtigung der kognitiven Leistungsfähigkeit von Suchtkranken im Moment von Risikosituationen zu achten. Anstelle der hoch komplexen, sozialkognitiven Rückfallpräventionsprogramme ist hieraus die Notwendigkeit der Vermittlung und insbesondere Einübung möglichst einfacher und hoch generalisierter Bewältigungsstrategien abzuleiten, um einer Überforderung von rückfallgefährdeten Alkoholabhängigen im Moment einer Risikosituation vorzubeugen.
- Ziel der Interventionen zur Rückfallprävention ist keineswegs eine möglichst weitgehende Verringerung von Suchtmittelverlangen. Verlangen kann das Rückfallrisiko im Einzelfall sogar senken, indem es automatisierte Prozesse bewusst und dadurch willkürlicher Steuerung zugänglich macht. Vielmehr kommt es darauf an, dass die Betroffenen lernen, auch starkem Suchtmittelverlangen erfolgreich zu widerstehen.

Wirkmechanismen und Umsetzung. Angesichts der noch nicht abgeschlossenen Theoriebildung zum Rückfallgeschehen sind mehrere Wirkmechanismen von Expositionsübungen denkbar:

- Habituation bzw. Löschung der verstärkten Appetenzreaktion auf suchtmittelspezifische Trigger (cue reactivity).
- Training von kognitiven Bewältigungsstrategien in inneren Risikosituationen als auch des Einsatzes von Verhaltensstrategien in sozialen Risikosituationen, um den automatisierten Reaktionstendenzen bzw. Verlangen widerstehen zu können.
- Erhöhung der Selbstwirksamkeitsüberzeugung (Abstinenzzuversicht) durch Mastery-Erfahrungen, um vor allem im Moment eines Rückfalls nicht schockiert „aufzugeben", sondern den Suchtmittelkonsum kurzfristig zu stoppen und wieder zur Abstinenz zurückzufinden.

Der bisherige Forschungsstand erlaubt nicht, den Stellenwert der jeweiligen Wirkmechanismen bei der Expositionsbehandlung von Alkoholabhängigen zu bestimmen. Allerdings führen alle drei

potenziellen Wirkmechanismen in der Praxis zu einem relativ ähnlichen Vorgehen, da selbst die Löschung einer klassisch konditionierten Reaktion kein Verlernen (d.h. Entkoppelung) der Reaktion bedeutet.

▪
Es handelt sich um ein Neu- bzw. Umlernen, bei dem neue Reiz-Reaktions-Verknüpfungen geschaffen werden, während die alten nach wie vor prinzipiell verfügbar sind (Conklin u. Tiffany 2002).
▪

Insofern kommt es in der Expositionsbehandlung für Patienten und ihre Therapeuten darauf an, gemeinsam die Übungssituationen durch die absichtliche Konfrontation mit persönlich relevanten Auslösebedingungen (z.B. unmittelbare Konfrontation mit alkoholischen Getränken, Stimmungsinduktion durch Musik, Erinnerungen oder Aufsuchen bestimmter Örtlichkeiten) so realistisch wie möglich zu gestalten, um möglichst starke neurophysiologische Reaktionen auszulösen *(Habituationsparadigma)*.

Im weiteren Verlauf der Expositionsübung sollte der Betroffene dann durchaus gezielt ausprobieren, durch welche kognitiven Strategien bzw. Verhaltensweisen er die Wahrscheinlichkeit zu trinken beeinflussen kann *(Bewältigungsparadigma)*.

Schließlich bedarf es einer genauen Auswertung und Interpretation der Expositionserfahrung, um eine möglichst große Generalisierung und Erhöhung der Selbstwirksamkeitsüberzeugung *(Mastery-Paradigma)* zu erzielen.

2.4.4 Konkrete Durchführung von Exposition in vivo

Die konkrete Durchführung von Exposition in vivo in der Behandlung von Alkoholabhängigen erfolgt bislang sehr unterschiedlich. In Expositionsstudien aus dem angelsächsischen Sprachraum wurde meist ein standardisiertes Vorgehen gewählt in Form einer wiederholten Konfrontation mit Alkohol im Rahmen eines durch Tonband standardisierten Prozederes im Labor (z.B. Monti et al. 1993). Von Hautzinger et al. (2002) wurde im Rahmen einer Studie die Durchführung von Exposition in der Gruppe entwickelt. Die Patienten konfrontieren sich hierbei in mehreren ambulanten Therapiesitzungen gemeinsam mit dem

Therapeuten mit ihrem alkoholischen Lieblingsgetränk. Hodgons (2001) plädiert dagegen für die massierte Exposition in vivo bei der Rückfallprävention bis hin zum Einleiten eines so genannten kontrollierter Rückfalls zu Übungszwecken, um die Effekte des „state dependent learnings" zu berücksichtigen.

Angesichts des Situations- und Kontextabhängigkeit der postulierten Suchtgedächtniseffekte empfiehlt sich in der therapeutischen Praxis eher ein stärker an den konkreten Rückfallrisikosituationen in der Alltagsrealität des Patienten ausgerichtetes Vorgehen, das mittlerweile an großen Patientenzahlen im Rahmen stationärer Entzugsbehandlung erprobt wurde (Lindenmeyer 2005, 2003).

Im Einzelnen besteht die Cue Exposure aus drei Elementen (Lindenmeyer 2005).

■ Vermittlung des Paradigmas

Entscheidend sind eine genaue Vorbereitung der Patienten und ihre Bereitschaft zur aktiven Mitwirkung an den Expositionsübungen. Die Patienten müssen dafür gewonnen werden, bei den Expositionsübungen durch gezielte Selbstbeobachtung und aktive Mitwirkung alles dafür zu tun, damit in der Übungssituation der Anreiz zu konsumieren möglichst stark wird.

Im Rahmen einer so genannten kognitiven Vorbereitung (Fiegenbaum u. Tuschen 2000) ist hierbei die Vermittlung eines einfachen Modells von Rückfallrisikosituationen hilfreich (Lindenmeyer 2005), bei dem die Wahrscheinlichkeit eines Rückfalls optisch als Addition externer und interner Auslösereize (Trigger) verdeutlicht wird (Abb. 2.3). Der Patient wird dann gebeten, sich auszumalen, wie sich sein Verlangen nach Alkohol über die Zeit weiter entwickeln würde, wenn er in dieser Situation unverändert ausharrt, ohne sein Suchtmittel zu nehmen.

■ Durchführung der Expositionsübungen

Um eine möglichst intensive Expositionserfahrung zu erzielen, bedarf es einer genauen Instruktion der Patienten. Die erste Expositionsübung wird in Gegenwart des Therapeuten durchgeführt. Dem Patienten wird hierbei gezeigt, wie er die sinnliche Wahrnehmung der situativen Reize vertiefen und durch Gedanken und Erinnerungen den Verführungscharakter der Situation gezielt steigern kann.

> ■
> In diesem Sinne erfordern Expositionsübungen im Suchtbereich ein besonders hohes Maß an Kooperationsbereitschaft, Eigeninitiative und Risikobereitschaft der Patienten.
> ■

Diese sind in paradoxer Weise aufgefordert, sich zunächst durch eigenes Zutun absichtlich in eine kritische Versuchungssituation „hineinzumanövrieren", um diese dann abstinent zu bewältigen. Je nach Einzelfall lernen die Patienten im Verlauf der Exposition in vivo systematisch, mit Verlangen nach ihrem Suchtmittel umzugehen, die Versuchungssituation unmittelbar durch aktives Verhalten zu entschärfen oder sie ganz zu beenden.

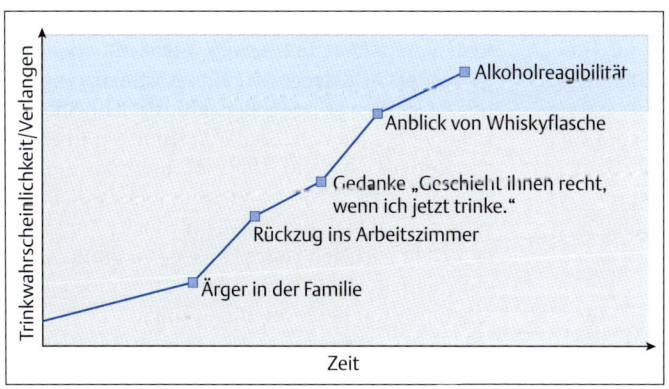

Abb. 2.3 Rückfallrisiko als Addition von situativen Alkoholtriggern.

Die Patienten werden zu einer möglichst exakten *Selbstbeobachtung* während der Expositionsübungen angeleitet, um unmittelbar auch kleine Veränderungen in ihrem Erleben registrieren zu können. Um eine Grundlage für die spätere Auswertung der Übungen zu haben, wird hierzu eine einfache Form der Selbstprotokollierung in Form einer Versuchungskurve eingeführt.

Weitere Expositionsübungen sollten unter möglichst *realistischen Bedingungen im Alltag* der Patienten und ohne Beisein des Therapeuten stattfinden, da in Studien gezeigt wurde, dass das Verlangen nach Alkohol erheblich dadurch bestimmt wird, inwiefern eine Person überzeugt ist, tatsächlich in einer Situation ungestört trinken zu können.

■ Verarbeitung der Expositions-erfahrung

Entscheidend ist eine ausführliche Auswertung des subjektiven Erlebens durch den Patienten im Anschluss an die Expositionsübungen sowie der Auswirkungen auf seine Abstinenzzuversicht gemeinsam mit dem Therapeuten. Beispielsweise ist der Tendenz mancher Betroffener entgegenzuwirken, eine erfolgreich bewältigte Übungssituation gewissermaßen als einen ein für allemal bestandenen Härtetest misszuverstehen und damit das Risiko künftiger Rückfälle fahrlässig zu unterschätzen (Marlatt 1990). Annis und Davis (1989) haben folgende Kriterien aufgestellt, damit Rückfallpräventionsübungen zu einer Erhöhung der Abstinenzzuversicht führen:

- Die Übung muss in den Augen der Patienten einen so hohen Schwierigkeitsgrad aufweisen, dass ihre abstinente Bewältigung als tatsächlicher Erfolg gewertet wird.
- Die abstinente Bewältigung einer Expositionsübung darf von den Patienten nicht auf Außenfaktoren (z. B. Hilfestellung durch den Therapeuten) zurückgeführt werden.
- Die abstinente Bewältigung einer Expositionsübung darf durch die Patienten nicht so schwer oder aversiv erlebt werden, dass dadurch Zweifel an einer nochmaligen Bewältigung in der Zukunft aufkommen.

Die Schlussfolgerungen des Patienten für die Zukunft sind umso wichtiger, als es schlicht unmöglich ist, Expositionsübungen mit allen relevanten Risikosituationen eines Patienten so viele Male durchzuführen, dass eine Habituation bzw. Löschung nach dem Paradigma der klassischen Lerntheorie einsetzen könnte. Vielmehr sind die Erfahrungen in einer konkreten Expositionsübung systematisch zu nutzen, um im Rahmen einer ausführlichen Erörterung Schlussfolgerungen hinsichtlich anderer Rückfallrisikosituationen in der Zukunft zu ziehen.

2.4.5   Kontraindikationen

Bislang liegen keine Studien zu möglichen Kontraindikationen zur Expositionsbehandlung bei Suchtmittelabhängigen vor. Aus dem klinischen Alltag ergibt sich allerdings eine Reihe von wichtigen Ausschlusskriterien.

Illegale Drogen. In diesem Fall verbieten sich Expositionsübungen mit dem Suchtmittel aus strafrechtlichen Gründen. Hier könnte lediglich auf eine Exposition mit Bildern, Backpulver oder Spritzenbesteck ausgewichen werden.

Unzureichende Abstinenzmotivation. Expositionsübungen sind nicht sinnvoll, wenn der Patient über keine ausreichende Abstinenzmotivation verfügt.

Gefahr der Überforderung. Expositionsübungen sollten nur durchgeführt werden, wenn der Patient aus Sicht des Therapeuten auch mit ausreichender Wahrscheinlichkeit in der Lage ist, die Übung ohne Alkoholrückfall zu bewältigen. Dies ist insbesondere im Anschluss an Rückfälle nicht immer gegeben. In diesen Fällen ist sorgfältig abzuwägen, ob der Patient zunächst einer weiteren Stabilisierung bedarf, oder ob eine erneute Aussetzung mit alkoholbezogenen Triggern indiziert ist.

Kein Verständnis bei Bezugspersonen, Angehörigen oder Arbeitgebern. Die Abstinenzchancen im Anschluss an eine Behandlung hängen entscheidend davon ab, ob die Betroffenen über ein supportives, soziales Umfeld verfügen. Expositionsübungen verbieten sich immer dann, wenn sie von wichtigen Bezugspersonen oder Angehörigen nicht getragen werden, da sie zu große Angst vor einem Rückfall haben oder ihr Vertrauen in die Sinnhaftigkeit der Behandlung sinkt.

Ebenso verbieten sich Expositionsübungen überall da, wo sie den Betroffenen in Misskredit gegenüber seinem Arbeitgeber bringen könnten, zum Beispiel weil er mit einer Flasche Alkohol in einer Kneipe gesehen wird. Hier ist auch zu berücksichtigen, ob der Betroffene in einer Selbsthilfegruppe integriert ist, in der die Fernhaltung von allen Rückfallrisikosituationen als zentrales Gebot gilt.

Zwingende Entlassung bei Rückfall. Expositionsübungen enthalten immer auch ein Rückfallrisiko. Von daher sind sie nicht möglich, wenn in einer Therapieeinrichtung die zwangsläufige disziplinarische Entlassung auf jeden Rückfall erfolgt.

2.4.6 Empirische Erfolgskontrolle

Der Forschungsstand zur Wirkungsweise und Effektivität von Expositionsbehandlung bei Alkoholabhängigkeit muss insgesamt als noch unbefriedigend bezeichnet werden. Trotz einer Reihe von ermutigenden kontrollierten Studien (Drummond 1999, Rohsenow et al. 1995) und einer regen Forschungstätigkeit im englischen Sprachraum sind wichtige Fragen der Indikation, des Zeitpunkts, des Settings, der konkreten Durchführungsform und der erforderlichen Dosis noch ungeklärt (Conklin u. Tiffany 2002).

In Deutschland sind bislang erst wenige Studien durchgeführt worden. Eine kontrollierte Studie zu Exposition im ambulanten Gruppensetting brachte keine signifikanten Effekte (Hautzinger et al. 2002), andererseits wurden von Lindenmeyer et al. (2002) ermutigende Daten zur Effizienz von Exposition in vivo an einer großen Stichprobe im Rahmen der stationären Entwöhnungsbehandlung vorgelegt. Hier zeigte sich insbesondere, dass expositionserfahrene Patienten im Fall eines Rückfalls weniger hilflos reagierten und diesen wesentlich schneller wieder beendeten. Zu beachten ist, dass die Durchführung der Expositionsübungen jeweils sehr unterschiedlich erfolgt, und daher die Vergleichbarkeit der Ergebnisse verschiedene Studien stark eingeschränkt ist.

Erst weitere Forschung wird darüber Aufschluss geben können, in welchem Ausmaß die postulierten Suchtgedächtnisphänomene durch eine Expositionsbehandlung im Sinne von Lö-schung, Habituation oder Rückprägung zumindest teilweise rückgängig gemacht werden können bzw. in welchem Ausmaß eine Therapie eher in einer verstärkten Wachsamkeit diesbezüglich bzw. einer Kompensation durch besondere Fertigkeiten (skills) bestehen muss.

Literatur

Annis HM, Davis CS. Relapse Prevention. In: Hester RK, Miller WR, eds. Handbook of Alcoholism Treatment Approaches. Effective Alternatives. New York: Pergamon Press; 1989: 170–182

Conklin CA, Tiffany S. Applying extinction research and theory to cue-exposure addiction treatment. Addiction 2002; 97: 155–167

Drummond DC. Wikler's legacy: cue reactivity research 50 years on. Addiction 1999; 94: 347–349

Fiegenbaum W, Tuschen B. Reizkonfrontation. In: Margraf J, Hrsg. Lehrbuch der Verhaltenstherapie. Bd. 1. Berlin: Springer; 2000: 413–426

Hautzinger M, Wetzel H, Szegendi A et al. Ist Cue Exposition ein hilfreiches und notwendiges Element einer Suchttherapie? Nefazodon und Verhaltenstherapie in der Alkoholrückfallprophylaxe. In: Richter G, Rommelspacher H, Spies C, Hrsg. Alkohol, Nikotin, Kokain... und kein Ende? – Suchtforschung, Suchtmedizin und Suchttherapie am Beginn des neuen Jahrzehnts. Lengerich: Pabst Science Publishers; 2002: 248–251

Hodgson R. State-dependent learning for alcohol-dependent people. Addiction 2001; 96: 1097–1098

Lindenmeyer J. Expositionsbehandlung in vivo in der Behandlung von Alkoholabhängigen. Psychotherapie im Dialog 2003; 4: 119–123

Lindenmeyer J, Kolling R, Zimdars P. Und ewig lockt das Suchtgedächtnis – Expositionsbehandlung bei Alkoholabhängigkeit. In: Fachverband Sucht, Hrsg. Die Zukunft der Suchtbehandlung – Trends und Prognosen. Geesthacht: Neuland; 2002: 140–149

Lindenmeyer J. „Ich habe keine Verlangen" – Cue reactivity bei Alkoholabhängigen. In: Neudeck P, Wittchen HU, Hrsg. Konfrontationstherapie bei psychischen Störungen. Göttingen: Hogrefe; 2005: 201–226

Marlatt GA. Cue exposure and relapse prevention in the treatment of addictive behaviours. Addict Behav 1990; 15 (4): 395–399

Monti PM, Rohsenow DJ, Rubonis AV et al. Alcohol cue-reactivity: effects of detoxification and extended exposure. J Stud Alcohol 1993; 54: 235–249

Rohsenow DJ, Monti PM, Abrams DB. Cue Exposure Treatment in Alcohol Dependence. In: Drummond DC, Tiffany ST, Glautier S, Remington B, eds. Addictive Behaviour. Cue Exposure Theory and Practice. Chichester: Wiley; 1995: 168–196

Wiers RW, Stacy AW, eds. Handbook of Implicit Cognition and Addiction. Thousand Oaks: Sage Publications; 2006

2.5 Psychodynamisch orientierte Therapieformen

Edelhard Thoms

2.5.1 Einleitung

Zentraler Gesichtspunkt der psychodynamischen Betrachtung des Suchtgeschehens ist die Frage, wie das Symptom der Abhängigkeit entsteht und von welchen Konflikten es aufrechterhalten wird. Im Sinne von Hermann Argelander (1970) und Alfred Lorenzer (2006) ist das szenische Verstehen Grundlage, um einen Zugang für die intrapsychische Dynamik zu erhalten.

Es gibt eine lange Tradition in der Psychoanalyse (Abb. 2.4), süchtiges Verhalten zu verstehen. Die verschiedenen Modelle behandeln triebtheoretische, Ich-, selbst- und objektpsychologische Aspekte (Tab. 2.7, Tab. 2.8; Bilitza 2005).

Triebtheoretische und Ich-psychologische Aspekte. Die Arbeit „Jenseits des Lustprinzips" (Freud 1920) hat immer noch eine entscheidende Bedeutung bezogen auf die Motivation und die Bedürfnisse, die einen Drang zur Verwirklichung haben und immer wieder neu ihre Befriedigung suchen. Dies entspricht dem drängenden Konzept der Triebtheorie von Freud. Nach dem Dreiinstanzenmodell ist bei Abhängigkeitserkrankten vor allem die Über-Ich-Funktion jene Instanz, die sich an einem Ich-Ideal orientiert, die richtet und kritisiert, die der Selbstbeobachtung dient, auf innere und äußere Grenzen achtet und die Self Care Function in Abhängigkeit von haltenden Erfahrungen übernimmt (Wurmser 2003).

Wesentliche autonome Funktionen wie Intention, Reiz, Motorik, Wahrnehmung, Denken und Sprache haben sich bei Suchterkrankten nicht ausreichend entfalten können. Die Aufgaben des Ichs, die Selbsterhaltung, die Realitätsbewältigung, die Anpassung im Sinne einer Veränderung der Umwelt haben nicht stattgefunden, sondern die innere psychische Struktur wurde verändert (Hartmann 1972).

Selbst- und objektpsychologische Aspekte. Bei Süchtigen sind in der Regel keine gesunden Selbstobjekterfahrungen vorhanden, d.h., sie sind nicht in der Lage, sichere Beziehungen zu Objekten herzustellen. Das Bedürfnis nach Bindung (Bowlby dt.

Ausgabe 1983), die Vorstellung von einer hinreichend guten Mutter (Winnicott 1990), das Konzept des Containments (Bion 1990) sind selten anzufinden, und das „Größenselbst" entwickelt sich nicht zu einer reifen positiven Selbstachtung und zum ausreichenden Selbstvertrauen. Bei Suchterkrankten ist häufig der Abwehrmechanismus der *projektiven Identifizierung* zu finden, wie er durch Bion mit seinem Modell Container-/Containment beschrieben wurde. Bei diesen Menschen bestehen häufig pathologische Formen früher, grundlegender Kommunikation, wie sie sich früh zwischen Mutter und Kind entwickelt. So wie der Säugling anfangs auf die Mutter als „Container" angewiesen ist, die für den Säugling unerträgliche Zustände in sich aufnimmt, verdaut und in entgifteter Form zurückgibt, können diese Kinder nicht die Fähigkeit zum eigenen Containment entwickeln.

In der Behandlung von Abhängigkeitserkrankten erleben wir immer wieder, dass diese Patienten den Therapeuten als Container benötigen, um nicht verdaubare Aspekte der inneren Wahrnehmung ertragen und verarbeiten zu können, um ein „In-Stücke-Zerfallen" zu verhindern bzw. die defragmentierten Einzelteile in ein kreatives Gesamtes zusammenfügen zu können.

Die mangelnde Symbolisierungsfähigkeit (Segal 1990) und die nicht ausreichende Entwicklung der Mentalisierung, die quasi das Fundament für die Symbolisierung bildet, geht einher mit einer nicht ausreichenden Herausbildung der Fähigkeit, sich selbst als ein Wesen zu begreifen, dessen Verhalten von Wünschen, Überzeugungen, Gefühlen und Intentionen getragen wird und fähig ist, dem anderen ebenso Gefühle, Intentionen und Überzeugung zu unterstellen. Die Basis für eine positive Entwicklung der Mentalisierung und Symbolisierung ist eine *sichere Bindung* (Brisch 2009). Die mangelnde Erfahrung, triadische Beziehungen intrapsychisch und intrapersonal zu gestalten, ist ebenfalls häufig bei Suchterkrankten anzufinden.

Bei Süchtigen ist häufig eine Einschränkung der *Selbstfürsorge* (Khantzian 1999) anzutreffen. Neben den Funktionen der Signalangst, der Realitätsprüfung und des Urteilsvermögens ist bei Süchtigen oft die Selbstfürsorge beeinträchtigt,

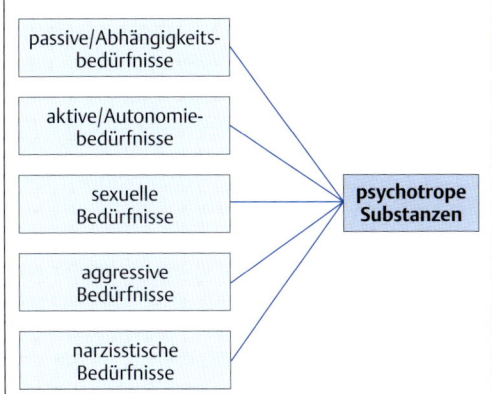

Abb. 2.4 Triebbedürfnisse oder Triebimpulse (auf allen Strukturniveaus ist das Suchtmittel hilfreich).

Tabelle 2.7 Suchtmittelmissbrauch und Psychodynamik.

Triebbefriedigungsersatz
Flucht vor der Realität
Schutz vor unerträglichen inneren Spannungen
narzisstische Ersatzbefriedigung
Kompensation eines strukturellen Mangels

Tabelle 2.8 Rauschregression und strukturelle Störung.

Balance zwischen Vernunft und Wunsch
Verschiebung der Balance durch den Rausch
„halluzinatorische Wunscherfüllung"
Spannung zwischen Vernunft und Wunsch wächst
intrapsychische Balanceverschiebung
Folgen auf :
• Ich-Funktionen, Abwehrmechanismen, Beziehung
• sozialen, beruflichen und familiären Druck

besonders wenn in der Entwicklung des Kindes die Bedürfnisse missachtet wurden, es vernachlässigt, missbraucht oder misshandelt wurde.

Geschlechtsspezifische Aspekte. Unter Gender-Mainstreaming-Aspekten (Lackinger-Karger 2008) sind die geschlechtsspezifischen Aspekte der Suchtentwicklung und des Einsetzens von Sucht-

mitteln zu beachten. Frauen greifen eher zum Alkohol – nicht wegen seiner enthemmenden, sondern seiner anästhesierenden Wirkung. Sie setzen ihn im Gegensatz zu Männern häufig als ein beruhigendes „Medikament" ein (Trube-Becker 1990). So trinken auch abhängige Frauen eher heimlich meist zum Erhalt eines Spiegels und nicht zur Erzielung eines Rausches.

Psychiatrische Komorbidität. Während Suchtmittel bei einer neurotischen Erkrankung oft als Adjuvanz benutzt werden und weniger häufig zu destruktiven Suchterkrankungen führen, sind bei Menschen mit Persönlichkeitsstörungen Suchtmittel eher als Versuch zur Selbstheilung zu verstehen, d. h., um unerträgliche innere, wechselnde Bilder integrieren oder nicht mehr wahrnehmen zu müssen. Besonders bei Menschen mit schweren traumatischen Erfahrungen werden Suchtmittel auch als Reinszenierung von Gewalterfahrungen gegen die eigene Person eingesetzt, um so die inneren unerträglichen Bilder und Wiederholungen von Täter- und Opferdynamiken im Sinne eines Selbstzerstörungsversuches darzustellen (Streek-Fischer 2005).

Der hohe Anteil an schwer traumatisierten Abhängigkeitserkrankten (Möllering 2008, Schäfer 2000) erfordert besondere Behandlungsstrategien.

Diagnostische Aspekte. Die OPD (Operationalierte Pschodynamische Diagnostik 2009) sowie die OPD-KJ (Operationalisierte Psychodynamische Diagnostik, Kinder und Jugendliche 2007) ist hilfreich bei der Festlegung der intrapsychischen Ressourcen sowohl auf der Beziehungsachse als auch auf der Achse der Behandlungsmotivation und kann hilfreich sein für die Festlegung der Ziele in der stationären Behandlung von Suchterkrankten.

2.5.2 Psychodynamische Aspekte der Therapie

Bei Kindern und Jugendlichen sind psychodynamische gruppen-, einzel- und familientherapeutische Sitzungen miteinander zu kombinieren. Dem stationären *Realraum* – gebildet durch die Mitarbeiter des Erziehungs- und Pflegeteams, den Fachtherapeuten sowie ihren multimodalen und multiprofessionellen Arbeitsmethoden – steht der *Therapieraum* – die Beziehung zwischen Psychologen, Ärzten, Psychotherapeuten – gegenüber. Der Raum zwischen Realität und therapeutischer Bearbeitung der intrapsychischen Konflikte stellt den *Übergangsraum* dar (Abb. 2.**5**).

Realraum. Im Realraum ist sofortige Verantwortungsübernahme, Selbstwirksamkeit, Selbstachtung, Selbstfürsorge und Übernahme von Verantwortung für das eigene Handeln auch bei Beschädigung von Personen und Gegenständen auf der Station eine notwendige Voraussetzung, um eine ausreichende Stabilität für therapeutische Prozesse zu schaffen.

In diesen Rahmen gehören die unterschiedlichen Alltagsanforderungen eines stationären Settings, angefangen von wieder Lernen lernen (Schule) vom 1. Tag der stationären Aufnahme über Beteiligung am Wecken, Weckdienst, Reinigung der Station bis zum Küchendienst usw.

Im fachtherapeutischen Bereich spielt besonders die Bewegungs- und Sporttherapie eine große Rolle, da der Körper wieder als positives Objekt benutzt werden kann, besonders um Spannungen durch Bewegung, Spiel und Ausdauer abreagieren zu können. Die kreativen Möglichkeiten der Ergotherapie oder die besonderen Aspekte einer Arbeitstherapie sind weitere wichtige Bausteine, die das Gefühl für die eigene Schaffenskraft, das Selbstwertgefühl und den realistischen Zugang zu den eigenen Fähigkeiten wieder öffnen kann (Thoms 2004).

Stabile Arbeitsbeziehung. Voraussetzung für eine erfolgreiche Behandlung im psychotherapeutischen Bereich ist eine stabile Arbeitsbeziehung (Möller, Thoms 2000). Entscheidend ist die therapeutische Haltung gegenüber dem Patienten, der Drogen als Copingstrategie eingesetzt hat, um seine inneren Spannungen und seine Bedürfnisse zu befriedigen und vor allem um zu überleben, wenn auch mit und dank der Drogen (Abb. 2.**6**).

Über diese Beziehung ist der Zugang zum Suchterkrankten möglich, und die intrapsychischen Prozesse können in die Bearbeitung kommen (Tab. 2.**9**). Mit psychodynamisch orientierten Konzepten, der Übernahme von Hilfs-Ich-Funktionen, der Bearbeitung von Scham- und Schuldgefühlen, dem Containing und Containment, der Möglichkeit, innere zerbrochene Bilder zu ganzen Objekten wieder gemeinsam zusammenfügen zu können, kann der Patient neue Entwicklungschancen entwickeln (Morgenroth 2010).

Traumatherapeutische Methoden. Bei schwer traumatisierten abhängigkeitserkrankten Kindern und Jugendlichen werden traumatherapeutische Methoden, wie die Arbeit mit dem „inneren sicheren Ort", mit „Tresorübungen", d. h. der Abspeicherung traumatischer Inhalte an einen sicheren Ort

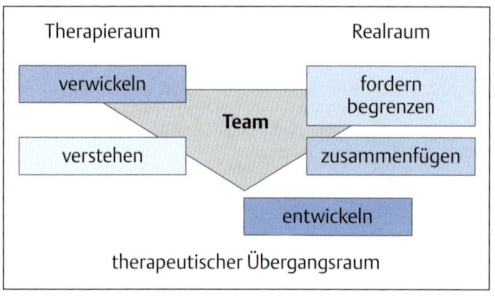

Abb. 2.**5** Therapieprozess.

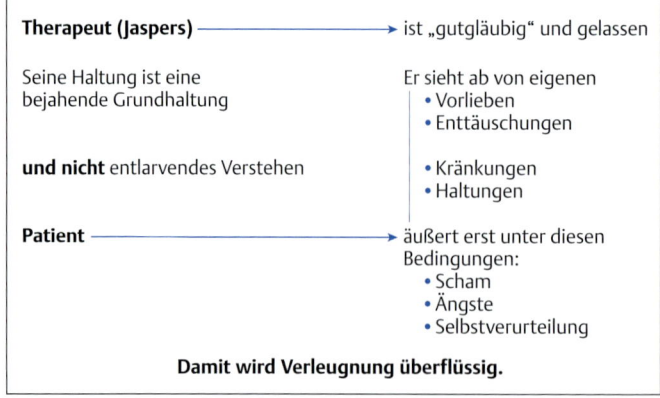

Abb. 2.**6** Bedingungsfreies Akzeptieren.

Tabelle 2.**9** Therapieziele.

Therapieziele
Selbst- und Objektrepräsentanzen
• von der Teilobjekt- zur Ganzobjektbeziehung
• von der dyadisch fixierten zurGanzobjekt-beziehung
• stabile Trennung von Selbst und Objekt
Ich-Funktionen
• Nachreifung struktureller Defizite
• Erhöhung der Toleranz für Affekte und Frustrationen
• realistische Selbst- und Fremdwahrnehmung
Über-Ich-Funktionen
• Bahnung eines (postödipalen) Über-Ichs
• Depersonifizierung von Werten und Normen

in einen Tresor, der jederzeit wieder erreichbar ist, positiven Life-Events-Übungen, Notfalllisten und Stabilisierungsübungen gearbeitet (Besser 2005). Zum Schluss, nach ausreichender Stabilisierung kann eine Aufarbeitung traumatischer Inhalte mit der Videoscreentechnik oder EMDR (Eye Movement Desensitization and Reprocessing, Shapiro 2007) erfolgen.

Behandlungssetting. *Einzeltherapeutische* Sitzungen dienen der Aufarbeitung intrapsychischer Konflikte. Sie bedürfen eines stabilen verlässlichen therapeutischen Rahmens. Das psychotherapeutische Vierstufenmodell umfasst folgende Schritte:
• Akzeptanz des abhängigkeitserkrankten Kindes oder Jugendlichen und seiner positiven und negativen Erfahrungen auch mit den Suchtmitteln
• Entwicklung von Wünschen und Ziele an das Leben, ob realistisch oder unrealistisch
• kritisches Infragestellen, ob diese Ziele je erreichbar sind
• Zielerarbeitung mit dem Kind oder Jugendlichen in intensiver Auseinandersetzung, um ein realistisches Modell der persönlichen Entwicklung mit Zielen und Lösungsstrategien zu entwerfen

Im *gruppentherapeutischen* Setting können psychoanalytische interaktionelle Konzepte (Heigl-Evers u. Ott 1994) mit systemischen Behandlungsgrundsätzen sinnvoll ergänzt werden.

Die Behandlung Jugendlicher in einem *Peer-to-Peer-Setting* hat sich als günstig herausgestellt, da die natürliche Ablehnung von Kindern und Jugendlichen gegenüber dem Erwachsenen, besonders aufgrund negativer Erfahrungen und der adoleszenten Entwicklung, therapeutische Prozesse erschweren kann. Durch die Anregung eines interaktiven Prozesses in der Gruppe der Jugendlichen sind therapeutische Prozesse schneller und effektiver in Gang zu setzen. Relativ schnell werden Erfahrungen und intrapsychische Konflikte deutlich. Durch den äußeren akzeptierenden Rahmen werden sie mitteilbar und in den verschiedenen Settings bearbeitbar.

Spezielle traumabezogene Gruppentherapien, geschlechtsspezifische und sozialtherapeutische Gruppen ergänzen neben psychoedukativen Maßnahmen, besonders bei psychoserkrankten abhängigen Kindern und Jugendlichen, das Behandlungssetting.

Übergangsraum. Der therapeutische Übergangsraum bietet den Rahmen für die Begegnung von Interaktionsprozessen aus dem Realraum mit den verschiedenen Alltagserfahrungen und den Übertragungs-Gegenübertragungs-Reaktionen zwischen dem Patienten sowie dem Pflege- und Erziehungsdienst (Projektionen, Übertragung und Gegenübertragung). Durch diesen Prozess werden Synthese- und Integrationsleistungen im Team und im Patienten gefördert (Wartberg et. al. 2009).

Der tägliche Austausch der verschiedenen Wahrnehmungen und die Synthese, das Zusammenfügen der unterschiedlichen Aspekte einzelner Patienten und der Dynamik in der Gruppe können für den weiteren therapeutischen Prozess konstruktiv genutzt werden.

Maßnahmen bei psychiatrischer Komorbidität. Im qualifizierten Entzug, der einen Einstieg in das therapeutische Bearbeiten der Grundkonflikte ermöglichen sollte, ist bei affektiven Störungen, Entwicklungen von Persönlichkeitsstörungen, Psychosen und Traumafolgestörungen eine weitergehende stabilisierende psychotherapeutische Behandlung im stationären Setting notwendig, damit eine spätere weiterführende Rehabilitationsbehandlung entweder im Rahmen einer medizinischen Rehabilitation oder bei Bedarf einer höheren individualisierten Behandlungsform im Rahmen einer Rehabilitationsmaßnahme der Jugendhilfe fortgeführt werden kann.

Bei ausreichenden familiären Rahmenbedingungen und einer erfolgreichen familientherapeutischen Arbeit ist nach tagesklinischer Belastungserprobung auch eine Entlassung in das Ursprungsmilieu möglich.

Literatur

Arbeitskreis OPD, Hrsg. Operationalisierte Psychodynamische Diagnostik, Bern: Huber; 2009

Arbeitskreis OPD KJ. Operationalisierte Psychodynamische Diagnostik im Kindes- und Jugendalter, Bern: Huber; 2007

Argelander H. Das Erstinterview in der Psychotherapie, Darmstadt: Wissenschaftliche Buchgesellschaft; 1970.

Besser L. Psychotrauma, Gehirn und Suchtentwicklung. In: Möller C, Hrsg. Drogenmissbrauch im Jugendalter, Göttingen: Vandenhoeck & Ruprecht; 2005

Bilitza KW, Hrg. Psychotherapie der Sucht, Göttingen: Vandenhoeck & Ruprecht; 2008

Bilitza KW, Hrsg. Psychodynamik der Sucht, Göttingen: Vandenhoeck & Ruprecht; 2008

Bilitza KW, Schuler P. Sucht. In: Senf W, Broda M, Hrsg. Praxis der Psychotherapie. Ein integratives Lehrbuch, Stuttgart: Thieme; 2005

Bion WR. Lernen durch Erfahrung. Frankfurt a.M.: Suhrkamp; 1990

Bowlby J. Attachment and loss. Bd 1 Attachment. New York: New York Basic Books; 1969

Brisch KH. Bindungsstörungen. Von der Bindungstherorie zur Therapie. Stuttgart: Klett Cotta; 2009

Freud S. Jenseits des Lustprinzips. GW BD. XIII. Frankfurt a.M.: Suhrkamp; 1920

Hartmann H. Ego psychology and the problems of adaption. New York: Trans. David Rapaport, International University Press Inc.; 1958

Heigl-Evers A, Ott J, Hrsg. Die psychoanalytisch-interaktionelle Methode. Theorie und Praxis. Göttingen: Vandenhoeck & Ruprecht; 1994

Khantzian EJ. Treating Addictions as a Human Process. Northvale a. New Jersey: Jason Aronson Inc. 1. Reprint; 1999

Lackinger-Karger I. Perspektiven der weiblichen Suchtentwicklung, In: Bilitza KW, Hrsg. Psychodynamik der Sucht. Göttingen: Vandenhoeck & Ruprecht; 2008

Lorenzer A. Szenisches Verstehen. Zur Erkenntnis des Unbewußten. Marburg: Tectum Verlag; 2005

Möller C, Thoms E. Drogenabhängigkeit durch ein tragendes therapeutisches Beziehungsangebot überwinden. Suchtmedizin 2000; 2: 172–174

Möllering A. Zur Ätiologie der Sucht als Traumafolgestörung. In: Bilitza KW, Hrsg. Psychodynamik der Sucht, Göttingen: Vandenhoeck & Ruprecht; 2008

Morgenroth C. Die dritte Chance. Therapie und Gesundung von jugendlichen Drogenabhängigen. Wiesbaden: VS Verlag; 2010

Schäfer M, Schnack B, Soyka M. Sexueller und körperlicher Missbrauch während früher Kindheit oder Adoleszenz bei späterer Drogenabhängigkeit. Psychother Psychosom Med Psychol 2000; 50 (2): 147–156

Segal H. Bemerkungen zur Symbolwirkung. In: Bott Spillius E, Hrsg. Melanie Klein heute Entwicklung in Theorie und Praxis Band 1 Beiträge zur Theorie, Stuttgart: Klett Cotta; 1990

Shapiro F, Forrest MS, Kierdorf T, Höhr H. EMDR in Aktion. Die neue Kurzzeit-Therapie in der Praxis, Paderborn: Jungfermann, 2007

Streek-Fischer A. Adoleszenz – Delinquenz, Drogenmissbrauch. In: Möller C, Hrsg. Drogenmissbrauch im Jugendalter, Göttingen: Vandenhoeck & Ruprecht; 2005

Thoms E. Kinder- und jugendpsychiatrische Aspekte der Sucht. In: Daunderer M, Hrsg. Drogenhandbuch 32 Erg.-Lfg. 12, Landsberg: Ecomed Verlag; 2004

Trube-Becker E. Warum greifen Frauen zur Flasche? Suchtreport 1990; 4:50–53

Wartberg L, Sack PM, Thoms E, Möller C, Stolle M, Thomasius R. Stationäre Kinder- und Jugendpsychiatrie sowie Psychotherapie bei substanzabhängigen Jungen und Mädchen. In: Psychotherapeut 2009; 54: 193–198

Winnicott, DW. Reifungsprozesse und fördernde Umwelt, Frankfurt a.M.: Fischer; 1990

Wurmser L. Ich- und Über-Ich. Spaltung bei Suchtkranken. Psychotherapie im Dialog 2003; 4: 178–183

2.6 Multidimensionale Familientherapie

Andreas Gantner

2.6.1 Einleitung

Die Multidimensionale Familientherapie (MDFT) wurde seit 1985 von einer Arbeitsgruppe um Howard Liddle im Center for Treatment Research on Adolescent Drug Abuse (CTRADA) der University of Miami Medical School entwickelt und bisher in zehn abgeschlossenen randomisierten klinischen Studien erfolgreich evaluiert (Liddle 2002, Liddle 2010, von Sydow et al. 2010).

Zielgruppe der MDFT sind insbesondere drogenmissbrauchende, delinquente Jugendliche mit multiplen Verhaltensauffälligkeiten bzw. komorbiden psychiatrischen Störungen und ihre Familien. MDFT ist als ambulantes Behandlungssystem in unterschiedlicher Intensität erprobt. Es wird sowohl als präventives Frühinterventionsangebot eingesetzt, hat sich aber vor allem als intensive ambulante Alternative zu stationären Angeboten bewährt. Derzeit wird in Frankreich und den Niederlanden der Einsatz von MDFT auch in einem stationären, tagesklinischen Setting im Bereich der Jugenddelinquenz untersucht.

Auf der Grundlage von zahlreichen Prozess- und Outcome-Studien wird das Behandlungsmanual weiterentwickelt (Liddle 2002) sowie verschiedenen Settings und kulturellen Kontexten angepasst. Es wurden verschiedene Dimensionen wie Behandlungsdauer und -intensität, Behandlungsort, Einschluss spezifischer Methoden wie Case Management etc. variiert. Der MDFT-Therapieansatz wird seit 2006 in fünf europäischen Ländern (Belgien, Deutschland, Frankreich, Niederlande, Schweiz) in einer multizentrischen Studie im Auftrag des Bundesministeriums für Gesundheit beforscht (Gantner 2006, Rigter 2005). In Deutschland wurde die MDFT in der Berliner jugend- und suchtspezifischen Einrichtung Therapieladen e.V. eingeführt und von einem ausgebildeten MDFT- Behandlungsteam angewendet (Gantner et al. 2009).

2.6.2 MDFT: evidenzbasiertes systemisches Behandlungsmodell

MDFT hat sich in den USA für die Behandlung Jugendlicher mit Substanzproblemen als evidenzbasierter „Best-Practice"-Ansatz etabliert. Die Ergebnisse der MDFT Studien wurden in Deutschland vom Wissenschaftlichen Beirat Psychotherapie positiv bewertet und trugen zur Anerkennung der systemischen Therapie/Familientherapie als wissenschaftliches Therapieverfahren bei (von Sydow et al. 2006). MDFT gilt im Bereich der Behandlung Jugendlicher mit Substanzstörungen als einer der effektivsten Ansätze.

In zahlreichen randomisierten kontrollierten Studien erwies sich MDFT gegenüber Kontrollbehandlungen als effektiver in verschiedenen Bereichen (Liddle 2010, von Sydow et al. 2010). MDFT erzielte höhere Effekte in Bezug auf eine nachhaltige Reduktion des Substanzmissbrauchs und damit assoziierter Probleme wie Delinquenz und Schuldistanz. Im Weiteren erzielte MDFT eine hohe Haltequote sowie eine hohe Zufriedenheit der beteiligten Klienten.

2.6.3 MDFT: Interventionen in vier Subsystemen

MDFT unterscheidet vier verschiedene Interventionsebenen, in denen therapeutisch in flexiblen Settings mit unterschiedlichen Zielen und Strategien gearbeitet wird:

■ Interventionsebene Jugendlicher

Jugendliche mit Suchtproblemen haben in der Regel keine explizit formulierte Therapiemotivation. Motivierung und Aufbau einer therapeutischen

Arbeitsbeziehung zum Jugendlichen sind zentrale Aufgaben des Therapeuten. Der Jugendliche soll die Erfahrung machen, dass der Therapeut an seiner Seite steht und ihn im Hinblick auf das Erreichen seiner Ziele unterstützt. Dem Herausarbeiten von Ambivalenzen des Jugendlichen in Bezug auf den Drogenkonsum und dessen Auswirkungen kommt dabei eine besondere Bedeutung zu.

Dem jugendlichen Klienten werden konkrete Problemlösungsstrategien im Umgang mit Konsum/Suchtverlangen, Eltern/Angehörigen, Freunden/Peers und dem sozialen Umfeld (Schule, Jugendhilfe, Ausbildung) angeboten. Der Therapeut berücksichtigt stets die Fähigkeiten bzw. den Entwicklungsstand des Jugendlichen. Auf der Basis eines gemeinsamen Arbeitsbündnisses wird außerdem systematisch die kognitive und emotionale Selbstexploration des Jugendlichen gefördert, die Ergebnisse werden dann in Familiensitzungen weiterkommuniziert. Der Jugendliche wird vorbereitet, den Eltern „seine Sicht der Dinge" zu erzählen.

■ Interventionsebene Eltern

Eltern als erwachsene Einzelpersonen. Die Arbeit mit den Eltern beinhaltet zwei verschiedene Ansatzpunkte: Einerseits fokussiert MDFT die Eltern in ihrer Rolle als erwachsene Einzelpersonen, unabhängig von ihren Aufgaben als Eltern und Erzieher. Es wird herausgearbeitet, inwiefern individuelle Schwierigkeiten wie psychische Probleme, Alkoholmissbrauch oder aktuelle Belastungen und Stressfaktoren (z. B. Partnerschaftskrise, Arbeitslosigkeit) die Erziehungspraxis negativ beeinflussen.

Oft liegen langfristige, manchmal chronische Probleme vor, die im Rahmen von MDFT nur sehr eingeschränkt bearbeitet werden können. Aufgabe ist es, Eltern mit ihren eigenen Anliegen und Problemen zu verstehen, für Hilfebedarf zu sensibilisieren und ggf. an weiterführende Hilfen zu vermitteln. Grundhaltung dabei ist, die Eltern zu motivieren „etwas für sich zu tun", damit sie in der Folge auch für ihre Kinder besser präsent sein können.

Erziehungsstil. Der zweite Ansatzpunkt betrifft den Erziehungsstil der Eltern, der auf Stärken und Schwächen hin gewürdigt und therapeutisch beeinflusst werden soll. Hier geht es um Fragen nach einem ausgewogenen Verhältnis von Nähe/Dis-

tanz, Fürsorge/Selbstverantwortung, Kontrolle/Gewährenlassen etc. sowie um die Klärung, inwieweit die Eltern in diesen Punkten eine gemeinsame Haltung vertreten. In den Sitzungen mit einzelnen Eltern bzw. Elternpaaren werden diese in ihren Erziehungsfähigkeiten gefördert und in ihrem elterlichen Selbstvertrauen gestärkt, so dass sie wieder Gewissheit erlangen, Bedeutung für und Einfluss auf ihr Kind zu haben. Die zentrale Botschaft an die Eltern ist: „Sie sind die Medizin!"

Dabei kommen unter anderem psychoedukative Ansätze zum Einsatz, um Wissen zu speziellen Themen wie Drogen, Sucht, ADHS oder Depressionen zu vermitteln. Es werden auch Informationen zur Adoleszenz und Erziehungsfragen (z. B. nach altersgemäßer Kommunikation mit dem Jugendlichen, dem Setzen von Grenzen oder den Konsequenzen im Hinblick auf getroffene Absprachen) gegeben.

■ Interventionsebene Familie

> ■ Der Wiederaufbau positiver emotionaler Beziehungen in der Familie gilt als zentraler Wirkfaktor für das Erreichen einer langfristigen Verbesserung von Problemverhalten wie Drogenmissbrauch. ■

MDFT fördert deshalb das Entdecken und Einüben neuer Formen der familiären Kommunikation. Das beinhaltet, gegenseitige Offenheit und Vertrauen zu fördern und positive emotionale Beziehungen/Bindungen zwischen den Familienmitgliedern wieder zu beleben bzw. zu vertiefen. Das Thematisieren und Offenlegen negativer Gefühle auf beiden Seiten wie Enttäuschung, Ohnmacht, Wut, Verlassenheit, aber auch das Verstärken oder Erinnern an aktuell schwer zugängliche Gefühle wie Zuneigung, Bindung, liebevolle Verantwortung ist häufig für Jugendliche wie für Eltern eine große Herausforderung.

Diese emotionale Klärung wird jedoch als unverzichtbarer Baustein für zukünftig bessere Kommunikation und gelingende Problemlösung in der Familie angesehen. Die hierfür zentrale methodische Herangehensweise des „Enactments" (Minuchin 1983) beschreibt die Förderung der direkten Kommunikation der Beteiligten miteinander in den Sitzungen: Der Therapeut regt die Interaktion an, moderiert sie und gibt praktische Hilfestellung beim Ausprobieren neuer Formen positiver familiärer Verständigung.

Die zentral belastenden Themen der Familie werden in der Regel zunächst in Einzelsitzungen mit den Jugendlichen und Eltern angesprochen und für die Familiensitzung vorbereitet. Das Pendeln und Vermitteln zwischen den Subsystemen beschleunigt und vertieft den therapeutischen Prozess auf der familiären Ebene. Die Methode, Themen aus der Einzelarbeit für die Familiensitzung zu nutzen, geht einher mit dem Gegenstück, Themen aus der Familiensitzung in darauf folgenden Einzelsitzungen mit Jugendlichen und Eltern weiter durchzuarbeiten.

■ Interventionsebene außerfamiliäres Umfeld

Die Prämisse für diesen Interventionsbereich ist, dass Veränderungen auf der individuellen und familiären Ebene oft nicht ausreichen, sondern das soziale Umfeld im Hinblick auf seine Bedeutung als Risiko- bzw. Schutzfaktor einbezogen werden muss. Ziel ist es, Eltern und Jugendliche im Umgang mit dem relevanten sozialen System zu unterstützen bzw. kompetenter zu machen, falls Probleme und Defizite in diesem Bereich als Belastung wirken bzw. vorhandene Ressourcen als zusätzliche Schutzfaktoren noch nicht genutzt werden.

Zum sozialen System zählen vor allem Peers oder relevante außerfamiläre Erwachsene sowie professionelle Bezugspersonen wie Mitarbeiter des Jugendhilfesystems, der Schulen sowie von Behörden (bei delinquenten Jugendlichen z.B. die Jugendgerichtshilfe) oder medizinischen Diensten. Der Therapeut stellt bei Bedarf Kontakte zu den Institutionen her, vereinbart Treffen und begleitet Eltern bzw. Jugendliche zu diesen Terminen, um möglichst positive Ergebnisse für die Familie zu erzielen.

2.6.4 Therapeutische Sitzungen, Settings und Kontakte

MDFT hat ein erweitertes Verständnis von „therapeutischen Sitzungen" – sowohl in zeitlicher als auch räumlicher Hinsicht. Hintergrund dieser hohen Flexibilität ist eine pragmatische Orientie-

rung an den Fragen: „Wie erreiche ich als Therapeut möglichst viel möglichst schnell?" und „Wie kann ich möglichst effektiv und gleichzeitig auf den vier Ebenen intervenieren?". Dementsprechend finden Therapiesitzungen bzw. -kontakte sowohl in der Einrichtung als auch „aufsuchend" in der Wohnung der Familie oder an anderen Orten, aber auch telefonisch statt.

Die *Zeitdauer* eines Kontakts ist nicht standardisiert, sondern richtet sich nach den Erfordernissen der individuellen Sitzungsplanung und ihrer Ziele. Die *Frequenz* der wöchentlichen Kontakte ist abhängig von der individuellen familiären Situation, sie variiert in der Regel zwischen zwei und vier Sitzungen/Kontakten in unterschiedlichen Settings, d.h. mit dem Jugendlichen, den Eltern und der gesamten Familie.

Ebenso typisch dafür ist eine weitere Besonderheit von MDFT, wonach sich Therapiesitzungen aus verschiedenen Teilen zusammensetzen können: In einer Sitzung kann es sinnvoll sein, zunächst mit dem Jugendlichen oder einem Elternteil alleine zu sprechen, und unmittelbar im Anschluss die Sitzung auf familiärer Ebene fortzusetzen. Telefonische Kontakte sind eine wichtige Ergänzung zu Sitzungen in der Einrichtung oder vor Ort.

Das häufige Wechseln von Interventionsebenen und das Pendeln zwischen den Subsystemen, eingebettet in eine ziel- und problemlösungsorientierte Gesamtstrategie, sind zentrale Elemente von MDFT. In diesem settingflexiblen und methodenkreativen Vorgehen gibt es viel Übereinstimmung mit der in Deutschland bereits in Ausbildungsgängen etablierten systemischen Kinder- und Jugendlichenpsychotherapie (Retzlaff 2008, Rotthaus 2001).

2.6.5 Supervision und Qualitätssicherung

Die Entwickler der MDFT haben quantitative und qualitative methodische Standards zur Qualitätssicherung/Evaluation von Therapieprozessen und zur Überprüfung der manualgetreuen Anwendung von MDFT entwickelt. Dabei spielt das spezifische Supervisionskonzept eine zentrale Rolle: Der MDFT-Supervisor ist fester Bestandteil eines Teams von MDFT-Therapeuten. Er nutzt die Informationen aus den unterschiedlichen Quellen in der Außenperspektive, um den komplexen Therapieprozess gemeinsam mit dem durchführenden Therapeuten zu planen und kontinuierlich zu evaluieren. Notwendig hierfür sind ein fachliches Vertrauensverhältnis zwischen Supervisor und Therapeuten und die Akzeptanz der unterschiedlichen Rollen und Aufgaben in diesem Behandlungssystem.

> MDFT-Supervision ist zentraler und unverzichtbarer Bestandteil der Qualitätssicherung und unterscheidet sich aufgrund der Dichte und unmittelbaren Kontrolle am individuellen Fall deutlich von üblichen Supervisionskonzepten.

Darüber hinaus existiert mit dem *MDFT Intervention Inventory* (MII) ein zusätzliches Ratingsystem, mit dem durch externe, speziell geschulte Rater einzelne aufgezeichnete MDFT-Sitzungen hinsichtlich der gezeigten MDFT-Kompetenz evaluiert werden können. Im Rahmen des neu gegründeten internationalen Dachverbands MDFT Europe soll in Zukunft gewährleistet werden, dass die Ausbildung und der Einsatz von MDFT in den verschiedenen Ländern entsprechend den qualitativen Standards und Vorgaben der Entwickler erfolgen. Hierzu wurde von den an der INCANT-Studie beteiligten MDFT-Therapeuten ein deutschsprachiges MDFT-Therapiemanual (Spohr et al. 2010) entwickelt.

Literatur

Gantner A. Multidimensionale Familientherapie für cannabisabhängige Jugendliche. Praxis der Kinderpsychologie und Kinderpsychiatrie 2006; 55: 520–532

Gantner A, Spohr B, Bobbink J et al. Pendeldiplomatie im Quadrat. Multidimensionale Familientherapie (MDFT): ein systemischer Therapieansatz für Jugendliche mit Drogenproblemen und Verhaltensauffälligkeiten, deren Eltern und Bezugspersonen. Wiener Zeitschrift für Suchtforschung 2007; 4: 13–26

Liddle HA. Multidimensional Family Therapy for adolescent Cannabis Users. Cannabis Youth Treatment Series. Vol. 5. Miami: Center of Substance Abuse Treatment; 2002 (http://www.chestnut.org/LI/cyt/products/MDFT_CYT_v5.pdf, Stand: 01.08.2011)

Liddle HA. Treating adolescent Substance Abuse. Using multidimensional Family Therapy. In: Weisz J, Kazdin A, eds. Evidence-based Psychotherapies for Children and Adolescents. New York: Guilford Press; 2010: 416–432

Minuchin S, Fishman HC. Praxis der strukturellen Familientherapie. Strategien und Techniken. Freiburg im Breisgau: Lambertus; 1983

Retzlaff R. Spiel-Räume. Lehrbuch der systemischen Therapie mit Kinder und Jugendlichen. Stuttgart: Klett-Cotta; 2008

Rigter H. Treating Cannabis Dependence in Adolescents: a European Initiative based on current scientific Insights. In: Jugendkult Cannabis Risiken und Hilfe. Berlin: Die Drogenbeauftragte der Bundesregierung; 2005: 117–124

Rotthaus W, Hrsg. Systemische Kinder- und Jugendlichenpsychotherapie. Heidelberg: Carl-Auer; 2001

Spohr B, Gantner A, Bobbink J. Das MDFT Manual. Multidimensionale Familientherapie. Theoretische Grundlagen und Praxis; 2010 (unveröffentlicht)

von Sydow K, Schindler A, Beher S et al. Die Wirksamkeit Systemischer Therapie bei Substanzstörungen des Jugend- und Erwachsenenalters. Sucht 2010; 56 (1): 21–42

von Sydow K, Beher S, Retzlaff R et al. Die Wirksamkeit der Systemischen Therapie/Familientherapie. Göttingen: Hofgrefe; 2006

2.7 Angehörigenarbeit, Familien- und Paartherapie

Peter Peukert

2.7.1 Einleitung

Substanzbezogene Störungen, wie sie anhand der aktuellen Klassifikationssysteme der ICD-10 bzw. des DSM-IV definiert werden, scheinen nicht nur bei den Betroffenen, sondern auch den Angehörigen (Partner, Kinder etc.) mit negativen Konsequenzen assoziiert zu sein. Aktuelle Schätzungen im Rahmen des REITOX-Drogenberichts zeigen, dass ca. 5–7 Millionen Angehörige allein durch die Alkoholabhängigkeit eines Familienmitglieds betroffen sind (Pfeiffer-Gerschel et al. 2007). Aufseiten der Angehörigen zeigen sich deutlich erhöhte Raten stressbedingter Erkrankungen sowie weiterer psychosozialer Beeinträchtigungen (Copello et al. 2005).

Stressoren bei Erwachsenen. Die Belastungen der Angehörigen können nach Schmid et al. (2003) inhaltlich und thematisch unterschiedlichen Bereichen zugeordnet werden. Die Autoren beziehen hierbei Belastungsfaktoren wie einen zeitlicher Betreuungsaufwand oder berufliche Nachteile genauso mit ein wie gesundheitliche und emotionale Belastungen (z.B. im Rahmen von Schlafstörungen, einer vermehrten Grübelneigung), negative Auswirkungen auf Beziehungen zu anderen (z.B. durch vermehrte Reizbarkeit), ein Informationsdefizit bezüglich der Erkrankung sowie Schwierigkeiten im Umgang mit dem Betroffenen (z.B. Aggressionsausbrüche).

Stressoren bei Kindern. Richtet man den Fokus auf die Subgruppe der Kinder von Betroffenen mit substanzbezogenen Störungen, so zeigt sich, dass die Kinder unter spezifischen familieninternen Stressoren leiden. Kroll (2004) zeigte anhand einer Überblicksarbeit unter Einbeziehung von sieben angloamerikanischen Studien, dass diese Stressoren letztlich übergeordneten Inhaltsbereichen zuordenbar sind. Dies sind Ablehnung und Verstörung des Kindes, soziale Isolation und Verlusterleben, permanente familiäre Konflikte, gewalttätiges Verhalten und die daraus resultierende Verunsicherung bis hin zu einer Rollenumkehr und Rollenkonfusion (das Kind wird in die Rolle des Fürsorgepflichtigen gedrängt).

Darüber hinaus wurde in anderen Studien gezeigt, dass Kinder von Eltern mit Alkohol- oder Drogenproblemen im Verlauf mit höherer Wahrscheinlichkeit selbst substanzbezogene Störungen entwickeln und darüber hinaus in jüngeren Lebensjahren mit dem Substanzkonsum beginnen. Dabei scheinen die benannten Familienfaktoren (wie vermehrte intrafamiliäre Konflikte, feindseliges Familienklima etc.) als Prädiktoren für Verhaltensprobleme der Kinder eine größere Rolle zu spielen als das Konsumverhalten des Betroffenen selbst (Vellemann 2004).

In einer ersten Zusammenfassung kann festgehalten werden, dass substanzbezogene Störungen aufseiten der Betroffenen zu mannigfachen langfristig negativen Konsequenzen führen, aufseiten der Familienangehörigen und Interaktionspartner allerdings zusätzlich mit eigenständigen Problemfeldern (sowohl somatisch als auch psychosozial) assoziiert zu sein scheinen.

Stresskonzepte. Hoenig und Hamilton (1969) differenzieren in einer frühen Konzeptualisierung hinsichtlich der Frage der Belastungsfaktoren zwischen subjektiver und objektiver Belastung („burden"), wobei moderne Stresskonzepte auch die Einbeziehung kognitiver Variablen wie der primären und sekundären Bewertung (Lazarus u. Folkman 1989), aber auch das Einbeziehen vorhandener Copingstrategien (Jungbauer et al. 2001) in den theoretischen bzw. therapeutischen Fokus fordern.

Dies wird umso deutlicher, wenn man bedenkt, dass nur ein Teil der Angehörigen bzw. der Kinder von suchtkranken Erwachsenen unter negativen Beeinträchtigungen bezogen auf die Lebensspanne leiden, ein anderer Teil aber unbeeinträchtigt zu bleiben scheint. Dies könnte hinweisgebend sein, die zur Resilienz führenden Einflussfaktoren sowohl präventiv als auch interventionell im Rahmen von Angehörigen- und Paarinterventionen zu stärken (Velleman u. Templeton 2005).

Im Folgenden werden diejenigen Angehörigen- und Paarinterventionen dargestellt, deren Wirksamkeit sich im Rahmen von wissenschaftlichen Studien erwiesen hat.

2.7.2 Interventionsformen

Die Einordnung der Angehörigen- und Familienintervention(en) im Bereich substanzbezogener Störungen erfolgt zunächst anhand der interventionellen Zielvariable (vgl. Orford et al. 2005). Dabei lassen sich inhaltlich drei voneinander abgrenzbare Interventionsformen differenzieren:

- Angehörigenintervention mit dem Ziel, den Betroffenen selbst für eine Behandlung zu motivieren
- zusätzliche Angehörigenintervention im Rahmen der Behandlung des Betroffenen mit dem Ziel, interaktionelle Schwierigkeiten der Familie/des Paars zu bearbeiten und somit den längerfristigen Behandlungserfolg im Rahmen der Substanzbezogenen Intervention zu sichern
- Angehörigenintervention mit dem Ziel der Belastungsreduktion

■ Angehörigenintervention mit dem Ziel des Motivationsaufbaus aufseiten des Betroffenen

Theoretischer Hintergrund. Ausgehend von Überlegungen des transtheoretischen Modells nach Prochaska u. DiClemente (2005) befinden sich viele Betroffene mit stoffgebundenen Störungen in der Phase der Vorüberlegung (präkontemplative Phase). Eine Behandlungsnotwendigkeit sehen die Betroffenen häufig nicht, die Situation charakterisiert sich nach den Autoren im Wesentlichen durch mangelndes Problembewusstsein aufseiten der Konsumenten.

Dies lässt sich nicht nur aus einer motivationalen Perspektive, sondern auch aus lerntheoretischer Sicht erklären. Während kurzfristige Konsequenzen wie die direkte Folge des Konsums (z. B. euphorisierende Wirkung der Substanz) das Verhalten direkt steuern, spielen negative Konsequenzen wie etwa gesundheitliche Konsequenzen oder familiäre Probleme bis hin zur sozialen Isolation aufgrund ihrer mangelnden zeitlichen Kontingenz nur eine geringe Rolle (vgl. Bouton 2006). Aus lerntheoretischer und motivationaler Pers-

pektive bleibt der betroffene Konsument folglich in seinem Problemverhalten, nicht zuletzt durch das kurzfristige Ausbleiben von negativen bzw. das Überwiegen von positiven Konsequenzen durch den Konsum.

CRAFT. Für den Bereich der stoffgebundenen Abhängigkeiten liegt mit dem als Gruppentraining konzipierten CRAFT (Community Reinforcement and Family Trainings; Meyers et al. 1999) ein viel versprechender Ansatz zur Belastungsreduktion und Reduktion maladaptiven Copings aufseiten der Angehörigen, aber auch zum indirekten Motivationsaufbau des Indexpatienten (IP) vor. Eine Darstellung des CRAFT erfolgt in Kapitel 2.8 (S. 69).

Unilaterale Familientherapie. Ein weiterer systemisch orientierter Ansatz kann in der unilateralen Familientherapie (nach Thomas u. Ager 1993) gesehen werden. Analog zum CRAFT basiert das Programm auf der Vorstellung, dass das gezielte Training der Angehörigen zu einer Verhaltensänderung aufseiten des Betroffenen führt. Das Einbeziehen des Betroffenen selbst ist dabei nicht vorgesehen. Die Autoren zeigten bei einer Stichprobe von 25 Angehörigen von alkoholkranken Patienten, dass eine Reduktion der Trinkmenge um 53 % in den Familien zu verzeichnen war, die an der Familienintervention teilnahmen. Insofern kann in dem gezielten Training der Angehörigen ein viel versprechender Ansatz gesehen werden, indirekt auf das Problemverhalten der Betroffenen Einfluss zu nehmen.

■ Familien- und Angehörigenintervention im Rahmen der Behandlung des Betroffenen

Unabhängig von der schulischen Ausrichtung zielen alle Angehörigen- bzw. Paarinterventionen auf eine Verbesserung der Paar- bzw. Familienbeziehungen und damit auf eine Stabilisierung der Suchterkrankung ab. Während die Einbeziehung der Familie im US-amerikanischen Versorgungssystem in der Behandlung von Suchterkrankungen als Standard festgelegt ist (vgl. McCrady u. Ziedonis 2001, Liddle 2004), werden gerade systemisch-familientherapeutische Ansätze in der Suchtbehandlung kaum genutzt.

Systemisch-familientherapeutische Ansätze. In der Tradition der systemischen Ansätze wie der strukturellen und strategischen Familientherapie (Harley 1977, Minuchin 1974) zielen die Therapieansätze darauf ab, die Interaktionen des Indexpatienten mit den Familienangehörigen mittels des Aufzeigens und der Verbesserung kommunikativer Prozesse zu verändern.

Unter den modernen Ansätzen ist beispielsweise die *multidimensionale Familientherapie* (MDFT, Liddle 2010). In einer Metaanalyse von 10 randomisierten kontrollierten Studien zur systemischen Therapie im Erwachsenenalter und 17 Studien im Jugendalter berichten von Sydow et al. (2010) von sehr guten und zeitlich stabilen Wirksamkeitsnachweisen der systemischen Therapie bei Substanzstörungen im Jugendalter, bei Heroinabhängigen in Kombination mit einer Methadonsubstitution und etwas schwächer im Bereich der alkoholbezogenen Störungen.

> Diese zusammenfassende Darstellung der systemischen Ansätze lässt vermuten, dass eine stärkere Berücksichtigung familientherapeutischer und systemischer Ansätze im Rahmen der Suchtbehandlung in Deutschland erforderlich ist.

Verhaltenstherapeutische Paartherapie. Im Rahmen verhaltenstheoretischer Ansätze ist für den Bereich der Paartherapie die verhaltenstherapeutische Paartherapie zu nennen (Behavioral Couples Therapy [BCT]; Fals-Stewart et al. 2005). Dabei kommen folgende verhaltenstherapeutisch orientierten Techniken zur Anwendung:

- Aufbau von Alternativverhalten in konsumrelevanten Situationen (z. B. Stress)
- Problemlösetraining zum Umgang mit suchtassoziierten und allgemeinen Lebensproblemen
- Kommunikationstraining zur Unterstützung der Abstinenz, aber auch dem Umgang mit negativen Affekten
- Aufbau von Problemlösefertigkeiten des Paares
- Aufbau einer positiven Austauschbeziehung
- Verhaltenskontrakte zur Unterstützung der Abstinenz bzw. zum Aufbau abstinenzfördernder Maßnahmen (z. B. Erhöhung der Medikamentencompliance)

Ziele der Maßnahmen sind zum einen die Veränderung des Konsumverhaltens bzw. die Stabilisierung der Abstinenz und zum anderen die Verbesserung der Beziehungsqualität. Powers et al. (2008) zeigten in einer Metaanalyse von zwölf randomisierten kontrollierten Studien, dass die verhaltenstherapeutisch orientierte Paartherapie der Einzeltherapie der Betroffenen in Bezug auf Variablen wie Substanzgebrauch und Qualität der Paarbeziehung überlegen war.

> Dieser Befund legt analog zu den Ergebnissen der systemisch orientierten Ansätze nahe, dass die Einbeziehung von Partnern in das Behandlungssetting gerade im Hinblick auf eine Stabilisierung des interpersonellen Kontextes und damit der Abstinenzwahrscheinlichkeit berücksichtigt werden sollte.

Angehörigenintervention mit dem Ziel der Belastungsreduktion

Während die bisher dargestellten Interventionen primär oder sekundär auf eine Veränderung des Konsumverhaltens abzielen, geht es bei den nachfolgend dargestellten Strategien primär um eine Belastungsreduktion aufseiten der Angehörigen. Ausgehend von dem Vulnerabilitäts-Stress-Modell schlugen Copello et al. (2000) für den angloamerikanischen Sprachraum ein 5-Schritte-Programm zur Beratung bzw. Behandlung von Angehörigen mit substanzbezogenen Störungen vor. Dieses beinhaltet:

- Kommunikation über das Problem
- Informationsvermittlung über die Erkrankung des Indexpatienten
- Exploration typischer Interaktionsstile zwischen den Angehörigen und dem Indexpatienten
- Exploration und Förderung von sozialer Unterstützung
- Besprechung und ggf. Bereitstellung von Weiterbehandlungsmöglichkeiten

Fazit

Anhand der dargestellten Konzepte und Befunde für den Bereich der Angehörigen- und Paarintervention kann gefolgert werden, dass ein Einbezug der Angehörigen bzw. Partner in die Behandlung nicht nur hinsichtlich der Zielvariablen soziale Unterstützung bzw. verbesserter Copingstrategien auf Patientenseite sinnvoll erscheint. Vielmehr sollte diese in therapeutischen Settings, allein schon vor dem Hintergrund auftretender Belastungen auf Angehörigenseite, häufig ausgelöst durch die Suchterkrankung der Betroffenen, zunehmend mehr Berücksichtigung erfahren.

Literatur

Bouton ME. Learning and Behavior. A contemporary Synthesis. Suderland: Sinauer Association; 2006

Copello A, Templeton L, Krishnan M et al. A treatment package to improve primary care services for the relatives of people with alcohol and drug problems. Addict Res 2000; 8: 471–484

Copello AG, Vellemann RDB, Templeton LJ. Family interventions in the treatment of alcohol and drug problems. Drug Alcohol Rev 2005; 24: 369–385

Copello A, Orford J, Velleman R et al. Methods for reducing alcohol and drug related family harm in non-specialist settings. J Mental Health 2009; 9: 319–333

Fals-Stewart W, O'Farrell TJ, Birchler GR, Córdova J, Kelley ML. Behavioral Couples Therapy for Alcoholism and Drug Abuse: Where We've Been, Where We Are, and Where We're Going. Journal of Cognitive Psychotherapy 2005; 19: 229–246

Haley J. Direktive Familientherapie. Strategien für die Lösung von Problemen. München: Pfeiffer; 1977

Hoenig J, Hamilton MW. The Desegregation of the mentally Ill. London: Routledge & Kegan Paul; 1969

Jungbauer J, Bischkop J, Angermeyer MC. Belastungen von Angehörigen psychisch Kranker. Entwicklungslinien, Konzepte und Ergebnisse der Forschung. Psychiatr Prax 2001; 28: 105–114

Kroll B. Living with an elephant: growing up with parental substance misuse. Child Fam Soc Work 2004; 9: 129–40

Lazarus RS, Folkman S. The Concept of Coping. In: Monat A, Lazarus RS, eds. Stress and Coping: An Anthology. New York: Columbia University Press; 1989

Liddle HA. Family-based therapies for adolecent alcohol and drug use: research contributions and future research needs. Addiction 2004; 99: 76–92

Liddle HA. Therapieansatz und Wirksamkeit der MDFT bei Substanzstörungen in der Adoleszenz. Sucht 2010; 56: 43–50

McCrady BS, Ziedonis D. American Psychiatric Association practice guidelines for substance use disorders. Behav Ther 2001; 32: 309–336

Meyers RJ, Miller WR, Hill DE et al. Community reinforcement and family training (CRAFT). Engaging unmoti-
vated drug users in treatment. J Subst Abuse Treat 1999; 10: 291–308

Minuchin S. Families and Family Therapy. Cambridge, MA: Harvard University Press 1974 (deutsch: Familie und Familientherapie – Theorie und Praxis der strukturellen Familientherapie. Freiburg: Lambertus; 1974)

Orford J, Natera G, Copello A et al. Coping with Alcohol and Drug Problems: the Experiences of Family Members in three contrasting Cultures. London: Taylor & Francis; 2005

Pfeiffer-Gerschel T, Kipke I, David-Spickermann M et al. Bericht 2007 des nationalen REITOX-Knotenpunkts an die EBDD (Reitox-Bericht), http://www.dbdd.de

Powers MB, Vedel E, Emmelkamp PMG. Behavioral couples therapy (BCT) for alcohol and drug use disorders: a meta-analysis. Clin Psychol Rev 2008; 28 (6): 952–962

Prochaska JO, DiClemente CC. The transtheoretical Approach. In: Norcross JC, Goldfried MR. Handbook of Psychotherapy Integration. New York: Oxford University Press; 2005: 147–171

Schmid R, Spießl H, Vukovich A, Cording C. Belastungen von Angehörigen und ihre Erwartungen an psychiatrische Institutionen. Literaturübersicht und eigene Ergebnisse. Fortschr Neurol Psychiatr 2003; 71: 118–128

von Sydow K, Schinder A, Beher S et al. Die Wirksamkeit systemischer Therapie bei Substanzstörungen des Jugend- und Erwachsenenalters. Sucht 2010; 56: 21–42

Thomas C, Ager R. Unilateral Family Therapy with Spouses of uncooperative Alcohol Abusers. In: O'Farrell T, ed. Treating Alcohol Problems: marital and family Interventions. New York: Guilford Press; 1993: 3–33

Velleman R. Alcohol and Drug Problems: an Overview of the Impact on Children and the Implications for Practice. In: Gopfert M, Webster J, Seeman M, eds. Seriously disturbed and mentally ill Parents and their Children. Cambridge: Cambridge University Press; 2004: 185–202

Velleman R, Templeton L. Reaching out – promoting Resilience in the Children Substance Misusers. In: Evans D, Harbin F, Murphy M, eds. Secret Lives: Understanding and Working with Children who live with Substance Misuse. Lyme Regis: Russell House Publishers; 2005

2.8 Community Reinforcement and Family Training (CRAFT)

Rigo Brueck

2.8.1 Einleitung

Community Reinforcement and Family Training (Smith u. Meyers 2004, 2009) ist eine Kurzzeitintervention im Umfang von zwölf Sitzungen, die gezielt auf Angehörige bzw. wichtige Bezugspersonen von Suchtkranken, die eine Behandlung ablehnen, ausgerichtet ist.

Das in acht Module gegliederte und mit zahlreichen Arbeitsblättern unterstützte Programm dient zur Vermittlung von lerntheoretischen und motivationalen Fertigkeiten, die durch eine Umgestaltung des Interaktionsverhaltens zwischen Angehörigen und Suchtkranken zum einen die Behandlungsbereitschaft und das Konsumverhalten des Suchtkranken beeinflussen und gleichzeitig die Lebensqualität der Angehörigen verbessern sollen.

CRAFT ist eng mit dem Community Reinforcement Approach ([CRA] Meyers u. Smith 1995, 2007) verwandt. Die Psychotherapiemethode wurde in den USA von Robert Meyers und Jane Ellen Smith entwickelt und baut auf der Arbeit von Nathan Azrin (Hunt u. Azrin 1973) auf. Zahlreiche Studien wiesen die Wirksamkeit für verschiedene Angehörigengruppen (Eltern, Ehepartner, Freunde, Kinder) und unterschiedliche Abhängigkeiten (Alkohol, Opiate, Glücksspiel) sowohl in Einzelsitzungen als auch im Gruppenformat nach (Übersicht s. Smith et al. 2009). Eine Studie an der Universität Lübeck überprüft zurzeit (2011) die Implementierungsmöglichkeiten dieses Ansatzes in Deutschland.

CRAFT ist relativ schnell erlernbar und wird üblicherweise in einem dreitägigen Grundkurs mit anschließender Supervision von zwei Fällen vermittelt. Das klar strukturierte Manual mit zahlreichen Arbeitsblättern unterstützt die Umsetzung in der Praxis.

2.8.2 Ziele

Laut Meyers und Smith (2007) zielt CRAFT vor allem darauf, die abhängige Person (Indexpatient) zum Eintritt in eine Suchtbehandlung zu motivieren. Sollte dies nicht gelingen, soll zumindest eine Reduzierung des Konsums erreicht werden. In jedem Fall soll zusätzlich eine Verbesserung der Lebensqualität der Angehörigen erzielt werden.

Um diese Ziele zu erreichen, bietet CRAFT eine Reihe von Strategien an, die in acht Modulen beschrieben werden. Bei der Umsetzung werden einige Module in fester Reihenfolge vorgestellt und bearbeitet (Motivieren der Angehörigen, funktionale Verhaltensanalyse, positive Verstärkung, Nutzung negativer Konsequenzen), andere werden zeitgleich bzw. je nach Bedarf eingesetzt (Strategien zum Umgang mit Gewalt, Verbesserung der Lebensqualität, Vorbereitungen für eine Behandlung des Indexpatienten).

■ Motivieren der Angehörigen

Dieses Modul fokussiert auf die Zielabklärung und den Aufbau von Hoffnung, Erfolgs- und Selbstwirksamkeitserwartung sowie Einhaltung des Programms und Aufbau der Ausdauer. Bei der Zielabklärung ist es wichtig, gewünschtes Verhalten und positive Ziele zu formulieren und nicht nur ungewünschtes Verhalten oder negative Ziele zu beschreiben.

Die Bedeutung der intrinsischen Motivation für Lernen und Durchhaltevermögen sind im Bereich der Suchtbehandlung schon lange bekannt (z.B. Motivational Interviewing). So wird auch bei der Durchführung von CRAFT eine empathische, nicht verurteilende Gesprächshaltung vorausgesetzt. Es ist Aufgabe des Therapeuten, in den Aussagen der Angehörigen die oben genannten Elemente zu erkennen, zu reflektieren und zu verstärken. Da die Angehörigen oft langjährige negative Erfahrungen in ihren Versuchen gemacht haben, den Indexpatienten zu einer Verhaltensänderung zu bewegen, kommen Wut, Ärger, Frust, Hoffnungslosigkeit oder Enttäuschung häufig zur Sprache und können sich schnell in ein Muster des steten Beklagens verfestigen. Es kann für Therapeuten sehr anstrengend sein, dieser Tendenz entgegenzuwirken. Daher sollte die Bedeutung einer konstanten die Motivation aufbauenden und unterstützenden Grundhaltung über den gesamten Verlauf der Intervention nicht unterschätzt werden.

■ Funktionale Verhaltensanalyse

Das Fundament der CRAFT-Strategien ist die Schulung der Angehörigen in der Anwendung der aus der kognitiven Verhaltenstherapie bekannten funktionalen Verhaltensanalyse. Dadurch werden einerseits Situationen und emotionale Zustände, die das Konsumverhalten auslösen bzw. aufrechterhalten, erkennbar und vorhersehbar, andererseits werden Möglichkeiten für die Unterbrechung bzw. Umlenkung des ungewünschten Verhaltens deutlich. Die Reaktivität der Angehörigen kann in eine neue, proaktive Haltung umgewandelt werden.

Wie schon bei der Zielabklärung sollte die funktionale Verhaltensanalyse nicht nur für Konsum, sondern auch für positives bzw. gewünschtes Verhalten (z.B. Abstinenz, Sport, Hobbys, Familienaktivitäten) durchdekliniert werden. Zur Unterstützung dieser Lehraufgabe bietet das Manual mehrere Arbeitsblätter an.

■ Strategien zum Umgang mit Gewalt

Häusliche Gewalt gehört allzu häufig zur Wirklichkeit von Familien, die von einer Suchtproblematik betroffen sind. Da häusliche Gewalt oft ein Tabuthema ist, liegt es beim Therapeuten, diese Thematik anzusprechen und ihre Wichtigkeit klar zu machen. Da jegliche Änderung der gewohnten Interaktionsdynamik sehr schnell zum Auslöser von Gewalt werden kann, ist es in solchen Umständen unbedingt notwendig, diesen Sachverhalt zu explorieren und einen Sicherheitsplan zu erarbeiten, bevor das CRAFT-Programm umgesetzt wird.

Bei der Exploration ist die funktionale Verhaltensanalyse sehr hilfreich, um die Gewaltmuster erkennbar und vorhersehbar zu machen. Zum Erstellen eines Sicherheitsplans kann ein Arbeitsblatt mit dem Titel „Problemlöseschritte" herangezogen werden.

■ Kommunikationstraining

Da die Interaktionsmuster zwischen Suchtkranken und deren Angehörigen oft stark negativ geprägt sind (z.B. quengeln, nörgeln, drohen, Frustration, Zorn, Streit), kann eine positive Veränderung schnell zu einer Senkung des allgemeinen Stressniveaus führen. Deshalb gehört das Kommunikationstraining schon lange zu den Standardelementen der meisten Behandlungsprogramme. So wird auch bei CRAFT angestrebt, die Kommunikationsfertigkeiten der Angehörigen durch Konzeptdarstellung und häufiges Rollenspiel zu verbessern und dadurch die Vermittlung der Inhalte und die Motivierung des Suchtkranken seitens der Angehörigen zu ermöglichen.

■ Positive Verstärkung

Die zentrale Strategie zur Verhaltensänderung in CRAFT ist das Prinzip der positiven Verstärkung im Sinne der operanten Konditionierung nach Skinner. Um diese Technik geschickt umsetzen zu können, werden Angehörige mit den Techniken des „Shaping" (Ausformung) und „Chaining" (Verkettung) vertraut gemacht und angehalten, ein Repertoire von potenziellen Verstärkern zu erarbeiten und einzusetzen, die für den Suchtbetroffenen attraktiv sind. Dabei wird das Augenmerk besonders darauf gelegt, dass diese Verstärker einfach, schnell und kostenfrei bzw. kostengünstig einsetzbar sind (z.B. spazieren gehen, Lieblingsessen kochen, kuscheln, gezielt Aufmerksamkeit schenken). Zusätzlich ist zu beachten, dass diese Verstärker bei erneutem Konsum bzw. ungewünschtem Verhalten zeitnah ausgesetzt werden können.

Weiterhin ist es wichtig, die Bereitschaft der Angehörigen aufzubauen, die ausgesetzten Verstärker erneut einzusetzen, sobald der Abhängige wieder das gewünschte Verhalten (z.B. Abstinenz, pünktliches Nachhausekommen) zeigt. So sollten emotionale Reaktionen wie Wut, Ärger, Frustration und der Wunsch nach Bestrafung bzw. Vergeltung angesprochen und ausgiebig diskutiert werden, um einen wirksamen Einsatz der positiven Verstärkungstechnik nicht zu sabotieren.

Die Arbeit mit diesem Modul ist mitunter schwierig und verlangt vom Therapeuten Geduld und Ideenreichtum. Gelingt es den Angehörigen, ihre Kreativität zu aktivieren, kann die Arbeit an diesem Modul viel zur Unterstützung der Motivation und Selbstwirksamkeitserwartung beitragen.

Nutzung negativer Konsequenzen

In diesem Modul werden Angehörige geschult, Verhaltensweisen abzulegen, die den Indexpatienten vor den negativen Auswirkungen seines Konsumverhaltens schützen. Diese Verhaltensweisen werden oft mit dem Begriff „Koabhängigkeit" beschrieben. Zunächst werden die negativen Konsequenzen exploriert, die in der konkreten Lebenssituation des Suchtkranken auftreten bzw. auftreten könnten (z.B. Kater, Arbeitsausfall, Unfall, Krankheit, finanzielle Schwierigkeiten, Probleme am Arbeitsplatz). Dann werden die möglichen Auswirkungen des Zulassens dieser negativen Konsequenzen (Verlust des Führerscheins, Abmahnung etc.) ausgiebig erörtert. Es ist ratsam, auch die möglichen koabhängigen Verhaltensweisen gründlich zu eruieren, um deren Auftreten bewusst entgegenzuwirken.

Bevor diese Strategie in die Praxis umgesetzt wird, soll dem Suchtkranken in einem Gespräch klar und eindeutig vermittelt werden, dass die Angehörige von nun an die koabhängigen Verhaltensweisen abstellen wird. Der Zeitpunkt für dieses Gespräch muss geschickt gewählt werden. Die Durchführung wird vorab im Rollenspiel geübt, bis die Angehörige ein ausreichendes Maß an Kompetenz und Selbstsicherheit entwickelt hat. Dieser Schritt ist sehr wichtig, da es beim Umsetzen dieses Moduls zu unerwarteten Auswirkungen kommen kann, die wiederum intensive interpersonelle Spannungen und Konflikte auslösen können, insbesondere wenn eine Vorgeschichte von häuslicher Gewalt besteht.

Verbesserung der Lebensqualität

Von Anfang des CRAFT-Programms an wird der Angehörige konsequent ermutigt, eine Verbesserung seiner eigenen Lebensqualität anzustreben, egal ob und wie der Indexpatient auf CRAFT

reagiert. Da es für viele der Angehörigen ungewohnt ist, ihre eigenen Bedürfnisse, Wünsche und Ziele in den Vordergrund zu stellen, ist auch hier oft eine gezielte Anregung und Unterstützung vonseiten des Therapeuten nötig. Ein Arbeitsblatt hilft, die Zufriedenheit in bestimmten Lebensbereichen (z.B. Finanzen, Arbeit, Bildung, Wohnsituation, Freundschaften, Freizeit, Familie) zu erfassen, Ziele und Umsetzungsstrategien zu explorieren, zu planen und Erfolge zu erreichen.

Die positiven Auswirkungen dieses Aspekts des CRAFT-Programms sollten nicht unterschätzt werden, da sie häufig eine erhebliche Senkung des Stressniveaus in der Interaktionsdynamik zur Folge haben und die Motivation der Angehörigen erhöhen.

Vorbereitungen für eine Behandlung des Indexpatienten

CRAFT geht davon aus, dass eine Umsetzung der oben genannten Strategien bisherige Verhaltensmuster destabilisiert und eine neue Fluidität in der Beziehungsdynamik entstehen lässt, die als Folge neue Verhaltensweisen ermöglicht, beispielsweise eine Bereitschaft zum Antritt einer Behandlung des Abhängigen. Um die Gunst der Stunde dieses neuen Gestaltungsspielraums erfolgreich nutzen zu können, wird der Angehörige von Beginn des CRAFT-Programms an ermutigt und unterstützt, für den Indexpatienten geeignete Hilfsangebote im Suchthilfesystem zu finden und deren Passung für den Patienten zu eruieren. Zeigt dieser Bereitschaft, seine Weigerungshaltung aufzugeben und etwas Neues zu versuchen, soll er schnell Gelegenheit haben, aktive Schritte unternehmen zu können.

2.8.3 Kulturelle Berücksichtigungen

In den Bemühungen, eine hilfreiche Intervention von einer Kultur in eine andere zu transferieren, kann es leicht zu ungewollten Missverständnissen kommen. Bei CRAFT wie auch schon vorher beim CRA zeigen sich vor allem zwei Missverständnisse.

„Community". Einerseits geht es um die Bedeutung des Begriffs „Community". Er wird oft als Gemeinde bzw. Gemeinschaft (z. B. Gemeindeverstärkeransatz) übersetzt, bezieht sich aber bei CRAFT und CRA eher darauf, dass die sozialen Netzwerke des Betroffenen (Familie, Freunde, Arbeitsumfeld und Kollegen, Verein, Freizeitgestaltung etc.) eine abstinente Lebensweise fördern und positiv unterstützen müssen, um erfolgreich zu sein.

Das Konzept des Community Reinforcement geht weiterhin davon aus, dass all das, was der Abhängige benötigt, um abstinent leben zu können, bereits in seinem Umfeld (Community) vorhanden ist, er es bisher aber nicht erkannt hat bzw. nicht als positiven Verstärker für eine abstinente Lebensführung aktivieren konnte.

„Cheerleading". Ein zweites kulturelles Missverständnis ergibt sich aus der amerikanischen Gepflogenheit des „Cheerleading", d. h. auch kleinste Erfolge oder Annäherungen (Babyschritte) überschwänglich zu loben und anzuerkennen. Dieses Cheerleading wird in der Therapie oft beim Shaping und als verbaler positiver Verstärker eingesetzt.

Im deutschen Kulturraum wird es allerdings oft von Therapeuten als unauthentisch, übertrieben und künstlich abgelehnt. Angesichts der Literatur zu den Konzepten des Anerkennungsdefizits bzw. Gratifikationskrise (Siegrist 1996) sollte diese generelle Ablehnung vielleicht überdacht und Cheerleading in einer authentischen Grundhaltung und angemessenem Ausdruck zum Einsatz gebracht werden.

Fazit

CRAFT ist eine innovative, evidenzbasierte Kurzzeitintervention für die Angehörigenarbeit, die bei unterschiedlichen Suchtproblematiken und Beziehungsarten wirksam ist und sowohl im Einzel- als auch im Gruppenformat eingesetzt werden kann. CRAFT ist relativ schnell erlernbar. Ein klar strukturiertes Manual mit zahlreichen Arbeitsblättern unterstützt die Umsetzung.

Literatur

Hunt GM, Azrin NH. A community-reinforcement approach to alcoholism. Behav Res Ther 1973; 11: 91–104

Meyers RJ, Smith JE. Clinical Guide to Alcohol Treatment: the Community Reinforcement Approach. New York: Guildford Press; 1995

Meyers RJ, Smith JE. CRA-Manual zur Behandlung von Alkoholabhängigkeit: erfolgreicher behandeln durch positive Verstärkung im sozialen Bereich. Bonn: Psychiatrie-Verlag; 2007

Siegrist J. Soziale Krisen und Gesundheit: eine Theorie der Gesundheitsförderung am Beispiel von Herz-Kreislauf-Risiken im Erwerbsleben. Göttingen: Hogrefe; 1996

Smith JE, Meyers RJ. Motivating Substance Users to enter Treatment: Working with Family Members. New York: Guildford Press; 2004

Smith JE, Meyers RJ. Mit Suchtfamilien arbeiten: CRAFT ein neuer Ansatz für die Angehörigenarbeit. Bonn: Psychiatrie-Verlag; 2009

Smith JE, Campos-Melady M, Meyers RJ. CRA and CRAFT. J Behav Anal Health Sports Fitness Med 2009; 2 (1): 4–31

3 Spezifische Substanzen

3.1 Alkohol

Martin Grosshans, Karl Mann

3.1.1 Substanzcharakteristik

■ Wirkung

Alkohol ist ein flüchtiges, psychotrop wirksames Agens, das nach oraler Ingestion zu einem geringen Anteil im Magen, vor allem aber im Dünndarm durch Diffusion absorbiert wird (Ammon et al. 1969). Danach verteilt sich Alkohol im Körperwasser, eine Blut-Hirn-Schranke für Alkohol existiert nicht. Verstoffwechselt wird Alkohol in mehreren Schritten über Enzyme zu Essigsäure, die über den Zitratzyklus und die Atmungskette in allen Körperzellen unter Energiegewinnung zu CO_2 veratmet wird. Alkohol wirkt unspezifisch auf die Lipidmembrane aller Körperzellen, vor allem aber von Nervenzellen, sowie spezifisch auf bestimmte neuronale Mechanismen.

Alkohol wirkt aktivierend auf bestimmte Unterformen der *GABA-A-Rezeptoren* (GABA: γ-Aminobuttersäure) und bewirkt damit vergleichbare Effekte wie andere Modulatoren dieses Rezeptorkomplexes, beispielsweise Benzodiazepine oder Barbiturate (Tab. 3.1). Dosisabhängig kommt es nach dem Konsum von Alkohol zu Anxiolyse und Sedierung. Die Vorstellung, dass der chronische GABAerg agonistische Effekt von Alkohol bei Alkoholabhängigen zu einer Abnahme der Rezeptordichte führt, konnte bisher nicht bestätigt werden. Eher scheint der chronische Alkoholeffekt auf GABA-A-Rezeptoren zu einer Toleranzentwicklung und einer veränderten Ansprechbarkeit gegenüber Alkohol beizutragen (Krystal et al. 2006).

Zusätzlich zu der GABA-Modulation kommt es zu einer glutamatergen Blockade der *NMDA-Rezeptoren* (NMDA: N-Methyl-D-Aspartat), die ebenfalls sedierende Effekte vermittelt (Schumann et al. 2005).

■ Nebenwirkung

Chronischer Alkoholkonsum von bereits relativ geringen Mengen (Männer: 24 g/Tag, Frauen: 12 g/Tag) führt in der Regel zu *negativen* Folgeerscheinungen bei einer Vielzahl von *Organsystemen*, vor allem bei Magen-Darm-Trakt, Leber, Pankreas, Herz-Kreislauf sowie zentralem und peripherem Nervensystem (Tab. 3.2). Die erhöhte Prävalenz typischer Erkrankungen dieser Organe führt neben der gesteigerten Suizidgefährdung zu einer um etwa 15 % verringerten Lebenserwartung von Alkoholikern gegenüber der Gesamtbe-

Tabelle 3.1 Alkoholwirkung auf neuronale Systeme (Mann 1999).

Alkoholwirkung auf neuronale Systeme
aktivierend auf GABA-A-Rezeptoren
hemmend auf NMDA-Subtyp der Glutamatrezeptoren
aktivierend auf das dopaminerge System im limbischen Vorderhirn
hemmend auf Kalziumdurchstrom in spannungsabhängigen Kalziumkanälen vom L-Typ
hemmend auf nikotinische Acetylcholinrezeptoren

Tabelle 3.**2** Alkoholwirkung auf Organsysteme.

Alkoholwirkung auf Organsysteme
Zentrales- und peripheres Nervensystem: Abhängigkeit, Hirnatrophie, Korsakow-Syndrom, Depressionen, Polyneuropathie
Herz-Kreislauf-System: Hypertonie, Koronare Herzkrankheit, alkoholische Kardiomyopathie
Verdauungssystem: Fettleber, Alkoholhepatitis, Leberzirrhose, akute/chronische Pankreatitis, Gastritis

völkerung (Feuerlein 1996). Dies zeigt auf, dass in die Behandlung der Alkoholabhängigkeit und ihrer Folgen viele Subdisziplinen der Medizin involviert sind.

Neben den körperlichen Folgeerscheinungen kommt es bei vielen Alkoholabhängigen zu teilweise schweren *sozialen Folgen* ihrer Erkrankung. Auf den regelmäßigen Konsum von Alkohol folgen häufig Verlust des Partners, Zerrüttung von Familien und sozialen Netzwerken, Arbeitsplatzverlust und sozialer Abstieg. Häufig verlieren Alkoholabhängige ihren Führerschein oder begehen im Rausch Straftaten.

Hingegen gibt es nur wenige Hinweise auf *positive* Alkoholeffekte wie die Abnahme der koronaren Herzkrankheit oder Diabetes mellitus Typ 2 bei einem Konsum geringer Mengen (Hendriks u. van Tol 2005).

■ Intoxikation

Alkoholintoxikationen führen zu psychopathologischen und neurologischen Symptomen, die je nach individueller Trinkgewöhnung und Toleranzentwicklung unterschiedlich stark ausgeprägt sein können. Im Vordergrund stehen bei niedrigen Blutalkoholspiegeln gehobene Stimmung, Antriebssteigerung sowie ein Abbau von Hemmungen und Ängsten. Bei zunehmenden Dosen treten dysphorische Stimmung und Gereiztheit, Ermüdung und beeinträchtigtes Urteilsvermögen, verwaschene Sprache, unsicheres Gangbild, Koordinationsstörungen sowie Bewusstseinsstörungen auf.

In der Praxis hat sich die Einteilung in drei Rauschstadien bewährt, die sich am psychopathologischen Befund orientiert:

- *leichter Rausch* (0,5–1,5 Promille): verminderte psychomotorische Leistungsfähigkeit, Enthemmung, vermehrter Rede- und Tätigkeitsdrang
- *mittelschwerer Rausch* (1,5–2,0 Promille): Euphorie oder aggressive Gereiztheit, verminderte Selbstkritik, explosive Reaktionsweisen
- *schwerer Rausch* (2,0–3,5 Promille): Bewusstseinsstörung, Desorientiertheit, Angst, Erregung, Ataxie, Schwindel, Dysarthrie, Nystagmus

Als Maximalvariante des schweren Rauschs kann man das *alkoholische Koma* klassifizieren. Es tritt, je nach Gewöhnung, ab einer Blutalkoholkonzentration von 4,0 Promille auf. Ab 5,0 Promille liegt die Letalität bereits bei 50 %. Die Betroffenen versterben bei diesem Intoxikationsgrad meist an der zentral-atemdepressiven Alkoholwirkung oder Ersticken durch Aspiration von Erbrochenem (Soyka 2005).

■ Längerfristiger Alkoholkonsum

Bei fortgesetztem Alkoholkonsum, dem nicht unbedingt eine Alkoholabhängigkeit zugrunde liegen muss, treten in seltenen Fällen ein alkoholischer Eifersuchtswahn oder eine Alkoholhalluzinose auf.

Alkoholischer Eifersuchtswahn. Er betrifft fast ausschließlich Männer. Die Entwicklung dieses Krankheitsbildes verläuft meist schleichend und mündet oft in der wahnhaften Überzeugung, dass die Partnerin untreu sei. Häufig zeigen die Betroffenen fremdaggressives Verhalten. Diese substanzinduzierte wahnhafte Störung ist schwer behandelbar, da sie auf antipsychotische Medikation und psychotherapeutische Maßnahmen meist nur unzureichend anspricht. Die Prognose ist insgesamt schlecht, jedoch sollte unbedingt eine dauerhafte Alkoholabstinenz angestrebt werden.

Alkoholhalluzinose. Sie ist ebenfalls selten und differenzialdiagnostisch vom Delirium tremens und von einer akuten paranoid-halluzinatorischen Schizophrenie abzugrenzen. Leitsymptome sind psychomotorische Erregtheit und Angst sowie nahezu ausschließlich – im Gegensatz zum Delirium tremens – akustische Halluzinationen mit häufig imperativem oder kommentierendem Charakter. Vegetative Erscheinungen und Störungen der Orientierung fehlen vollständig. Der Erkrankungsgipfel ist, im Gegensatz zu einer Erstmanifestation einer paranoid-halluzinatorischen Schizophrenie, meist in späteren Lebensjahren, und der Beginn ist oft schleichend in Folge des langjährigen Alkoholkonsums.

Die Behandlung erfolgt meist stationär mit Antipsychotika. Die Prognose ist in der Regel gut, wenn im Anschluss eine dauerhafte Alkoholabstinenz eingehalten wird. Bei fortgesetztem Alkoholkonsum kommt es häufig zu Rezidiven der psychotischen Symptomatik mit einer insgesamt schlechten Prognose.

Fazit

Alkoholkonsum hat einen dosisabhängigen Akuteffekt. Chronischer Konsum bereits geringer Mengen kann Schäden in multiplen Organsystemen verursachen und zahlreiche psychische und somatische Folgeerkrankungen zur Folge haben (Singer et al. 2010).

3.1.2 Epidemiologie und soziokulturelle Besonderheiten

■ Kinder und Jugendliche

In den letzten 10 Jahren nimmt der regelmäßige Alkoholkonsum von Kindern und Jugendlichen in Deutschland – bezogen auf den einmal wöchentlichen Konsum – ab (Abb. 3.1). Im europäischen Vergleich liegt Deutschland hinter England an zweiter Stelle (Abb. 3.2). In einer kleinen Hochrisikogruppe wird jedoch zunehmend intensiver Alkohol konsumiert, so dass inzwischen auch Kinder und Jugendliche mit deliranten Entzugssymptomen stationär behandelt werden müssen.

75 % der 12- bis 17-Jährigen haben bereits Alkohol probiert, einen regelmäßigen Konsum betreiben 17,4 %. Die Jungen trinken in der Regel mehr und häufiger Alkohol. Das Einstiegsalter liegt bei 12–13 Jahren. Die 30-Tage-Prävalenz ist in Abb. 3.3 dargestellt. Einen *riskanten Alkoholkonsum* betreiben 6,4 %, d. h. die Betroffenen konsumieren 12–60 mg reinen Alkohol pro Tag. Einen gefährlichen Konsum betreiben weitere 2 % (BZgA 2008, Drogen- und Suchtbericht der Drogenbeauftragten 2009).

In der Gender-Studie von FOGS und delphi „Geschlechterspezifische Anforderungen an die Suchthilfe, Gender Mainstreaming in der Suchttherapie von Jugendlichen" wird aufgezeigt, dass sowohl bei der Häufigkeit des Alkoholkonsums als auch bei der Trinkmenge Geschlechtsunterschiede bestehen. In der Altersgruppe der 12- bis 17-Jährigen konsumieren männliche Jugendliche (9,1 %) in größerer Zahl und riskanter Alkohol als Mädchen (7,3 %).

Besonders besorgniserregend ist das geringe Alter beim Erstkonsum. Mit 12–13 Jahren besteht ein besonders hohes Risiko für die Entwicklung von stressbedingten pathologischen Konsummustern bis hin zur späteren Abhängigkeit (Kohler et al. 2000). Kinder und Jugendliche sind bezüglich der Vulnerabilität gegenüber Alkohol besonders sensibel. Die Entwicklung des Gehirns und des Nervensystems kann durch Alkoholintoxikation nachhaltig beeinträchtigt werden (Bode et al. 1999, Zimmermann et al. 2008)

Strenge Grenzwerte für einen *nicht riskanten Konsum* legt die Deutsche Hauptstelle für Suchtgefahren (DHS) fest. Als unbedenklich wird – bei zwei alkoholfreien Tagen pro Woche – der tägliche Konsum von 24 g Alkohol bei Männern und von 12 g Alkohol bei Frauen angesehen (DHS 2007).

Risikofaktoren. Vor allem die Kombination von Tabak- und Alkoholkonsum erhöht das Risiko für eine spätere substanzbezogene Störung. Größere Risikofaktoren für die Entwicklung einer eigenen Alkoholabhängigkeit bei Kindern und Jugendlichen sind alkoholkranke Eltern. Die Kinder ha-

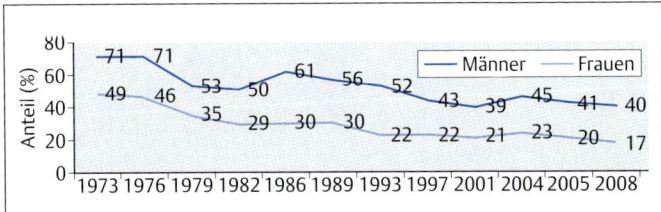

Abb. 3.1 Einmal wöchentlicher Alkoholkonsum bei 12- bis 25-Jährigen zwischen 1973 und 2008 (BZgA 2008).

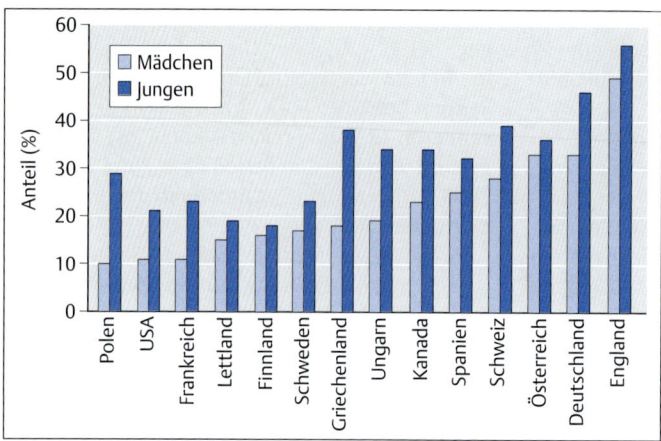

Abb. 3.**2** Anteil der 15-Jährigen, die mindestens einmal pro Woche Alkohol konsumieren (WHO 2003).

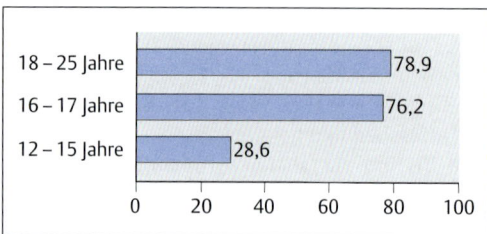

Abb. 3.**3** Aktueller Alkoholkonsum (30-Tage-Prävalenz; BZgA 2009).

ben ein 4- bis 10fach erhöhtes Risiko, selbst eine Alkoholkrankheit zu entwickeln. Ein früher Einstieg und häufige Trinkereignisse sowie die Kombination mit anderen Suchtmitteln, vor allem mit Tabak, erhöhen das Risiko, eine Abhängigkeit zu entwickeln.

Mädchen aus Risikogruppen werden schneller suchtkrank als Jungen. Söhne alkoholkranker Väter haben ein 2fach erhöhtes, deren Töchter ein 9fach erhöhtes Risiko, selbst Alkoholiker zu werden. Söhne alkoholkranker Mütter haben ein 3fach erhöhtes, deren Töchter ein 16fach erhöhtes Risiko, eine eigene Abhängigkeit zu entwickeln (Lachner u. Wittchen 1997). Der Kontakt zu alkoholkonsumierenden Freunden des anderen Geschlechts erhöht das Risiko des eigenen Konsums bei Mädchen um das 2,5fache, bei Jungen um das 1,5fache (Settertobulte 2003).

Binge Drinking. Es liegt vor, wenn 5 und mehr Standardgläser Alkohol pro Trinkgelage konsumiert werden. Das Trinken von 5 und mehr Gläsern Alkohol hat je nach Zeitraum eine jeweils

andere Wirkung und kann damit auch eine andere Funktion haben. Binge Drinking ist damit nicht automatisch Komasaufen oder Kampftrinken. „Komasaufen" oder „Kampftrinken" sind umgekehrt aber immer Binge Drinking.

Binge Drinking hat bei den 12- bis 17-Jährigen zwischen 2007 und 2008 von 25,5 % auf 20,4 % abgenommen. Auskunft über den Zusammenhang zwischen Schulform und Binge Drinking gibt Abb. 3.**4**. Trotz dieser statistischen Aussagen nehmen aber die stationären Behandlungen wegen Alkoholintoxikationen zu (Abb. 3.**5**). In den Jahren 1998–2004 wurden insgesamt 188 Patienten wegen Alkoholintoxikation in der Universitätskinderklinik Leipzig aufgenommen. Das durchschnittliche Alter lag bei 14,5 Jahren. 31,8 % der Patienten konsumierten ausschließlich Spirituosen wie Likör oder Schnaps 11,6 % tranken Wein oder Sekt und 4 % Bier. Dagegen trank kein Patient ausschließlich Mixgetränke oder Alkopops (Schö-

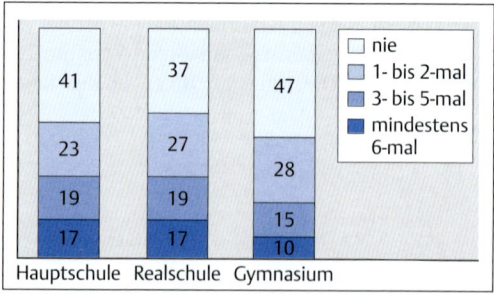

Abb. 3.**4** Häufigkeit (%) des Binge Drinking in den letzten 30 Tagen bei 15- bis 16-Jährigen in Abhängigkeit von der Schulform (ESPAD-Studie, Kraus et al. 2007).

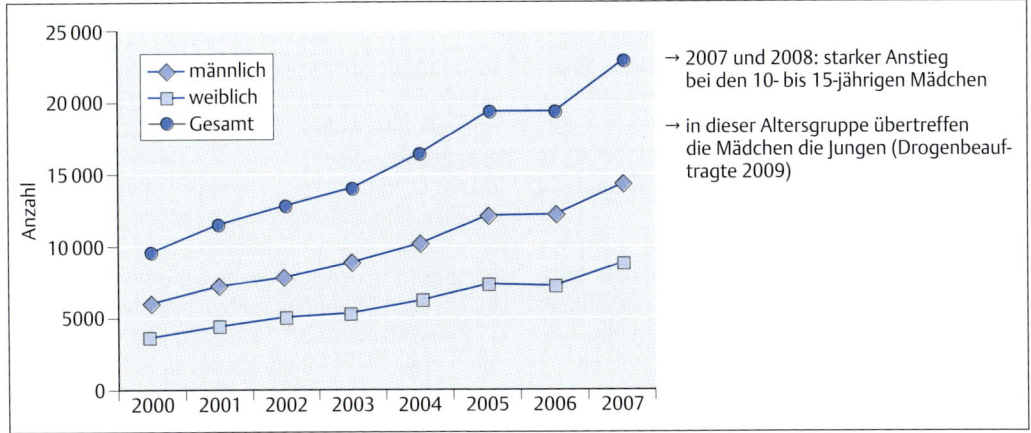

→ 2007 und 2008: starker Anstieg
bei den 10- bis 15-jährigen Mädchen

→ in dieser Altersgruppe übertreffen
die Mädchen die Jungen (Drogenbeauftragte 2009)

Abb. 3.**5** Krankenhauspatienten mit akuter Alkoholvergiftung im Alter zwischen 10 und 20 Jahren
(Statistisches Bundesamt 2000–2007).

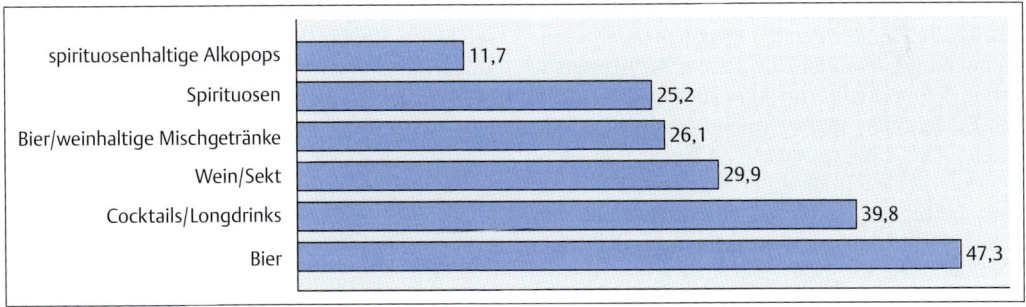

Abb. 3.**6** Häufigkeit des Alkoholkonsums im letzten Jahr nach Getränkearten (Quelle: BZgA 2009).

bel et al. 2007). Abb. 3.**6** zeigt die Häufigkeit des Konsums nach Getränkearten in der Normalstichprobe der 12- bis 18-Jährigen auf.

Die Ergebnisse einer Studie zu einer Inanspruchnahmepopulation alkoholintoxikierter Kinder und Jugendlicher bis 21 Jahre in der medizinischen Notfallversorgung Hamburgs 2008 (Stolle et al. 2010) zeigen, dass in den letzten 30 Tagen vor Intoxikation 544,2 g Alkohol konsumiert wurden. Das heißt ca. 42 Flaschen Bier à 0,3 l oder 9,7 Flaschen Wein à 0,7 l. Ältere männliche Jugendliche tranken bis zu 1190 g Alkohol in 30 Tagen und damit im Mittel mehr als dreimal so viel wie die weiblichen Jugendlichen. Die Resultate im „RAFFT-Test Alkohol" zeigen bei dieser Hamburger Gruppe, dass 65 % der männlichen Jugendlichen und 51 % der weiblichen Jugendlichen einen riskanten Alkoholkonsum betreiben. Bei den Umständen, die zu einer Intoxikation mit Alkohol führen, gibt es geschlechtsspezifische Unterschiede. Jüngere Mäd-

chen intoxikieren sich signifikant häufiger „unterwegs/draußen" als gleichaltrige Jungen. Je älter die Jugendlichen sind, desto häufiger findet die Intoxikation in Diskotheken, Gaststätten oder bei öffentlichen Veranstaltungen statt. Männliche Jugendliche sind hier häufiger betroffen als weibliche. Typisch ist die Intoxikation in größeren Gruppen. Über die Anwesenheit von sechs und mehr Peers berichten 54 % der männlichen und 49 % der weiblichen Jugendlichen.

Trinkmotive. Als Trinkmotiv wird der Spaßfaktor am häufigsten genannt (76 %), es folgen folgende Motive: sich kontaktfreudiger zu empfinden (65 %), sich entspannt und glücklicher zu fühlen (51 %) und Probleme zu vergessen (41 %) (Kraus et al. 2008). In der Tagebuchstudie mit einer Online-Datenerhebung zu Trinkmotiven, Affektivität und Alkoholkonsum bei Jugendlichen (mittleres Alter: 17,3 Jahre) wurden die Trinkmotive erfasst.

Dabei zeigte sich, dass Jugendliche vor allem wegen positiver und sozialer Motive trinken. Negative Motive wie Konformitäts- und Bewältigungsmotive spielen für sie eine eher geringe Rolle. Zum gleichen Resultat kommen Querschnittsuntersuchungen (Cooper 1994, Stumpp et al. 2009), in denen Jugendliche angeben, dass sie Alkohol vor allem trinken, „um gut drauf zu sein".

In der Tagebuchstudie (Wurdak et al. 2010) ergab sich bei einem Gruppenvergleich, dass hoch riskant konsumierende Jugendliche signifikant häufiger aus Bewältigungs- und Verstärkungsmotiven trinken als Niedrigrisikokonsumenten. Es zeigte sich, dass vor allem für die Hochrisikopopulation interne Motive zu fokussieren sind und entsprechende Bewältigungsstrategien im präventiven Arbeiten integriert werden müssen.

Alkohol und Gewalt. Gewalt und Alkoholkonsum spielen bei Kindern und Jugendlichen eine zunehmend größere Rolle. Laut einer ARD-Untersuchung (Report Mainz) im Jahre 2010 erfolgten 28 % der Gewalttaten in Bayern durch alkoholisierte Jugendliche; 1996 waren es 17,4 %.

Studien belegen, dass der Alkoholkonsum vor dem 13. Lebensjahr mit einem 2,5fach höheren Risiko verbunden ist, Gewalttaten zu begehen. Nach dem Motto: „Man geht feiern, um zu trinken und entweder eine Braut abzuschleppen oder sich zu prügeln"; das heißt, man verliert durch den Alkohol seine Hemmungen, kann aber noch immer entscheiden, welche Dinge man tut.

Migration. Sie geht in der Regel mit weiteren erheblichen Belastungen einher: Trennungsschmerz, Verständigungsschwierigkeiten, Enttäuschung von Erwartungen, Ablehnung durch die neue Umgebung, Beziehungskrisen in der eigenen Familie, Wohnungsnot, Arbeitslosigkeit usw. Hinzu kommen oftmals Missbrauch und Abhängigkeit von Alkohol und Drogen. Erfahrungen durch die eigene Migration oder die der Eltern stellen einen Risikofaktor für die eigene Suchtentwicklung dar. Derzeit liegen nur fragmentarisch und regional unterschiedliche epidemiologische Daten zu Migration und Sucht vor.

Ein Jugendhilfeprojekt in Berlin, das zu etwa 50 % Jugendliche mit Migrationshintergrund betreut, geht davon aus, dass die Prävalenz von Suchtmittelgebrauch unter den Jugendlichen in etwa der unter deutschen Jugendlichen entspricht (Gangway 2008).

■ Erwachsene

In Deutschland gelten etwa 1,6 Millionen Menschen als alkoholabhängig. Diese Zahl unterschätzt die wahre Prävalenz, eher ist davon auszugehen, dass 2 Millionen Deutsche, 5 % der männlichen und 2 % der weiblichen erwachsenen Bevölkerung, abhängig von Alkohol sind (Wienberg 2002). Am häufigsten liegt eine Alkoholabhängigkeit in der Altersgruppe 45- bis 64-jähriger Männer vor. Alkoholmissbrauch besteht bei etwa 15 % der Männer und 7 % der Frauen in Deutschland. Etwa 3–5 Millionen Angehörige Alkoholabhängiger sind mittelbar oder unmittelbar durch diese Erkrankung mit betroffen. Nach Daten des Bundesministeriums für Gesundheit sterben in Deutschland jährlich etwa 42 000 Menschen an den direkten oder indirekten Folgen von Alkoholkonsum. Rechnet man noch den Überlappungsbereich von Alkoholabhängigen dazu, die zusätzlich Tabak konsumieren, erhöht sich diese Zahl auf etwa 73 000 Tote pro Jahr (Singer et al. 2010).

> Die durch die Alkoholabhängigkeit entstehenden *sozialen Kosten* (inklusive der Behandlungs- und Folgekosten) liegen bei mindestens 27 Milliarden Euro pro Jahr (Adams 2010). Somit ist die Alkoholabhängigkeit neben der Tabakabhängigkeit die volkswirtschaftlich wichtigste Abhängigkeitserkrankung in Deutschland.

Der durchschnittliche Pro-Kopf-Verbrauch reinen Alkohols in Deutschland beträgt etwa 10 Liter jährlich. Damit befindet sich Deutschland in der Spitzengruppe weltweiter Verbrauchsvergleiche und gilt als Hochkonsumland trotz eines leichten Rückgangs in den letzten Jahren. Dies spiegelt sich auch in ambulanten und stationären Behandlungsfolgen ab. Die Alkoholabhängigkeit gehört zu den *häufigsten und kostenintensivsten Diagnosen* in der medizinischen Versorgung überhaupt. Etwa 30 % der Patienten in psychiatrischen Kliniken sind alkoholabhängig, internistische und chirurgische Abteilungen sind in der Regel mit 20 % Alkoholabhängigen belegt. Darüber hinaus konsultieren rund 80 % der alkoholabhängigen Patienten ihren Hausarzt einmal pro Jahr (Wienberg 2002), jedoch befinden sich nur etwa 10 % der alkoholabhängigen Patienten in einer spezifischen Behandlung und dies häufig erst viele Jahre nach Erkrankungsbeginn. 70 % der Alkoholabhängigen in

Deutschland haben in ihrem Leben noch nie eine suchtspezifische Beratung beansprucht (Rumpf et al. 2000)

Der *Pro-Kopf-Verbrauch* von Alkohol schwankt weltweit stark durch eine unterschiedlich restriktive Alkoholpolitik (zum Vergleich: Deutschland mit liberaler Politik und niedrigen Steuern: 9,9 l/Jahr, Norwegen mit restriktiver Politik: 4,8 l/Jahr). Außerdem sind 75–90 % der Alkoholabhängigen auch abhängig von Nikotin (Batra 2000), so dass sich Morbidität und Mortalität mit dem Konsum von den im Zigarettenrauch enthaltenen Substanzen weiter erhöhen. In Deutschland demonstrieren Untersuchungen, dass der Pro-Kopf-Konsum während der beiden Weltkriege drastisch gesunken war. Hierbei zeigte sich, dass direkt mit dem Pro-Kopf-Konsum die Prävalenz von Alkoholabhängigkeit, psychischen und physischen Begleiterkrankungen sowie die allgemeine Mortalität korrelieren.

In Deutschland werden pro Jahr etwa 2200 Kinder mit einer *Alkoholembryopathie* (fetales Alkoholsyndrom) geboren. Um ein vielfaches höher jedoch wird die Zahl der Kinder geschätzt, die durch fetale Alkoholeffekte in ihrer körperlichen oder geistigen Entwicklung beeinträchtigt sind. Bei etwa 90 000 Fällen pro Jahr führt Alkoholabhängigkeit zu dauerhafter *Arbeitsunfähigkeit* beziehungsweise Invalidität, und jährlich werden rund 6500 Alkoholabhängige als Folge ihrer Erkrankung früh berentet.

Auch ist der Einfluss von Alkohol auf Gewalt und Kriminalität erheblich. Etwa 240 000 *Straftaten* werden in Deutschland pro Jahr unter Alkoholeinfluss begangen. Das sind rund 7 % aller registrierten Fälle.

Trotz der hohen Prävalenz von Alkoholabhängigkeit kommen viele Alkoholabhänge allein schon deshalb nicht zu einer spezifischen Therapie, weil *keine zielgerichtete Diagnostik* durchgeführt bzw. die Diagnose falsch gestellt wird. Werden in psychiatrischen Kliniken noch rund zwei Drittel der Alkoholabhängigen richtig diagnostiziert, so nimmt diese Zahl auf anderen Feldern der Medizin teilweise erheblich ab. In internistischen Abteilungen werden rund 50 % richtige Diagnosen gestellt, in chirurgischen Abteilungen nur noch etwa 20 %, da dort meist die im Vordergrund stehenden somatischen Folgeerkrankungen behandelt werden.

Alkoholabhängigkeit hat neben den somatischen Begleit- und Folgeerkrankungen eine hohe *Komorbidität mit anderen psychiatrischen Störungen*, vor allem Depression, Angst- und Persönlichkeitsstörungen. Der Anteil bei alkoholabhängigen Frauen liegt vielen Studien zufolge bei etwa 30–60 %, bei Männern bei 20–40 %. Da jedoch alkoholabhängige Patienten vor allem im Rahmen von Entzugsbehandlungen Symptome von Depression und Angststörungen entwickeln, die sich häufig bei einer Aufrechterhaltung von Abstinenz innerhalb von Wochen zurückbilden, wird die hohe Inzidenz von Angststörungen und Depression bei Alkoholabhängigen bestritten (Schuckit u. Hesselbrock 1994). Trotzdem sollte bei allen Patienten, die über eine psychische Symptomatik wie depressive Stimmung, innere Unruhe oder Angst klagen, differenzialdiagnostisch eine mögliche Alkoholabhängigkeit in Betracht gezogen werden.

Fazit

Die Alkoholabhängigkeit gehört zu den häufigsten und kostenintensivsten Erkrankungen westlicher Industrienationen. In Deutschland sind etwa 1,6 Millionen Menschen alkoholabhängig, von denen jedoch nur zirka 10 % spezifisch behandelt werden. Ein großer Anteil von Patienten in psychiatrischen, internistischen oder chirurgischen Kliniken ist alkoholabhängig. Die Diagnose einer Alkoholabhängigkeit wird häufig nicht bzw. falsch gestellt. Die sozialen Kosten (einschließlich der Behandlungs- und Folgekosten) betragen konservativ geschätzt rund 27 Milliarden Euro pro Jahr (Adams 2010). Die Alkoholabhängigkeit weist eine hohe Komorbidität zu anderen psychiatrischen und somatischen Erkrankungen auf und bedingt etwa 7 % der jährlichen Straftaten.

3.1.3 Grundlagen der Abhängigkeitsentwicklung

■ Kinder und Jugendliche

Bei der Abhängigkeitsentwicklung von Kindern und Jugendlichen ist das neurobiologische Korrelat zu berücksichtigen.

Einer US-amerikanischen Studie zufolge haben Kinder, die bereits mit 13 Jahren regelmäßig Alkohol trinken, ein Risiko von über 40 %, im Lauf ihres Lebens alkoholabhängig zu werden. Auch mit 14 und 15 Jahren beträgt die Lebenszeitprävalenz weiterhin 40%. Bei einem Einstiegsalter von 16 Jahren beginnt sie langsam zu fallen und pendelt sich mit Beginn des 20. Lebensjahrzehnts bei etwa 10% ein (Laucht et al. 2007).

Im Kindes- und Jugendalter, vor allem während der Pubertät, finden im Gehirn tief greifende Entwicklungsprozesse statt, die bis zum 20. Lebensjahr andauern. Hierbei werden die synaptischen Verbindungen zwischen den Nervenzellen im Gehirn verfeinert und Teile des bereits bestehenden Systems abgebaut. Gesteuert wird dieser Mechanismus über Geschlechts- und Stresshormone (Tapert et al. 2005). Hiervon ist vor allem der präfrontale Kortex betroffen, der wichtige Kontrollfunktionen bei impulsivem Handeln und der Entwicklung zielgerichteten Verhaltens sowie der emotionalen Verarbeitung von Erlebtem hat. Jugendliche sind entwicklungspsychologisch weniger in der Lage, ihr Handeln langfristig unter Berücksichtigung der verschiedenen Risiken zu bestimmen.

Risikofaktoren. Bei elterlicher Alkoholabhängigkeit werden 30% der Kinder selbst in ihrer Jugend manifest alkoholabhängig, 30% sind hochgradig gefährdet, während ein weiteres Drittel keine besonderen Risiken aufweist. Vor allem Jugendliche mit guter Alkoholverträglichkeit sind hochgradig gefährdet, eine Abhängigkeit zu entwickeln, während diejenigen, die Alkohol schlechter vertragen, ein geringeres Risiko aufweisen (Newlin et al. 1990, Schukit et al. 2000).

Eine ungünstige frühkindliche Entwicklung, Bindungsstörungen, Vernachlässigung oder Missbrauchserfahrungen können die kindliche Entwicklung langfristig beeinflussen, selbst wenn ihre Ursache längst beseitigt ist.

Menschen reagieren auf denselben *Stressor* sehr unterschiedlich. So kann bei bestimmten Menschen eine erhöhte Stressbelastung zu einem erhöhten Alkoholkonsum und einer Zunahme missbräuchlichen Trinkens führen. Hintergrund dieses Zusammenhangs könnte sein, dass Alkohol auf Stressempfinden und -reaktionen unterschiedlich wirkt. Stressbewältigung ist für Jugendliche ein wichtiges Motiv für den Alkoholkonsum. Auch die Experimentierfreudigkeit („novelty seeking") kann zur Entwicklung einer Alkoholabhängigkeit beitragen. Die Zugehörigkeit zu einer Peer Group, in der ein Gruppenzwang zum Trinken besteht, kann diesen Prozess beschleunigen. Selbstunsichere Menschen nutzen den Alkohol zum Abbau von Hemmungen und

wollen eine genauso wichtige Rolle wie die anderen in ihrer Gruppe spielen.

Zu den hohen individuellen Risikofaktoren für die Entwicklung einer Alkoholabhängigkeit gehören *Verhaltensstörungen* mit Beginn in der Kindheit und Jugend wie die Aufmerksamkeits- und Hyperaktivitätsstörung, die hyperkinetische Störung des Sozialverhaltens sowie die Störung des Sozialverhaltens mit oppositionellem Verhalten. Diese drei die Entwicklung sehr stark beeinträchtigenden Erkrankungen treten meist kombiniert auf und beginnen spätestens zur Zeit des Schuleintritts. Neben speziellen kindheits- und jugendspezifischen psychiatrischen Erkrankungen können auch Depressionen und Angststörungen zu einer Alkoholabhängigkeit führen (Zimmermann et al. 2003).

Kognitive Beeinträchtigung, Hirnatrophie. Durch Alkoholmissbrauch wird die kognitive Leistungsfähigkeit bei Jugendlichen reduziert. Alkoholabhängige Jugendliche im Alter von 15 oder 16 Jahren in einer medizinischen Rehabilitation hatten bei neuropsychologischen Untersuchungen der verbalen und nichtverbalen Gedächtnisleistung deutlich schlechtere Leistungen als Gleichaltrige ohne Alkoholstörung (Brown et al. 2000). Diese Befunde wurden durch eine Längsschnittuntersuchung bestätigt, bei der Jugendliche mit Alkoholstörungen über viele Jahre hinweg beobachtet wurden.

Die toxischen Wirkungen des Alkohols auf das Gehirn führen bei erwachsenen alkoholabhängigen Patienten zu einer mehr oder weniger ausgeprägten Hirnatrophie. Unter Einhalten von Alkoholabstinenz können sich diese Veränderungen im Lauf von Monaten bis Jahren zurückbilden (Mann et al 1999). In einer retrospektiven Studie wurde das Gehirnvolumen bei Jugendlichen und jungen Erwachsenen mit und ohne Alkoholstörung untersucht. Dabei wurden Auffälligkeiten im Hippocampus gefunden. Diese Region erfährt während der Pubertät einen besonders intensiven Umbau und ist für das Lernen und die Gedächtnisfunktion entscheidend. Das Volumen beider Hippocampi war umso geringer, je früher im Leben die Alkoholstörung begonnen hatte und je länger sie andauerte (De Bellis et al. 2000).

Gewalttaten und Suizid. Alkoholkonsum führt nicht nur zu erhöhten Gewalttaten gegenüber anderen, sondern erhöht auch das Suizidrisiko. Laut amerikanischen Daten ist das Risiko von 12- bis 17-Jährigen, die im letzten Jahr Alkohol konsumierten, mehr als doppelt so hoch, einen Suizid durchzuführen gegenüber jenen, die keinen Alkohol tranken. Vor allem weibliche Jugendliche mit einem hohen Alkoholkonsum haben ein 3- bis 4fach höheres Suizidrisiko (Windle 2004).

■ Erwachsene

Nach aktuellem wissenschaftlichem Kenntnisstand ist die Alkoholabhängigkeit eine Erkrankung mit multifaktorieller Genese bei individueller Vulnerabilität. Entscheidend beigetragen hat zu diesem Wissenszuwachs der Nachweis von biologischen Phänomenen der Sucht, die unter anderem durch Erkenntnisse im Tiermodell gewonnen wurden. Dazu gehören beispielsweise genetische Einflüsse auf die Suchtgenese oder Veränderungen der Dichte bestimmter Rezeptoren durch fortgesetzten Konsum.

Die Einbeziehung dieser Faktoren von Disposition und Exposition können in einem Modell, dem *Disposition-Expositions-Modell*, zusammengefasst werden (Mann 1994). Die Disposition umfasst biologische Faktoren wie genetische Belastung, soziales Umfeld, Lerngeschichte oder Lebensereignisse, Exposition den individuellen Konsum. Dadurch lässt sich herleiten, dass bei manchen Individuen mit einer ausgeprägten Disposition bereits ein relativ niedriger Konsum zu einer Abhängigkeit führt, andere hingegen bei geringer Disposition einen hohen Konsum über lange Zeiträume hinsichtlich einer Alkoholabhängigkeit unbeschadet überstehen.

Verhaltenspharmakologische Grundlagen

Grundlegende Eigenschaften von Substanzen wie Alkohol, die abhängiges Verhalten erzeugen, sind die Verursachung von Gewöhnung (Toleranzentwicklung), psychische und physische Abhängigkeit. *Alkoholtoleranz* ist einerseits durch die zentrale Toleranzentwicklung bedingt, aber auch durch den rascheren Abbau von Alkohol infolge Enzyminduktion und dadurch einer Abschwächung der als positiv empfundenen Wirkung durch Konsum. Erlebt ein Individuum einen Toleranzeffekt, kann er diesem durch eine Steigerung der Dosis entgegenwirken. Ein starkes, unkontrollierbares Suchtverlangen (Craving) wird als entscheidend für die Aufrechterhaltung von dauer-

haftem Konsum betrachtet und am ehesten durch die Annahme von konditionierten Stimuli erklärt, die ihren motivationalen Wert durch klassische Konditionierung erhalten.

Ein biologisches Korrelat für dieses Phänomen könnte das mesolimbische dopaminerge Belohnungssystem darstellen (DiChiara 1995). Die durch Stimuli ausgelöste Freisetzung von Dopamin unterliegt einem Sensibilisierungsprozess. Eine Verstärkung der Verhaltensreaktion wird durch rezidivierende Konfrontation mit dem alkoholassoziierten Stimulus herbeigeführt (Berridge u. Robinson 1998). Wird ein lange aufrechterhaltener Konsum reduziert oder vollständig beendet, können Symptome eines *Entzuges* auftreten. Dies geschieht durch konsumbedingte neuronale Anpassungsprozesse an die chronische Alkoholwirkung und führt nach Reduktion oder Abbruch des gewohnten Alkoholreizes zu physiologischen Fehlreaktionen der entsprechenden neuronalen Systeme. Des Weiteren kann es bei fortgesetztem Konsum zu einem *Kontrollverlust* hinsichtlich der Mengenzufuhr von Alkohol kommen. Diese psychischen und physischen Merkmale werden in modernen Klassifikationen wie ICD-10 oder DSM-IV zur Diagnosestellung von Alkoholabhängigkeit berücksichtigt.

Genetik

Risikofaktoren. Alkoholmissbrauch und -abhängigkeit treten überzufällig häufig bei *Mitgliedern der gleichen Familie* auf. Es bestehen inzwischen gute Evidenzen für den Einfluss erblicher Faktoren bei der Pathogenese von Alkoholabhängigkeit durch Familien- und Zwillingsstudien (Mayfield et al. 2008). Bei jungen Männern, die eine positive Anamnese aufwiesen, wurde gezeigt, dass sie weniger sensitiv auf die negativen Effekte von akutem Alkoholkonsum reagierten (Schuckit u. Smith 1996). Dies könnte sich mit Studienergebnissen der letzten Jahre erklären lassen, die gezeigt haben, dass genetische Variationen von den in den Alkoholabbau einbezogenen Enzymen vorkommen, die einen beschleunigten Alkoholabbau bedingen und damit zu einer verringerten Empfindlichkeit für toxische Alkoholeffekte führen (Schuckit et al. 2004).

Protektive Faktoren. Neben genetischen Risikofaktoren sind auch erbliche protektive Faktoren bekannt. Dies zeigt sich bei homozygoten Trägern mit Defizit eines Isoenzyms der Aldehyddehydrogenase. Bei Betroffenen kommt es nach Alkoholkonsum rasch zu einer Kumulation von giftigem Acetaldehyd mit starker Übelkeit und Kreislaufproblemen. Träger dieser genetischen Variante leben häufiger abstinent (Rommelspacher u. Schuckit 1996).

Lern- und Konditionierungsprozesse

Substanzen wie Alkohol können durch die Vermittlung positiver Empfindungen als *positiver Verstärker* von Konsumverhalten im Sinne einer operanten Konditionierung wirken. Wenn Alkoholkonsum Zustände wie depressive Stimmung, Angst oder Schlafprobleme oder ein Entzugssyndrom beendet, wirkt Alkohol als *negativer Verstärker*. Aber es gibt auch sekundäre Verstärker bei Alkoholkonsum, wenn beispielsweise dadurch die Anerkennung in einem sozialen Netzwerk steigt.

Zu einer klassischen Konditionierung kann es kommen, wenn besondere Reize (z. B. optisch oder olfaktorisch) mit einem alkoholspezifischen Konsummuster gepaart werden und schließlich alkoholspezifische Reaktionen bzw. Suchtverlangen auslösen.

Faktoren der sozialen Umgebung und Persönlichkeit

Es besteht eine Reihe unterschiedlicher Risikofaktoren, die einen sozial induzierten Alkohol-

kontakt und -konsum fördern und insgesamt die Wahrscheinlichkeit der Entstehung einer Alkoholabhängigkeit erhöhen. Nicht bestätigt haben sich frühere Betrachtungsweisen, dass Alkoholabhängigkeit überwiegend in sozial schwachen Schichten oder bei bestimmten Persönlichkeitstypen auftritt. Vielmehr tragen allgemeine Umgebungsbedingungen wie die Alkoholpolitik eines Landes, der Preis und die Verfügbarkeit von Alkohol, kulturelle oder religiöse Traditionen oder Erwartungshaltung von sozialen Netzwetzwerken zum individuellen Alkoholkonsum und daraus folgend einer möglichen Krankheitsentwicklung bei.

Fazit

Nach heutigem Kenntnisstand tragen unterschiedliche Faktoren zur Entstehung einer Alkoholabhängigkeit bei. Neben den Eigenschaften der Substanz Alkohol selbst und der Konsummenge sowie Bedingungen der jeweiligen Umwelt sind dies vor allem biologische Faktoren und die soziale Entwicklung eines Individuums, die das relative Erkrankungsrisiko beeinflussen.

3.1.4 Akuttherapie bei Erwachsenen

Innerhalb des deutschen Versorgungssystems haben sich in den letzten Jahrzehnten mehrere Behandlungssäulen etabliert, auf denen die Therapie alkoholabhängiger Patienten beruht. Tab. 3.3 gibt

Tabelle 3.**3** Behandlungsoptionen von alkoholabhängigen Patienten (Mann 2008).

Entgiftung/Entzug	Entwöhnung	Nachsorge
2- bis 4-wöchig vollstationäre Entgiftung und Motivation zur Entwöhnung, psychiatrische Klinik („qualifizierter Entzug")		
vollstationär Allgemeinkrankenhaus	Suchttagesklinik (4–8 Wochen)	Hausarztpraxis
Suchttagesklinik (Akutbehandlung, von Kassen gezahlt)	Suchtberatungsstellen (ambulant, 8–16 Wochen, durch Rentenversicherungsträger gezahlt)	Suchtambulanz
Suchtfachambulanz	klinische Psychologen Suchtfachberater (ambulant, Zeitdauer variabel)	Suchtberatungsstellen
Hausarztpraxis	vollstationäre Suchtfachklinik (Langzeittherapie, 8–16 Wochen)	klinische Psychologen, Suchtfachberater

einen Überblick über die einzelnen Behandlungen und die daran beteiligten Institutionen.

Die *intrinsische Motivation* des Patienten zur Beendigung des Konsums ist von großer Bedeutung für den Behandlungserfolg. Wenn der Patient selbst zur Beratung kommt oder in Notfallsituationen ist die intrinsische Motivation in der Regel zumindest in Ansätzen vorhanden und kann mit modernen Therapieverfahren (motivierende Gesprächsführung) entscheidend verstärkt werden. Damit ist die Motivationsprüfung keine Voraussetzung für das Antreten einer Therapie mehr, sondern selbst Gegenstand der Behandlung.

Die *Therapieziele* bei Alkoholabhängigkeit orientieren sich darüber hinaus in der modernen Suchtmedizin nicht mehr an dem alleinigen Ideal der vollständigen Heilung des Patienten im Sinne einer Restitutio ad integrum, sondern berücksichtigen die Tatsache, dass die Alkoholabhängigkeit in den meisten Fällen chronisch-rezidivierend verläuft und daher das Überleben und die Behandlung von Folge- und Begleiterkrankungen zunächst oft im Vordergrund stehen ("harm reduction"). Dementsprechend sollten die Therapieziele durch den Behandler hierarchisch definiert werden (Tab. 3.**4**). Darüber hinaus muss betont werden, dass ein von kurzen Rezidiven (Rückfälle in alte Konsummuster) unterbrochener Krankheitsverlauf gegenüber dem unbehandelten chronisch-progredienten Verlauf einen wesentlichen Therapieerfolg darstellt.

Die neurobiologische Forschung insbesondere der letzten beiden Dekaden hat dazu beigetragen, dass das Wissen um die evidenzbasierte Behandlung von Alkoholabhängigkeit erheblich gewachsen ist. Über die Therapie von Alkohol-abhängigkeit sind sich viele Fachgesellschaften international weitgehend einig, was sich in der Entwicklung entsprechender Leitlinien widerspiegelt, z.B. seien hier zu nennen die Leitlinien der Deutschen Gesellschaft für Suchtforschung und Suchttherapie (DG-Sucht) oder der American Society of Addiction Medicine (ASAM).

■ Entgiftung

Reine körperliche Entgiftungen werden heute überwiegend vollstationär in Allgemeinkrankenhäusern durchgeführt. Ihr Nutzen ist jedoch zweifelhaft, da nur in wenigen Fällen dem rein körperlichen Entzug eine Motivationsarbeit zur notwendigen Weiterbehandlung folgt. Dies ist als Grund dafür anzusehen, dass es nach körperlichen Entgiftungen zu Rückfallraten bis zu 90 % innerhalb eines Jahres kommt.

Darüber hinaus hat sich gezeigt, dass der so genannte „Kindling"-Effekt über neuronale Sensitivierungsmechanismen zu sukzessiv immer schwereren und komplikationsreicheren Alkoholentzügen führt (Mann 2002), so dass möglichst wenige, dafür aber nachhaltige Entgiftungen durchgeführt werden sollten. Wenn diese mit Motivationselementen kombiniert werden und mindestens 2 Wochen dauern, wird von qualifizierter Entzugsbehandlung gesprochen (s. unten). Hier sind die Erfolgszahlen wesentlich besser (Stetter u. Mann 1997, Löber et al. 2009) als bei der reinen körperlichen Entgiftung.

Alkoholentzugssyndrom

Das primäre Behandlungsziel rein körperlicher Entgiftungen ist die Beherrschung des Alkoholentzugssyndroms. Dieses vegetative Syndrom mit einem breiten und äußerst variablen Symptomenkomplex entwickelt sich bei Alkoholabhängigen durch ein freiwilliges oder unfreiwilliges Absetzen bzw. eine Mengenreduktion des regelmäßigen Konsums von Alkohol (Tab. 3.**5**). Der entsprechende Cluster von Symptomen klingt unbehandelt in der Regel nach 4–7 Tagen ab, kann aber auch zu lebensbedrohlichen Komplikationen wie Grand-Mal-Anfällen oder Delirien führen. Therapieempfehlungen zu einem stationären Entzug orientieren sich am Schweregrad der Erkrankung.

Tabelle 3.**4** Moderne Therapieziele bei Alkoholabhängigkeit (Mann et al. 2002).

Moderne Therapieziele bei Alkoholabhängigkeit
Sicherung des Überlebens
Behandlung von Folge- und Begleiterkrankungen
Förderung von Krankheitseinsicht und Motivation zur Veränderung
Aufbau alkoholfreier Phasen
Verbesserung der psychosozialen Situation
Dauerhafte Abstinenz
Angemessene Lebensqualität

Tabelle 3.5 Symptome des Alkoholentzugssyndroms (Mann 1999).

Bereich	Symptom
Magen-Darm-Trakt	Übelkeit, Erbrechen, Durchfall
Kreislauf	Hypertonie, Tachykardie
Atmung	Tachypnoe
Vegetativum	Schwitzen, Schlafstörungen, Mundtrockenheit, Juckreiz, Schlafstörungen
ZNS	Angst, Reizbarkeit, , innere Unruhe, Tremor, Antriebssteigerung, dysphore Stimmung, Halluzinationen, Grand-mal-Anfälle

Der Schweregrad und die medikamentöse Behandlungsnotwendigkeit des Alkoholentzugssyndroms können bei einer stationären Therapie standardisiert mit der *CIWA-A-Skala* (Clinical Institute Withdrawal Assessment for Alcohol, Stuppäck et al. 1995), die psychopathologische und somatische Items und Parameter misst, eingeschätzt werden. Abgeleitet von einem bestimmten Punktwert der alle 120 Minuten durchgeführten CIWA-A Messung, kann eine medikamentöse Behandlung einerseits zu einer Minderung des vom Patienten wahrgenommenen Schweregrads des Entzugssymptoms und andererseits zu einer Prophylaxe von Delirien und epileptischen Anfällen führen.

Bei etwa einem Drittel der Patienten mit Alkoholentzugssyndrom ist die Symptomatik so stark ausgeprägt, dass eine *Pharmakotherapie* notwendig ist. Hierzu stehen verschiedene Substanzen zur Verfügung (z. B. Benzodiazepine, Clomethiazol oder Carbamazepin).

Clomethiazol (Distraneurin) wird alle 2–4 Stunden mit einer Dosis von 2 Kapseln verabreicht bei einer Maximaldosis von 24 Kapseln pro Tag. Die Therapie mit Clomethiazol ist in Europa stärker verbreitet als in den USA. Wenn *Benzodiazepine* eingesetzt werden, hat sich bei mittelschweren bis schweren Entzugssyndromen eine 2-stündliche Gabe von 10–20 mg Diazepam bewährt. Clomethiazol und Benzodiazepine sollten anhand der CIWA-A-Skala dosiert werden. Bei beiden Substanzen muss unbedingt ein schrittweises Ausschleichen über einen Zeitraum von etwa 5–10 Tagen beachtet werden. Beim Vorliegen von kardiopulmonalen Begleiterkrankungen sollte auf den Einsatz von Clomethiazol wegen seiner unerwünschten Wirkungen (Atemdepression, bronchiale Hypersekretion, hypotone Blutdruckreaktion) verzichtet werden.

Pathophysiologie. Die Pathophysiologie des Alkoholentzugssyndroms lässt sich mit den Veränderungen der von Alkohol beeinflussten Transmittersystemen GABA und NMDA-Glutamat erklären. Alkohol wirkt aktivierend auf bestimmte Untereinheiten der GABA-A-Rezeptoren, was bei chronischem Gebrauch zu einer verminderten Rezeptoransprechbarkeit führt. Auf NMDA-Glutamat-Rezeptoren wirkt Alkohol hemmend, so dass der chronische Konsum einen Anstieg bestimmter NMDA-Rezeptoren im Sinne einer Gegenregulation zur Folge hat. Beim Alkoholentzug wird der vorher meist regelmäßige Konsum von Alkohol unterbrochen. Folglich unterbleiben einerseits die GABAerg vermittelten sedativen Effekte als auch die NMDA-Rezeptor-Blockade mit sukzessiv gesteigerter exzitatorischer glutamaterger Überstimulation.

Komplikationen des Alkoholentzugs

Delirium tremens. Bei rund 5 % der Patienten mit Alkoholentzugssyndrom, die keiner medikamentöse Therapie zugeführt werden, entwickelt sich ein Delirium tremens. Hierbei handelt sich um die Maximalvariante eine Entzugssyndroms, bei dem zu den schweren vegetativen Zeichen eine Störung der Orientierung hinzukommt. Beim Vollbild eines Delirium tremens im Vordergrund stehen Störung der Orientierung zu Zeit, Ort, Situation und (seltener) der Person, psychomotorische Hyperaktivität, Halluzinationen (meist optisch wie Fäden, kleine Tiere, Wirtshausszenen), vegetative Entgleisung und generalisierte Krampfanfälle.

Da unbehandelt ein erhebliches Mortalitätsrisiko von bis zu 25 % besteht, ist die rechtzeitige Einleitung einer intensivmedizinischen Behandlung von großer Bedeutung. Therapeutisch stehen die intravenöse Gabe von Benzodiazepinen (z. B. Diazepam) und Butyrophenonen (z. B. Haloperidol) sowie der Ausgleich von Elektrolyten und Flüssigkeit im Vordergrund. In sehr seltenen Fällen tritt die Symptomatik des Delirium tremens auch unter fortgesetztem Alkoholkonsum als so genanntes Kontinuitätsdelir auf.

Epileptische Anfälle. Das abrupte Absetzen des Alkoholkonsums im Alkoholentzug führt zu einer 15%igen Prävalenzsteigerung von epileptischen Anfällen, meist von primären tonisch-klonischen Grand-Mal-Anfällen (Soyka M et al. 1989). Die Notfallbehandlung erfolgt mit Benzodiazepinen, die rektal oder parenteral appliziert werden. Im Verlauf sollte mit einem Antiepileptikum aufdosiert werden, was am besten während einer stationären Therapie durchführbar ist. Die antiepileptische Therapie sollte mindestens 2 Wochen durchgeführt werden und dann langsam ausgeschlichen werden.

> Zu beachten ist, dass Anfälle auch nach einigen Tagen Latenz nach vollständigem Abklingen des vegetativen Entzugssyndroms möglich sind. Betroffene Patienten und Angehörige müssen über diese Gefahr unmissverständlich aufgeklärt werden, vor allem hinsichtlich des Führens von Kraftfahrzeugen.

Wernicke-Enzephalopathie. Die Erkrankung ist pathophysiologisch zwar nicht auf den Alkoholentzug zurückzuführen, tritt aber häufig zeitlich eng assoziiert damit auf. Häufig beginnen die Patienten mit Beginn der Abstinenz wieder in nennenswertem Umfang Nahrung zu sich zu nehmen. Daraus folgend kann die Verstoffwechselung von Kohlenhydraten die letzten im Körper vorhandenen Thiaminreserven verbrauchen, so dass als akute Thiaminmangelerkrankung eine Wernicke-Enzephalopathie auftritt. Deshalb sollten Glukose-

infusionen im Alkoholentzug nicht ohne gleichzeitige Thiamingabe erfolgen.

Zentrale pontine Myelinolyse. Der Erkrankung liegt wahrscheinlich ein zu rascher Ausgleich von Hyponatriämien zugrunde, die bei Alkoholintoxikationen vorkommen können. Dadurch kommt es zur akuten Demyelinisierung von Pons, aber auch von Thalamus und Kleinhirn. Die Symptomatik kann mit leicht- bis mittelgradig ausgeprägten Sprech- und Schluckstörungen beginnen. Bei schwereren Verläufen zeigen sich Pyramidenbahnzeichen mit Hyperreflexie oder auch Babinski-Zeichen mit Quadriplegie bis hin zu Bewusstseinsstörungen und im Extremfall zum vollständigen Locked-in-Syndrom. Betroffene Patienten werden in intensivneurologischen Abteilungen symptomorientiert behandelt.

Ambulante Entzugsbehandlung

In angelsächsischen Ländern gewinnen wegen der hohen Kosten einer stationären Behandlung ärztlich kontrollierte ambulante Entzugsbehandlungen zunehmend an Bedeutung. Hierbei erfolgt unter einer engmaschigen Kontrolle eine langsame Reduktion der täglichen Trinkmengen bis hin zum vollständigen Absetzen. In Deutschland erfolgen Entgiftungsbehandlungen zwar überwiegend vollstationär, jedoch führen ambulante psychiatrische oder nervenärztliche Praxen, psychiatrische Ambulanzen und Tageskliniken oder auch Hausärzte

Tabelle 3.**6** Akute Komplikationen bei Alkoholentzug (Mann 2008).

Komplikation	Pathophysiologie	Symptomatik	Akuttherapie
Delir	unklar	Desorientierung, Verwirrtheit, motorische Unruhe, optische Halluzinationen, vegetative Symptome	Haloperidol plus Benzodiazepine
epileptische Anfälle	Dysbalance GABA-Glutamat	praktisch immer Grand-Mal-Anfälle	Benzodiazepine rektal oder parenteral
Wernicke-Enzephalopathie	Mittelhirnblutungen infolge von Thiaminmangel (Vitamin B_1)	Desorientiertheit, Blickparesen mit Doppelbildern, Gangstörungen, keine vegetativen Symptome	Thiamin parenteral, symptomorientiert
zentrale pontine Myelinolyse	wahrscheinlich zu rascher Ausgleich einer Hyponatriämie	Tetraparese, Blickparese mit Doppelbildern, zerebrale Ataxie	symptomorientiert

meist auf Patientenwunsch ambulante Entgiftungen durch. Hierfür bestehen jedoch eine Reihe zwingender Voraussetzungen (Tab. 3.7).

Bei unkomplizierten Verläufen erfolgt einfach über den Zeitraum von 14–21 Tagen eine schrittweise Trinkmengenreduktion bis zur vollständigen Abstinenz. In etwa 30–50 % der Fälle jedoch ist eine ambulante *pharmakologische* Unterstützungsbehandlung erforderlich. Bewährt hat sich hierfür eine Kombinationstherapie aus Antiepileptika (Carbamazepin) und Antihyperkinetika (Tiaprid), mit der vegetative Entzugssymptome bei gleichzeitig bestehender Prophylaxe vor Grand-Mal-Anfällen beherrschbar sind. Tab. 3.8 zeigt ein orientierendes Dosierungsschema auf, das jedoch individuell hinsichtlich der Behandlungslänge und der Medikationsdosis angepasst werden kann.

Sicher in der ambulanten Therapie sind diese beiden Substanzen auch deshalb, da es bei einem gegebenenfalls auftretenden Konsumrückfall zu keiner nennenswerten Verstärkung von Alkoholeffekten kommt (z. B. Sedationseffekten). Es muss betont werden, dass weder Antiepileptika noch Antihyperkinetika eine Zulassung zur ambulanten Alkoholentzugsbehandlung haben, daher müssen beide Substanzen „off-label" verordnet werden.

Tabelle 3.7 Voraussetzungen für die ambulante Entgiftung.

Voraussetzungen für die ambulante Entgiftung
Der Patient ist dem Arzt bekannt und gilt als zuverlässig
Eine ununterbrochene Betreuung durch eine häusliche Vertrauensperson ist gewährleistet
Anamnestisch sind keine schwerwiegenden Entzugserscheinungen bei früheren Absetzversuchen bekannt
Es gibt in der Vorgeschichte keinerlei Hinweise auf epileptische Anfälle oder Delirien
Es besteht keine psychiatrische Komorbidität
Anamnestisch ist kein Missbrauch von Drogen oder Medikamenten bekannt

Fazit

Eine Alkoholentgiftung ist im ambulanten Setting in 14–21 Tagen durchführbar und erfordert bei 30–50 % der Behandlungsfälle eine pharmakologische Therapie. Für den ambulanten Behandler stehen Behandlungsschemata mit Antiepileptika (Carbamazepin) und Antihyperkinetika (Tiaprid) zur Verfügung, die sich als sicher und wirksam erwiesen haben.

Stationäre Entzugsbehandlung

Können die in Tab. 3.7 genannten Bedingungen für eine Entgiftung nicht erfüllt werden, ist eine stationäre Behandlung unumgänglich und sollte planmäßig idealerweise in einer suchtmedizinisch spezialisierten Einrichtung durchgeführt

Tabelle 3.8 Behandlungsschema eines ambulanten Alkoholentzugs (Mann 2002).

Behandlungstag	Pharmakon	Dosierung (mg)			
		morgens	mittags	abends	nachts
Tag 1 + 2	Tiaprid	300	300	300	300
	Carbamazepin	100	100	200	–
Tag 3	Tiaprid	200	200	200	200
	Carbamazepin	100	100	100	–
Tag 4	Tiaprid	200	200	200	200
	Carbamazepin	–	–	200	–
Tag 5	Tiaprid	100	100	100	100
	Carbamazepin	–	–	100	–
Tag 6	Tiaprid	–	–	–	–
	Carbamazepin	–	–	–	–

werden. Ebenso ist zu berücksichtigen, dass Veränderungswünsche des Patienten hinsichtlich einer bestehenden Alkoholabhängigkeit häufig in Momenten krisenhafter Situationen zu Tage treten, die sich oft in intoxikiertem Zustand und nachts zutragen und zu einer akuten Vorstellung und häufig sukzessive folgenden stationären Aufnahme in einem Krankenhaus führen. Bei vielen alkoholabhängigen Patienten sind solche Krankenhausaufnahmen die ersten medizinischen Kontakte in Bezug auf ihre Alkoholabhängigkeit. Dieses Stadium der Vulnerabilität des Betroffenen und seiner Angehörigen kann auch hinsichtlich der Krankheitseinsicht und Motivationsarbeit ein wertvolles und zu nutzendes Moment sein.

Zur Behandlung von Entzugssyndromen während eines stationären Aufenthalts haben sich Benzodiazepine und Clomethiazol bewährt (s. oben). Beide Substanzklassen bergen jedoch ein eigenes erhebliches Abhängigkeitspotenzial, was ein limitierender Faktor für eine längerfristige Behandlung darstellt. Üblicherweise sind bei einem leicht- bis mittelgradigen Entzugssyndrom pharmakologische Behandlungszeiträume von 3–7 Tagen notwendig. Darüber hinaus ist eine Anwendung beider Substanzen bei hohen Alkoholspiegeln mit einer Verstärkung von sedierenden Alkoholeffekten verbunden, was gegebenenfalls zu einer vitalen Bedrohung für den Patienten führen kann. Bewährt hat sich ein Einsatz beider Substanzen bei Alkoholspiegeln kleiner als 1 Promille.

Fazit

Bei zu erwartenden Komplikationen ist eine stationäre Entgiftung unumgänglich. Bei der Therapie des Alkoholentzugssyndroms haben sich Clomethiazol und Benzodiazepine als wirksam erwiesen. Beide Substanzen besitzen jedoch ein eigenes Abhängigkeitspotenzial, so dass ihr Einsatz limitiert ist.

■ Qualifizierter Entzug

Entgiftung und Motivation zum Antritt einer Entwöhnung können durch das Konzept des qualifizierten Entzugs komprimiert in insgesamt 2–3 Wochen zusammengefasst werden, das sich aus mehreren therapeutischen Komponenten zu-

sammensetzt und die Zusammenarbeit vieler klinischer Berufsgruppen (Ärzte, Psychologen, Pflegekräfte, Sozialarbeiter) erfordert (Mann 2002). Der qualifizierte Entzug kann als psychotherapeutisch ergänzte Akuttherapie angesehen werden. Die Maßnahme wird in Deutschland vor allem in suchtmedizinischen Abteilungen von Psychiatrischen Kliniken durchgeführt. Im Fokus dieser Behandlung ist neben der körperlichen Entgiftung vor allem eine gerichtete Motivationsarbeit zur Krankheits- und Behandlungseinsicht, die ein Erreichen weitergehender Behandlungsstufen zum Ziel hat. Dies wird über psychoedukative und psychotherapeutische Ansätze geleistet. Ein wichtiger Faktor ist das Fehlen abwehrender Aufnahmeprozeduren, prüfender Schwellen oder abwertender Konfrontationen vor dem Beginn einer qualifizierten Entgiftung.

In katamnestischen Untersuchungen wurde die *Wirksamkeit* des qualifizierten Entzugs gezeigt: Etwa die Hälfte so behandelter Patienten unterzog sich nach Behandlungsbeginn einer weiterführenden Therapie. Im Vergleich zur traditionellen Entgiftung ist der qualifizierte Entzug, der motivationssteigernde Verfahren integriert, mit einer deutlichen Erhöhung der Effektivität verbunden (Mann et al. 2006). Dies gilt in gleichem Maße für männliche als auch weibliche Patienten (Diehl et al. 2007).

Ein nicht unerheblicher Faktor in der Bewertung des qualifizierten Entzugs ist die signifikante *Senkung der Behandlungskosten*. Patienten, die einen qualifizierten Entzug durchlaufen haben, nehmen in der Folgezeit weniger Folgebehandlungen in Anspruch (Driessen et al. 1999). Tab. 3.**9** zeigte die therapeutischen Komponenten des qualifizierten Entzugs.

Fazit

Der qualifizierte Entzug ist eine psychotherapeutisch erweiterte Akuttherapie. Er kombiniert und komprimiert Entgiftung und Motivation zum Antritt einer Entwöhnungstherapie auf eine stationäre Therapiedauer von 2–4 Wochen. Gegenüber traditionellen Entgiftungen ist der qualifizierte Entzug hinsichtlich des Therapieerfolges und der Folgekosten überlegen.

Tabelle 3.**9** Therapeutische Komponenten des qualifizierten Alkoholentzugs (Mann 2002).

Therapeutische Komponenten des qualifizierten Alkoholentzugs
ärztliche Einzelgespräche
ärztliche Einzel- oder Gruppenvisiten (medizinische Informationen und Erfahrungen über Suchterkrankungen)
Informationsgruppen (Information und Diskussion von allem Wissenswerten zur Alkoholerkrankung)
Gruppengesprächstherapie (individuelle Analyse von Abhängigkeitsentwicklung und Rückfallsituationen und deren Diskussion in der Gruppe)
Kompetenztraining (Rollenspiele zur Bewältigung alkoholspezifischer schwieriger Situationen)
Entspannungsgruppen (progressive Muskelrelaxation nach Jacobsen, autogenes Training)
(Früh-)Sportgruppen
ergotherapeutische Gruppen (verbunden mit Training sozialer Kompetenzen während themenzentriertem Arbeiten
Tagesauswertung (Bilanz der Erlebnisse und Erkenntnisse des abgelaufenen Tages)

■ Motivation zur Abstinenz

Die Veränderungsmotivation von Alkoholabhängigen stellt die Grundvoraussetzung einer jeden erfolgreichen Therapie dar. Im Gegensatz zu früheren Konzepten wird die Motivation eines Patienten heute nicht mehr als Voraussetzung, sondern als therapeutisch beeinflussbarer Zustand betrachtet. Da die meisten Alkoholpatienten ausschließlich von Hausärzten gesehen werden, kommt ihnen in der Erarbeitung von Krankheitseinsicht und Behandlungsmotivation eine entscheidende Rolle zu. Hierfür wurde verschiedene Kurzinterventionen entwickelt, beispielsweise die *Frühintervention* oder die *motivierende Gesprächsführung* (Motivational Interviewing; Miller u. Rollnick 1991), die auch in der primärmedizinischen Versorgung ohne großen zeitlichen Aufwand von Nichtspezialisten leicht anzuwenden sein müssen. Effekte von Kurzinterventionen lassen sich bis zu 48 Monate nach deren Durchführung nachweisen (Moyer et al. 2002).

Frühintervention. Sie erfolgt in Form eines aufklärenden ärztlichen Gesprächs, das dem Patienten und gegebenenfalls seinen Angehörigen die Diagnose der Alkoholabhängigkeit anhand von veränderten somatischen Parametern wie Laborwerten oder sonografischen Befunden erklärt, sowie einem Aufzählen und Erläutern der ICD-10-Kriterien der Alkoholabhängigkeit, die der Patient erfüllt (Tab. 3.**10**). Vor allem ist bei der Frühintervention die Bewusstmachung bereits eingetretener oder in Kürze drohender negativer Folgen des Alkoholkonsums und eine daraus folgende eingehende Beratung zu therapeutischen Vorgehensweisen durch das Aufzeigen möglicher Therapieformen von Bedeutung.

Motivierende Gesprächsführung. Es ist ein wesentliches Merkmal der motivierenden Gesprächsführung, bestehende Ängste vor Veränderungsprozessen bei den alkoholabhängigen Patienten durch eine empathische und vertrauenerweckende therapeutische Grundhaltung zu reduzieren (Tab. 3.**11**). Ebenso ist von Bedeutung, dass durch offene Fragen ohne implizierte Wertung eine ehrliche Selbsteinschätzung des Patienten erfolgen kann, die durch reflektierendes Zuhören und positive Rückmeldung zu einer Problemerkennung, Veränderungsbereitschaft und Therapiemotivation führen kann. Mit einer vorhandenen Motivation zur Therapie können auch entsprechende Behandlungsziele gemeinsam definiert werden. Eine wertende Konfrontation des Patienten mit

Tabelle 3.**10** Komponenten der Frühintervention.

Komponenten der Frühintervention
Aufklärung über die Diagnose Alkoholabhängigkeit
Darstellung von in Folge des Alkoholkonsums veränderten somatischen Parametern
Bewusstmachung von Folgeerkrankungen
Aufzeigen von Therapien

Tabelle 3.**11** Merkmale der motivierenden Gesprächsführung.

Merkmale der motivierenden Gesprächsführung
empathische Grundhaltung mit dem Verzicht auf Konfrontation
Förderung der Wahrnehmung von Diskrepanz und Veränderungsbereitschaft
Aufbau von Selbstvertrauen bezüglich der Fähigkeit zur Abstinenz
Vereinbarung von gemeinsam erarbeiteten genau umschriebenen Behandlungszielen
Techniken der motivierenden Gesprächsführung
offene Fragen ohne implizite Wertung
reflektierendes Zuhören
positive Rückmeldung
strukturierte Zusammenfassung der Äußerungen des Patienten

der Vernachlässigung der eigenen Gesundheitsvorsorge ist zu vermeiden, da dies zu einer Abwehrhaltung führen kann.

Einbeziehung von Angehörigen. Dies kann den Prozess von Krankheitseinsicht und Therapiemotivation positiv beeinflussen. Mithilfe der beispielhaft aufgeführten Fragen sollte es dem Angehörigen ermöglicht werden, über ihre Erfahrungen mit dem Patienten zu sprechen:
- Was hat Sie in der Vergangenheit ermutigt, und was hat Sie entmutigt?
- Welche Auswirkungen hatte sein/ihr Trinken auf Sie?
- Was, fürchten Sie, wird passieren, wenn er/sie weiter trinken wird?
- Was mögen Sie am meisten an ihm/ihr, wenn er/sie nicht betrunken ist?
- Was für Hinweise haben Sie bemerkt, dass er/sie bereit ist, sich zu ändern?
- Wie können Sie ihm/ihr bei seinen/ihren Bemühungen, sich zu ändern, behilflich sein?

Medical Management. Es bietet sich an, wenn Techniken von Kurzinterventionen mit einer begleitenden Pharmakotherapie kombiniert werden. Hierbei handelt es sich um eine standardisierte Anleitung zur klinischen Intervention in nicht spezialisierten Behandlungseinrichtungen. Das Medical Management zielt auf der Förderung der

Medikamententreue, die Informationsvermittlung über Alkoholabhängigkeit, die Aufklärung über pharmakotherapeutische Maßnahmen sowie die Unterstützung des Patienten bei der Veränderung von Trinkgewohnheiten (Mann et al. 2006).

■

Die Deutsche Hauptstelle für Suchtfragen hat einen Leitfaden für Kurzinterventionen bei Alkoholabhängigkeit veröffentlicht (DHS 2001). Darüber hinaus wurde speziell für den niedergelassenen Arzt ein Manual mit praxisorientierten Leitlinien für Diagnostik und Beratung von Patienten mit Alkoholproblemen von der Bundeszentrale für gesundheitliche Aufklärung herausgegeben (BzgA 2001). ■

3.1.5 Akuttherapie bei Kindern und Jugendlichen

Für die Diagnostik riskanten Alkoholkonsums ist die Berater-Behandler-Beziehung zum Kind oder Jugendlichen entscheidend. In der Regel werden korrekte Selbstauskünfte zum Alkoholkonsum gegeben. Es sollte eine standardisierte Suchtmittelanamnese erhoben werden, bei der sowohl Auskünfte des Kindes bzw. des Jugendlichen als auch der Eltern, der Familie und der Schule mit integriert werden (Stolle et al 2009).

Der aus der USA stammende Selbstbeurteilungstest zum Alkoholkonsum „RAFFT" (Relax, Alone, Friends, Family, Trouble) kann Hinweise auf ein riskantes, die Entwicklung einer alkoholbezogenen Störung förderndes Konsummuster ergeben (Tab. 3.**12**; Laging 2005).

Bei zwei oder mehr Zustimmungen bestehen bei 12- bis 18-Jährigen Hinweise auf die mögliche Entwicklung einer alkoholbezogenen Störung.

Ziel ist es, eine Frühintervention zu erreichen, um den Einstieg in die Suchtkarriere abzuwenden. Jeglicher Verdacht sollte offen angesprochen werden, und die Einbeziehung von Eltern, eventuell Schule, Peer Group und Jugendamt ist notwendig. Beim Kind oder Jugendlichen muss seine derzeitige Lebenssituation reflektiert und ein Problembewusstsein geschaffen werden. Eine entsprechende Entwicklungsperspektive ist mit allen Beteiligten zu entwickeln. Die Motivation des Jugendlichen, die zukünftige Gestaltung seines Lebens in die eigene Hand zu nehmen, muss durch therapeutische Interventionen entwickelt werden.

Tabelle 3.**12** RAFFT-Selbstbeurteilung für Alkoholkonsum

RAFFT-Fragen
Trinkst du manchmal Alkohol, weil du dich entspannen oder besser fühlen möchtest?
Trinkst du manchmal Alkohol, weil du dich dazugehörig fühlen willst?
Trinkt jemand aus deinem Freundeskreis regelmäßig (mindestens einmal pro Woche) Alkohol?
Trinkst du manchmal Alkohol, wenn du alleine bist?
Hat jemand aus deinem Familienkreis ein Problem mit Alkohol?
Hattest du schon einmal ernsthaft Schwierigkeiten wegen deines Alkoholkonsums (zum Beispiel schlechte Zensuren, Ärger mit dem Gesetzt oder den Eltern)?

Die weiterführende Behandlung basiert auf 4 Stufen (Thomasius et al. 2008):

Behandlung der körperlichen Auswirkungen des Alkoholmissbrauchs. Die Entzugssymptomatik und ein eventuell entstehendes Delir müssen behandelt werden. Ein eventueller polyvalenter Missbrauch und die somatischen Folgeerkrankungen sind zu berücksichtigen.

Behandlung psychischer Funktionsstörungen. Zunächst muss suchtzentriert an dem Verlangen nach Alkohol, an dem zwanghaft eingeengten Denken über die Beschaffung und die Einnahme von Alkohol gearbeitet werden. Weiterhin muss eine Distanzierung zur Peer Group erreicht werden. Defizitäre emotionale Entwicklungen, emotionale Störungen und eventuell vorliegende Traumatisierungen müssen durch geeignete therapeutische Methoden aufgegriffen werden. Störungen der Psychomotorik und psychomotorische Begleitstörungen gehören ebenfalls in das spezielle Behandlungssetting.

Behandlung von Entwicklungsstörungen. Bestehende Entwicklungsstörungen müssen mit dem Betroffenen bearbeitet und seine kognitiven Funktionsfähigkeiten trainiert werden (Cogpack oder Ähnliches), damit die Leistungsfähigkeit wieder hergestellt werden kann.

Es muss ein Kontakt zum Lernen (Beschulung) und zur Ausbildung geknüpft werden, da die Schule oft lange nicht besucht wurde. „Lernen"

Lernen ist einer der wichtigsten Einstiege in eine erfolgreiche Suchtbehandlung.

Behandlung seelischer Grundstörungen. Die seelischen Grundstörungen sind ausreichend zu behandeln, um einen Rückfall in den Alkoholkonsum als Copingstrategie zu verhindern. Hierfür ist eine ausreichend lange stationäre Behandlung notwendig, um eine Rehabilitationsfähigkeit zu erreichen, falls dies erforderlich ist. Die *stationäre* Entzugsbehandlung dauert in der Regel 4 – 8 Wochen, danach muss die seelische Grundstörung ausreichend behandelt werden. Das Zeitfenster von einem halben bis dreiviertel Jahr (je nach Entwicklungsstörung) kann durchaus notwendig sein, um eine entsprechende Rehabilitationsfähigkeit herzustellen.

Bei weniger gravierenden Fällen und stabilen äußeren Lebensbedingungen kann mit *ambulanter* oder auch *tagesklinischer* Intervention ein entsprechendes Ergebnis erreicht werden.

Entscheidende Kriterien für eine erfolgreiche Behandlung im Kindes- und Jugendalter sind die Reintegration in schulische und berufliche Maßnahmen und der Aufbau einer suchtfreien Peer Group (Wartberg et al 2009).

3.1.6 Postakutbehandlung bei Erwachsenen

■ Psycho- und soziotherapeutische Therapien

Über Jahrzehnte waren das Kernstück der Rehabilitation von alkoholabhängigen Patienten stationäre Langzeitbehandlungen („Kuren"), die über 6 Monate oder länger durchgeführt wurden. In den letzten Jahren kam es zu jedoch einer Verkürzung der stationären Behandlungszeiten und zu einem vermehrten Einzug von verhaltenstherapeutischen und soziotherapeutischen Maßnahmen (soziales Kompetenztraining).

Im Zentrum des modernen *kognitiv-verhaltenstherapeutischen* Erklärungs- und Behandlungsmodells steht eine funktionelle Analyse des individuellen Problemverhaltens. Menschliches Verhalten wird als eingebettet in Stimulusbedingungen gesehen, die ihre Wirkung über Erwartungen und Kognition vermitteln. Gleichzeitig wird das

Verhalten über dessen Konsequenzen gesteuert. Hierzu spielen als vorausgehende Bedingungen externe und interne Faktoren eine Rolle, die letztlich den Alkoholkonsum initiieren. Hierzu gehören Emotionen (Ärger, Depressivität) ebenso wie physiologische Reaktionen (beispielsweise konditionierte Entzugssymptome) und soziale Faktoren (sozialer Druck). Zur Erfassung der Bedeutung aufrechterhaltener Faktoren ist zu berücksichtigen, welche Veränderungen der Substanzkonsum in den genannten Bereichen bewirkt.

Da der Alkoholkonsum in Folge dieses Modells als kurzfristig adaptiver, langfristig jedoch dysfunktionaler Bewältigungsversuch betrachtet wird, ist weiterhin die Erhebung von Verhaltensdefiziten von Bedeutung. Ausgehend von einem solchen Beziehungsgefüge beziehen sich die Verfahren zur Behandlung substanzbezogener Sucht sowohl auf die Modifikation vorausgehender aufrechterhaltener Bedingungen als auch auf den Abbau von Verhaltensdefiziten (Loeber u. Mann 2006).

Nachfolgend werden häufig angewendete Einzelmaßnahmen beschrieben, die Bestandteil von kognitiv-verhaltenstherapeutischen Interventionen bei Alkoholabhängigen sein können (Loeber 2006).

- Verfahren zum Aufbau von Selbstkontrolle
- Rückfallprophylaxe und Rückfallmanagement
- Soziales Kompetenztraining
- Stressbewältigungstraining
- Paar- und Familientherapie
- Reizexpositionsverfahren

Verfahren zum Aufbau von Selbstkontrolle

Selbstkontrolle oder Selbstmanagement ist eine Methode, dem Patienten ein höheres Maß an Reflektion über seinen Konsum von Alkohol zu vermitteln. Hierzu zählen beispielsweise eine Selbstdokumentation des Alkoholkonsums in Form eines Tagebuches, der Abschluss von Verhaltensverträgen, die Einübung von Verhaltensweisen, die unvereinbar mit dem Alkoholkonsum sind und die Selbstbelohnung beim Erreichen von Zielen.

Rückfallprophylaxe und Rückfallmanagement

Ausgehend von dem sozial-kognitiven Rückfallmodell von Marlatt und Gordon (1985) werden in Rückfallpräventionsprogrammen verschiedene bewährte Strategien miteinander kombiniert und zielen darauf, den Betroffenen für rückfallkritische Situationen zu sensibilisieren und ihm Bewältigungsstrategien zum Umgang mit diesen Situationen zu vermitteln. Dabei wird auch der Abstinenzverletzungseffekt thematisiert, zudem werden Möglichkeiten zur Beendigung des wiederaufgenommenen Alkoholkonsums erarbeitet.

Soziales Kompetenztraining

Der Fokus des sozialen Kompetenztrainings liegt auf der erfolgreichen Einübung funktionalen Verhaltens in der zwischenmenschlichen Interaktion. Es zielt einerseits auf einer Reduktion oder Vermeidung unangenehmer Gefühle, die durch zwischenmenschliche Kontakte ausgelöst und durch den Konsum von Alkohol erträglich werden. Gleichzeitig können so weitere Verstärkungsmöglichkeiten, beispielsweise durch den Aufbau oder die Erweiterung sozialer Kontakte, geschaffen werden. Hierbei spielt es auch eine wichtige Rolle, Kompetenzen zur Ablehnung einer Einladung zu einem alkoholischen Getränk aufzubauen. Das soziale Kompetenztraining kann sowohl in Einzel- als auch in der Gruppentherapie angewendet werden.

Stressbewältigungstraining

Im Rahmen von Stressbewältigungstrainings kommen neben kognitiven Therapieelementen zur Veränderung eigener Erwartungen und Attributionen konkret übende Verfahren zum Einsatz. Im Rahmen von Interventionen der „Situationskontrolle" geht es beispielsweise um die Veränderung stressauslösender Bedingungen, das Erlernen von Zeitmanagement- und/oder Problemlösungsstrategien. Interventionen der „Reaktionskontrolle" beinhalten demgegenüber zum Beispiel die Vermittlung eines Entspannungsverfahrens und den Aufbau angenehmer Aktivitäten.

Paar- und Familientherapie

Spannungen und Konflikte in Beziehungen und/oder im Familiensystem sind bei vielen alkoholabhängigen Patienten Folge, aber auch Ursache eines erhöhten Alkoholkonsums. Im Rahmen einer verhaltenstherapeutischen Paar- bzw. Familientherapie werden dysfunktionale Interaktionsmuster aufgedeckt und Möglichkeiten einer alternativen Beziehungsgestaltung erarbeitet. Verhaltenstherapeutische und andere Techniken aus weiteren Therapiesystemen, insbesondere der systemischen Therapie, werden hier miteinander kombiniert. Ein solcher Behandlungsansatz ist jedoch nur möglich, wenn Angehörige bereit sind, aktiv im Therapieprozess mitzuarbeiten.

Reizexpositionsverfahren

Das Ziel der Reizexpositionsbehandlung besteht darin, die bei alkoholabhängigen Patienten in entsprechenden Auslösesituationen bestehenden Konditionierungs- bzw. Sensitivierungsprozesse zu modulieren, damit sie nicht zu einem Rückfall führen. Der Patient soll lernen, kritische Situationen für einen Rückfall zu identifizieren, die zu erhöhtem Verlangen nach Alkohol führen (alkoholspezifische Reize), und Bewältigungsstrategien zum Umgang mit Alkoholverlangen in diesen rückfallkritischen Situationen einüben.

Alkoholspezifische Psychotherapie

Bereits in den 1970er-Jahren entwickelten Hunt und Azrin (1973) dem „Community-Reinforcement Approach" (CRA) entwickelt. Diese alkoholspezifische Therapie versucht, positive Verstärker des Alkoholkonsums zu eliminieren und positive Verstärker der Abstinenz zu erhöhen.

In den letzten Jahren wurde in den USA aus Elementen der oben beschriebenen kognitiv-behavioralen Psychotherapie eine alkoholspezifische Psychotherapie entwickelt. Bei dieser Therapieform wird schwerpunktmäßig versucht, die individuellen Ressourcen des Patienten, einschließlich der Copingfähigkeiten, zu aktivieren. Verhaltensmuster und Gewohnheiten, die zur Aufrechterhaltung der Sucht beitragen, werden hinsichtlich der Bedingungsfaktoren analysiert und durch alternative Möglichkeiten des Verhaltens ersetzt. Durch die Integration von Angehörigen oder Freunde in therapeutische Prozesse und den Aufbau oder die Reaktivierung von sozialen Netzwerken ohne Suchtproblematik sollen die soziale Reintegration und Persönlichkeitsent-

wicklung des Betroffenen gefördert werden. Die alkoholspezifische Psychotherapie wurde an die deutschen Verhältnisse angepasst und validiert (Manual von Brück u. Mann 2006).

> **Fazit**
>
> Im Zentrum der psychotherapeutischen Therapie von Alkoholabhängigen stehen Elemente der kognitiv-behavioralen Therapie, die auf eine Modifikation vorausgehender und aufrechterhaltener Bedingungen sowie den Aufbau von Verhaltesfertigkeiten zielen.

■ Nachsorge und Reintegration

Hausärztliche Nachsorge

Prognostisch bedeutend ist eine längerfristige ambulante Nachbetreuung von Patienten, die eine stationäre Therapie durchlaufen haben. Dies ist eine Hauptaufgabe der hausärztlichen Weiterbehandlung der Patienten. Das persönliche Vertrauensverhältnis, der Grad der Empathie sowie unterstützende und akzeptierende Begleitung und die Behandlung von Begleit- und Folgeerkrankungen sind hierfür entscheidende Faktoren. Wichtig ist bei einer chronisch-rezidivierenden Erkrankung wie der Alkoholabhängigkeit, zu der phasenweise Rückfälle in alte Konsummuster gehören, dass durch den nachbetreuenden Arzt oder Therapeuten keine therapieschädigende Reaktanz oder gar Therapieabbrüche provoziert werden. Um dies vorzubeugen, sollten Vorwürfe oder ein vorwurfsvoller Unterton vermieden werden. Stattdessen ist das wertfreie Beschreiben des Verhaltens in einer professionellen Sprache anzuwenden. In diesem Sinne kann ein zeitlich begrenzter Konsum von Alkohol nicht als „Rückfall", sondern als „Vorfall" oder „Ausrutscher" bezeichnet werden. Dadurch kann dem Patienten vermittelt werden, dass er einen solchen Vorfall zur Selbstreflexion nutzen und zukünftig Situationen vermeiden kann, die eine Gefährdung für ihn darstellen. Von entscheidender Bedeutung ist es, wenn der Patient seine Überzeugung an eine alkoholfreie Zukunft verliert und enttäuscht resigniert.

Neben der hausärztlichen Primärversorgung gibt es weitere Einrichtungen, die Nachsorgeaufgaben übernehmen können. Dies gilt für den regelmäßigen Besuch von spezialisierten Sucht-beratungsstellen privater, öffentlicher und kirch-licher Trägerschaften oder von Selbsthilfegrup-pen.

Selbsthilfegruppen

Die Effektivität von Selbsthilfegruppen, zum Beispiel der „Anonymen Alkoholiker", bei der Aufrechterhaltung von Abstinenz ist empirisch belegt (Emrick et al. 1993) und deren Besuch ist beispielsweise ein Baustein des Konzeptes des qualifizierten Alkoholentzuges. Viele Patienten empfinden den Kontakt zu anderen Betroffenen und den Erfahrungsaustausch als hilfreich. Daher sollten Patienten zum Besuch einer für sie pas-senden Selbsthilfegruppe motiviert werden. Trotz der belegten positiven Wirkung haftet diesen Gruppen bei vielen Patienten vor der ersten Teil-nahme ein erhebliches Stigma an. Häufig scheuen sich Patienten vor einem Besuch bei Selbsthilfe-gruppen, da sie fürchten, vor Unbekannten ihre Krankheitsgeschichte darlegen und sich für ihr vermeintliches Fehlverhalten rechtfertigen zu müssen, was jedoch in der Regel nicht der Fall ist. Im Wesentlichen helfen Besuche von Selbsthilfe-gruppen bei der Erarbeitung suchtbedingter Be-lastungen und deren möglicher Bewältigung so-wie durch eine dauerhafte Motivationsarbeit und ein Gefühl der Gemeinschaft.

Einige Selbsthilfegruppen binden in ihre Theorien von Suchtentstehung und einer Auf-rechterhaltung von Abstinenz metaphysische „Auffassungen" ein, die nur durch bestimmte Patienten geteilt werden und auf die bei Aufklä-rung und Beratung in Klinik oder ambulanter Pra-xis hingewiesen werden sollte. Jedoch gibt es in Deutschland, vor allem in größeren Städten, eine erhebliche Anzahl unterschiedlichster Selbst-hilfegruppen, mit- und ohne weltanschaulichen Hintergrund, so dass Patienten zum Finden einer individuell geeigneten Gruppe motiviert werden sollten.

Reintegration

Viele Patienten mit Alkoholabhängigkeit durch-laufen eine jahre- oder jahrzehntelange Krank-heitsgeschichte, was häufig mit einem erhebli-chen sozialen Abstieg verbunden ist. Nicht selten

sind der Verlust von Beschäftigungsverhältnissen und die Auflösung von sozialen Netzwerken bis hin zu völliger Vereinsamung und Obdachlosig-keit. Bei solchen Patientengruppen ist in qualifi-zierten Entzugsbehandlungen oder längerfristi-gen Rehabilitationsmaßnahmen die frühzeitige Einbindung von Sozialarbeitern oder die Einschal-tung von Wohlfahrtsverbänden von entscheiden-der Bedeutung.

> **Fazit**
>
> Der hausärztlichen Nachsorge kommt eine entschei-dende Rolle bei der Aufrechterhaltung von Abstinenz und Motivation zu. Darüber hinaus stehen Sucht-beratungsstellen und Selbsthilfegruppen zur Verfü-gung.

■ Medikamentöse Rückfallprophylaxe

Bei 40–60 % der Patienten kommt es nach einem qualifizierten Entzug innerhalb von 12–24 Mo-naten zu einem Rückfall in alte Konsummuster. Zusätzlich zu psychotherapeutischen und sozio-therapeutischen Maßnahmen stehen daher seit vielen Jahren im Rahmen der medizinischen Pri-märversorgung so genannte Anticravingsubstan-zen zur pharmakologischen Rückfallprophylaxe zur Verfügung (Tab. 3.**13**). Wie bereits dargestellt, findet nur ein geringer Anteil der alkoholabhän-gigen Patienten Zugang zu spezialisierten sucht-medizinischen Einrichtungen. 70 % der Alkohol-abhängigen aber werden nur einmal pro Jahr von ihren Hausärzten gesehen. Vor diesem Hinter-grund bedarf es neben der Entwicklung von ein-fach zu handhabenden Interventions- und Moti-vationsgesprächstechniken auch ambulant sicher anzuwendender Pharmakotherapien.

In Deutschland zugelassen sind hierfür der Glu-tamatmodulator Acamprosat (Campral) und der Opioidantagonist Naltrexon (Adepend). Für beide Substanzen wurde in einer Vielzahl von Studien ein replizierbarer *abstinenzerhaltender* Effekt ge-zeigt (Mann 2004, Mann et al. 2004).

Einen *aversionstherapeutischen* Effekt dagegen wird durch die Substanz Disulfiram (Antabus) erzielt. Obwohl diese Therapieoption nur bei be-stimmten Patienten zum Einsatz kommen sollte, beispielsweise wenn alle anderen zur Verfügung

Tabelle 3.**13** Medikamente zur Rückfallprophylaxe bei Alkoholabhängigkeit (Mann 2008).

Substanz	Tages-dosis	Neben-wirkungen	Kontra-indikationen	Pharmako-dynamik	Pharmako-kinetik	Interaktion
Acampro-sat	3×2 à 333 mg	Diarrhö, gastro-intestinale Beschwerden, Juckreiz, Sedierung	Leberzirrhose Child C, Niereninsuffi-zienz, Kreatinin >120 mmol/l, Schwanger-schaft/Stillzeit	moduliert NMDA- und metatrope Glutamt-atrezeptoren	langsame enterale Resorption, Steady State nach 7 Tagen	keine
Naltrexon	1×50 mg	Schlafstörungen, Unruhe gastro-intestinale Beschwerden, Appetitlosigkeit, Kopfschmerzen	akute Hepa-titis, schwere Leberschädi-gungen, Einnahme von Opiaten	blockiert Opia-trezeptoren	Halbwerts-zeit der Rezeptor-blockade >72 Stunden	opiathaltige Schmerz- und Suchtmittel: Wirkungsab-schwächung
Disulfiram	0,3–0,5 g	Müdigkeit, Kopfschmerz, Hypotonie, Polyneuropathie, Depression	KHK, Herzrhyth-musstörungen, Kardiomyo-pathien, Öso-phagusvarizen, Schwanger-schaft (1. Trime-non), Hyperthy-reose	hemmt Acetal-dehyddehydro-genase	Wirkdauer bis zu 14 Tage, da Enzym-neubildung erforderlich	

stehenden rückfallprophylaktischen Maßnahmen ausgeschöpft sind, und nach wie vor umstritten ist, stellt die Behandlung mit Disulfiram eine aussichtsreiche Therapieform dar (Mutschler et al 2008).

Acamprosat

Acamprosat (Calciumacetylhomotaurinat) ist in Deutschland seit 1995 zur Alkoholrückfallprophylaxe zugelassen. Der Wirkmechanismus der Substanz beruht auf einem funktionellen Glutamatantagonismus durch Blockade des NMDA-Rezeptors. Acamprosat zeigt ein günstiges Nebenwirkungsprofil auf. In zirka 30 % der Fälle kommt es in den ersten Tagen nach Behandlungsbeginn zu gastrointestinalen Beschwerden, die meist unbehandelt sistieren. Kontraindiziert ist der Einsatz bei schwerer Niereninsuffizienz (Serumkreatinin >120µmol/l), schwerer Leberinsuffizienz und Schwangerschaft.

Sinnvoll ist ein Therapiebeginn im Rahmen einer qualifizierten Entgiftung. Die Eindosierungsphase kann in der letzten Woche des stationären Aufenthaltes begonnen werden, so dass sich die Medikation mit Acamprosat nach Entlassung idealerweise über mindestens 6–12 Monate – die Zeit der höchsten Rückfallgefährdung – erstreckt. Metaanalysen klinischer Daten zeigen einen Anteil dauerhafter Abstinenz nach 6 Monaten Behandlungsdauer von 36,1 % unter Acamprosatbehandlung gegenüber 23,4 % unter Plazebo (Mann 2004). Die Standarddosis beträgt 3-mal 2 Tabletten à 333 mg/Tag, bei Frauen oder Personen <60 kg KG 4 Tabletten à 333 mg/Tag.

■ Eine unterstützende Begleitung in Sinne regelmäßiger Gespräche ist unabdingbar. Die gleichzeitige Einnahme von Acamprosat und Alkohol verändert weder die Pharmakokinetik des Alkohols noch die von Acamprosat und macht die Substanz daher für den ambulanten Gebrauch sicher. ■

Naltrexon

Naltrexon wurde in Deutschland erst 2010 zur Therapie der Aufrechterhaltung der Abstinenz bei Alkoholabhängigkeit zugelassen. Naltrexon ist ein kompetitiver Antagonist am μ- und κ-Opioid-Rezeptor, wodurch die endorphinvermittelten verstärkenden Alkoholeffekte vermindert werden sollen und eine Verringerung des dadurch entstehenden Suchtverlangens resultiert. Wie bei Acamprosat zeigten plazebokontrollierte Studien den rückfallprophylaktischen Effekt, der vor allem in Kombination mit einer begleitenden psychotherapeutischen Maßnahme besteht. Naltrexon besitzt insgesamt eine gute Verträglichkeit und erhöht nicht die Toxizität von Alkohol. Als unerwünschte Arzneimittelwirkungen treten am häufigsten eine bei Therapiebeginn auftretende Übelkeit, Kopfschmerzen oder gastrointestinale Beschweren auf. Die Tagesdosis beträgt üblicherweise 50 mg als Einmalgabe.

In den USA steht eine weitere Applikationsform der Substanz als *intramuskuläres Depot* zur Verfügung, die beispielsweise bei Patienten mit schlechter Einnahmetreue von Medikamenten eine gute Wirksamkeit gegenüber Plazebo zeigte (Garbutt et. al 2005). Eine Zulassung in Europa ist zu erwarten.

Disulfiram

Disulfiram ist keine Anticravingsubstanz, sondern wirkt alkoholaversiv. Disulfiram greift in die enzymatische Abbaukaskade von Alkohol ein. Durch die Blockierung der Aldehyddehydrogenase kommt es zu einer Akkumulation von giftigem Acetaldehyd, was rasch zu Symptomen wie Übelkeit, Erbrechen, Hypotonie und Synkopen führen kann. Dieser praktisch unmittelbar nach dem Konsum von bereits geringen Mengen Alkohol (2–3 g reiner Alkohol) eintretende Effekt wird von den betroffenen Patienten als äußerst unangenehm empfunden und stellt den eigentlichen „Aversionseffekt" von Disulfiram dar, der nur durch eine totale Alkoholabstinenz zukünftig vermieden werden kann.

Dieser Aversionseffekt bedingt auch die sorgfältige Abwägung einer Disulfiramgabe hinsichtlich der Kontraindikationen durch koronare Herzkrankheit, schwerwiegende Herzrhythmusstörungen, manifeste Kardiomyopathien, zerebrale Durchblutungsstörungen, Ösophagusvarizen und Hyperthyreose. In Einzelfällen kam es in der Vergangenheit zu Todesfällen.

■

Wird Disulfiram mit einer gleichzeitigen engmaschigen psychosozialen Unterstützung durch suchtmedizinisch erfahrene Kliniken oder Arztpraxen angewendet, stellt es hinsichtlich der absoluten Alkoholabstinenz für einen Teil der Patienten eine aussichtsreiche Therapieform dar.

■

Obwohl die Anzahl der in entsprechenden Spezialprogrammen behandelten Patienten, die eine Verringerung von Suchtdruck durch eine Disulfirambehandlung angeben, geringer ist als bei der Behandlung mit Acamprosat oder Naltrexon, ist das klinische Outcome im Sinne einer absoluten Abstinenz häufig besser (Mutschler et al. 2008). Einzelfallberichte und Studien deuten darüber hinaus darauf hin, dass Disulfiram auch bei Anhängigkeit von anderen Substanzen wirksam sein kann (Kokain, Spielsucht).

Erfolgt ein Therapiebeginn mit Disulfiram im Rahmen einer stationären Therapie, kann nach erfolgreicher Entgiftung und einem zeitlichen Mindestabstand von 7 Tagen nach dem letzten Alkoholkonsum eine Eindosierungsphase von täglich 500 mg über eine Woche durchgeführt werden. Ambulant kann diese Therapie im Sinne einer supervidierten Einnahme fortgeführt werden, idealerweise in den ersten 2–3 Monaten mit mehreren Kurzkontakten pro Woche (täglich oder beispielsweise jeden 2. Tag). Hierbei empfiehlt sich eine Erhaltungsdosis von 1,5–3 g pro Woche. Vor der entsprechenden Vergabe der Disulfiramdosis unter Sicht ist eine Messung des Atemalkohols durchzuführen.

Diese Behandlungsform sollte in der Regel durch spezialisierte suchtmedizinische Ambulanzen psychiatrischer Kliniken durchgeführt werden. Jedoch ist unter Einhaltung der beschriebenen Vorsichtsmaßnahmen auch eine nerven- oder hausärztliche Behandlung mit Disulfiram möglich.

Baclofen

Darüber hinaus liegen für den GABA-B-Agonisten Baclofen ein positiver Fallbericht (Ameisen 2005) und kontrollierte Studien vor (Addolorato et al. 2002, 2007), eine aktuelle kontrollierte Studie konnte jedoch keine Überlegenheit gegenüber Plazebo zeigen (Garbutt et al. 2010). Daher ist ein

Einsatz in individuellen „Off-Lable"-Heilversuchen von Baclofen möglich, eine evidenzbasierte Therapie stellt dies aber nicht dar.

Fazit

In Deutschland sind Acamprosat und Naltrexon zur Rückfallprophylaxe zugelassen, die in Studien einen abstinenzerhaltenden Effekt gezeigt haben. Der Einsatz von Anticravingsubstanzen sollte durch psychotherapeutische Maßnahmen begleitet werden. Das alkoholaversiv wirksame Disulfiram ist bei bestimmten Patientengruppen indiziert und zeigt im Rahmen von engmaschig supervidierten Therapien eine hohe Wirksamkeit.

■ **Therapie von Komorbidität**

Ausgehend von der hohen Komorbidität mit Angststörungen, Depressionen und Schlafstörungen muss eine individuell ausgerichtete Therapie der Alkoholabhängigkeit diese Krankheitsbilder in die therapeutische Nachsorge mit einbeziehen. Dies ergibt sich aus der Tatsache, dass sich der Schweregrad der Suchterkrankung einerseits und die psychische Begleiterkrankung andererseits wechselseitig durch positive Rückkopplung verstärken können, was zu einer Art Teufelskreis führen kann. Grundsätzlich wird psychiatrische Komorbidität bei Alkoholabhängigen nach den entsprechenden Richtlinien der jeweiligen Erkrankung ohne Unterschied behandelt, beispielsweise durch den Einsatz von Psycho- oder Pharmakotherapie.

Depression

Langfristiger Alkoholkonsum hat häufig die Entstehung depressiver Symptome zur Folge, die differenzialdiagnostisch am Beginn einer Entgiftung schwer von depressiven Episoden unterscheidbar sind. Da alkoholbedingte depressive Symptome in der Regel innerhalb weniger Tagen bis Wochen nach Beginn einer Abstinenz rückläufig sind bzw. eine Vollremission zeigen, sollte über einen solchen Zeitraum mit dem Beginn zielgerichteten antidepressiven Therapie gewartet werden. Dies gilt jedoch nicht für den Fall, dass anamnestisch depressive Episoden auch außerhalb von Trink-

phasen aufgetreten sind. Eine hilfreiche Orientierung für die Schwerpunktsetzung psychotherapeutischer Maßnahmen sind die im Folgenden aufgelisteten Fragen:

- Ist die Depression so gravierend, dass der Schwerpunkt der Therapie zunächst auf der Reduktion der depressiven Symptomatik und nicht auf der Suchtproblematik liegen sollte?
- Ist es wahrscheinlich, dass die Reduktion der depressiven Symptome auch eine Reduktion des Verlangens nach Suchtmitteln bewirkt?
- Kann die Behandlung der Sucht die depressive Symptomatik reduzieren?
- Können psychotherapeutische Strategien zur Behandlung der Sucht und der depressiven Symptomatik gleichzeitig angewandt werden?
- Ist der Patient suizidal, so dass eine Krisenintervention zur Vermeidung eines Suizidversuchs absolute Priorität hat?

Schlafstörungen

Alkoholabhängige leiden häufig unter anhaltenden Einschlafstörungen und einer verminderten Gesamtschlafzeit, die einen Risikofaktor für Rückfälle darstellen. Häufig beginnt eine Alkoholabhängigkeit, weil Alkohol im Sinne einer Selbstmedikation als Ein- oder Durchschlafhilfe verwendet wird. Aus diesem Grund ist die Behandlung von Schlafstörungen äußerst wichtig. Während einer qualifizierten Entgiftung werden Grundsätze der Schlafhygiene in psychoedukativen Gruppen vermittelt. In hartnäckigen Fällen können auch Pharmaka eingesetzt werden. Hierbei ist jedoch auf das Suchtpotenzial vieler Hypnotika zu achten. Vorzuziehen sind daher beispielsweise sedierende Antidepressiva.

Angststörungen

Auch bei komorbiden Symptomen einer Angststörung sollte vor Beginn weiterer psychotherapeutischer oder medikamentöser Maßnahmen eine mehrwöchige Alkoholabstinenz abgewartet werden. Bezüglich einer psychotherapeutischen Intervention gelten die gleichen Fragestellungen wie bei den Ausführungen zur psychotherapeutischen Behandlung einer komorbiden Depression. Pharmakotherapeutisch einsetzbar ist bei Alkoholabhängigen mit Angststörung das serotonerg wirksame Anxiolytikum Buspiron. Für diese Substanz wurde sowohl eine angstlösende Wirkung als auch eine Reduktion des Alkoholverlangens gezeigt.

Fazit

Ein hoher Anteil von alkoholabhängigen Patienten weist eine psychiatrische Zusatzdiagnose auf. Hierbei sind vor allem Depressionen, Angststörungen und Schlafstörungen zu nennen. Es ist zu prüfen, ob diese Symptome durch chronischen Alkoholkonsum ausgelöst wurden. Dann klingen sie bei Abstinenz nach einigen Wochen ab. Im anderen Fall ist die Komorbidität unabhängig von chronischen Alkoholwirkungen und muss in einer individuell ausgerichteten Therapie der Alkoholabhängigkeit nach den üblichen Regeln behandelt werden.

Literatur

Adams M. Die sozialen Kosten der Sucht. Vortrag Deutscher Suchtkongress, Tübingen 2010

Addolorato G, Caputo F, Capristo E et al. Baclofen efficacy in reducing alcohol craving and intake: a preliminary double-blind randomized controlled study. Alcohol Alcohol 2002; 37: 504–508

Addolorato G, Leggio L, Ferrulli A et al. Effectiveness and safety of baclofen for maintenance of alcohol abstinence in alcohol-dependent patients with liver cirrhosis: randomised, double-blind controlled study. Lancet 2007; 49: 1083–1085

Ameisen O. Complete and prolonged suppression of symptoms and consequences of alcohol-dependence using high-dose baclofen: a self-case report of a physician. Alcohol Alcohol 2005; 40: 147–150

Ammon E, Schäfer C, Hofmann U et al. Disposition and first-pass metabolism of ethanol in humans: Is it gastric or hepatic and does it depend on gender? Clin Pharmacol Ther 1996; 59: 503–513

Batra A. Tabakabhängigkeit und Raucherentwöhnung bei psychiatrischen Patienten. Fortschr Neurol Psychiatr 2000; 68: 80–92

Berridge KC, Robinson TE. What is the role of dopamine in reward: hedonic impact, reward learning, or incentive salience? Brain Res Rev 1998; 28: 309–369

Bode C, Bode JC. Protektive Wirkungen und Missbrauch von Alkohol. In: Biesalski HK et al., Hrsg. Ernährungsmedizin. Stuttgart: Thieme; 1999: 516–538

Brown SA, Taper SF, Granholm E et al. Neurocognitive functioning of adolescents: effects of protacted alcohol use. Alcoholism: Clin Exp Research 2000; 24: 164–171

Brueck R, Mann K. Alkoholismusspezifische Psychotherapie. Köln: Deutscher Ärzteverlag; 2006

BZgA. Bundeszentrale für gesundheitliche Aufklärung. Die Drogenaffinität Jugendlicher in der Bundesrepublik Deutschland 2009 (www.bzag.de)

Cooper ML. Motivations for alcohol use among adolescents: development and validation of a four-factor model. Psychol Assess 1994; 6: 117–128

De Bellis MD, Clark DB, Beers SR et al. Hippocampal volume in adolescent-onset alcohol use disorder. Am J Psychiatry 2000;157 (5): 737–744

DHS. Empfehlungen des wissenschaftlichen Kuratoriums der DHS zu Grenzwerten für den Konsum alkoholischer Getränke. Seitz und Bühringer 2007 (www.dhs.de)

Di Chiara G. The role of dopamine in drug abuse viewed from the perspective of its role in motivation. Drug Alcohol Depend 1995; 38: 95–137

Diehl A, Croissant B, Batra M et al. Alcoholism in women: Is it different in onset and outcome compared to men? Eur Arch Psychiatry Clin Neurosci 2007; 257 (6): 344–351

Driessen M, Veltrup C, Junghanns K et al. Cost-efficacy analysis of clinically evaluated therapeutic programs. An expanded withdrawal therapy in alcohol dependence. Nervenarzt 1999; 70: 463–470

Drogen- und Suchtbericht der Drogenbeauftragten 2009 (www.drogenbeauftragte.de)

Emrick CD, Tonigan JS, Montomery H et al. Alcoholics Anonymous: what is currently known? In: McCrady BS, Miller WR, eds. Research on Alcoholics Anonymous: Opportunities and Alternatives. Rutgers Center of Alcohol Studies, New Brunswick; 1993: 41–76

ESPAD. The European School Survey Project on Alcohol and other Drugs 2007

Feuerlein W. Zur Mortalität von Suchtkranken. In: Mann K, Buchkremer G, Hrsg. Sucht: Grundlagen, Diagnostik, Therapie. Stuttgart: Gustav Fischer; 1996

Gangway e.V. – Verein für Straßensozialarbeit in Berlin. Antrag an das Bundesministerium für Gesundheit für das Modellprojekt „Zugang zum Suchthilfesystem von Menschen mit Migrationshintergrund" 2008 (unveröffentlicht)

Garbutt JC, Kranzler HR, O'Malley SS et al. Efficacy and tolerability of long-acting injectable naltrexone for alcohol dependence: a randomized controlled trial. JAMA 2005; 293: 1617–1625

Garbutt JC, Kampov-Polevoy AB, Gallop R et al. Efficacy and safety of baclofen for alcohol dependence: a randomized, double-blind, placebo-controlled trial. Alcohol Clin Exp Res. 2010; 34 (11): 1849–1857

Hendriks HF, van Tol A. Alcohol. Handb Exp Pharmacol 2005; 170: 3393–3461

Hunt GM, Azrin NH. A community-reinforcement approach to alcoholism. Behav Res Ther 1973; 11: 91–104

Kohler S, Richter A, Lampert T et al. Alkoholkonsum von Jugendlichen in Deutschland. Ergebnisse aus EsKiMo. Bundesgesundheitsblatt 2009; 52: 745–752

Kraus L, Pabst A, Steiner S. Europäische Schülerstudie zu Alkohol und anderen Drogen 2007 (ESPAD).

Krystal JH, Staley J, Mason G et al. Gamma-aminobutyric acid type A receptors and alcoholism: intoxication, dependence, vulnerability, and treatment. Arch Gen Psychiatry 2006; 63: 957–968

Laging M. Assessment und Diagnostik in der sekundären Suchtprävention bei Jugendlichen. Prävention 2005; 1: 9–12

Laucht M, Schmidt B. Early onset of alcohol and tobacco abuse-indikator of enhanced risk of addiction? Z Kinder Jugendpsychiatr Psychother 2007; 35: 137–143

Loeber S, Mann K. Entwicklung einer evidenzbasierten Psychotherapie bei Alkoholismus – Eine Übersicht. Nervenarzt 2006; 5: 558–566

Mann K. Alkoholbedingte Störungen. In: Berger M. Psychische Erkrankungen. Klinik und Therapie. München, Jena: Urban & Fischer; 1999a

Mann K. Lehrbuch der Suchterkrankungen. Stuttgart, New York: Thieme; 1999b

Mann K, Gunther A, Setter F et al. Rapid recovery from cognitive deficits in abstinent alcoholics: a controlled testretest study. Alcohol 1999; 34: 567–574

Mann K. Neue Therapieansätze bei Alkoholproblemen. Lengerich: Pabst; 2002a: 275–287

Mann, K. Neue ärztliche Aufgaben bei Alkoholproblemen. Deutsches Ärzteblatt 2002b; 99: 632–644

Mann K. Pharmacotherapy of alcohol dependence. A review of the clinical data. CNS Drugs 2004; 18 (8): 485–504

Mann K, Lehert P, Morgan MY. The efficacy of acamprosate in maintaining abstinence in alcohol-dependent individuals: results of a metaanalysis. Alcohol Clin Exp Res 2004; 28: 51–63

Mann K, Loeber S, Croissant B et al. Die qualifizierte Entzugsbehandlung von Alkoholabhängigen: Psychotherapeutische und pharmakologische Strategien. Köln: Deutscher Ärzteverlag; 2006

Mann K, Zimmermann US, Bilger S. Suchtkrankheiten. In: Schneider F, Niebling W. Psychische Erkrankungen in der Hausarztpraxis. Stuttgart: Springer; 2008

Marlatt GA, Gordon JR. Relapse prevention. New York: Guilford; 1995

Mayfield RD, Harris RA, Schuckit MA. Genetic factors influencing alcohol dependence. Br J Pharmacol 2008; 154: 275–287

Miller WR, Rollnick S. Motivational Interviewing: preparing People to Change addictive Behavior. New York: Guilford Press; 1991

Moyer A, Finney JW, Swearingen CE et al. Brief interventions for alcohol problems: a meta-analytic review of controlled investigations in treatment-seeking and non-treatment-seeking populations. Addiction 2002; 97: 279–292

Mutschler J, Diehl A, Kiefer F. Pharmacology of Disulfiram – an update. Fortschr Neurol Psychiatr 2008a; 76 (4): 225–231

Mutschler J, Diehl A, Vollmert C et al. Recent results in relapse prevention of alcoholism with Disulfiram. Neuropsychiatr 2008b; 22 (4): 243–251

Newlin DB, Thompson JB. Alcohol challenge with sons of alcoholics. Psychol Bull 1990; 180: 383–402

Rommelspacher H, Schuckit MA. Drugs of Abuse. Baillière's Clinical Psychiatry. Vol. 2. London, Philadelphia, Sydney: Baillière Tindall; 1996

Rumpf HJ, Meyer C, Hapke U et al. Inanspruchnahme suchtspezifischer Hilfen von Alkoholabhängigen und -missbrauchern: Ergebnisse der TACOS Bevölkerungsstudie Sucht 2000; 46: 9–17

Schöbel S, Nickel P, Schmutzer G et al. Alkoholintoxikation bei Kindern und Jugendlichen. Kin Pädiatr 2008; 220: 253–258

Schu M, Wünsche T, Tossmann P et al. Geschlechterspezifische Anforderungen an die Suchthilfe, Gender Mainstreaming in der Suchttherapie von Jugendlichen. Köln: FOGS GmbH; 2009

Schuckit MA, Hesselbrock V. Alcohol dependency and anxiety disorders: What is the relationship? Am J Psychiatry 1994; 15: 1723–1734

Schuckit MA, Smith TL. An 8-year follow-up of 450 sons of alcoholic and control subjects. Arch Gen Psychiatr 1996; 53: 202–210

Schuckit MA, Smith TL, Kalmijin J et al. Response to alcohol in daughters of alcoholics. Alcohol Alcohol 2000; 35: 242–248

Schuckit MA, Smith TL, Kalmijn J. The search for genes contributing to the low level of response to alcohol: patterns of finding across studies. Alcoholism Clin Exp Res 2004; 28: 1449–1458

Schumann G, Saam C, Heinz A et al. Identifikation von Risikogenen für Alkoholabhängigkeit – das NMDA-Rezeptor-System. Nervenarzt 2005; 76: 1355–1362

Settertobulte W. Alkoholkonsum bei Kindern und Jugendlichen in Deutschland – Eine empirische Bestandsaufnahme – Ergebnisse der Studie: Health behavior in school-aged Children. HBSC Studie 2004

Singer M, Batra A, Mann K. Alkohol und Tabak. Grundlagen und Folgekrankheiten. Stuttgart: Thieme 2010

Soyka M, Lutz W, Kauert G et al. Epileptic seizures and alcohol withdrawal: significance of additional use (and misuse) of drugs and electroencephalographic findings. J Epilepsy 1989; 2: 109–113

Soyka M. Alkohol und Psychiatrie. In: Singer M, Teyssen S, Hrsg. Alkohol und Alkoholfolgekrankheiten. Heidelberg: Springer; 2005

Stolle M, Thomasius R. Alkoholmissbrauch bei Jugendlichen. Schluss mit lustig. Pädiatrie hautnah 2009; 1: 42–47

Stolle M, Sack PM, Thomasius R. Geschlechtsspezifische Unterschiede bei einer Inanspruchnahmepopulation alkoholintoxikierter Jugendlicher. DZSKJ-Symposium „Feiern bis zum Umfallen? Ursachen und Folgen jugendlichen Rauschtrinkens". Hamburg 2010 (www.dzskj.de)

Stumpp G, Stauber B, Reinl H. JuR-Einflussfaktoren, Motivation und Anreize zum Rauschtrinken bei Jugendlichen. Berlin: Bundesministerium für Gesundheit; 2009

Stuppäck C, Barnas C, Falk M et al. Eine modifizierte und ins Deutsche übersetzte Form der Clinical Institute Withdrawal Assessment for Alcohol Scale (CIWA-A). Wien Z Suchtforschung 1995; 18: 39–48

Tapert SF, Schweinsburg AD. The human adolescent brain and alcohol use disorders. Recent Dev Alcohol 2005; 17: 177–197

Thomasius R, Schulte Markwort M, Küstner UJ et al. Suchtstörungen im Kindes- und Jugendalter. Stuttgart: Schattauer; 2008: 470–480

Wartberg L, Sack PM, Thoms E et al. Stationäre Kinder- und Jugendpsychiatrie sowie Psychotherapie bei substanzabhängigen Jungen und Mädchen. Ergebnisse einer Katamneseuntersuchung. Psychotherapeut 2009; 54 (3): 193–198

WHO. Binge drinking in Europe. 2003

Wienberg G.: Versorgungsstrukturen von Menschen mit Alkoholproblemen in Deutschland – eine Analyse aus Public Health-Perspektive. In: Mann K, Hrsg. Neue Therapieansätze bei Alkoholproblemen. Lengerich: Pabst; 2002: 17–45

Windle M. Suicidal behaviours an alcohol use among adolescents: a developmental psychopathological perspective. Alcohol Clin Res 2004; 28: 295–375

Wurdak M, Dörfler T, Eberhard M et al. Tagebuchstudie zu Trinkmotiven, Affektivität und Alkoholkonsum bei Jugendlichen. Sucht 2010; 56 (3–4): 175–182

Zimmermann P, Wittchen HU, Hofler M et al. Primary anxiety disorders and development of subsequent alcohol use disorders: a 4 year community study of adolescents and young adults. Psychol Med 2003; 33 (7): 1211–1222

Zimmermann US, Mick I, Mann KF. Neurobiologische Aspekte des Alkoholkonsums bei Kindern und Jugendlichen. Sucht 2008; 54 (6): 335–345

3.2   Tabak

Anil Batra, Peter Lindinger

3.2.1   Substanzcharakteristika

Die Tabaksorte Nicotiana tabacum wird durch Fermentierungs- und Aufbereitungsprozesse zu Tabak für Zigaretten, Zigarillos oder Zigarren bzw. zu Pfeifentabak verarbeitet.

In Deutschland werden überwiegend Zigaretten konsumiert, Zigarillos, Zigarren oder Pfeifentabake nehmen nur einen verhältnismäßig geringen Marktanteil ein. Der Konsum von versteuerten Zigaretten ist in den letzten Jahren zurückgegangen, dafür hat sich der Anteil der Konsumenten von Feinschnitt (für selbst gedrehte Zigaretten) etwas erhöht (Statistisches Bundesamt 2009).

Abhängigkeitsentwicklung. Die suchterzeugende Substanz im Tabakrauch ist *Nikotin*, ein hydrophiles und in hoher Dosierung neurotoxisches Alkaloid. Allerdings ist davon auszugehen, dass der Raucher eine komplexe physiologische und psychologische Abhängigkeit entwickelt, die nicht nur auf die psychotropen Wirkungen des Nikotins, sondern insbesondere auch auf die spezielle Pharmakokinetik, die über das inhalative Rauchen möglich wird, auf Geschmackstoffe und andere sensorische Wahrnehmungen, mit dem Rauchen verbundene kommunikative Aspekte und möglicherweise auch weitere psychotrope Substanzen im Tabakrauch zurückzuführen ist.

Die Summe der Faktoren, die mit der Abhängigkeitsentwicklung in Verbindung stehen, unterstützt die in der ICD-10 (Dilling et al. 2010) gewählte Terminologie einer *Tabakabhängigkeit* im Gegensatz zu der im DSM-IV (Saß et al. 1996) beschriebenen *Nikotinabhängigkeit*.

Inhaltsstoffe des Tabakrauchs. Der Rauch einer Zigarette enthält – in standardisierten Messungen – zwischen 0,1 und 1,0 mg Nikotin. Der Raucher regelt über seine Inhalationstechnik die Menge des aufgenommenen Nikotins aus dem Zigarettenrauch. Neben Nikotin enthält der Tabakrauch etwa 4000 weitere Substanzen, von denen etliche als karzinogen oder anderweitig gesundheitsschädlich gelten. Polyzyklische aromatische Kohlenwasserstoffe, heterozyklische Kohlenwasserstoffe, verschiedene organische Verbindungen, Aldehyde, Schwermetalle, Blausäure, Ammoniak und Benzol sind nur einige aus der langen Liste gesundheitsschädlicher Substanzen, die aus dem Tabak, aber auch den bei der Aufbereitung des Tabaks zugesetzten Stoffen entstammen bzw. im Rahmen des Verbrennungsprozesses entstehen.

Dem Tabak werden *Zusatzstoffe* wie beispielsweise Lakritze, Kakao oder Menthol beigefügt. Diese Substanzen verändern den Geschmack und die Verträglichkeit des Tabakproduktes, so dass ein inhalatives Rauchen weniger unangenehm und schmackhafter ist. Der Nebeneffekt ist eine höhere Aufnahme von Nikotin mit der Folge einer rascheren Entwicklung einer körperlichen Abhängigkeit (Deutsches Krebsforschungszentrum 2009).

Mortalität. Der jahrelange Konsum dieser Substanzen führt zu erheblichen gesundheitsschädigenden Wirkungen und ist für den vorzeitigen Tod von etwa 110 000–140 000 Personen pro Jahr allein in Deutschland verantwortlich (John u. Hanke 2002).

In Deutschland sind damit rund 17 % der Gesamtmortalität durch den Tabakkonsum mitverursacht. Auch die passive Inhalation einer von Tabakrauch belasteten Raumluft ist gesundheitsschädlich. Jedes Jahr sind in Deutschland zirka 3300 Todesfälle von Nichtrauchern auf das Passivrauchen zurückzuführen (Deutsches Krebsforschungszentrum 2009).

Tabakrauchbelastung. Die Tabakrauchbelastung des einzelnen Rauchers lässt sich durch die Bestimmung des Kohlenmonoxids in der Ausatemluft abschätzen. Kohlenmonoxid entsteht bei der Verbrennung von Tabak, wird inhaliert und wird mit etwa 250fach höherer Affinität an Hämoglobin gebunden als Sauerstoff. Kohlenmonoxid ist aufgrund der Halbwertszeit von zirka 8 Stunden ein geeigneter Parameter, um auch noch nach 1–2 Tagen der Abstinenz bei regelmäßigen starken Rauchern einen zurückliegenden Tabakkonsum nachweisen zu können.

Neurobiologische Wirkung von Nikotin

Psychotrope Wirkung. Nikotin gelangt nach der Inhalation innerhalb weniger Sekunden aus der Lunge zusammen mit dem oxygenierten Blut direkt in das zentrale Nervensystem und wirkt hier auf Neuronen durch eine Stimulation nikotinerger Acetylcholinrezeptoren. Nikotin imitiert aufgrund einer ähnlichen Ladungsverteilung innerhalb des Moleküls den körpereigenen Neurotransmitter Acetylcholin am spezifischen nikotinergen Acetylcholinrezeptor.

Die höchste Affinität weist Nikotin zu nikotinergen α4β2-Reptoren auf, die u. a. im Bereich des mesolimbischen dopaminergen Systems exprimiert sind. Diese Rezeptoren auf den dopaminergen Neuronen im Bereich des Nucleus accumbens steuern die dopaminerge Aktivität, die mit den als befriedigend wahrgenommenen Wirkungen des Nikotins (angenehme Wirkung, Konzentrationsförderung, Besserung der Vigilanz, Reduktion des Appetits, antidepressive und anxiolytische Wirkung) assoziiert ist.

Pharmakokinetik. Wird Nikotin nicht über die Zigarette, sondern oral oder transdermal aufgenommen, so sind Resorptionszeit sowie Wirklatenz deutlich länger, da Nikotin nicht unmittelbar über den kleinen Kreislauf in das Gehirn flutet, sondern zunächst die Leber passieren muss und hier bereits über die Cytochrome P450 2A6 (CYP2A6) und 2D6 (CYP2D6) abgebaut wird. Die Halbwertszeit von Nikotin beträgt beim Raucher etwa 30–60 Minuten. Es wird angenommen, dass durch die regelmäßige Nikotinzufuhr eine hepatische Enzyminduktion erfolgt und hierdurch bei Rauchern Nikotin rascher metabolisiert wird als bei Personen, die keinen regelmäßigen Nikotinkonsum pflegen. Abbauprodukte des Nikotins sind Cotinin, Nikotin-N-Oxid und Nornikotin. Nikotin wird überwiegend als Cotinin über die Niere ausgeschieden.

Toxische Wirkung. Nikotin ist ungeachtet der als positiv wahrgenommenen psychotropen Wirkungen ein *potenziell letales Neurotoxin*. Die letale Dosis liegt bei zirka 1 mg/kg Körpergewicht. Raucher vertragen aufgrund der Toleranzentwicklung deutlich höhere Dosierungen als Nichtraucher. Diese sind als Erwachsene – je nach Körpergewicht bei Aufnahme von 60–80 mg Nikotin bereits vital gefährdet.

Als Intoxikationserscheinungen treten Kopfschmerzen, Übelkeit, Erbrechen, Schwindelgefühl, psychomotorische Unruhe und Kreislaufregulationsstörungen auf. Weitere Symptome der Überdosierung sind Schweißausbrüche, Speichelfluss und ein beschleunigter Herzschlag, der bei fortgeschrittener Vergiftung in einen verlangsamten Puls übergeht. Sehstörungen, Schlafstörungen, auch Tremor oder Veränderungen der Stimmungslage sind Folgen der Nikotinüberdosierung. Bei hoher Dosierung kommt es über die Ateminsuffizienz, das Auftreten von epileptischen Anfällen und kardiale Beeinträchtigungen zum Tod.

Folgen des Tabakkonsums

Folgeerkrankungen. Der Tabakkonsum ist für zahlreiche körperliche Folgeschäden verantwortlich. Zu unterscheiden sind drei Bereiche tabakassoziierter Folgeerkrankungen: Karzinome, Herz-Kreislauf-Erkrankungen sowie Lungenerkrankungen.

• *Karzinome:* Neben dem Lungen- bzw. Bronchialkarzinom werden insbesondere Karzinome der oberen Atemwege (Mundhöhle, Kehlkopf, Luftröhre) durch den Tabakkonsum begünstigt. Aber auch Karzinome anderer Organe (Bauchspeicheldrüse, Niere, Blase, blutbildendes System u. v. m.) sind durch den Tabakkonsum in ihrer Auftretenswahrscheinlichkeit beeinflusst. Mehr als ein Drittel aller tabakbedingter Todesfälle ist durch Karzinomerkrankungen bedingt. Zu beachten sind außerdem additive oder überadditive Wirkungen des gemeinsamen Konsums von Alkohol und Tabak (beispielsweise für das Risiko eines Ösophaguskarzinoms).

• *Gefäßerkrankungen:* Herz-Kreislauf-Erkrankungen mit Verengungen der kleinen, mittelgroßen und großen Gefäße führen zu kardiovaskulären und zerebrovaskulären Ereignissen (Herzinfarkt, Schlaganfall, Thrombosen, Embolien), die etwa ein weiteres Drittel aller rauchbedingten Todesfälle bedingen. Rauchen erhöht das Risiko für gefäßassoziierte Erkrankungen unabhängig von anderen Faktoren wie Adipositas oder Hypertonie.

- *Lungenerkrankungen:* Weniger als ein Drittel der tabakbedingten Mortalität steht im Zusammenhang mit Lungenerkrankungen. In erster Linie ist hier die chronisch-obstruktive Lungenerkrankung (COPD) zu nennen.

Die wichtigsten Einzelursachen für tabakassoziierte Erkrankungen und Todesfälle sind Karzinome der Atemwege, koronare Herzerkrankung sowie COPD.

Auch Passivrauchen ist gesundheitsschädlich: Passivrauchen bezeichnet das Einatmen des Nebenstromrauches, der beim Verglimmen der Zigarette entsteht. Bei niedrigeren Verbrennungstemperaturen werden zahlreiche karzinogene und toxische Substanzen in hoher Konzentration erzeugt. Abbauprodukte, Nikotin oder insbesondere Cotinin mit seiner langen Halbwertszeit lassen sich bei Passivrauchexposition, zum Beispiel auch bei Kindern und Jugendlichen, die in Gesellschaft von Rauchern aufwachsen, im Speichel oder Urin nachweisen.

Die tabakassoziierten Kosten für das Gesundheitswesen werden für Deutschland auf jährlich 27 Milliarden Euro geschätzt (Deutsches Krebsforschungszentrum 2009).

Mortalität, Morbidität. Die mittlere Lebenserwartung des Rauchers ist im Durchschnitt um rund 10 Jahre reduziert (Doll et al. 2004). In einer Studie an zirka 35 000 britischen Ärzten, die prospektiv über viele Jahrzehnte untersucht wurden, zeigte sich, dass etwa 81 % der Nichtraucher das 70. Lebensjahr erreichen, jedoch nur 58 % der regelmäßigen Zigarettenraucher. Noch deutlicher wird der Unterschied im Alter von 80 Jahren: 59 % der Nichtraucher und 26 % der Raucher erreichen dieses Alter, das 90. Lebensjahr erreichen nur 4 % aller Raucher, aber 24 % aller Nichtraucher. Eine erhöhte Mortalität ist auch mit einer erhöhten Morbidität verbunden, Raucher erleben daher weniger gesunde Lebensjahre als Nichtraucher.

Die WHO geht davon aus, dass weltweit bis zum Jahre 2025 etwa 10 Millionen Menschen an den Folgen des Tabakkonsums sterben werden. Insbesondere in den Entwicklungsländern wird ein starker Anstieg im Lauf der nächsten Jahre erwartet (WHO 1997).

Fazit

Die Tabakabhängigkeit ist durch ein komplexes Zusammenspiel physiologischer und psychologischer Faktoren gekennzeichnet. Auch wenn Nikotin die wichtigste Rolle bei der Entstehung der körperlichen Abhängigkeit zukommt, sind viele weitere Faktoren für die Entstehung des regelmäßigen und abhängigen Konsums ausschlaggebend. Zahlreiche Inhaltsstoffe des Tabakrauchs machen den Tabakkonsum zum größten vermeidbaren gesundheitlichen Risiko für Erwachsene, Kinder und Jugendliche.

3.2.2 Epidemiologie und soziokulturelle Besonderheiten

Geschlechts- und altersspezifische Verteilung der Raucherprävalenz. Die Prävalenz des Rauchens beträgt in Deutschland bei der über 15-jährigen Bevölkerung etwa 27 % (Statistisches Bundesamt 2000, 2006). Deutschland nimmt damit im europäischen Vergleich der Raucherprävalenzen eine mittlere Position ein.

In den mittleren Lebensjahren ist der Anteil der rauchenden Männer um rund 10 % höher als der Anteil der rauchenden Frauen. Die meisten Raucher sind regelmäßige Konsumenten, wenige können einen unregelmäßigen, gelegentlichen bzw. kontrolliert niedrigen Konsum beibehalten. Mit zunehmendem Alter konsumiert ein wachsender Anteil der Raucher mehr als 20 Zigaretten pro Tag. Der durchschnittliche tägliche Zigarettenkonsum liegt bei zirka 17 Zigaretten.

Abb. 3.7 zeigt den Anteil von rauchenden Männern und Frauen über die verschiedenen Lebensdekaden im Vergleich der Erhebungen des Statistischen Bundesamtes aus den Jahren 1999 und 2005. Die Untersuchungen des Statistischen Bundesamtes basieren auf rund 60 000 Befragungen und gelten hierdurch als ausreichend repräsentativ.

Die Stabilität der Ergebnisse in den wiederholten Befragungen durch das Statistische Bundesamt im Rahmen des Mikrozensus macht deutlich, dass trotz des zunehmenden Bewusstseins für die gesundheitliche Gefährdung durch das Rauchen keine deutlichen Änderung des Raucheranteils in der Bevölkerung zu beobachten ist. Bei Männern ist in den letzten Jahren nur ein geringer Rückgang der Raucherquote zu beobachten, bei den

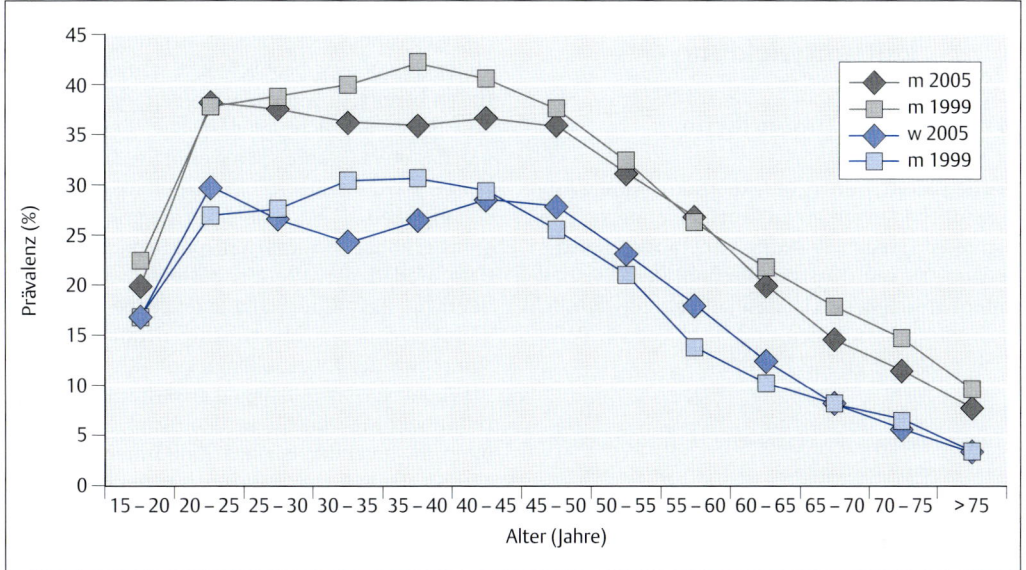

Abb. 3.7 Geschlechts- und altersspezifische Verteilung der Raucherprävalenz (nach Daten des Statistischen Bundesamtes 2000, 2006; m: männlich, w: weiblich).

Frauen liegt die Raucherquote etwas höher als zu Beginn der 1990er-Jahre. Allerdings zeigte sich in den letzten Jahren ein Rückgang des Rauchens bei den 12- bis 17-Jährigen. Die Raucherquote hat bei den Jugendlichen im Jahre 2010 ein historisches Tief (ca. 14 %) erreicht.

Allgemein werden in Europa – ausgeprägter im Norden als im Süden – steigende Raucherprävalenzen bei Frauen festgestellt, in Asien dagegen war in den letzten Jahrzehnten ein starker Anstieg der Raucherprävalenz bei Männern zu beobachten.

Die Raucherquote sinkt erst ab dem 55. Lebensjahr deutlich ab. Dies ist zum einen auf die erhöhte Mortalität und Morbidität nach einem langjährigen Tabakkonsum zurückzuführen, steht aber auch in Zusammenhang mit der wachsenden kognitiven Dissonanz der Raucher in den mittleren Lebensdekaden. Ein wachsendes Bewusstsein für die eigene Abhängigkeit, ein Kinderwunsch oder die wahrgenommene Vorbildfunktion vor den eigenen Kindern lassen die Entscheidung für die Abstinenz reifen. Nicht zu vernachlässigen ist letztlich auch die epidemiologisch bedeutsame Tatsache, dass die heute über 70-jährigen Raucher in ihrer Jugend in geringerem Umfang mit dem Tabakkonsum konfrontiert waren und daher seltener eine Tabakabhängig-

keit entwickelten als Jugendliche in der heutigen Zeit.

Soziokulturelle Einflüsse. Die Auftretenswahrscheinlichkeit des Rauchens wird durch soziokulturelle Einflüssen bestimmt: Insbesondere Bevölkerungsschichten mit geringerer Bildung, von niedrigerem sozialem Status, Arbeitslose, Alleinstehende, Geschiedene sowie Personen, die in Beruf und Freizeit mit Rauchern konfrontiert sind, weisen erhöhte Raucherprävalenzen (und ein frühes Einstiegsalter) auf (Schulze u. Lampert 2006). Zwar nimmt auch das Rauchverhalten der Eltern Einfluss auf den Beginn des Tabakkonsums bei den Kindern, bedeutsamer jedoch ist der Einfluss der gleichaltrigen Freunde und Vorbilder (peer group).

Allein erziehende Mütter rauchen häufiger und intensiver als Mütter in festen Paarbeziehungen (Statistisches Bundesamt 2006), was auf Einflüsse der sozialen Umgebung, der Schichtzugehörigkeit und der Berufstätigkeit zurückgeführt wird. Fertigungsberufe, technische Berufe oder Warenkaufleute haben höhere Raucherquoten als Gesundheitsberufe, Lehrer, Ärzte oder Büroberufe.

3.2.3   Grundlagen der Abhängigkeitsentwicklung

■ Kinder und Jugendliche

Einstiegsalter, früher Tabakkonsum. Kinder und Jugendliche fangen an zu rauchen, ohne sich der suchterzeugenden Wirkung von Tabakprodukten bewusst zu sein. Das durchschnittliche Einstiegsalter hat sich in den letzten Jahrzehnten deutlich nach vorne verschoben und liegt je nach Befragung zwischen 11 und 13 Jahren.

> Tabak muss als die eigentliche Einstiegsdroge in den Konsum psychotroper Substanzen angesehen werden.

Jugendliche mit Tabakerfahrung haben deutlich häufiger Cannabiserfahrung als Nieraucher; ebenso zeigt sich, dass Raucher auch deutlich häufiger Alkohol und zu einem höheren Anteil auch illegale Drogen konsumieren. Einerseits könnte der frühe Tabakkonsum ein Ausdruck für ein allgemein reduziertes Risikobewusstsein oder eine Neigung zu riskanten Verhaltensweisen und somit einen Risikoindikator für einen Drogenkonsum darstellen, andererseits könnte Nikotin die neurobiologische Vulnerabilität für den Konsum psychotroper Substanzen und damit die Wahrscheinlichkeit für den abhängigen Konsum von Alkohol oder illegalen Drogen erhöhen.

„Meilensteine" auf dem Weg in die Abhängigkeit. Ging man lange Zeit davon aus, dass es eines jahrelangen täglichen Konsums bedarf, um abhängig zu werden, muss diese Einschätzung inzwischen korrigiert werden: Jugendliche durchlaufen die Stadien von der ersten Zigarette bis zur Ausbildung einer Tabakabhängigkeit innerhalb eines Jahres oder noch schneller. Erste Symptome einer Abhängigkeit zeigen sich bereits kurze Zeit nach dem ersten Zug an einer Zigarette. An rund 800 Jugendlichen, die über 5 Jahre prospektiv begleitet und dabei alle 3–4 Monate befragt wurden, ließen sich 12 „Meilensteine" auf dem Weg in die Tabakabhängigkeit beschreiben (Gervais et al. 2006).

Kurz nach dem ersten „Paffen" wird inhaliert, und bereits zweieinhalb Monate nach dem ersten Paffen finden sich die ersten Selbsteinschätzungen mentaler Abhängigkeit. Nach etwa 5 Monaten werden das suchttypische Rauchverlangen (Craving) und die eigene Einschätzung, körperlich abhängig zu sein, beobachtet. Entzugssymptome traten bereits 11 Monate nach dem ersten Paffen und damit deutlich vor dem täglichen Rauchen auf, das etwa 2 Jahre später erfolgte. Als 12. Meilenstein waren die ICD-10-Kriterien für Tabakabhängigkeit 41 Monate nach Beginn des Konsums erfüllt. Mit dieser prospektiven Studie und dem Modell der 12 „Meilensteine" wurde verdeutlicht, dass Kinder und Jugendliche schon lange vor Beginn eines regelmäßigen Tabakkonsums Symptome der Tabakabhängigkeit aufweisen.

Wie weit das Abhängigkeitskriterium „Kontrollminderung" reicht, wird anhand einer Erhebung an Jugendlichen aus Kalifornien deutlich: Nur 5 % jugendlicher Raucher wollten in 5 Jahren noch rauchen; tatsächlich aber haben 75 % dieser Jugendlichen 8 Jahre später – dann bereits im Erwachsenenalter – immer noch geraucht (Sussman 1998).

Messung der Abhängigkeit. Zur Erfassung der Tabakabhängigkeit bei Kindern und Jugendlichen sind die Kriterien nach ICD-10 und DSM-IV weniger geeignet. Auch der *Fagerström-Test* (FTND, Heatherton et al. 1991, s. unten) erfasst die spezifischen Kriterien jugendlicher Tabakabhängigkeit nur ungenau. Ein anderes empfehlenswertes Instrument zur Erfassung jugendspezifischer Kriterien der Tabakabhängigkeit ist der *Stanford Abhängigkeits-Fragebogen* (SDI, Rojas et al. 1998), der auf der Basis des Fagerström-Tests die Abhängigkeit bei Kindern und Jugendlichen erfasst. Die Modifizierung der Fragen nach Fagerström betrifft in erster Linie die Neuskalierung der einzelnen Items, um durch mehr Antwortoptionen eine differenziertere Messung zu ermöglichen, sowie die separate Analyse des täglichen Zigarettenkonsums.

Eigens für die Zielgruppe jugendlicher Tabakkonsumenten entwickelt wurde außerdem die *Hooked on Nicotine Checklist* (HONC, DiFranza et al. 2002a). Diese Checkliste identifiziert die früheste Manifestation der Abhängigkeit und umfasst 10 subjektive Symptome, die den Verlust von Autonomie über den Tabakkonsum messen (Tab. 3.**14**). Die Fragen werden jeweils nur mit Ja oder Nein beantwortet, der Summenscore wird aus der Anzahl der Ja-Antworten gebildet.

Wenn nur eine der Fragen mit Ja beantwortet wird, sind erste Abhängigkeitskriterien erfüllt, und die volle Autonomie ist nicht mehr gegeben.

Tabelle 3.**14** Fragen der Hooked on Nicotine Checklist (nach DiFranza et al. 2002a).

Frage	ja (1)	nein (0)
Hast du schon einmal erfolglos versucht aufzuhören?		
Rauchst du jetzt immer noch, weil das Aufhören so schwer fällt?		
Hast du schon einmal das Gefühl gehabt, von den Zigaretten abhängig zu sein?		
Hast du manchmal richtig starkes Rauchverlangen?		
Hast du schon einmal das Gefühl gehabt, dringend eine Zigarette zu brauchen?		
Fällt es dir schwer, an Orten nicht zu rauchen, wo man das eigentlich nicht darf?		
Wenn du eine gewisse Zeit nicht geraucht hast oder versucht hast aufzuhören,		
• fandest du es schwierig, dich ohne Zigaretten zu konzentrieren?		
• warst du gereizter, weil du nicht rauchen konntest?		
• hattest du dann ein starkes Verlangen oder Bedürfnis zu rauchen?		
• hast du dich nervöser, angespannter oder unruhiger gefühlt, weil du nicht rauchen konntest?		
Summe		

Als kontinuierliches Maß gibt der Punktwert auch Aufschluss über die Schwere des Autonomieverlustes. Der HONC besitzt eine hohe prädiktive Validität (DiFranza et al. 2002b) und hat sich zwischenzeitlich auch als zuverlässiges und valides Instrument für erfahrene Raucher erwiesen.

Ausstiegsbereitschaft. Häufig berichten Jugendliche, bereits eigene Ausstiegsversuche unternommen zu haben, die aber bislang nicht zum Erfolg geführt hätten. Auch ist häufig festzustellen, dass die Selbstwirksamkeit gering ausgeprägt ist und viele Jugendliche sich nicht zutrauen, einen Ausstiegsversuch erfolgreich umsetzen zu können.

Eine Befragung von Fokusgruppen bei Jugendlichen im Alter von 13–20 Jahren (Reinisch 2007) erhärtet die These der raschen Ausbildung der Tabakabhängigkeit: Neben einer starken Inkonsistenz in Bezug auf die Ausstiegsbereitschaft herrscht Bedauern, überhaupt angefangen zu haben; ebenso ist die Einschätzung anzutreffen, dass der eigene Wille für den Ausstieg nicht ausreicht. Nachteile des Rauchens wie materielle Kosten, unangenehme Gerüche und unerwünschte Auswirkungen auf die eigene Attraktivität werden zwar wahrgenommen, das Rauchverhalten gleichaltriger Freunde (peer group), subjektive Belastungen und Druck stehen jedoch einer Verhaltensänderung entgegen. In der Praxis zeigt sich, dass jugendliche Raucher die unterschied-

lichen Abhängigkeitskriterien durchaus wahrnehmen und sich wünschen, innerhalb eines professionellen Entwöhnungsangebots zu erlernen, wie sie mit starkem Rauchverlangen und Versuchungssituationen umgehen können.

■ Erwachsene

Verhaltensverfestigung und Konditionierung. Aus dem regelmäßigen Konsum der Jugendlichen entwickelt sich ein abhängiger Konsum. Die Entstehung der körperlichen Abhängigkeit mit dem Auftreten von Entzugssymptomen bei Beendigung des Tabakkonsums infolge einer zunehmenden Anpassung des Organismus an die regelmäßige Zufuhr von Nikotin ist ebenso relevant wie die Verhaltensverfestigung durch Verhaltensstereotypien (ritualisiertes Rauchen mit anderen oder in häufig wiederkehrenden Situationen) und die Funktionalität des Tabakkonsums (Entspannung, legitimierte Pausen mithilfe der Zigarette, Abbau von Stresserleben, Konzentrationssteigerung, Auffangen negativer Emotionen und Intensivierung positiver Emotionen) bedingen die Abhängigkeit. Die Ausbildung einer Raucheridentität („Ich bin Raucher", „Ich rauche gern") und die Integration des Rauchens in den eigenen Lebensstil sind weitere aufrechterhaltende Bedingungen, die aus lerntheoretischer Sicht mittels einer kontinuierlichen oder intermittierenden positiven oder negativen Verstärkung gefestigt werden.

Klassische Konditionierungsprozesse verknüpfen das Rauchen bzw. Rauchverlangen mit typischen alltäglichen Hinweisreizen. Hierzu gehören Rauchutensilien (Aschenbecher, Feuerzeuge), wiederkehrende situative Hinweisreize (Cues) wie etwa das Klingeln des Telefons oder das Anlassen des Wagens, aber auch die Wahrnehmung intrinsischer Cues oder physiologischer Zustände wie Hunger, Unruhe, Müdigkeit, die durch den Tabakkonsum eine Linderung erfahren.

Kognitive Dissonanz und Entlastungsstrategien. Die kognitive Dissonanz des erwachsenen Rauchers, der einerseits aus gesundheitlichen, finanziellen oder anderen Gründen gerne auf den Tabakkonsum verzichten würde, andererseits aber gerne weiterraucht, ist zugleich auch ein Mechanismus zur Aufrechterhaltung süchtigen Verhaltens: Nach Festinger geht ein Konflikt auf der Basis einer kognitiven Dissonanz mit einem Zustand innerer Anspannung einher, die sich wiederum durch die erneute Zufuhr einer psychotropen Substanz (Nikotin, Alkohol, Opiate etc.) auflösen lässt.

Raucher entwickeln zudem kognitive Strategien zur Überwindung der kognitiven Dissonanz, indem sie Gedankenschemata entwickeln, die den fortgesetzten Konsum in der aktuellen Situation erlauben. Die Negierung mögliche Nachteile

Tabelle 3.**15** Fagerström Test für Nikotinabhängigkeit (deutsche Übersetzung des Fragebogens nach Heatherton et al. 1991). Auswertung: 0–2: leichte Abhängigkeit, 3–5: mittlere Abhängigkeit, 6–7: schwere Abhängigkeit, 8–10 sehr schwere Abhängigkeit.

Frage	Punktewert
Wann nach dem Aufwachen rauchen Sie Ihre erste Zigarette?	
• innerhalb von 5 Minuten	3 Punkte
• innerhalb von 6–30 Minuten	2 Punkte
• innerhalb von 31–60 Minuten	1 Punkt
nach 60 Minuten	0 Punkte
Finden Sie es schwierig, das Rauchen an Orten mit Rauchverbot zu unterlassen?	
• ja	1 Punkt
• nein	0 Punkte
Auf welche Zigarette würden Sie nicht verzichten?	
• die erste am Morgen	1 Punkt
• andere	0 Punkte
Wie viele Zigaretten rauchen Sie pro Tag?	
• bis 10	0 Punkte
• 11–20	1 Punkt
• 21–30	2 Punkte
• mehr als 30	3 Punkte
Rauchen Sie in den ersten Stunden nach dem Aufstehen mehr als am Rest des Tages?	
• ja	1 Punkt
• nein	0 Punkte
Kommt es vor, dass Sie rauchen, wenn Sie krank sind und tagsüber im Bett bleiben müssen?	
• ja	1 Punkt
• nein	0 Punkte

(„In meiner Familie ist noch keiner durch das Rauchen gestorben"), die Positivierung mancher Effekte des Rauchens („Nur so kann ich effektiv/ kreativ arbeiten") oder die Projektion des Aufhörwunsches auf einen in der Ferne liegenden Termin („Ich kann auch im Sommer noch aufhören") sind für den Moment wirksame Entlastungsstrategien.

Messung der Abhängigkeit. Die Schätzung der Prävalenz nikotinabhängiger Raucher in der Bevölkerung stützt sich auf die diagnostischen Kriterien des DSM-IV bzw. der ICD-10. Verschiedene internationale Studien kommen zu vergleichbaren Ergebnissen: Hughes et al. (2006) gehen beispielsweise davon aus, dass 25 % der Bevölkerung jemals nikotinabhängig im Sinne der ICD-10- bzw. DSM-IV-Kriterien waren. Etwa die Hälfte der aktuellen Raucher wird als nikotinabhängig eingestuft. In der größten deutschen Studie zur Häufigkeit des Rauchens und der Tabakabhängigkeit kommen Hoch et al. (2004) zu dem Ergebnis, dass 71 % der deutschen Bevölkerung jemals geraucht haben, der Anteil der regelmäßigen Raucher wird in der Studie mit 24,9 % angegeben, 14 % der Bevölkerung (und damit 56 % der regelmäßigen Raucher) sollen aktuell nikotinabhängig sein.

Neben der kategorialen Diagnostik wird eine dimensionale Einschätzung der Schwere der Nikotin- bzw. Tabakabhängigkeit empfohlen. Für Letztere hat sich der Einsatz des *Fagerström-Tests für Nikotinabhängigkeit (FTND)* etabliert (Tab. 3.**15**). Dieser Test korreliert gut mit der zu erwartenden Entzugssymptomatik sowie der Aufhörwahrscheinlichkeit bei ernst gemeinten Rauchstoppversuchen (Batra 2000).

In einer Untersuchung von Fagerström und Furberg (2008) wird der mittlere Grad der Abhängigkeit der deutschen Raucher, gemessen mit dem FTND (maximale Punktzahl: 10), mit 2,8 angegeben. Teilnehmer einer professionell geleiteten Raucherentwöhnungsbehandlung weisen höhere Werte für die Stärke der Tabakabhängigkeit (FTND) auf (z. B. Batra 2000).

Eine Nikotinabhängigkeit geht häufiger als ein regelmäßiges Rauchverhalten ohne Abhängigkeit mit einer komorbiden psychiatrischen Störung (Depression, Ängste, parasuizidales Verhalten) einher (Pedersen u. van Soest 2005).

Alternative Messinstrumente zur Feststellung der Nikotinabhängigkeit, Tabakabhängigkeit oder des Schweregrades der Abhängigkeit sind:

- Fagerström Tolerance Questionnaire (FTQ; Fagerström 1978, Fagerström u. Schneider 1989)
- Nicotine Dependence Syndrome Scale (NDSS; Shiffman et al. 2004)
- Heaviness of Smoking Index (HSI; Heatherton et al. 1989)
- Cigarette Dependence Scale (CDS; Etter et al. 2003, Etter 2005, 2008)
- Wisconsin Inventory of Smoking Dependence Motives (WISDM-68; Piper et al. 2004)

3.2.4 Motivierung zur Veränderung und Abstinenz

Um die Rauchprävalenz zu verringern, reichen Tabakkontrollstrategien und die Bereitstellung von Tabakentwöhnungsangeboten alleine nicht aus: Dazu braucht es auch eine Selbstverpflichtung der therapeutischen Berufe, allen rauchenden Patienten (insbesondere auch solchen ohne tabakassoziierte Gesundheitsschäden) aktiv einen Rauchstopp anzuraten und eine Intervention anzubieten. Dabei werden die Behandler häufig auf nicht ausstiegsbereite Rauchende treffen. Im Folgenden wird aufgezeigt, welche Möglichkeiten zur Motivierung bestehen.

Die akute Motivation, mit dem Rauchen aufzuhören, kann qualitativ mittels einfacher, direkt auf die Interessen *an einem Ausstieg gerichtete Fragen* ermittelt werden:

- „Wie sieht es bei Ihnen momentan mit Plänen aus, mit dem Rauchen aufzuhören?"
- „Planen Sie irgendwelche Veränderungen in Bezug auf das Rauchen?"
- „Wenn ich Ihnen ein passendes Angebot für eine Tabakentwöhnung machen würde, wären Sie dann bereit, einen Rauchstopp zu versuchen?"

Alternativ kann die Ausstiegsmotivation mithilfe einer *10-Punkte-Skala* erhoben werden:

- „Welchen Wert würden Sie sich im Moment selbst auf einer Skala von 1–10 geben, auf der 1 bedeutet ‚überhaupt nicht motiviert, mit dem Rauchen aufzuhören', und 10 bedeutet ‚100-prozentig motiviert'?"

Mit diesen Formen der Motivationsermittlung wird ein Einstieg in die motivierenden Interventionen erleichtert.

■ Motivierung im Rahmen von Kurzinterventionen: Schema der „5 R"

Wenn Raucher nicht bereit sind, einen konkreten Rauchstopptermin zu vereinbaren, soll eine motivierende Intervention nach dem Schema der 5 R zum Einsatz kommen (Fiore et al. 2008, Schmidt 2001).

- *Relevanz aufzeigen (relevance):* Stellen Sie einen Bezug her zu dem körperlichen Zustand des Rauchers, seiner familiären und sozialen Situation, möglichen gesundheitlichen Bedenken oder früheren Ausstiegsversuchen.
- *Risiken benennen (risks):* Hierbei sind die individuell bedeutsamen, kurzfristigen, mittel- und langfristigen sowie die Risiken für das soziale Umfeld zu berücksichtigen.
- *Reize und Vorteile des Rauchstopps verdeutlichen (rewards):* Fragen Sie den Patienten, welche Vorteile das Aufhören hat, und betonen Sie diejenigen, welche die höchste emotionale Bedeutsamkeit haben.
- *Riegel (Hindernisse und Schwierigkeiten) vor Rauchstopp ansprechen (roadblocks):* Entzugssymptome, Angst zu scheitern, Gewichtszunahme, depressive Verstimmungen, Verlust des Vergnügens beim Rauchen.
- *Repetition (repetition):* Bei Folgekontakten werden die Patienten erneut mit motivationsfördernden Strategien angesprochen.

■ Motivierung im Rahmen einer Rauchersprechstunde

Bei intensiveren Behandlungskontakten kann eine motivationale Klärung auch mithilfe einer *Kosten-Nutzen-Analyse* unterstützt werden. Hierbei sollen Raucher beispielsweise auf einer 7er-Likert-Skala angeben, wie stark sie subjektiven Äußerungen zustimmen, die sich auf den Nutzen und die Kosten des Rauchens beziehen (DKFZ 2003).

Beispiele für den subjektiven *Nutzen* können sein:

- „Mir schmeckt jede einzelne Zigarette so richtig gut."
- „Wenn ich mich in einer schwierigen Situation befinde, hilft mir das Rauchen."
- „Durch das Rauchen kann ich mich gut entspannen."
- „Rauchen ist einfach angenehm und gemütlich."
- „Für mich ist Rauchen wie eine Belohnung."

Als Äußerungen, in denen die *Kosten* des Rauchens betont werden, bieten sich an:

- „Ich fühle mich abhängig vom Rauchen."
- „Rauchen kann ganz schön lästig sein."
- „Das Rauchen kostet mich eine Menge Geld."
- „Es gibt immer wieder Konflikte wegen des Rauchens."
- „Ich mache mir manchmal Sorgen um meine Gesundheit."

Wenn die jeweiligen Summen gebildet worden sind, kann Bilanz gezogen werden. Wo sind mehr Punkte zusammengekommen? Was wiegt schwerer? Einzelne Äußerungen können besonders herausgehoben und vertieft werden: „Sie haben sehr zugestimmt, dass Sie sich vom Rauchen abhängig fühlen. Können Sie das noch etwas genauer erklären?". Durch zweiseitige Reflektionen kann die Ambivalenz zusätzlich verdeutlicht werden:

- „Auf der einen Seite können Sie beim Rauchen zwar gut entspannen; auf der anderen Seite gibt es deswegen häufig Konflikte, und Sie machen sich auch Sorgen um Ihre Gesundheit."
- „Auf der einen Seite wollen Sie Ihren Kindern ein gutes Vorbild sein und dafür sorgen, dass sie gar nicht erst anfangen zu rauchen, auf der anderen Seite wollen Sie nicht ganz auf Zigaretten verzichten, weil Sie beim Rauchen gut entspannen können."

Ähnlich wie bei den 5 R kann auch diese Skala bei Folgekontakten erneut vorgelegt werden. Aus der Beobachtung, dass sich die Bewertung der Vor- und Nachteile verändert, können sich eine Änderungsbereitschaft und schließlich die Entscheidung für einen Rauchstopp entwickeln.

■ Motivierende Gesprächsführung in der Tabakentwöhnung

Ergänzend zu der eher direktiven motivierenden Intervention nach den 5 R können von Behandlern mit einer entsprechenden Ausbildung spezifische Beratungsstrategien auf Basis des Motivational Interviewing vermittelt werden (Miller u. Rollnick 2002, Rollnick et al. 1997).

Entwicklung von Diskrepanzen. Über die Entwicklung von Diskrepanzen zwischen den eigenen Lebenszielen (z.B. Vorbild für die Kinder, Erhaltung der Gesundheit) und dem aktuellen Konsum kann eine Motivation zur Veränderung aufgebaut werden. Es ist darauf zu achten, dass dies nicht moralisierend oder vorwurfsvoll erfolgt! Durch eine reflektierende und neutrale Rückmeldung der Vor- und Nachteile des Rauchens kann dem Patienten diese Diskrepanz bewusst gemacht werden, ohne Gefahr zu laufen, den Widerstand des Patienten zu aktivieren.

Zuversichtsrating. Neben einer ausreichenden Bereitschaft zur Veränderung ist die Zuversicht in die eigenen Fähigkeiten zur Veränderung (Selbstwirksamkeit) ein entscheidender Faktor für eine erfolgreiche Umsetzung eines Veränderungsplans. Aus dem Zuversichtsrating lässt sich die Ausprägung der Selbstwirksamkeit ablesen:
- „Wenn Sie sich jetzt entscheiden würden, mit dem Rauchen aufzuhören – wie zuversichtlich sind Sie, dass Sie es schaffen würden? Welchen Wert würden Sie sich im Moment selbst auf einer Skala von 1–10 geben, auf der 1 bedeutet ‚überhaupt nicht zuversichtlich, es zu schaffen', und 10 bedeutet ‚100-prozentig zuversichtlich, aufhören zu können und Nichtraucher zu bleiben'?"

Die Erfolgszuversicht kann noch weiter exploriert werden:
- „Wie kommt es, dass Sie (als Beispiel) 6 und nicht 1 oder 2 angegeben haben? Was müsste passieren, damit sich Ihre Erfolgszuversicht von 6 auf 8 oder 9 erhöht?"

Aktiv zuhören und Rückmeldung geben. Der Behandler gibt die wesentlichen Inhalte der Patientenmitteilung in seinen eigenen Worten wieder und überprüft damit auch, ob er die Sichtweise des Patienten richtig erfasst hat. Der Patient erlebt dabei die Bereitschaft zur Unterstützung und Kooperation. Zudem ermöglicht das aktive und reflektierende Zuhören dem Patienten ein tieferes Verständnis für die Thematik.
- „Das Rauchen hilft Ihnen dabei, sich zu entspannen. Und wenn Sie sich über etwas geärgert haben, lassen Sie erst einmal Dampf ab und rauchen eine Zigarette."
- *Raucher:* „Rauchen wird mir langsam zu teuer." – *Behandler:* „Wenn die Zigaretten teurer werden, wäre das ein Ausstiegsgrund für Sie?"
- *Raucher:* „Ich rauche nur ganz leichte Zigaretten und achte auf meine Ernährung." – *Behandler:* „Sie sind schon sehr bemüht, gesund zu leben."

- *Raucher:* „Wenn Rauchen wirklich so schlimm wäre, würden Ärzte nicht rauchen." – *Behandler:* „Sie wundern sich, dass auch Ärzte rauchen?"

Bestätigen und Ressourcen aktivieren. Die Veränderungsbereitschaft einer rauchenden Person wird sich eher entwickeln, wenn sie nicht nur als behandlungsbedürftiger „Raucher", sondern auch mit ihren Kompetenzen und bisherigen Problembewältigungen angesprochen wird.
- „Es fällt Ihnen nicht leicht, auf die Zigarette nach dem Essen zu verzichten, aber Sie machen sich schon länger Gedanken darüber, was Sie stattdessen machen könnten."
- „Sie haben schon einmal eine lange Zeit nicht geraucht und sind zuversichtlich, dass Sie das wiederholen können."
- „Haben Sie sich früher schon einmal zu einer Veränderung von Dingen in Ihrem Leben entschlossen und diese erfolgreich umgesetzt? Welche Erfolge haben Sie damit erzielt?"
- „Welche besonderen Fähigkeiten haben Sie, die Ihnen dabei helfen könnten, mit dem Rauchen aufzuhören?"

Vor- und Nachteilsliste. Zunächst wird nach den subjektiven Vorteilen des Rauchens („Was mögen Sie, was finden Sie gut am Rauchen?") gefragt. Wenn der Patient seine Vorteile aufgezählt hat, fasst der Behandler die wichtigsten Aspekte zusammen und erkundigt sich nach weiteren Pluspunkten. Dann werden die Nachteile bzw. das „Nicht-so-Gute" betrachtet („Gibt es auch etwas, was Sie nicht mögen, was Sie nicht gut finden am Rauchen?"). Diese Pro-Contra-Liste kann auch in schriftlicher Form auf einem Flipchart erstellt werden (Kröger u. Lohmann 2007).

Evidenz für Motivational Interviewing. Die Cochrane Tobacco Addiction Group hat in einer systematischen Metaanalyse aus 14 randomisierten Kontrollgruppenstudien mit mehr als 10 000 Rauchern die Wirksamkeit des Einsatzes des Motivational Interviewing (MI) in der Tabakentwöhnung überprüft (Lai et al. 2010).

Studienteilnehmer waren erwachsene, nicht explizit unmotivierte Raucher. Es gab keine Mindestanforderung an die Intensität der Maßnahmen; zugelassen waren Gruppen-, Einzel- oder Telefonberatung. Meist handelte es sich um eine einmalige Intervention von 10–40 Minuten Dauer. Die Anbieter des MI waren Allgemein-, Klinikärzte, Pflegekräfte, Berater oder Psychologen, die zwischen 2 und 12 Stunden ein MI-Training erhalten hatten. Inwieweit ein therapeutisch anspruchsvolles Vorgehen wie MI tatsächlich in einem 2-stündigen Training vermittelt werden kann, bleibt offen.

Insgesamt wurde eine Überlegenheit von MI gegenüber einer Kurzberatung oder „usual care", meist mit zusätzlichen Selbsthilfematerialien ermittelt (Risk Ratio (RR): 1,27). Wenn nur Raucher berücksichtigt wurden, die noch nicht ausstiegsbereit waren, war der Interventionseffekt etwas größer. Eine von Hausärzten durchgeführte MI-Beratung hatte im Vergleich zu einer Standardbehandlung einen besonders großen Effekt (RR: 3,49). In einer vertrauten Arzt-Patient-Beziehung scheint ein solches Vorgehen besonders wirksam zu sein. Zur optimalen Dauer und Anzahl der Kontakte können keine verlässlichen Aussagen gemacht werden. Eine persönliche Beratung erbrachte einen marginal und nicht signifikant größeren Nutzen als eine Telefonberatung. Ob nun spezifische MI-Komponenten oder der „Spirit" von MI entscheidend sind, kann aus den vorliegenden Daten jedoch nicht abgeleitet werden. Dazu wären genaue Details zu MI-Treue, Training und Beratungsinhalten in den einzelnen Studien notwendig.

Im Vergleich zu anderen von der Cochrane-Gruppe untersuchten Behandlungsstrategien ist die ermittelte Effektstärke etwas geringer als die der verhaltentherapeutischen Einzelberatung und signifikant geringer als die der verhaltentherapeutischen Gruppenprogramme.

Ein „Leitfaden zur Kurzintervention bei Raucherinnen und Rauchern" auf Basis der Motivierenden Gesprächsführung kann kostenlos von der Bundeszentrale für gesundheitliche Aufklärung bezogen (51101 Köln, Bestellnummer 31192000) oder im Internet heruntergeladen (www.bzga.de/infomaterialien/foerderung-des-nichtrauchens/?ab=30; 02.08.11) werden.

3.2.5 Tabakentwöhnung

■ Kinder und Jugendliche

Verhältnispräventive Maßnahmen wie Tabaksteuererhöhung, Werbeverbote oder Nichtrau-

cherschutz haben auch zu einem Rückgang der Raucherquoten unter Kindern und Jugendlichen geführt (DKFZ 2010). Jugendliche Raucher mit ungünstiger Prognose (z.B. starke Abhängigkeit, geringe Selbstwirksamkeit und mangelnde soziale Unterstützung) profitieren darüber hinaus möglicherweise stärker von professionellen Entwöhnungsangeboten. Die Auswahl wirksamer Programmkomponenten für die Tabakentwöhnung Jugendlicher wird sich theoretisch an den wirksamen Komponenten intensiver Tabakentwöhnungsprogramme orientieren. Dabei lassen sich für erwachsene Raucher entwickelte und bei diesen wirksamen Konzepte nicht einfach auf Kinder und Jugendliche übertragen; Programme müssen die spezifischen Anforderungen von Jugendlichen berücksichtigen.

In der Praxis stellen sich folgende Haupthindernisse für die Tabakentwöhnung bei Jugendlichen dar:

- inkonsistente Ausstiegsmotivation (rasch und häufig wechselnde Einstellung zum Ausstieg; weiterrauchen und damit aufhören wollen)
- Über- oder Unterschätzung der eigenen Veränderungskompetenz („wenn ich will, pack ich das ganz locker"; „ich schaffe es sowieso nicht")
- Skepsis gegenüber professionellen Tabakentwöhnungsangeboten und Präferenz für suboptimale Ausstiegsmethoden (z.B. Ausstieg zu einem passenden Zeitpunkt ganz aus eigener Kraft)
- pharmakologische und psychische Suchtaspekte: starkes Rauchverlangen, Entzugserleben nach Karenz, emotionale Regulation durch das Rauchen, zum Beispiel bei Stress oder Ärger; kognitive Regulation, zum Beispiel bei Konzentrationsstörungen oder Unterstimulation

Einstellungen von Jugendlichen zu Behandlungsangeboten

Jugendliche stehen professionellen Ausstiegsangeboten skeptisch gegenüber: 85% der Jugendlichen, die täglich rauchen und entschlossen sind, mit dem Rauchen aufzuhören, wollen keinerlei Unterstützung in Anspruch nehmen. Knapp ein Drittel würde immerhin noch den Rat von Freunden annehmen. Selbst die Akzeptanz von interaktiven Selbsthilfemethoden oder Telefon-Hotlines ist gering. Persönliche professionelle Hilfe durch Lehrer, Berater oder schulische Betreuer kommt für lediglich 6,5 % der Jugendlichen in Betracht, während immerhin 11,6 % eine ärztliche Beratung annehmen würden (Leatherdale u. McDonald 2005).

Auch in Fokusgruppen äußern betroffene Jugendliche starke Zweifel an dem Nutzen professioneller Unterstützungsangebote (Reinisch 2007). Insbesondere männliche Jugendliche werten die Inanspruchnahme solcher Angebote als Zeichen persönlicher Schwäche und psychischer Labilität ab. Zu vermeiden seien nach Meinung der Jugendlichen hohe Kosten, Frontalvermittlung und eine Fokussierung auf negative Konsequenzen des Rauchens. Gewünscht werden maximale Transparenz, offene Diskussionsrunden, erlebnisreiche Spaßelemente und gemeinschaftstiftende Aktivitäten (Grillen, Schwimmen). Wenn die Möglichkeit einer persönlichen Ansprache besteht, würde dies die Entscheidung für eine Teilnahme erleichtern. Kursleiter müssten partnerschaftlich ausgerichtet, vertrauenswürdig, authentisch und engagiert sein.

In einer englischen Untersuchung hatten ausstiegsmotivierte Jugendliche aufgrund eigener misslungener Versuche oder negativer Erfahrungsberichte von Freunden und Mitschülern keine allzu hohe Meinung von professionellen Tabakentwöhnungsmethoden (Molyneuy et al. 2006). Sie sprachen sich für eine vertrauliche, nicht wertende Anlaufstelle aus, die während der Schulzeit von speziell ausgebildetem und schulexternem Personal angeboten wird und zusammen mit Freunden besucht werden kann.

Stand der Forschung

In der „Leitlinie Tabakentwöhnung" werden eher allgemeine Aussagen zur Behandlung Jugendlicher gemacht: „Bislang konnten noch keine überzeugenden risikogruppenspezifischen Strategien zur Motivation und psychotherapeutischen Behandlung von jugendlichen Rauchern vorgelegt werden. Zum Einsatz kommen die gleichen therapeutischen Vorgehenswesen wie bei der Behandlung der erwachsenen Raucher. Derzeit existieren auch nur wenige Daten zum Einsatz von Nikotin bei Jugendlichen unter 18 Jahren Die Untersuchungen weisen darauf hin, dass der Einsatz bei Jugendlichen zumindest sicher ist, wenngleich der Nachweis der Effektivität dieser Behandlungsform bei Jugendlichen noch nicht gelungen ist…" (Batra et al. 2006).

Internationale Übersichtsarbeiten beziehen sich in der Mehrzahl auf angelsächsische Studien (z. B. Grimshaw u. Stanton 2006, Sussman 2002, Sussman u. Sun und 2009). Aus 66 Studien wurde eine durchschnittliche Abstinenzquote nach 6 Monaten von 12 % ermittelt, in den jeweiligen Kontrollgruppen eine Quote von 7 % (Sussman 2002). 24 Studien mit über 5000 jugendlichen Studienteilnehmern, die strengen methodischen Standards genügten, wurden in einem *Cochrane-Review* (Grimshaw u. Stanton 2006) berücksichtigt.

Ansätze mit einem Schwerpunkt auf Motivationssteigerung scheinen langfristig die besten Ergebnisse zu erzielen. Für Nikotinersatztherapie und Bupropion konnten keine Wirksamkeitsnachweise erbracht werden. „NOT on Tobacco" (Horn et al. 2005), ein Programm der Amerikanischen Lungenliga, das für 14- bis 19-jährige tägliche Raucher zur Anwendung in Schule oder Gemeinde entwickelt wurde und 10 einstündige wöchentliche Treffen sowie 4 zusätzliche Boostertreffen umfasst, führte in 4 Studien insgesamt zu marginal signifikanten Effekten. Eine Besonderheit dieses Programms ist die Trennung in Mädchen- und Jungengruppen, die jeweils von einem gleichgeschlechtlichen Kursleiter betreut werden. Die Programminhalte von NOT umfassen Selbst- und Stimuluskontrolle, ein Training sozialer Fertigkeiten, Stressbewältigung, Rückfallprävention und Entzugsmanagement sowie Gewichtskontrolle und Umgang mit Gruppendruck.

Die Autoren des Cochrane-Reviews kommen zu dem Schluss, dass komplexe, multimodale Ansätze bei Jugendlichen viel versprechend scheinen, aber noch mehr methodisch hochwertige Studien mit Kontrollgruppendesign, konservativer Definition von Abstinenz (kontinuierlich und biochemisch verifiziert) und eine bessere Kontrolle fehlender Daten benötigt werden.

Im aktuellsten Review (Sussman u. Sun 2009) wurde auch die Frage nach der optimalen *Rekrutierungsstrategie* von Jugendlichen untersucht. Mit einer direkten, persönlichen Rekrutierungsstrategie im Umfeld der potenziellen Teilnehmer (z. B. im Klassenzimmer) konnte ein relativ hoher Anteil von Jugendlichen (über 35 %) für die Programme gewonnen werden. Wenn Jugendliche nicht verpflichtend an einer Rekrutierungsmaßnahme teilnehmen, scheint die Kombination verschiedener Maßnahmen (direkte mündliche Ansprache, öffentliche Ankündigung, Vorsorgeuntersuchung, materielle Anreize oder Bewerbung auf Postern) besser zu sein als eine einzelne Maßnahme allein. Durchschnittlich lag die Abstinenzrate der Programme bei 11,79 %, die der Kontrollen bei 7,53 %, woraus sich ein absoluter Effekt von 4,26 % errechnet. Die erzielten Effekte sind auch nach längeren Nachbefragungszeiträumen stabil; nach einem Jahr beträgt der absolute Effekt 6,78 %. Damit sind die Behandlungseffekte jedoch weniger deutlich als bei erwachsenen Rauchern.

Als wirksam erwiesen sich kognitiv-verhaltenstherapeutische Interventionen, motivationssteigernde Interventionen und solche auf der Basis sozialer Einflussnahme (Machenschaften der Tabakindustrie, Werbung, Gruppendruck, Passivrauch). Interventionen im Klassenverband, an

Schulen allgemein und im medizinischen Setting sind effektiv. Computerunterstützte Interventionen erscheinen trotz fehlender Signifikanz viel versprechend, insbesondere durch die Kombinationsmöglichkeiten von Internet, SMS und Telefon. Programme mit mindestens 5 therapeutischen Kontakten liefern die besten Ergebnisse; mehr als 8 Treffen gehen nicht mehr mit einer besseren Wirksamkeit einher.

Um verschiedenen Organisationen, die sich mit unterschiedlichen Interventionszielen im Bereich der Tabakentwöhnung bei Jugendlichen engagieren wollen, eine erste Orientierung zu ermöglichen, hat das Center for Disease Control and Prevention (Milton et al. 2004) eine Einschätzung vorgenommen, welche Interventionsformen für bestimmte Ziele geeignet und welche eher ungeeignet sind (Tab. 3.**16**).

Tabelle 3.**16** Gängige Methoden der Tabakentwöhnung für Jugendliche und ihre Eignung in Bezug auf bestimmte Ziele (nach Milton et al. 2004).

Interventionsziel	zur Zielerreichung geeignete Methode	zur Zielerreichung ungeeignete Methode
eine große Zahl von Jugendlichen zu erreichen	Kurzinterventionen, Telefonberatung, Selbsthilfe (interaktiv, nicht interaktiv)	Face-to-Face-Beratung
Jugendliche zu erreichen, die erschwerten Zugang zu Angeboten haben	Telefonberatung, Selbsthilfe (interaktiv, nicht interaktiv)	Face-to-Face-Beratung
Jugendliche mit psychischer oder physischer Komorbidität zu erreichen	Face-to-Face-Beratung	Selbsthilfe (interaktiv, nicht interaktiv), Telefonberatung
Jugendliche mit tabakassoziierten Gesundheitsproblemen zu erreichen	Kurzinterventionen in medizinischen Settings, Face-to-Face-Beratung	Selbsthilfe (interaktiv, nicht interaktiv)
Jugendliche mit intensivem Unterstützungsbedarf zu erreichen	Face-to-Face-Beratung, Gruppenprogramme	Kurzinterventionen, Selbsthilfe (interaktiv, nicht interaktiv)
Jugendliche zu behandeln, die gegenseitige Unterstützung/ Interaktion wollen	Gruppenprogramme	Selbsthilfe (interaktiv, nicht interaktiv)
Jugendliche zu erreichen, die anonym bleiben wollen	Telefonberatung, Selbsthilfe (interaktiv, nicht interaktiv)	Gruppenprogramme, Face-to-Face-Beratung
Jugendlichen ein Angebot zu unterbreiten, die eigenmotiviert und zur Selbstkontrolle in der Lage sind	Selbsthilfe (interaktiv, nicht interaktiv), Telefonberatung	
wenig motivierten Jugendlichen ein Angebot zu unterbreiten	Kurzinterventionen auf Basis der motivierenden Gesprächsführung	Selbsthilfe (interaktiv, nicht interaktiv)
Jugendlichen mit Internetzugang und Erfahrung damit ein Angebot zu unterbreiten	Selbsthilfe (interaktiv, computerbasiert)	
bildungsferne Jugendliche zu erreichen	Face-to-Face-Beratung, Telefonberatung, Gruppenprogramme	Selbsthilfe (interaktiv, nicht interaktiv)

Entzugsmanagement und medikamentöse Therapien

Im Unterschied zur Behandlung erwachsener Raucher, bei der pharmakologische Komponenten wirksam sind und die Kombination von verhaltenstherapeutischen Maßnahmen sowie medikamentösen Therapien als besonders effektiv gilt (Fiore et al. 2008), liegen für die medikamentöse Therapie von jugendlichen Rauchern keine Wirksamkeitsnachweise vor.

In einer Studie mit 120 stark abhängigen Jugendlichen (Alter: 15,2±1,33 Jahre; Konsum: 18,8±8,56 Zigaretten pro Tag), die über 12 Wochen entweder mit Pflaster, Kaugummi oder Plazebo behandelt wurden (Moolchan et al. 2005), war die Medikation zwar insgesamt gut verträglich, und die Compliance war mit etwa 80% in der Pflaster- und etwa 45% in der Kaugummibedingung zufriedenstellend, aber nach 3 Monaten waren die Abstinenzquoten zwischen den Behandlungsgruppen nicht signifikant unterschiedlich. Sussman und Sun (2009) berichten, dass für pharmakologische Therapien in 5 von 7 Vergleichsstudien kein signifikanter Effekt ermittelt werden konnte. Absolut gesehen verbesserte Nikotinkaugummi die Abstinenzrate um durchschnittlich 2,5%, Pflaster um 6% und Bupropion um 1%.

Eine Befragung in Kalifornien (Al-Delaimy et al. 2006) wies auf die Gefahr hin, dass die Verfügbarkeit und Bewerbung von Nikotinersatzpräparaten (NET) unter den Jugendlichen die falsche Hoffnung erzeugen könnte, jederzeit wieder mit dem Rauchen aufhören zu können. Befürchtet wird, dass nicht rauchende Jugendliche zu Konsumenten werden, weil sie davon ausgehen, den Konsum mithilfe von NET jederzeit wieder einstellen zu können.

■ Es bleibt das Dilemma bestehen, dass Jugendliche schnell tabakabhängig werden, eine Strategie zum Entzugsmanagement, wie sie den erwachsenen Rauchern mit der Nikotinersatztherapie zur Verfügung steht, jedoch nicht greift. Andere Strategien, um die Schwierigkeiten der ersten Abstinenzzeit besser zu bewältigen, könnten Selbstsicherheits- oder Entspannungstrainings, alternative Verfahren wie Yoga oder Meditation oder Trainings sozialer Fertigkeiten und Ärgerkontrolle sein. ■

Deutschsprachige Tabakentwöhnungsangebote für Jugendliche

Rauchenden Jugendlichen stehen eine Reihe unterschiedlichster Hilfsangebote in verschiedenen Anwendungsformaten zur Verfügung. Das Angebot reicht von Selbsthilfebroschüren über interaktive Internetseiten zur Selbsthilfe (z.B. rauch-frei.info der Bundeszentrale für gesundheitliche Aufklärung, BZgA), individuelle Kurzinterventionen in Hausarzt- oder Jugendarztpraxen bis zu Gruppenprogrammen (Bundesministerium für Gesundheit 2006). Wissenschaftlich publizierte Evaluationsstudien der in Deutschland angebotenen Maßnahmen liegen nur vereinzelt vor.

Selbsthilfeprogramm „justbesmokefree". Bei diesem Selbsthilfeprogramm, das über Printmedien und eine Webseite vermittelt wird, erhalten Ausstiegswillige ein Selbsthilfemanual, um ihren Abhängigkeitsgrad zu überprüfen, ihre individuellen Risikosituationen zum Rauchen zu identifizieren und Alternativen für das Rauchen zu finden (Hanewinkel u. Wiborg 2006). Selbstverstärkung für bewältigte Schritte sowie der Umgang mit Rückfällen sind weitere Themen des Manuals. Unter den erfolgreichen Programmabsolventen werden zusätzlich alle 3 Monate Geldpreise in Höhe von insgesamt 1000 Euro je Ziehung verlost. Aus Teilnehmerdaten von insgesamt 1417 Personen wurde ein Durchschnittsalter von 21,5 Jahren ermittelt; lediglich die Hälfte der Teilnehmer war bis zu 18 Jahre alt.

An der Nachuntersuchung beteiligten sich 408 von 1265 (32,3%) ursprünglich ausstiegswilligen Personen; 14,9% (Intention-to-treat-Analyse) gaben an, mit dem Rauchen aufgehört zu haben. Eine zweite Nachbefragung (12-Monats-Follow-up) bei 408 Teilnehmenden der ersten Nachbefragung ergab einen Rücklauf von 262 (64,2%). 107 Teilnehmer waren weiterhin abstinent, was einer kontinuierlichen Abstinenzquote von 8,5% (Intention-to-treat-Analyse) entspricht. Bei den ursprünglich täglichen Rauchern fand sich eine Abstinenzquote von 7,1%. Ältere Teilnehmer waren erfolgreicher als Jüngere, ebenso gelang es nicht täglichen Rauchern eher, erfolgreich abstinent zu werden als täglichen Rauchern.

Gruppenprogramme. Deutschsprachige Gruppenprogramme (so eine Expertise des Bundesministeriums für Gesundheit 2006) sind verhaltenstherapeutisch, auf Tabakabstinenz ausgerichtet und arbeiten mit Gruppengrößen zwischen 3 und 16 Teilnehmenden, wobei die Kontaktzeit zwischen 4 und 16 Stunden variiert. Die Zeitspanne vom ersten bis zum letzten Kontakt innerhalb des Kurses reicht von einem verlängerten Wochenende bis zu 8 Wochen. Die individuelle Betreuungszeit je Teilnehmer beträgt zwischen 30 und 180 Minuten. Die wesentlichen Bestandteile der Programme entsprechen den allgemein anerkannten Inhalten kognitiv-behavioraler Programme:

- Informationen zur Tabakabhängigkeit und Gesundheitsschäden
- Selbstbeobachtung (Raucherkarte, Protokoll)
- Motivationsförderung
- Entwicklung von Verhaltensalternativen
- Rückfallprophylaxe/Umgang mit Entzug
- Buddy (unterstützende Bezugsperson)

Medikamentöse Therapien spielen keine Rolle. Geschlechtsspezifische Elemente werden nur für weibliche Jugendliche genannt und behandeln die Themen Selbstbild/Persönlichkeit und Kontakte zum anderen Geschlecht. In der Nachbetreuung kommen telefonische Unterstützung und Kurzmitteilungen (SMS) zum Einsatz. Wissenschaftlich fundierte Aussagen über die Wirksamkeit der vorgestellten Gruppenprogramme sind in Anbetracht der kleinen Fallzahlen und teils unsystematischer Datenerhebung derzeit nicht möglich. Nach einem Jahr werden Abstinenzquoten von etwa 20 % genannt.

Beispiele jugendspezifischer Kurselemente

Project EX. Durch die Einbindung spaßbetonter, spielerischer und motivierender didaktischer Elemente versuchen Programmanbieter die Halte- und Erfolgsquoten zu verbessern. In dem „Project EX" (Sussman et al. 2001) wurden nach einem aufwendigen iterativen Entwicklungs- und Auswertungsprozess gemeinsam mit Jugendlichen spielerische Lernformen (Wissensvermittlung via Talk Show, spielerische Wettkämpfe) und Formen alternativer Medizin integriert. Talk-Show-Themen waren beispielsweise „Kippen machen Mega-Stress"; „Aufhören – was ich schon hinter mir habe und wie es immer besser wird", in der Raucher in unterschiedlichen Ausstiegsphasen beschrieben wer-

den, und „Warnung: Mit dem Aufhören zu warten, kann deinen inneren Frieden gefährden", in der die Vorteile eines Ausstiegs in jungen Jahren betont werden. Als Talk-Show-Gäste wurden Ärzte, Psychologen und Exraucher eingeladen. Einfache Yogaübungen zum Ausbalancieren und Entspannen sowie das Einüben des „gesunden Atmens" sowie eine Atem- und Entspannungsmeditation „letting feelings pass" sollten die Entzugsphase erleichtern.

In der Talk Show der ersten Kurseinheit konfrontieren Familie und Freunde die Raucher mit ihrem Rauchverhalten. Dabei erzählt der Raucher, wie er das „Herumnörgeln" wegen des Rauchens empfindet, während die Familie ihre Sorgen ausdrückt und von der erhöhten Reizbarkeit berichtet, nachdem der Betroffene mit dem Rauchen begonnen habe. Insbesondere die Yoga- und Meditationsübungen und die Kurseinheit „Tabakinhaltsstoffe auf der Speisekarte" gefielen den Teilnehmern.

Rauchstopp nach Maß. Ein im Rahmen eines Interventions- und Forschungsprojekts in Zürich entwickeltes therapeutisches Programm „Rauchstopp nach Maß" verwendet ein „Zuversichtsbarometer", das als Aufstellungsübung durchgeführt werden kann. Das Zuversichtsbarometer dient der Ermittlung der persönlichen Überzeugung der Teilnehmer, dass die Umsetzung der Veränderung tatsächlich gelingt. Dabei ist die Skala von 1–10 eine im Raum gedachte Linie, auf die sich die Teilnehmer stellen. Nachdem die Teilnehmer eine bestimmte Position eingenommen haben, fragt die Kursleitung jeden einzelnen: „Warum hast du dich für diese Position x entschieden und nicht den nächst niedrigeren Wert gewählt?" „Was müsste passieren, damit du statt x den nächst höheren Wert wählst?"

In der letzten Kurseinheit werden die als besonders hilfreich erlebten Strategien bei einer „Thronbesteigung" gesammelt. Damit alle Teilnehmenden voneinander profitieren, darf jeder Teilnehmer für einige Minuten den „Thron" besteigen und über seine am besten funktionierenden zwei oder drei Tipps und Alternativen erzählen. Als Thron fungiert ein ansonsten unbenutzter Stuhl, auf den ein Sitzkissen gelegt wird, der in die Mitte eines Stuhlkreises gestellt wird. Von dieser Position aus erzählen die Teilnehmer, welche Strategie bei ihnen besonders gut funktioniert und ob es eine Art Geheimrezept gibt, das er verraten kann.

Fazit

Empirisch begründet ergeben sich folgende Empfehlungen zur Gestaltung jugendspezifischer Programme: Sie sollten in einem spezifischen und strukturierten Kontext stattfinden, mindestens 5 Kontakte umfassen und den Jugendlichen Spaß machen. Inhaltlich sollten Informationen zum Ausstiegsprozess vermittelt, Ambivalenz aufgelöst und Stressbewältigung auf möglichst vielen Kommunikationskanälen vermittelt werden.

■ Erwachsene

Stand der Forschung

Raucherentwöhnungsangebote werden in großer Zahl, zum Teil ohne Evidenzbasierung und von sehr unterschiedlichen Berufsgruppen angeboten. Solange auch aus Sicht der Krankenkassen Tabakentwöhnung nicht als Behandlung einer Erkrankung, sondern als Lifestyle-Maßnahme angesehen wird, ist damit zu rechnen, dass Angebote zweifelhafter Qualität neben medizinisch-psychotherapeutischen Angeboten bestehen können.

Bei dem Versuch, Qualitätsmerkmale wissenschaftlich fundierter Behandlungsangebote zu benennen, werden folgende Kriterien genannt (aus Batra et al. 2008): Die Therapie muss wissenschaftlich fundiert und in ihrer Wirksamkeit überprüft worden sein. Die Wirksamkeitsüberprüfung muss den Kriterien der evidenzbasierten Medizin folgen (kontrollierte Studien, besser noch randomisierte Studien, falls machbar) und die Abstinenz nach klar definierten Vorgaben nach angemessener Zeit, überprüft durch objektivierbare Kriterien, erfassen. Die theoretische Grundlage der Methode sowie Wirksamkeitsnachweise müssen für den Nutzer erkennbar sein.

Die Angaben zur Effektivität müssen sich auf die Erfassung der kontinuierlichen Abstinenz seit Behandlungsende beziehen. Bei der Berechnung der Abstinenzquoten sind im Sinne einer Intention-to-treat-Analyse alle Raucher einzubeziehen, die die Behandlung begonnen haben. Die Methode soll zudem einfach und wirtschaftlich anzuwenden und für alle Raucher geeignet sein. Die Therapie soll der Überwindung des Rauchens und nicht allein der Überwindung der Entzugssymptome dienen.

Entzugsmanagement: allgemeine Unterstützung

Entzugssymptome. Nach wenigen Stunden treten bei tabakabhängigen Rauchern körperliche und psychische Entzugserscheinungen auf. Neben einem starken Rauchverlangen (Craving) mit psychomotorischer Unruhe gehören eine vermehrte Irritierbarkeit, geringere Frustrationstoleranz, veränderte Stimmungslage (dysphorisch gereizte oder depressive Stimmung), das Empfinden von Ärger, Aggressivität oder Angst sowie Konzentrationsstörungen zu den von vielen Rauchern berichteten Entzugssymptomen. Auch vegetative Entzugssymptome im Sinne einer Reduktion der Herzfrequenz, einer Senkung des diastolischen Blutdruckes und orthostatischen Problemen werden berichtet. Darüber hinaus nennt das DSM-IV (Saß et al. 1996) als zentrale Merkmale Schlafstörungen und eine Appetitsteigerung. Die Dauer der Entzugssymptomatik wird mit 1–6 Wochen angegeben.

Die Entzugssymptomatik ist überwiegend Ausdruck der körperlichen Abhängigkeit und korreliert gut in ihrer Intensität mit dem Summenwert des Fagerström-Tests. Neurobiologische Befunde weisen darauf hin, dass die reduzierte dopaminerge Stimulation, aber auch die stattgehabte Hochregulation der $\alpha4\beta2$-Acetylcholinrezeptoren für das Auftreten der Entzugssymptomatik verantwortlich sind.

Tipps. Wichtige Tipps für das Management der Entzugssymptomatik helfen den Rauchern, auch ohne begleitendes therapeutisches Programm, die ersten kritischen Wochen zu überstehen:

- Auswahl eines geeigneten Zeitpunktes: Nicht jeder Tag ist gleich gut für den Beginn der Abstinenz. Stressfreie Zeiten, Urlaub, Kur sind die beste Gelegenheit, den Abstinenzversuch umzusetzen.
- Die Abstinenz wird durch eine gute Stimuluskontrolle erleichtert: Die Beseitigung aller Rauchutensilien und das Vermeiden typischer Rauchsituationen sowie die Öffentlichmachung des Abstinenzvorhabens helfen bei der Aufrechterhaltung des Abstinenzvorsatzes.
- Die Appetitsteigerung und eine daraus resultierende Gewichtszunahme sind häufige Rückfallgründe. Möglichkeiten zur Appetitregulation, die Umstellung auf kalorienarme Getränke und zusätzliche sportliche Aktivitäten zur Steige-

rung der körperlichen Fitness sind wichtige Faktoren zur Unterstützung der Aufhörmotivation.

• Die Vereinbarung eines gemeinsamen Abstinenzversuches zusammen mit anderen Rauchern, der Abschluss von Wetten oder Vereinbarungen mit dem Partner, Freunden oder Bekannten und die Aussicht auf Belohnungen für einen Erfolg stützen das Abstinenzvorhaben in der ersten Zeit.

■ Ein häufiger Rückfallgrund sind aufkommende Entzugssymptome, das starke Rauchverlangen sowie eine Gewichtszunahme. Die Leitlinien empfehlen daher ausdrücklich den Einsatz von medikamentösen Entwöhnungshilfen zur Überwindung der Entzugssymptome (Batra et al. 2006, Fiore et al. 2008). ■

Entzugsmanagement: medikamentöse Therapien

Zur pharmakologischen Unterstützung der Tabakabstinenz wurden in den vergangenen Jahrzehnten zahlreiche unterschiedliche medikamentöse Prinzipien eingesetzt und untersucht. Dazu gehören:

• Medikamente zur aversiven Konditionierung des Rauchens (z.B. Silberacetat, das eine geschmacksvergällende Wirkung hat)

• sensorische Stimulanzien, die vom Craving ablenken sollten (z.B. Capsaicin)

• Medikamente zur Antagonisierung der Nikotinwirkung (z.B. der Nikotinrezeptorantagonist Mecamylamin; Naltrexon, ein Opioidrezeptorantagonist, der die zentrale Stimulation im Nucleus accumbens durch Nikotin unterbinden soll; Rimonabant, ein Cannabinoid-(CB1-)Rezeptorantagonist, der ein ähnliches Prinzip verfolgt wie die Gabe von Naltrexon, mittlerweile jedoch aufgrund seiner Nebenwirkungen im Bereich der affektiven Regulation vom Markt genommen wurde)

• Medikamente, die zur Milderung der vegetativen Entzugssymptomatik eingesetzt werden (die zum Beispiel auch bei Patienten mit einem Entzug von illegalen Drogen eingesetzt werden; dazu gehören trizyklische Antidepressiva, Benzodiazepine oder Clonidin); zugelassen wurde aus dieser Gruppe das atypische Antidepressivum Bupropion, dessen entzugsmildernde Wirkung zur Unterstützung der ersten Abstinenzwochen genutzt wird

• Antidepressiva zur Reduktion der depressiven Begleitsymptomatik (z.B. trizyklische Antidepressiva, MAO-Hemmer, selektive Serotonin-Wiederaufnahmehemmer) oder Anxiolytika wie Buspiron sollen über die Beeinflussung de affektiven Entzugssymptomatik die Rückfallgefahr reduzieren

• Partielle Agonisten am α4β2-Nikotinrezeptor (Vareniclin, in Deutschland zugelassen und erhältlich; Cytisin, in Deutschland nicht zugelassen, nur im osteuropäischen Ausland erhältlich)

• Nikotinersatztherapeutika mit dem Ziel der fortgesetzten Anwendung von Nikotin, das über Trägersysteme wie Kaugummi, Pflaster, Mund- oder Nasalspray, Inhalator oder als Sublingual- bzw. Lutschtablette appliziert wird, um im Rahmen einer schleichenden Ausdosierung die Entzugssymptomatik zu reduzieren

■ Den größten Stellenwert haben bislang Nikotinersatztherapeutika (insbesondere Nikotinpflaster und -kaugummis), außerdem Bupropion und Vareniclin. ■

Nachfolgend wird der Einsatz der diversen zugelassenen medikamentösen Strategien erläutert.

Nikotinersatztherapie. Der Nikotinersatztherapie liegt der Gedanke zugrunde, den nikotinabhängigen Raucher möglichst schonend von Nikotin zu entwöhnen. Da nicht Nikotin, sondern zahlreiche andere Substanzen aus dem Tabakrauch für die gesundheitsbezogenen Schäden des Tabakkonsums verantwortlich sind, kann Nikotin ohne zusätzliche Gefahr für die Gesundheit in dem vom Raucher bis dahin konsumierten Umfang fortgeführt werden. Ziel der Nikotinersatztherapie ist die allmähliche Reduktion des Tagesnikotinkonsums über einen definierten Zeitraum, so dass eine kontinuierliche körperliche Entwöhnung stattfinden kann und die Rückfallgefahr hierdurch gemindert wird. Der Zeitraum der temporären Nikotingabe umfasst etwa 2 bis maximal 3 Monate. Ziel der Nikotinsubstitution ist in der Regel die völlige Entwöhnung von Nikotin, für das Nikotinkaugummi und den Nikotininhaler erfolgte zudem eine Zulassung zur Rauchreduktion mit dem Ziel der Tabakabstinenz.

Die verschiedenen pharmakotherapeutischen Darreichungsformen von Nikotin sind in Deutschland apothekenpflichtig, aber nicht rezeptpflichtig; eine Kostenerstattung wird durch die Krankenkassen nicht gewährt.

Nikotinpflaster. Die transdermale Nikotinsubstitution sieht eine kontinuierliche, gleichmäßige Aufnahme von Nikotin über ein Trägersystem vor. Der Raucher soll durch diesen konstanten Nikotinpegel prophylaktisch vor auftretenden Entzugssymptomen geschützt werden. Intermittierend auftretende Verlangensattacken verhindert die Nikotinersatztherapie mit Pflastern nur unzureichend. Da bei der Pflasteranwendung Nikotinspitzen vermieden werden, fällt die befriedigende Wirkung des Nikotins weg, so dass eine Entkopplung von Nikotinzufuhr und psychotroper Wirkung erfolgt.

Zur Verfügung stehen verschiedene *Pflastersysteme*, wesentlicher Unterschied ist neben der pharmakologischen Technik der Nikotinabgabe deren Applikationsdauer: Ein 16-Stunden-Pflaster sieht vor, dass die Nikotinsubstitution am Morgen begonnen und am Abend vor der Nachtruhe beendet wird; ein 24-Stunden-Pflastersystem zielt auf eine fortgesetzte Nikotinsubstitution auch während der Nacht. Bislang gelten beide Pflastersysteme bzw. Verordnungsformen als gleich effektiv.

Pflastersysteme werden in drei unterschiedlichen *Dosierungen* angeboten. Bei einem durchschnittlichen Raucher mit einem Tabakkonsum von etwa 20 Zigaretten pro Tag wird empfohlen, mit der höchsten Stufe zu beginnen und diese dann nach 2–4 Wochen durch die Behandlung mit der mittleren Dosis zu ersetzen; diese soll weitere 2–4 Wochen angewendet werden. Die letzte Stufe, das Pflastersystem in der niedrigsten Dosierung, kann abermals etwa 2–4 Wochen angewendet werden. Bei starken Rauchern mit einem deutlich höheren Tageszigarettenkonsum ist die Kombination mehrerer Pflastersysteme möglich. Theoretisch möglich ist auch eine langsamere Entwöhnung über bis zu 6 Monate. Generell sollten die Behandlungsprinzipien der individuellen Entzugssymptomatik und Rückfallgefahr angepasst werden.

> ■ Wichtig ist die kontinuierliche Anwendung – eine intermittierende, notfallmäßige und bedarfsgeleitete Anwendung ist wenig effektiv!

Die Anwendung des Nikotinpflasters ist bei bestehender bekannter Pflasterallergie zu vermeiden. Um Hautreizungen zu vermeiden, empfiehlt sich ein täglicher Wechsel der Klebestelle.

Nikotinkaugummi. Das Nikotinkaugummi gestattet dem Raucher eine individuelle Dosierung und bedarfsangepasste Nikotinzufuhr. Auch hier ist es zweckmäßig, ein festes Dosierschema einzusetzen, um nicht nur eine Linderung der Entzugssymptomatik bei auftretenden Verlangensattacken zu erreichen, sondern bereits im Vorfeld ein Auftreten der Entzugssymptomatik zu verhindern. Durch eine regelmäßige, vom aktuellen Bedarf unabhängige Gabe soll außerdem einer Abhängigkeitsentwicklung von Nikotinkaugummis begegnet werden.

Nikotinkaugummis stehen in zwei verschiedenen *Dosierungen* (2 und 4 mg) in verschiedenen Geschmacksrichtungen zur Verfügung. Zu empfehlen ist regelmäßigen, starken Rauchern die Anwendung des 4-mg-Kaugummis. Nach Eindosierung des Nikotinkaugummis und Anpassung an den Bedarf in den ersten Tagen der Abstinenz wird eine kontinuierliche Reduzierung des Tageskonsums empfohlen. Innerhalb von 2–3 Monaten sollte der Raucher frei von Nikotinkaugummis sein.

Nikotinkaugummis sind mit der Nikotinpflasterbehandlung kombinierbar. Die *Kombinationsbehandlung* scheint bei stärkeren Rauchern eine wirksame Alternative zu einer der beiden Substitutionsformen ohne Begleitmedikation zu sein.

Nebenwirkungen ergeben sich in Form lokaler Schleimhautirritationen im Bereich von Mund und Rachen. Bei Überdosierung, insbesondere auch nach einem Verschlucken von Nikotinkaugummis, kann es zu Schluckauf und Magenbeschwerden kommen. Raucher sollten darauf hingewiesen werden, dass das Kaugummi nicht zu intensiv gekaut werden darf, um Nebenwirkungen zu vermeiden.

Nikotintabletten. Zur Verfügung stehen *Sublingualtabletten*, die unter der Zunge zergehen sollen, und *Lutschtabletten*. Nikotin wird bei Anwendung der Tabletten innerhalb von 10–20 Minuten über die Mundschleimhaut aufgenommen. Das Maximum der Nikotinkonzentration wird nach zirka 20–30 Minuten erreicht. Auch hier hat der Raucher wie bei den Nikotinkaugummis die Möglichkeit, aktiv die Menge des aufgenommenen Nikotins zu bestimmen.

Die *Nebenwirkungen* sind vergleichbar mit denen bei Anwendung von Nikotinkaugummis.

Nikotinnasalspray. Nach Anwendung des Nikotinpflasters kommt es erst mit einer Latenz von etwa 2 Stunden, bei Anwendung der Nikotinkaugummis oder -tabletten im Verlauf von zirka 20–30 Minuten zur maximalen Wirkentfaltung. Um dem häufig starken Craving von Rauchern entgegenwirken zu können, wurde eine weitere Substitutionsform entwickelt, die eine kurzfristige hoch dosierte Nikotingabe ermöglicht. Bei der Anwendung des Nikotinnasensprays wird Nikotin sofort über die Nasenschleimhaut aufgenommen und erreicht innerhalb weniger Minuten ein Wirkmaximum.

Allerdings ist die Anwendung für viele Raucher initial sehr unangenehm, da es im Rahmen der nikotinvermittelten Gefäßkonstriktion zu einem *schmerzhaften Brennen* der Nasenschleimhaut kommt. Dennoch hat sich diese Anwendungsform vor allem bei stark abhängigen Rauchern (z.B. definiert über einen Fagerström-Wert von mindestens 7 Punkten) als sehr effektive Maßnahme erwiesen.

Bei Anwendung des Nikotinnasensprays besteht aufgrund der raschen Anflutung des Nikotins eine größere Gefahr für die Abhängigkeitsentwicklung als bei anderen Nikotinersatztherapeutika. Der Raucher sollte deshalb auf eine konsequente Reduktion der Tagesdosis im Verlauf der Behandlung hingewiesen werden.

Nikotinnasenspray ist in Deutschland zwar zugelassen, jedoch nicht im Handel erhältlich. Es kann allerdings über die internationale Apotheke aus anderen europäischen Ländern ohne Probleme bezogen werden.

Alternativ zum Nasalspray wurde bereits in einigen Ländern ein Nikotinmundspray zugelassen.

Nikotininhaler. Der Nikotininhaler imitiert in seiner Handhabung die Zigarette: In einem Mundstück, das oral zur Inhalation angesetzt wird, befindet sich eine Kapsel mit Nikotin, die bei Ventilation durch dieses Mundstück Nikotin freisetzt. Manche Raucher erleben dies als wirksamere Alternative zur Zigarette. Es besteht jedoch die große Gefahr, dass aufgrund der gleichen Handhabung bei fehlendem Geschmackserlebnis

die Rückkehr zum schmackhafteren Produkt, der Zigarette, gewählt wird. Aus suchttherapeutischer Sicht erscheint diese Darreichungsform weniger zweckmäßig als die Gabe von Nikotinpflaster oder -kaugummi.

Die *Nebenwirkungen* sind wie bei Nikotinkaugummi oder -tablette vor allem im Rahmen von lokalen Irritationen der Schleimhäute zu erwarten.

Wirksamkeit der Nikotinersatztherapie. Auf der Basis zahlreicher Interventionsstudien zur Wirksamkeit der pharmakologischen sowie psychotherapeutischen Behandlungsmöglichkeiten wurden in der Vergangenheit durch internationale Arbeitsgruppen (Cochrane Study Group) Metaanalysen der vorhandenen Daten angefertigt. Diese sind auch Grundlagen der aktuellen deutschsprachigen (Batra et al. 2006, Arzneimittelkommission der Deutschen Ärzteschaft 2001) und amerikanischen Leitlinien (Fiore et al. 2008).

Die medikamentöse Unterstützung des Rauchers mithilfe einer Nikotinersatztherapie ist wirkungsvoll (Stead et al. 2008): Insgesamt 111 Studien mit 40 000 Teilnehmern belegen eine Wirksamkeit der Nikotinersatztherapie im Vergleich zu Plazebo (RR: 1,58; Vertrauensintervall (95-%-CI): 1,50–1,66).

Die einzelnen Produkte schneiden wie folgt ab:

- Nikotinkaugummi: RR: 1,43; CI: 1,33–1,53; 53 Studien
- Nikotinpflaster: RR: 1,66; CI: 1,53–1,81; 41 Studien
- Nikotininhaler: RR: 1,90; CI: 1,36–2,67; 4 Studien
- Nikotinlutsch-/sublingualtabletten: RR: 2,00; CI: 1,63–2,45; 6 Studien
- Nikotinnasenspray: RR: 2,02; CI: 1,49–3,73; 4 Studien

Unter den verschiedenen Produkten ist *Nikotinnasenspray* am effektivsten, Nikotinkaugummi weist die geringste Effektivität im Vergleich zu Plazebo auf. Die amerikanischen und deutschen Leitlinien empfehlen eine medikamentöse Begleittherapie, die neueste Auflage der US-amerikanischen Leitlinien geht außerdem davon aus, dass die Addition einer medikamentösen Unterstützung bzw. einer psychotherapeutischen Begleitbehandlung die Wirksamkeit der Einzelmaßnahmen zusätzlich erhöht.

Vareniclin. Im Jahre 2007 wurde Vareniclin, ein partieller Agonist am α4β2-Acetylcholinreptor für die Tabakentwöhnung zugelassen. Durch die direkte Stimulation des spezifischen Nikotinrezeptors wird das Craving des Rauchers signifikant gemindert und die Entzugssymptomatik unterdrückt. Von besonderem Wert ist die partielle antagonistische Wirkung des Medikaments: Die gleichzeitige Einnahme von Nikotin durch das Rauchen einer Zigarette führt nicht zu einer befriedigenden Wirkung des Rauchens, da das Nikotin aus der Zigarette keine zusätzliche Wirkung am Rezeptor entfalten kann.

Vareniclin ist ein verschreibungspflichtiges Medikament, das im Verlauf der ersten 7 Behandlungstage aufdosiert wird. Ab der 2. Behandlungswoche erhält der Raucher die Enddosis von 2×1 mg Vareniclin pro Tag. Während der Aufdosierungsphase darf der Raucher den Tabakkonsum fortsetzen, währenddessen kommt es aber bereits zu den ersten Effekten im Sinne eines reduzierten Rauchverlangens. Nach Ende der Aufdosierungsphase kann Vareniclin für weitere 11 Wochen angewendet werden, danach sollte es abgesetzt werden. Nur im Fall einer erhöhten Rückfallgefährdung bei erfolgreicher Entwöhnung kann das Produkt für weitere 12 Wochen verschrieben werden, eine über 24 Wochen hinausgehende Anwendung empfehlen die Anwendungsrichtlinien jedoch nicht.

Typische *Nebenwirkungen* der Behandlung mit Vareniclin sind Schwindel und Übelkeit, die unter Umständen so stark ausgeprägt sein können, dass Raucher auf die Fortsetzung der Behandlung verzichten.

Vareniclin ist erfolgreicher als Plazebo (7 Studien; RR: 2,33; CI: 1,95–2,80) und eventuell auch wirksamer als Nikotinersatz (1 Studie; RR: 1,31; CI: 1,01–1,71) und Bupropion (3 Studien, n = 1622; RR: 1,52; CI: 1,22–1,88; Cahill et al. 2008).

Aufgrund von berichteter gesteigerter *Suizidalität* und *kardialen Komplikationen* ist von den Zulassungsbehörden zunächst geraten worden, die Medikation nicht bei psychiatrisch auffälligen Patienten mit suizidalen Ereignissen in der Vorgeschichte oder kardial schwer erkrankten Patienten einzusetzen. Erst mit Abschluss weiterer Studien wird sich klären lassen, ob diese Vorsichtsmaßnahmen begründet und erforderlich sind.

Vareniclin ist rezeptpflichtig, jedoch nicht erstattungsfähig.

Bupropion. Hierbei handelt es sich um ein monozyklisches Antidepressivum, das auch den Namen Amfebutamon trägt. Bupropion gilt als *atypisches Antidepressivum*, da es im Unterschied zu anderen Antidepressiva in erster Linie die Wiederaufnahme von Dopamin und Noradrenalin hemmt. Die Wirkung von Bupropion auf das Rauchverlangen und die Entzugssymptomatik wird auf die mit Nikotin vergleichbaren Effekte auf die genannten Neurotransmittersysteme zurückgeführt. Viele Raucher berichten auch über eine Reduktion des Appetits auf Süßigkeiten. Unter Behandlung mit Bupropion fällt eine entzugsbedingte Gewichtszunahme etwas geringer aus.

Bupropion wurde in Deutschland im Jahr 2000 für die Tabakentwöhnung zugelassen. Im Unterschied zur Behandlung depressiver Patienten werden in der ersten Woche 1×150 mg in retardierter Form am Morgen angeboten, ab der 2. Woche soll die Dosierung auf 150 mg am Morgen und 150 mg am Nachmittag (das Medikament darf nicht zu spät eingenommen werden, da andernfalls Schlafstörungen resultieren) empfohlen. Wie bei Vareniclin darf während der 1. Woche der Anwendung der Zigarettenkonsum noch fortgesetzt werden. Während dieser Zeit erlebt der Raucher bereits ein Nachlassen der befriedigenden Wirkung von Nikotin.

Die Behandlung mit Bupropion sollte laut Anwendungsempfehlung nach 8 Wochen beendet werden. Dies kann bei Fortbestehen der Entzugssymptomatik problematisch sein; daher sollte im Einzelfall die Behandlung über diesen Zeitraum hinaus erwogen werden.

Bupropion weist eine Reihe von *Nebenwirkungen* auf, die von Rauchern schlecht toleriert werden: Tremor, Schlafstörungen, Mundtrockenheit und Schwindelgefühle werden initial häufig berichtet. Bei Patienten mit einem epileptischen Geschehen in der Vergangenheit, im Drogen- und Alkoholentzug, bei Bestehen eines Diabetes mellitus und bei gleichzeitiger Einnahme von Medikamenten, die die Krampfschwelle senken können, ist das Medikament kontraindiziert, da unter diesen Voraussetzungen gehäuft epileptische Ereignisse beobachtet wurden.

Bupropion (36 Studien, n = 11140; RR: 1,69; CI: 1,53–1,85) erhöht die langfristigen Abstinenzquoten (Hughes et al. 2007); es ist ähnlich wirksam wie die Nikotinersatztherapie (OR: 1,69; 95-%-CI: 1,53–1,85).

Bupropion ist rezeptpflichtig, jedoch nicht erstattungsfähig.

Andere nicht psychotherapeutische Verfahren zur Unterstützung des Tabakentzugs. Neben der medikamentösen Unterstützung und Behandlung des Nikotinentzugs wurden einige andere Verfahren zur Überwindung der Abstinenzsymptome entwickelt. Neben zahlreichen obskuren und theoretisch nicht fundierten Verfahren genießt die *Akupunktur* eine hohe Popularität. Metaanalysen der Cochrane-Gruppe belegen jedoch, dass die Akupunktur im Vergleich zur Plazeboakupunktur keine spezifische langfristige Wirksamkeit aufweist. Die Akupunktur scheint eine nur kurzfristig wirksame Methode für die Unterstützung der Tabakentwöhnung zu sein (White et al. 2006).

Die *transkranielle Magnetstimulation* wurde bislang lediglich unter experimentellen Rahmenbedingungen eingesetzt; ein Wirksamkeitsnachweis hinsichtlich der langfristigen Beeinflussung des Abstinenzerfolges ist noch nicht erbracht (Amiaz et al. 2009).

Die *Nikotinimpfung* (Induktion von Antikörperbildung gegen Nikotin) befindet sich noch in der Entwicklung. Eine erste Studie zu dieser Methode weist nach, dass Raucher, die einen hohen Antikörpertiter gegen Nikotin entwickeln, langfristig höhere Auswirkungen aufweisen als Raucher, die mit Plazebo behandelt wurden oder unzureichende Antikörperspiegel bilden können (Cornuz et al. 2008). Ob das Verfahren tatsächlich in der Entwöhnungsbehandlung eingesetzt werden kann, ist im Augenblick noch nicht geklärt.

Methoden wie die *Elektrostimulation* oder die *Laserakupunktur* wurden hinsichtlich ihrer Wirksamkeit noch nicht ausreichend wissenschaftlich untersucht.

Psychotherapeutische Verfahren

Aus psychotherapeutischer Sicht ist die alleinige Verwendung von somatischen Therapieverfahren (Akupunktur, Magnetstimulation u. a.) oder medikamentösen Entwöhnungshilfen nicht zu empfehlen, da diese allenfalls dazu geeignet sind, die initiale Entzugssymptomatik zu überwinden. Eine notwendige Verhaltensänderung kann jedoch nur durch einen reflektierten Umgang mit der Suchtproblematik, durch Förderung einer Abstinenzmotivation und durch eine funktionale Bedingungsanalyse des Rauchverhaltens erreicht werden. Die psychotherapeutische Unterstützung des Rauchers ist unbedingt zu empfehlen.

Zu den psychotherapeutischen Verfahren zählen neben psychodynamisch orientierten Therapien hypnotherapeutische Verfahren, Hypnose, Entspannungstherapien sowie verhaltenstherapeutische Behandlungsprinzipien.

Für die *psychodynamischen Verfahren* liegen aktuell noch keine ausreichenden Wirksamkeitsbelege vor.

Entspannungsverfahren wie Autogenes Training oder Muskelentspannungstraining nach Jacobson wurden im Rahmen der Tabakentwöhnung zwar untersucht, weisen jedoch keine spezifische eigene Wirksamkeit auf (Fiore et al. 2008). Es ist allenfalls zu diskutieren, ob diese Verfahren im Rahmen eines Gesamtbehandlungsplans als alternative Möglichkeiten zur Entspannung mit der Zigarette eingesetzt werden können.

Die *Hypnose* bzw. *hypnotherapeutische Behandlung* wurde in mehreren Studien, die allerdings methodisch nur unzureichend waren, überprüft. Zu unterscheiden sind Hypnoseverfahren mit direkter suggestiver Wirkung des Therapeuten von hypnotherapeutischen Verfahren, in denen Trancezustände mit verhaltenstherapeutischen Therapieelementen kombiniert werden. Therapiebausteine im Rahmen der Hypnotherapie sind beispielsweise die Zukunftsprojektion mit Imagination einer Nichtraucheridentität, die idiomotorische Festlegung des Abstinenzstarts, die Stärkung des Zielbilds und das Erlernen von Möglichkeiten zur Selbsthypnose.

Hypnotherapeutische Verfahren wurden bereits mit anderen Therapieverfahren wie „Rapid Smoking" (forciertes Schnellrauchen mit dem Ziel der aversiven Konditionierung), Akupunktur, Entspannungstherapien und der verhaltenstherapeutischen Tabakentwöhnung verglichen. Die Hypnotherapie ist keiner dieser anderen Interventionsformen überlegen. Allerdings wiesen die bisherigen Studien zu viele methodische Schwächen auf. Zu kleine Fallzahlen, fehlende Standardisierungen der Therapie, fehlende klare Erfolgskriterien, nicht erfolgte Randomisierungen oder fehlenden Kontrollbedingungen sowie inadäquate statistische Methoden schränken die Verwertbarkeit der bisherigen Studien ein.

Psychotherapeutische Verfahren können wie folgt unterteilt werden:
- motivierende Techniken zur Förderung einer Entscheidung für die Abstinenz
- supportive Verfahren zur Unterstützung des Abstinenzvorsatzes

- psychotherapeutische Programme, die als Einzel- oder Gruppentherapie zur Raucherentwöhnung angeboten werden und auf die Überwindung des Rauchverhaltens und die Vermittlung von Kompetenzen zur Aufrechterhaltung der Abstinenz zielen

Besondere Angebotsformate stehen neben der Einzel- und Gruppenbehandlung in Form von Selbsthilfeliteratur oder internetbasierten Ausstiegsprogrammem sowie in Form der telefonbasierten Unterstützung zur Verfügungen

Motivierende Techniken wurden im Abschnitt „Motivierung zur Veränderung und Abstinenz" vorgestellt. Neben der motivierenden Gesprächsführung, die ihren Wert vor allem in der Förderung der Abstinenzmotivation und Einleitung einer spezifischen Therapie hat, sind für die Unterstützung des Rauchers vor allem supportive Techniken und Tabakentwöhnungsgruppen wichtig.

Supportive Techniken. Supportive Angebote zur Unterstützung des Aufhörvorsatzes bestehen aus folgenden Elementen:
- ausführliche Analyse rückfallgefährlicher Situationen
- regelmäßige Rückfragen bezüglich des erreichten Fortschritts
- Verhaltenstipps zur Überwindung rückfallgefährlicher Situationen
- Erhöhung der Verbindlichkeit des Abstinenzvorsatzes durch die soziale Unterstützung seitens des Therapeuten
- Beratung bezüglich des Einsatzes einer medikamentösen Unterstützung

Raucherentwöhnungsgruppen. Psychotherapeutische Programme werden häufig als Raucherentwöhnungsgruppen angeboten.

In Deutschland stehen mehrere Raucherentwöhnungsprogramme zur Verfügung. Bekannte Beispiele sind das „Rauchfrei-Programm" der Bundeszentrale für gesundheitliche Aufklärung, das über das Institut für Therapieforschung (IfT e. V.) in München vermittelt wird. Alternativ zu nennen sind das Programm „Nichtraucher in 6 Wochen" der Universitätsklinik für Psychiatrie und Psychotherapie Tübingen sowie das Programm „Rauchfrei werden" des Instituts für Raucherberatung und Tabakentwöhnung in München.

Die Therapien sehen in der Regel drei Phasen der Therapie vor: zunächst die Phase der Absti-

nenzvorbereitung, in der eine Stärkung der Motivation zur Abstinenz vorgesehen ist. Es folgen die Phasen der Konsumbeendigung und der Abstinenzstabilisierung. Psychoedukative Maßnahmen, persönliche Vorteilsanalysen und die Festschreibung individueller Ziele sollen während der Abstinenzvorbereitung helfen, die häufig sehr wechselhafte Motivation zur Tabakabstinenz zu stabilisieren. Maßnahmen zur Verhaltensbeobachtung und Identifikation von Risikosituationen sollen den Raucher auf die ersten Abstinenztage und die rückfallgefährlichen Situationen vorbereiten. Die Quantifizierung des Tageszigarettenkonsums und die Funktionalität der einzelnen Zigaretten in bestimmten Situationen stehen hierbei im Mittelpunkt.

Die Konsumbeendigung soll erleichtert werden, indem der Abstinenzvorsatz möglichst öffentlich gemacht wird, Verträge („soziale Kontrakte") abgeschlossen und soziale Unterstützungen durch Partner, Freunde, neutrale Personen oder Therapeuten gesucht werden. Der Verzicht auf Situationen, in denen in der Vergangenheit geraucht wurde (z. B. die typische Raucherpause), die Vernichtung von Accessoires, die zum Rauchen häufig benutzt wurden (Feuerzeuge, Aschenbecher), der Verzicht auf Alkohol, die Umgehung von Situationen, in denen eine Aufforderung zum Tabakkonsum erfolgen könnte, sind nur Beispiele für hilfreiche Begleitmaßnahmen. In Abhängigkeit von der bisherigen Funktionalität des Rauchens sollen Alternativverhaltensweisen zur Konzentrationsförderung, Entspannung oder Kommunikation eingeübt werden. Die individuelle psychische Vulnerabilität im Sinne depressiver Symptome, Angst- oder Konzentrationsstörungen, bei denen das Rauchen als Versuch der Kompensation eingesetzt wurde, wird mithilfe psychotherapeutischer Techniken aufgefangen. Insbesondere Techniken zur Verbesserung von Selbstunsicherheit oder depressiven Gedankeninhalten, die den Therapieerfolg gefährden könnten, sind Inhalt der Therapie. Eine Psychoedukation zu gesundheitsförderlichem Verhalten und Ermutigung zur Ausübung von sportlichen Tätigkeiten zur Reduktion der zu erwartenden Gewichtszunahme werden empfohlen.

In beschränktem Umfang werden auch kognitive Therapiestrategien (Umgang mit erlaubniserteilenden Gedanken, Identifikation und Auflösung der kognitiven Dissonanz, Einsatz von Problemlösetechniken) innerhalb der Raucherentwöhnungsbehandlung eingesetzt. Häufiger finden Ablehnungstraining im Rahmen von Rollenspielen sowie die kognitive Vorbereitung von Verhalten in rückfallgefährdenden Situationen einen Platz in den Raucherentwöhnungsgruppen.

Die bestehenden Programme sehen 6–7 ambulante Therapiekontakte, zum Teil ergänzt durch telefonische Kontakte, vor. Von Bedeutung ist die therapeutische Begleitung über die ersten Wochen während der Phase der abklingenden Entzugssymptomatik. Da die Verwirklichung einer Tabakabstinenz bei abhängigen Rauchern mit zahlreichen Herausforderungen, Versuchungssituationen, intermittierenden Rückfällen und erneuten Versuchen, die Abstinenz aufzunehmen, verbunden ist, ist die Tabakentwöhnung als Prozess zu verstehen und nicht als Ereignis, das mithilfe einer einmaligen psychoedukativen Schulung im Verlauf eines Tages oder Nachmittages erfolgreich bewältigt werden könnte.

Insbesondere der Umgang mit einzelnen Ausrutschern (Slip), kurzzeitigen (Lapse) oder längerfristigen Rückfällen (Relapse) sollten Inhalt der Therapie sein, um auch bei Abstinenzverletzungen einen erneuten Aufhörversuch zu unterstützen.

> ■ Zahlreiche Studien untersuchen die Effektivität einzelner Therapiekomponenten: Das Problemlösetraining, die Vermittlung praktischer Fähigkeiten zur Bewältigung der Abstinenz, der Einsatz einer sozialen Unterstützung sowie die Verwendung aversiver Konditionierungsverfahren sind bezüglich ihrer Wirksamkeit gut belegte Methoden (Fiore et al. 2008). ■

Raucherentwöhnungsgruppen werden aus ökonomischen Gründen häufig in Gruppen mit 6–10 Personen durchgeführt. Die therapeutischen Einheiten dauern in der Regel 90 Minuten (2 Therapiesitzungen), alternativ kann das Programm einer Gruppentherapie im Rahmen von Einzelsitzungen im zeitlichen Umfang von 15–30 Minuten vermittelt werden.

Deutschsprachige Tabakentwöhnungsangebote

„Nichtraucher in 6 Wochen". Das Programm des Arbeitskreises Raucherentwöhnung der Universitätsklinik für Psychiatrie und Psychotherapie Tübingen wird in 6 Terminen à 90 Minuten an-geboten. Die Termine finden im wöchentlichen Abstand statt. Die Therapie ist eingeteilt in eine Vorbereitungsphase, in die Phase der Beendigung des Therapiekonsums und in eine Stabilisierungsphase. Die Beendigung des Tabakkonsums erfolgt ohne vorherige Reduktion des Tageszigarettenkonsums. Der Einsatz von medikamentösen Hilfen ist nicht integraler Bestandteil des Kurses, wird jedoch empfohlen.

Die langfristigen Abstinenzquoten liegen bei 31 % nach 12 Monaten (ITT-Analyse, kontinuierliche Abstinenzraten ohne intermittierenden Rückfall).

Zu diesem Programm liegen Selbstmanuale (Batra u. Buchkremer 2006) oder Therapeutenmanuale (Batra u. Buchkremer 2004) vor.

„Rauchfrei-Programm". Das Programm des Instituts für Therapieforschung München wird im Verlauf von 3–7 Wochen durchgeführt. Die Gruppengröße beträgt zirka 12 Personen. Das Rauchfrei-Programm bedient sich ebenfalls der Punkt-Schluss-Methode und empfiehlt einen Rauchstopptag ohne vorherige Reduktion des Tageszigarettenkonsums. Das Programm orientiert sich an den Leitlinien der AWMF. Es vereint kognitiv-emotionale Therapieelemente, Motivationsförderung und Einstellungsänderung. Die Effektivität nach 6 Monaten wird mit 40 % beschrieben.

Die Ausbildung von Trainern findet im IFT München statt.

„Rauchfrei werden". Das Angebot des Instituts für Raucherberatung-IRT Bayern setzt ebenfalls auf die Motivationsstärkung, Selbstbeobachtung der Rauchgewohnheiten und die Erarbeitung von Verhaltensalternativen. Kognitive Strategien zur Förderung der Selbsteffizienz und operative Methoden zur Selbstbelohnung als Ersatz für die Zigarette in Kombination mit der Entspannungstherapie nach Jacobson werden in 6 Kursterminen im Verlauf von 2 Wochen vermittelt. Stabilisierungstreffen finden 3 und 6 Wochen nach Kursende statt. Die Gruppengröße ist auf maximal 10 Personen festgelegt. Auch das IRT bietet Kursleiterseminare an.

Ärztliches Qualifikationsprogramm Tabakentwöhnung. Seit 2008 wird von Landesärztekammern das ärztliche Qualifikationsprogramm Tabakentwöhnung der Bundesärztekammer angeboten. Diese 20-stündige Fortbildungsmaßnahme umfasst 12 Präsenzstunden und 8 Stunden, die als internetbasierte Lernform angeboten werden. Die durch die Ärztekammern zertifizierte Fortbildung befähigt anschließend zu einer individualisierten Diagnostik, Motivationsbehandlung und Beratung von Rauchern in der ärztlichen Praxis.

> In der „Anbieterdatenbank" des Deutschen Krebsforschungszentrums und der Bundeszentrale für gesundheitliche Aufklärung (BZgA) können sich Anbieter von Raucherentwöhnungsbehandlungen in Deutschland kostenlos registrieren lassen. Für Raucher ist eine komfortable Anbietersuche nach Postleitzahlenbereich und therapeutischem Schwerpunkt des Angebots möglich (www.anbieter-raucherberatung.de).

Finanzierung der Tabakentwöhnung. Während die Finanzierung der medikamentöse Unterstützung zu Lasten der Raucher geht, ist eine zumindest anteilige Kostenübernahme der Tabakentwöhnung in Gruppen im Rahmen der Präventionsleistungen der Krankenkassen nach §20 SGB V möglich. Bezüglich des Umfangs und der Bedingungen der finanziellen Unterstützung existieren regional und von Kasse zu Kasse unterschiedliche Lösungen.

Die Finanzierung der Raucherberatung und Unterstützung der Tabakentwöhnung wird häufig zwischen Behandlern und Rauchern im Rahmen eines IGEL-Vertrages („individuelle Gesundheitsleistungen") geregelt. Die Abrechnung erfolgt auf der Basis der GOÄ-Äquivalente für beratende oder psychotherapeutische Leistungen.

Die Rekrutierung von Rauchern für Raucherentwöhnungsgruppen muss häufig durch Anzeigen oder Medienpräsenz des Angebotes unterstützt werden, andernfalls ist nicht gewährleistet, dass die Gruppen schnell genug groß genug sind, um eine ökonomische und effektive interaktive Arbeit zu ermöglichen.

Typische Kurselemente

Tab. 3.**17** nennt typische Elemente und Ziele einer psychotherapeutischen Raucherentwöhnungsbehandlung (am Beispiel des Programms „Nichtraucher in 6 Wochen" des Arbeitskreises Raucherentwöhnung der Universitätsklinik für Psychiatrie und Psychotherapie Tübingen).

Niederschwellige Angebotsformate

> Internetbasierte Angebote zur Unterstützung des Aufhörwunsches, Telefonberatungen und Selbsthilfematerialen liegen in größerer Zahl vor und gelten als wirksame Unterstützung aufhörwilliger Raucher.

Die Wirksamkeit von *Telefonberatungen* ist wissenschaftlich gut belegt (Fiore et al. 2008). Die wichtigsten Beratungstelefone in Deutschland werden angeboten von:

- Bundeszentrale für gesundheitliche Aufklärung: Telefonberatung zur Raucherentwöhnung Köln (Tel. 0 18 05/31 31 31)
- Rauchertelefon des Deutschen Krebsforschungszentrums (Tel. 0 62 21/42 42 00)
- Deutsches Krebsforschungszentrum, Beratungstelefon für Krebspatienten (Tel. 0 62 21/ 42 42 24)
- Institut für Raucherberatung und Tabakentwöhnung Bayern (Tel. 0800/1518141; Internet: www.helpline-rauchfreiwerden.de)

Bislang ist noch offen, welche Wirkkomponenten oder Strukturen im Rahmen einer computergestützten Tabakentwöhnung von Relevanz sind. *Internetbasierte Raucherentwöhnungsangebote* werden unter anderen von der AOK (www.ich-werde-nichtraucher.de) oder der Bundeszentrale für gesundheitliche Aufklärung (BZgA, www. rauchfrei-info.de) angeboten. Die DAK betreibt ein Online-Portal zur Tabakentwöhnung (www. dak-rauchstopp.de) und hat zudem ein Rauchstopp-Programm für Jugendliche und junge Erwachsene eingerichtet (www.justbesmokefree. de).

Auch *Selbsthilfematerialen* in Form von Büchern, Hörtexten auf CD oder Filmen auf DVD sind hinsichtlich ihrer Effektivität nicht ausreichend systematisch untersucht, evidenzbasierte Daten zur Wirksamkeit werden von den Anbietern nicht vorgelegt. Manche der Materialien verwenden verhaltenstherapeutische Elemente, nicht alle sind jedoch systematisch verhaltenstherapeutisch aufgebaut, einige erschöpfen sich in einem eher psychoedukativen oder motivationsfördernden Ansatz.

Tabelle 3.**17** Inhalte und Ziele einer verhaltenstherapeutischen Tabakentwöhnungsgruppe (Programm „Nichtraucher in 6 Wochen"; Batra u. Peukert 2011).

Inhalte und Ziele des Programms „Nichtraucher in 6 Wochen"
1. Kurswoche:
• Schaffen guter Ausgangsbedingungen (Beziehungsaufbau)
• Klärung der Befürchtungen und Erwartungen der Teilnehmer
• Erklärung der Therapierationale
• Kohlenmonoxidmessung
• Informationsvermittlung zur Tabakabhängigkeit
• Einleitung der Selbstbeobachtung
• Planung der medikamentösen Therapie
2. Kurswoche:
• Besprechen der Hausaufgabe: Motivationswaage, Selbstbeobachtung
• Entwicklung von Rauchalternativen inklusive gedanklich kognitiver Strategien
• Festlegung des 1. Nichtrauchertages und Besprechung von Strategien
• Möglichkeiten einer medikamentösen Unterstützung
• individuelle Empfehlung zur Verwendung einer medikamentösen Unterstützung
3. und 4. Kurswoche:
• Besprechen des Abstinenzerfolges (Festigung der Motivation)
• Besprechung von Entzugserscheinungen
• bei Scheitern des Abstinenzvorhabens: Festlegen eines neuen Nichtrauchertages (gegebenenfalls erneute motivationale Unterstützung)
• Einführung und zunehmende Etablierung operanter Verstärker (Auf- und Ausbau des Alternativverhaltens)
• Vermittlung einer Entspannungstechnik (z. B. progressive Muskelrelaxation nach Jacobson im Rahmen des Auf- und Ausbau von Alternativverhalten)
• Abschluss von Vereinbarungen und Einbeziehung eines Kurshelfers (Etablierung von sozialer Unterstützung)
• gegebenenfalls Anpassung der medikamentösen Unterstützung
5. und 6. Kurswoche:
• Rückmeldung über erreichte Ziele
• Fortführung des Einsatzes operanter Verstärker
• Fortführen der Vereinbarungen, der Muskelentspannungstrainings und der Alternativverhaltensweisen
• Fortführung der Besprechung von Versuchungssituationen, Rollenspiele
• eventuell Motivation zu erneuten Abstinenzversuchen bei Rückfälligkeit
• Erstellen eines individuellen Rückfallkrisenplans

Wirksamkeit diverser Tabakentwöhnungsmethoden

Für folgende nicht medikamentöse Behandlungsformate wurde in zahlreichen kontrollierten Studien und Metaanalysen die Wirksamkeit belegt. Angegeben sind jeweils die Grundlage der Beurteilung (Zahl der Studien oder untersuchten Patienten) und die relative Wirksamkeit im Vergleich zu einer Kontroll- bzw. Plazebobehandlung.

Professionelle Beratungen. Der ärztliche Ratschlag erhöht die Wahrscheinlichkeit für eine Beendigung des Tabakkonsums (17 Studien, RR=1.66, 95 %-Konfinzdenzintervall (CI)=1.42–1.94). Je intensiver die Intervention erfolgt, desto höher sind die Erfolgsaussichten (RR=1.37, CI=1.20–1.56) (Stead et al. 2008).

Motivierende Gesprächsführung: Die motivierende Gesprächsführung erhöht den langfristigen Anteil abstinenter Raucher geringfügig (14 Studien; n > 10000; RR: 1,27; CI: 1,14–1,42). Die Methode ist effektiver, wenn sie von Allgemeinärzten oder Beratern sowie in längeren Therapiesitzungen mit mehr als 20 Minuten Dauer vermittelt wird (Lai et al. 2010).

Psychotherapeutisch orientierte Unterstützung: 30 Studien untersuchten eine individuelle Raucherberatung im Vergleich mit minimalen Beratungsformaten. Die individuelle Beratung ist effektiver als eine Standardberatung (n = 7000; RR: 1,39; CI: 1,24–1,57; Lancaster u. Stead 2005).

Gruppentherapieprogramme sind wirkungsvoller als Selbsthilfeprogramme (13 Studien; n=4375; RR: 1,98; CI: 1,60–2,46). Die Gruppentherapie ist jedoch nicht wirkungsvoller als eine individuelle Einzelberatung (Stead u. Lancaster 2005).

Hilfsmittel wie der Einsatz von Mobiltelefonen für die Tabakentwöhnung erweisen sich kurzfristig als wirkungsvoll (4 Studien, RR: 2,18; CI: 1,80–2,65). Langfristige Erfolgsaussichten sind dadurch jedoch nicht beeinflusst (Whittaker et al. 2009).

An die strukturierten Tabakentwöhnungsprogramme werden bezüglich der Erfolgsbewertung strenge Maßstäbe angelegt: Die Programme müssen aus evidenzbasierten Komponenten bestehen oder insgesamt als Gesamtprogramm in einer wissenschaftlichen Untersuchung ihre Effektivität bewiesen haben.

Andere Verfahren. Derzeit sind die Ergebnisse beim Vergleich von *Hypnotherapie* mit anderen psychologischen Verfahren noch zu inkonsistent, insbesondere fehlen noch randomisierte kontrollierte Studien, um eine Abschätzung der Effektivität vornehmen zu können (Barnes et al. 2010).

Gleiches gilt für *körperliches Training* oder andere Verfahren, die physiotherapeutische Verfahren nutzen (Ussher et al. 2008).

Akupunktur ist eine nur kurzfristig wirksame Methode für die Unterstützung der Tabakentwöhnung. In Vergleichsstudien mit einer Scheinakupunktur schnitt die Akupunktur geringfügig besser ab (RR: 1,36; CI: 1,07–1,72), langfristig ergibt sich kein Unterschied zwischen einer Akupunktur und einer Scheinakupunktur (White et al. 2006).

Internetbasierte Verfahren sind effektiv, insbesondere wenn die Inhalte individualisiert dargeboten werden. Allerdings liegen hierzu noch keine Metaanalysen vor (Civljak et al. 2010).

Die *Telefonberatung* (Stead et al. 2006) wurde vielfach untersucht, 65 Studien wurden für die Metaanalyse verwendet. Die proaktive Beratung (9 Studien; n > 24000; RR: 1,37; CI: 1,26–1,50) ist hierbei am wirkungsvollsten.

Selbsthilfematerialien sind ebenfalls wirksame Interventionshilfen (12 Studien; n=15711; RR: 1,21, CI: 1,05–1,39). Je individueller die Selbsthilfeinterventionen konzipiert sind, desto höher sind die Erfolge (25 Studien; n=28189; RR: 1,31; CI: 1,20–1,42; Lancaster u. Stead 2005).

> **Fazit**
>
> Für die Unterstützung der Tabakentwöhnung stehen zahlreiche evidenzbasierte Verfahren zur Verfügung. Am wirksamsten sind verhaltenstherapeutisch orientierte Gruppen- oder Einzelbehandlungen in Kombination mit einer medikamentösen Unterstützung. Angesichts der Notwendigkeit, bevölkerungsweite, leicht zugängliche und praktikable Angebotsformen zur Verfügung zu stellen, sind auch Telefonberatungen, internetbasierte Ausstiegsprogramme für Raucher und Manuale zum Selbststudium kosten- und zeiteffektive Alternativen.

Literatur

Al-Delaimy WK, White MM, Pierce JP. Adolescents' perceptions about quitting and nicotine replacement therapy: findings from the California Tobacco Survey. J Adolesc Health 2006; 38: 465–468

Amiaz R, Levy D, Vainiger D et al. Repeated high-frequency transcranial magnetic stimulation over the dorsolateral prefrontal cortex reduces cigarette craving and consumption. Addiction 2009; 104: 653–660

Arzneimittelkommission der Deutschen Ärzteschaft. Therapieempfehlungen Tabakabhängigkeit. Arzneiverordnungen in der Praxis, Sonderheft 2001

Batra A. Tabakabhängigkeit – Biologische und psychosoziale Entstehungsbedingungen und Therapiemöglichkeiten. Monographien aus dem Gesamtgebiete der Psychiatrie. Bd. 97. Darmstadt: Steinkopff; 2000

Batra A, Buchkremer G. Tabakabhängigkeit – Ein Leitfaden für Therapeuten. Stuttgart: Kohlhammer; 2004

Batra A, Buchkremer G. Nichtrauchen! Erfolgreich aussteigen in sechs Schritten 3. Aufl. Stuttgart: Kohlhammer; 2011

Batra A, Schütz CG, Lindinger P. Tabakabhängigkeit. In: Schmidt LG, Gastpar M, Falkai P, Gaebel W, Hrsg. Evidenzbasierte Suchtmedizin. Behandlungsleitlinie Substanzbezogene Störungen. Köln: Deutscher Ärzte-Verlag; 2006: 91–142

Batra A, Kröger C, Lindinger P et al. Qualitätsmerkmale von Raucherbehandlungen – definierte Standards. SUCHT 2008; 54: 95–100

Batra A, Peukert P. Therapie der Tabakabhängigkeit. In: Singer MV, Batra A, Mann K, Hrsg. Alkohol und Tabak. Grundlagen und Folgeerkrankungen. Stuttgart, New York: Thieme; 2011: 566–588

Bundesministerium für Gesundheit. Aktuelle Bestandsaufnahme zur Tabakentwöhnung bei jugendlichen Raucherinnen und Rauchern, 2006 (www.drogenbeauftragte. de/fileadmin/dateien-dba/DrogenundSucht/Tabak/ downloads/expertise_tabakentwoehnung_jugendliche_060317_drogenbeauftragte.pdf, 02.08.11)

Cahill K, Stead LF, Lancaster T. Nicotine receptor partial agonists for smoking cessation. Cochrane Database of Systematic Reviews 2008, Issue 3. Art. No.: CD006103. DOI: 10.1002/14651858.CD006103.pub3

Civljak M, Sheikh A, Stead LF et al. Internet-based interventions for smoking cessation Cochrane Database of Systematic Reviews 2010, Issue 9. DOI: 10.1002/ 14651858.CD007078.pub3Ussher

Cornuz J, Zwahlen S, Jungi WF et al. A vaccine against nicotine for smoking cessation: a randomized controlled trial. PLoS One 2008: e2547

Deutsches Krebsforschungszentrum, Hrsg. Tabakatlas Deutschland 2009. Heidelberg: Deutsches Krebsforschungszentrum; 2009

DiFranza JR, Savageau JA, Fletcher K et al. Measuring the loss of autonomy over nicotine use in adolescents: The Development and Assessment of Nicotine Dependence in Youths (DANDY) Study. Arch Pediatr Adolesc Med 2002a; 156: 397–403

DiFranza JR, Savageau JA, Fletcher K et al. The development of symptoms of tobacco dependence in youths: 30-months follow-up data from the DANDY Study. Tobacco Control 2002b; 11: 228–235

Dilling H, Mombour W, Schmidt MH, Hrsg. Internationale Klassifikation psychischer Störungen. ICD-10 Kapitel V (F). Klinisch-diagnostische Leitlinien. 7. revidierte Fassung. Bern: Huber; 2010

Doll R, Peto, Boreham J et al. Mortality in Relation to smoking: 50 years observations on male British doctors. Br Med J 2004; 328: 1519

Dong CY, McRobbie H, Walker N et al. Hypnotherapy for smoking cessation Cochrane Database of Systematic Reviews 2010, Issue 10. DOI: 10.1002/ 14651858. CD001008.pub2

Etter JF. A comparison of content-, construct- and predictive validity of the Cigarette Dependence Scale and the Fagerström Test for Nicotine Dependence. Drug Alcohol Depend 2005; 77: 259–268

Etter JF, Le Houezec J, Perneger TV. A self-administered questionnaire to measure dependence on cigarettes: The Cigarette Dependence Scale. Neuropsychopharmacology 2003; 28: 359–370

Etter JF. Comparing the validity of the Cigarette Dependence Scale and the Fagerström Test for Nicotine Dependence. Drug Alcohol Depend 2008; 95: 152–159

Fagerström KO. Measuring degree of physical dependence to tobacco smoking with reference to individualization of treatment. Addict Behav 1978; 3: 235–241

Fagerström KO, Schneider NG. Measuring nicotine dependence: A review of the Fagerström Tolerance Questionnaire. J Behav Med 1989; 12: 159–182

Fagerström KO, Furberg H. A comparison of the Fagerström Test for Nicotine Dependence and smoking prevalence across countries. Addiction 2008; 103 (5): 841–845

Fiore MC, Jaén CR, Baker TB et al. Treating Tobacco Use and Dependence: 2008 Update. Clinical Practice Guideline. Rockville, MD: U.S. Department of Health and Human Services. Public Health Service; 2008

Gervais A, O'Loughlin J, Meshefjian G et al. Milestones in the natural course of onset of cigarette use among adolescents. Can Med Assoc J 2006; 175 (3): 255–261

Grimshaw G, Stanton A. Tobacco cessation interventions for young people. Cochrane Database of Systematic Reviews 2006, Issue 4. Art. No.: CD003289. DOI: 10.1002/14651858.CD003289.pub4

Hanewinkel R, Wiborg G. Initial evaluation of a real-world self-help smoking cessation programme for adolescents and young adults. Addict Behav 2006; 31: 1939–1945

Heatherton TF, Kozlowski LT, Frecker RC et al. Measuring the heaviness of smoking using self-reported time to first cigarette of the day and number of cigarettes smoked per day. Br J Addiction 1989; 84: 791–800

Heatherton TF, Kozlowski LT, Frecker RC et al. The Fagerstrom Test for Nicotine Dependence: a revision of the Fagerstrom Tolerance Questionnaire. Br J Addiction 1991; 86 (9): 1119–1127

Hoch E, Muehlig S, Hoefler M et al. How prevalent is smoking and nicotine dependence in primary care in Germany? Addiction 2004; 99 (12): 1586–1598

Horn K, Dino G, Kalsekar I et al. The impact of NOT on tobacco on teen smoking cessation: end-of-program evaluation results, 1998 to 2003. J Adolesc Res 2005; 20 (6): 640–661

Hughes JR, Helzer JE, Lindberg S. Prevalence of DSM/ICD-defined nicotine dependence. Drug Alcohol Depend 2006; 85 (2): 91–102

Hughes, JR, Stead LF, Lancaster T. Antidepressants for smoking cessation. Cochrane Database of Systematic Reviews 2007, Issue 1. DOI: 10.1002/14651858.CD000031. pub3

John U, Hanke M. Tobacco smoking- and alcohol drinking-attributable cancer mortality in Germany. Eur J Cancer Prev 2002; 11: 11–17

Kröger C, Lohmann B. Tabakkonsum und Tabakabhängigkeit (Fortschritte der Psychotherapie) Göttingen: Hogrefe; 2007

Lai DTC, Cahill K, Qin Y et al. Motivational interviewing for smoking cessation. Cochrane Database of Systematic Reviews 2010, Issue 1, Art. No.: CD006936. DOI: 10.1002/14651858.CD006936.pub2

Lancaster T, Stead LF. Individual behavioural counselling for smoking cessation. Cochrane Database of Systematic Reviews 2005, Issue 2, Art. No.: CD001292. DOI: 10.1002/14651858.CD001292.pub2

Leatherdale ST, McDonald P. What smoking cessation approaches will young smokers use? Addict Behav 2005; 30: 1614–1618

Miller WR, Rollnick S. Motivational Interviewing. Preparing People for Change. New York: Guilford; 2002

Milton MH, Maule CO, Yee SL et al. Youth Tobacco Cessation: a Guide for making informed Decisions. U.S. Department of Health and Human Services, Centers for Disease Control and Prevention; 2004

Molyneuy A, Lewis S, Coleman T et al. Designing smoking cessation for school-age smokers: a survey and qualitative study. Nicotine & Tobacco Research 2006; 8 (4): 539–546

Moolchan E, Miqun LR, Ernst M. Safety and efficacy of the nicotine patch and gum for the treatment of adolescent tobacco addiction. Pediatrics 2005; 115: 407–414

Pedersen W, van Soest T. Smoking, nicotine dependence and mental health among young adults: a 13-year population-based longitudinal study. Addiction 2009; 104 (1): 129–137

Piper ME, Piasecki TM, Federman E et al. A multiple motives approach to tobacco dependence: the Wisconsin Inventory of Smoking Dependence Motives (WISDM-68). J Consult Clin Psychol 2004; 72: 139–154

Reinisch A. Tabakentwöhnung für Jugendliche Empirische Befunde und Grundzüge eines verhaltensorientierten Interventionskonzeptes. Weinheim, München: Juventa; 2007

Rojas NL, Killen JD, Haydel FK et al. Nicotine dependence among adolescent smokers. Arch Pediatr Adolesc Med 1998; 152: 151–156

Rollnick S, Butler CC, Stott N. Helping smokers make decisions: the enhancement of brief interventions for general medical practise. Patient Education and Counselling 1997; 31: 191–203

Saß H, Wittchen HU, Zaudig M. Diagnostisches und Statistisches Manual Psychischer Störungen DSM IV. Göttingen, Bern, Toronto: Hogrefe; 1996

Schmidt LG. Tabakabhängigkeit und ihre Behandlung. Dt Ärzteblatt 2001; 98: 1826–1833

Shiffman S, Waters AJ, Hickcox M. The Nicotine Dependence Syndrome Scale: a multidimensional measure of nicotine dependence. Nicotine & Tobacco Research 2004; 6: 327–349

Statistisches Bundesamt. Fragen zur Gesundheit 1999. Stuttgart: Metzler-Pöschel; 2000

Statistisches Bundesamt. Fragen zur Gesundheit 2005: Stuttgart: Metzler-Pöschel; 2006

Stead LF, Lancaster T. Group behaviour therapy programmes for smoking cessation. Cochrane Database of Systematic Reviews 2005, Issue 2, Art. No.: CD001007. DOI: 10.1002/14651858.CD001007.pub2

Stead LF, Perera R, Lancaster T. Telephone counselling for smoking cessation. Cochrane Database of Systematic Reviews 2006, Issue 3, Art. No.: CD002850. DOI: 10.1002/14651858.CD002850.pub2

Stead LF, Perera R, Bullen C et al. Nicotine replacement therapy for smoking cessation. Cochrane Database of Systematic Reviews 2008, Issue 1,Art. No.: CD000146. DOI: 10.1002/14651858.CD000146.pub3

Sussman S, Dent CW, Lichtman KL. Project EX: outcomes of a teen smoking cessation program. Addict Behav 2001; 26 (3): 425–438

Sussman S, Dent CW, Severson H et al. Self-initiated quitting among adolescent smokers. Prev Med 1998; 27: 19–28

Sussman S. Effects of sixty six adolescent tobacco use cessation trials and seventeen prospective studies of self-initiated quitting. Tobacco Induced Diseases 2002; 1: 35–81

Sussman S, Sun P. Youth Tobacco Use Cessation: 2008 Update. Tobacco Induced Diseases 2009, DOI: 10.1186/1617–9625-5-3

White AR, Rampes H, Campbell J. Acupuncture and related interventions for smoking cessation. Cochrane Database of Systematic Reviews 2006, Issue 1, Art. No.: CD000009. DOI: 10.1002/14651858.CD000009.pub2

Whittaker R, Borland R, Bullen C et al. Mobile phone-based interventions for smoking cessation. Cochrane Database of Systematic Reviews 2009, Issue 4. DOI: 10.1002/14651858.CD006611.pub2

World Health Organization. Tobacco or Health: a global Status Report. Genf: WHO; 1997

Weiterführende Literatur

Bundeszentrale für gesundheitliche Aufklärung (BZgA), Bundesärztekammer (Hrsg.) Leitfaden zur Kurzintervention bei Raucherinnen und Rauchern. Köln; 2006

Deutsches Krebsforschungszentrum, Hrsg. Die Rauchersprechstunde – Beratungskonzept für Gesundheitsberufe. Heidelberg; 2003

Deutsches Krebsforschungszentrum, Hrsg. Nichtraucherschutz wirkt – eine Bestandsaufnahme der internationalen und der deutschen Erfahrungen. Heidelberg; 2010

Heinz A, Batra A. Neurobiologie der Alkohol- und Nicotinabhängigkeit. Stuttgart: Kohlhammer; 2003

Miller WR, Rollnick S. Motivierende Gesprächsführung. Freiburg: Lambertus; 2004

Singer MV, Batra A, Mann K, Hrsg. Alkohol und Tabak. Grundlagen und Folgeerkrankungen. Stuttgart, New York: Thieme; 2011

3.3 Cannabis und Ecstasy

Eva Hoch, Kay Uwe Petersen, Rainer Thomasius

3.3.1 Substanzcharakteristik

■ Cannabis

Cannabis gehört zu den ältesten Rauschmitteln und besitzt eine lange Tradition als Nutz- und Heilpflanze. Seine Rauschwirkung wurde in Europa schon im 19. Jahrhundert bekannt, der verbreitete Konsum begann in den 1970er-Jahren. In Deutschland ist Cannabis nach Alkohol und Nikotin das am häufigsten konsumierte Rauschmittel.

Inhaltsstoffe. In Cannabis wurden bisher etwa 500 chemische Substanzen gefunden, 70 davon zählen zu der Gruppe der Cannabinoide (ElSohly u. Slade 2005). Die berauschende Wirkung der Pflanze geht insbesondere zurück auf diese Gruppe, wobei *Delta-9-Tetrahydrocannabinol* (THC) die höchste psychoaktive Potenz besitzt. Andere pflanzliche Cannabinoide, wie beispielsweise Cannabinol oder Cannabidiol, entfalten ihre Wirkungen zusätzlich (additiv, synergetisch oder antagonistisch) zur Wirkung von THC.

In Deutschland ist *Dronabinol*, das halbsynthetische Derivat des THC, als verschreibungspflichtiges Betäubungsmittel für die Herstellung von Rezepturarzneimitteln erhältlich. Das vollsynthetische Derivat *Nabilon* ist als Betäubungsmittel aufgeführt und als Antiemetikum im Rahmen einer Krebstherapie zugelassen.

Pflanzliche Formen. Die häufigsten Formen von pflanzlichem Cannabis sind die getrockneten Blüten und Blätter der weiblichen Hanfpflanze (Marihuana, umgangssprachlich: „Gras") und das aus dem THC-haltigen Harz der Blütenstände gewonnene, meist zu bräunlich-grünen Platten gepresste *Haschisch* („Dope", „Shit"). Selten wird auch Haschischöl konsumiert. Der THC-Gehalt des *Marihuanas* schwankt meist zwischen 1 und 14 % (EMCDDA 2009a). Manche in Gewächshäusern und unter professionellen Anbaumethoden mittels künstlicher Beleuchtung, Spezialdüngung und Hydrosystemen kultivierte Sorten können auch stärker sein. Der Wirkstoffgehalt von Haschisch beträgt zwischen 4 und 12 % (EMCDDA 2009a).

Konsumformen. Cannabisprodukte werden in unterschiedlicher Form konsumiert. In der Regel werden sie als selbst gedrehte Zigaretten (Joints) geraucht. Manche Konsumenten verwenden Wasserpfeifen („Bongs"), die das Rauscherleben deutlich intensivieren können. Auch das „Eimer-rauchen" oder „Eimern" ist eine weitere extreme, aber seltene Konsumform. Bei dieser Inhalationsmethode wird durch ein pneumatisches Prinzip Cannabisrauch aus einer Brennpfanne am Kopf einer Flasche in dieselbige gezogen. Ebenfalls eher selten erfolgt der Cannabiskonsum oral durch Essen oder Trinken. Hier werden die Cannabisprodukte in Tee oder Kakao aufgelöst oder in Keksen („Spacecakes") verbacken.

Akutwirkungen und Wirkungsverlauf

Psychische Wirkungen. Beim Rauchen von Cannabis gelangt das THC über die Lungen in die Blutbahn. Es dringt innerhalb von Minuten in die Organe und das Gehirn. Dort entfaltet THC seine Wirkung vor allem über die Cannabinoidrezeptoren CB1. Die Wirkung der Substanz ist innerhalb von Sekunden wahrnehmbar, nach etwa 15 Minuten voll ausgeprägt und dauert etwa 1–3 Stunden an. Bei einer oralen Einnahme treten die Effekte mit deutlicher Verzögerung auf, etwa ½–1 Stunde nach dem Konsum. Die Wirkung kann sehr plötzlich einsetzen und länger als beim Rauchen anhalten (bis zu 4 Stunden). Auch kann wegen des verzögerten Wirkungseintritts eine höhere als vom Konsumenten beabsichtigte Dosierung erfolgen. Die Rauschqualität kann stark *halluzinogene* Qualität erlangen. Nach dieser ersten Phase des Wirkungsverlaufs kann eine zweite Phase auftreten, die durch *Passivität* und *Antriebsverminderung* gekennzeichnet ist.

Die Wirkung von Cannabis ist von verschiedenen Faktoren abhängig, beispielsweise der Dosis, Frequenz und Applikationsform der Droge. Auch situativer Kontext, Stimmungslage, Persönlichkeit, Erwartungen an die Wirkung und individuelle Vulnerabilität können einen Einfluss auf die Rauschwirkung haben.

◾
Der häufigste Grund, warum Cannabis konsumiert wird, ist das „*Hochgefühl*". Dies kann eine komplexe psychische Erfahrung sein, bestehend aus Heiterkeit, milder Euphorie, Wohlbefinden, Entspannung, Gelassenheit und intensivierten Sinneserfahrungen. ◾

Neurophysiologische Mechanismen. THC führt u. a. zu einer erhöhten Ausschüttung von Dopamin im Nucleus accumbens. Diese wird über das Zusammenspiel von drei Neuronen vermittelt:

- einem präsynaptischen dopaminergen Neuron
- einem GABAergen hemmenden Interneuron mit präsynaptischen CB1-Rezeptoren
- einem nachgeschalteten Neuron mit postsynaptischen Dopaminrezeptoren

THC bindet an die präsynaptischen CB1-Rezeptoren des *GABAergen* Interneurons, wodurch die hemmende Wirkung von GABA auf die benachbarte dopaminerge Nervenzelle gebremst wird und aus dessen präsynaptischen Endknopf mehr Dopamin freigesetzt werden kann. Die erhöhte Ausschüttung von Dopamin in den synaptischen Spalt bewirkt eine gesteigerte Aktivierung der postsynaptischen Dopaminrezeptoren des nachgeschalteten Neurons. In der postsynaptischen Zelle kommt es infolgedessen zu einer erhöhten Produktion von zyklischem Adenosinmonophosphat (cAMP), wodurch die normale Zellaktivität erheblich verändert wird.

Insgesamt werden damit aus dem Nucleus accumbens verstärkte Impulse an den präfrontalen Kortex weitergeleitet und das Belohnungssystem nachhaltig aktiviert. Dieser Mechanismus liefert eine plausible Erklärung für die verstärkenden und entspannenden Effekte von Cannabis.

Interaktionen des Endocannabinoidsystems wurden jedoch nicht nur mit dem GABA-System, sondern auch mit verschiedenen anderen Neurotransmittersystemen wie dem *Glutamat-, Monoamin- und Opioidsystem* nachgewiesen. Dabei kann THC in anderen Hirnstrukturen eine umgekehrte Wirkung hervorrufen, indem blockierende Botenstoffe vermehrt freigesetzt werden, die die Reizleitung der Nervenzellen unterbrechen. Dies ist assoziiert mit einer Beeinträchtigung kognitiver Funktionen, die im Hippocampus gesteuert werden (z. B. Aufmerksamkeitsleistung, Kurzzeitgedächtnis, Gedankenverlauf, Reaktionszeit) oder der Bewegungssteuerung im Kleinhirn.

Physische Wirkungen. Zu den akuten physischen Wirkungen zählen u. a. verstärkter Appetit, Rötung der Augen durch Ausdehnung der Blutgefäße, Abnahme der Körpertemperatur, Bronchodilatation bei dennoch eingeschränkter Lungenfunktion sowie Zittern und Erkalten der Hände. Nach dem Konsum einsetzende Tachykardie, Durst und Mundtrockenheit lassen sich durch den Einfluss des THC auf die Ausschüttung von Acetylcholin erklären.

Akute Komplikationen

Der Cannabisrausch ist nicht immer angenehm. Vor allem bei unerfahrenen Konsumenten können Übelkeit und Erbrechen auftreten. Beim Konsum in angstgefärbten Situationen wurden aversive Reaktionen mit Panik, Paranoia sowie Derealisation oder Depersonalisation beschrieben. In seltenen Fällen, meist beim Gebrauch von Cannabis in hohen Dosen, können psychotische Symptome (z. B. auditorische und visuelle Halluzinationen) oder toxische Delirien (Verwirrtheit, Amnesie) auftreten.

◾
Solange sich der Konsument im Rausch nicht in gefährliche Situationen (z. B. Klettertouren, Tauchen, Autofahren, Arbeiten an Maschinen) begibt, ist eine reine Cannabisintoxikation nicht lebensgefährlich (Bonnet et al. 2004). ◾

Langzeiteffekte

Zu den längerfristigen Risiken (Petersen u. Thomasius 2007) dauerhaften Cannabiskonsums zählen organmedizinische Probleme wie respiratorische und pulmonale Symptome (Kurzatmigkeit, Brustenge, Sputumproduktion), Krebs des Respirationstrakts oder Suppression des Immunsystems.

In der Literatur gut dokumentiert sind psychische und psychosoziale Folgen chronischen Cannabiskonsums: frühzeitiger Schulabbruch, Fehltage, Verspätungen, Jobwechsel und Unfälle im Arbeitsumfeld (NIDA 2005). Langjähriger und intensiver Cannabiskonsum erhöht das Risiko für depressive Symptome und eine Verschlechterung der psychischen Gesundheit. Gut belegt ist ebenfalls, dass Cannabiskonsum bei bestehender Vulnerabilität als Auslöser für Psychosen fungieren kann und den Verlauf einer bestehenden schizophrenen Symptomatik deutlich verschlechtert.

■ Ecstasy

MDMA und andere Inhaltsstoffe. Die Hauptwirkstoffe des als Tablette oder Kapsel oral konsumierten Ecstasy sind die mit einer Methylendioxygruppe ringsubstituierten Phenethylamine 3,4-Methylendioxymethamphetamin (MDMA), 3,4-Methylendioxyamphetamin (MDA), 3,4-Methylendioxyethylamphetamin (MDE) und N-Methylbenzodioxolbutanamin (MBDB), die wegen ihres charakteristischen Wirkungsprofils als *Entaktogene* bezeichnet worden sind.

Durch ihre chemische Strukturverwandtschaft zu Amphetamin (α-Methylphenethylamin) einerseits und zu Phenetylamin-Halluzinogenen (z.B. Meskalin, 3,4,5-Trimethoxyphenethylamin) andererseits profitieren die Entaktogene von den Wirkungsweisen beider Substanzgruppen, entfalten aber darüber hinaus ein ganz eigenes Wirkungsspektrum (Glücksgefühle, friedliche Selbstakzeptanz, verbesserte Introspektionsfähigkeit und Einfühlungsvermögen sowie Minderung kommunikativer Hemmungen und Ängste; Petersen u. Thomasius 2002). Aktuelle experimentelle Studien haben gezeigt, dass die pharmakologische Wirkung von MDMA die Akkuratheit der Wahrnehmung von Gefühlen anderer Menschen beeinträchtigt: Die Wahrnehmung von Furcht wird reduziert, „liebevoll" und „freundlich" dagegen überakzentuiert (Bedi et al. 2010). Im Gegensatz zum selbst berichteten Erleben der Konsumenten scheint Ecstasy daher zwar soziales Annäherungsverhalten zu begünstigen, die Empathiefähigkeit jedoch zu reduzieren.

Mephedron auf dem Vormarsch. Mit dem Beginn des 21. Jahrhunderts schien die Phase der Experimente mit den Inhaltsstoffen der Ecstasytabletten (Ecstasy als Designerdroge) weitgehend beendet zu sein. Die noch im Jahr 2008 untersuchten Ecstasytabletten und -kapseln enthielten zu 99,7% nur einen Wirkstoff (in 96,8% der Präparate MDMA mit einem mittleren Wirkstoffgehalt von 51 mg pro Konsumeinheit; Pfeifer-Gerschel et al. 2009). Der überwiegende Teil der 2008 in Deutschland sichergestellten Ecstasytabletten stammte aus den Niederlanden. Die Begriffe Ecstasy und MDMA wurden auch in Forschungsarbeiten in der Regel synonym gebraucht, da die Tabletten auch in Europa seit vielen Jahren zu mehr als 90% überwiegend MDMA enthielten.

Eine aktuelle Studie aus den Niederlanden (Brunt et al. 2010) berichtet von einem dramatischen Wandel in den Niederlanden, der im Juli 2008 erstmals festgestellt wurde. In der ersten Hälfte 2009 enthielten bereits weniger als 50% der im Drug Information and Monitoring System (DIMS) untersuchten Ecstasytabletten MDMA. Da die Autoren dies auf eine zunehmend besser funktionierende Kontrolle der für die illegale MDMA-Produktion notwendigen Grundstoffe zurückführen, liegt hier möglicherweise ein länger andauernder Trend vor.

Brunt et al. (2010) berichten, dass MDMA in den Ecstasytabletten seit 2008 überwiegend durch 1-(3-Chlorphenyl)-piperazin (m-CPP) ersetzt wurde, eine bekannte, wenn auch hinsichtlich der Langzeitwirkungen wenig erforschte Substanz, die sich unter anderem durch intensivere Nebenwirkungen (Angst, Übelkeit, Kopfschmerzen) von MDMA unterscheidet und daher bisher nicht die Beliebtheit von MDMA erreichen konnte.

Die Autoren berichten über neuartige psychotrope Inhaltsstoffe, darunter deutlich am häufigsten über 4-Methylmethkathinon *(Mephedron)*. Etwa 12% der 2009 in den Niederlanden untersuchten Ecstasytabletten enthielten Mephedron als einzige psychoaktive Substanz. Mephedron ähnelt in der chemischen Struktur MDMA und Methamphetamin und in den subjektiven Akutwirkungen nach einer Befragung von 70 Konsumenten (Brunt et al. 2010) weitgehend den noch zu beschreibenden Wirkungen von MDMA.

> ■
> Brunt et al. sehen ein bedeutsames Risiko, dass Mephedron MDMA als Hauptbestandteil von Ecstasy auch langfristig ersetzen könnte. Die Langzeitwirkungen eines Mephedronkonsums sind unbekannt, die Substanz dürfte auf dopaminerge Neurone neurotoxisch wirken. Anders als MDMA löst Mephedron starke Gefühle von Craving aus. Das Abhängigkeitspotenzial von Mephedron dürfte aufgrund seiner stärkeren dopaminergen Wirkung deutlich höher als bei MDMA liegen. ■

Akutwirkungen

Im Folgenden werden die Wirkungen des Konsums von MDMA beschrieben, dem zurzeit immer noch häufigsten und am besten erforschten Bestandteil von Ecstasytabletten. Es wird trotz der oben ausgeführten Problematik der Inhaltsstoffe der Begriff „Ecstasy" gebraucht. Baylen u. Rosenberg (2006) legten das bisher umfassendste Review zu Forschungsarbeiten zu subjektiven Effekten von Ecstasykonsum vor.

In Studien werden am konsistentesten folgende *körperliche* Akutwirkungen beschrieben:
- Übelkeit/Erbrechen
- Bruxismus/Zahnprobleme
- Kopfschmerzen
- Veränderungen der Körpertemperatur
- beschleunigter Puls
- Muskelschmerzen oder -verspannung
- Müdigkeit
- Schwindel
- trockener Mund/Durst
- erhöhte Energie
- Schwitzen/verschwitzte Handflächen
- Benommenheit

Folgende *emotionale* Akuteffekte sind verbreitet:
- Ängstlichkeit/Nervosität
- Depression
- Bedürfnis nach Zärtlichkeit/Nähe
- Angst und/oder Paranoia
- Euphorie oder Hochstimmung
- Gefühle von Ruhe und Frieden

Weiterhin werden sexuelle Erregung/erhöhte Sinnlichkeit, verwirrte Gedanken, Veränderung der visuellen Wahrnehmung, Schlaflosigkeit und verminderter Appetit beschrieben. Frauen scheinen die unerwünschten Effekte mit stärkerer Intensität zu erleben.

Der Wirkungseintritt von MDMA beginnt etwa 30 Minuten nach Einnahme, die Effekte halten etwa 4–6 Stunden an (Halbwertszeit: etwa 8 Stunden; Petersen u. Thomasius 2002). Ecstasy bewirkt eine verstärkte Ausschüttung und Wiederaufnahmehemmung des Serotonins (5-HT) und damit einerseits ein Überangebot an Serotonin, andererseits eine übermäßige Metabolisierung sowie eine Entleerung der Serotoninspeicher. Neben dieser Hauptwirkung erhöht Ecstasy die Ausschüttung von Dopamin, Noradrenalin, Acetylcholin und Histamin und schafft eine Reaktionskette von Wirkungen und Wechselwirkungen.

Auf die Entleerung der Serotoninspeicher dürfte zurückzuführen sein, dass Konsumenten nach der akuten Intoxikation und teilweise noch für die folgenden 2–5 Tage über *Postakuteffekte* wie Erschöpfung, Kopfschmerzen, vermehrte Irritierbarkeit, Ängstlichkeit und traurige Verstimmung klagen (Thomasius u. Gouzoulis-Mayfrank 2006).

Akute Komplikationen

Physische Komplikationen. Noch in der aufgeheizten Atmosphäre einer Tanzveranstaltung kann in seltenen Fällen eine durch Ecstasy induzierte *Hyperthermie* zu akuten lebensbedrohlichen Komplikationen führen (z. B. Bewusstseinsstörungen, Gerinnungsstörungen, Störungen von Leber- und Nierenfunktionen), die ohne und manchmal auch trotz intensivmedizinischer Hilfe zum Tode führen können. Eine Übersicht zur ecstasyinduzierten Hyperthermie geben Grunau et al. (2010).

In diesem Zusammenhang ist auch *Hyponatriämie* zu benennen, die von durch intensiviertem Schwitzen bedingten Mineralstoffverlust bei gleichzeitiger exzessiver kompensatorischer Zufuhr von mineralstoffarmen Flüssigkeiten begünstigt wird – eine weitere Ursache für ecstasyassoziierte Todesfälle. Hyponatriämie ist im Zusammenhang mit Ecstasykonsum selten, das Risiko ist bei Frauen deutlich erhöht, ebenso sind die Verläufe der Hyponatriämie bei Frauen gravierender (Krampfanfälle, Koma, Tod; Rosenson et al. 2007).

Psychiatrische Komplikationen. Als akute psychiatrische Komplikationen werden ängstlich-dysphorische Reaktionen oder psychotische Rauschverläufe bzw. Flashbacks beschrieben (Thomasius u. Gouzoulis-Mayfrank 2006).

Langzeiteffekte

Aus tierexperimentellen Studien galt MDMA lange Zeit als relativ selektiv serotonerg neurotoxisch, wobei die Serotonintransporter der serotonergen Nervenendigungen als Hauptangriffspunkt angesehen wurden. Neuere tierexperimentelle Studien weisen allerdings darauf hin, dass MDMA auch eine Vielzahl von Zellkörpern in anderen Bereichen des Gehirns schädigen kann.

Insbesondere kann MDMA über neurotoxische Effekte auf Endothelzellen die Blut-Hirn-Schranke beeinträchtigen (vgl. Review von Yamamoto et al. 2010). Die Übertragbarkeit dieser Befunde auf den Menschen ist weitgehend ungeklärt.

Neurotoxische Läsionen. Die Befunde zu Langzeitauswirkungen des Ecstasykonsums auf das menschliche Gehirn sind anderthalb Jahrzehnte nach den ersten tierexperimentellen Befunden von ecstasyinduzierten serotonerg neurotoxischen Läsionen noch widersprüchlich. Während Thomasius et al. (2006) in einer Langzeitstudie selbst an Intensivkonsumenten von Ecstasy Hinweise auf eine Reversibilität von möglichen Schädigungen fanden, schlossen De Win et al. (2008) aus den Ergebnissen ihrer Langzeitstudie auf mögliche axonale Schäden der Konsumenten und vermuteten, dass selbst geringe Ecstasydosen beim Menschen bereits neurotoxisch wirken könnten.

Während Thomasius et al. (2006) und De Win et al. (2008) Befunde aus dem Striatum berichteten, wiesen die Studien mit bildgebender Diagnostik von Kish et al. (2010) Auffälligkeiten im zerebralen Kortex und gerade nicht im Striatum auf.

Neurokognitive Beeinträchtigungen. Etwas konsistenter waren bisher die Untersuchungen zu neurokognitiven Auswirkungen von Ecstasykonsum. Thomasius et al. (2005) konnten mit kombinierter neuropsychologischer und psychiatrischer Methodik ecstasyinduzierte kognitive Störungen diagnostizieren, die auch 5 Monate nach toxikologisch verifizierter Ecstasyabstinenz noch persistierten.

Eine neuere Metaanalyse (Kalechstein et al. 2007) bestätigte über alle untersuchten neuropsychologischen Domänen (Aufmerksamkeit/Konzentration, verbales und nonverbales Lernen, Gedächtnis, Psychomotorik, Exekutivfunktionen) signifikante leichte bis moderate Beeinträchtigungen. Der größte Effekt (Cohen's d=0,85) wurde zum verbalen Lernen und Verbalgedächtnis ermittelt.

Eine aktuelle Studie der Arbeitsgruppe um Harrison G. Pope jr. (Halpern et al. 2011) stellt den bisherigen Forschungsbefund infrage. 52 Ecstasykonsumenten mit minimalem Beikonsum von Alkohol und Drogen sowie 59 sorgfältig gematchte abstinente Kontrollgruppenprobanden wurden neuropsychologisch untersucht. Im Gegensatz zu den meisten anderen Studien wurden die Drogenselbstauskünfte hier toxikologisch durch Atem-, Haar- und Urinanalysen verifiziert.

Halpern et al. (2011) fanden in einer methodologisch besonders sorgfältigen Studie keine bedeutsamen neurokognitiven Beeinträchtigungen der Ecstasykonsumenten – selbst im Verbalgedächtnis nicht.

Es bleibt eine offene Frage, wie eine im Tierversuch deutlich neurotoxische Substanz vom Menschen offenbar in erheblichen Mengen konsumiert werden kann, ohne dass sich Hirnschäden mit der ganzen Vielfalt der modernen diagnostischen Methoden konsistent nachweisen lassen.

3.3.2 Epidemiologie und soziokulturelle Besonderheiten

■ Cannabis

Erwachsene

Cannabis ist die am häufigsten konsumierte illegale Droge. Ihre Konsumprävalenz ist deutlich höher als die von anderen illegalen Drogen, wie etwa Ecstasy, Amphetaminen, Kokain, Heroin, LSD oder Halluzinogenen.

Bevölkerungsumfragen belegen, dass der Cannabiskonsum während der letzten Dekade in fast allen europäischen Ländern spürbar angestiegen ist (EMCDDA 2009a). Insbesondere in EU-Ländern mit einer hohen Konsumprävalenz zeigt sich derzeit jedoch der Trend eines stabilen bis abnehmenden Verlaufs des Cannabisgebrauchs.

Nach neueren Erhebungen in der Bevölkerung (EMCDDA 2009a) haben etwa 22% der Erwachsenen in Europa mindestens einmal im Leben Cannabis probiert. Das entspricht mehr als einem Fünftel der Bevölkerung im Alter zwischen 15 und 64 Jahren (ca. 74 Millionen Menschen). In vielen europäischen Ländern hat der Cannabiskonsum bei den Frauen deutlich zugenommen, und es zeichnet sich eine Angleichung der Prävalenzraten ab. Der Anteil rezenter (letzte 12 Monate) oder laufender (letzte 30 Tage) Cannabiseinnahme liegt bei durchschnittlich 6,8% (ca. 22,5 Millionen Menschen) bzw. 3,6% der Bevölkerung (ca. 12 Millionen Menschen). Dies lässt vermuten, dass der Cannabisgebrauch in den meisten Fällen eher *gelegentlich* stattfindet oder nach einiger Zeit ganz aufgegeben wird.

Studien, die das Muster des Cannabiskonsums bei Erwachsenen untersuchten, haben gezeigt, dass es auch eine Gruppe mit *intensivem* Cannabisgebrauch gibt. Von denjenigen, die einen Cannabisgebrauch im letzten Jahr angaben, konsumierte etwa jeder Fünfte im Durchschnitt mindestens wöchentlich (60-mal oder öfter). Von den 30-Tage-Konsumenten berichtete etwa jeder Vierte über einen (fast) täglichen Cannabiskonsum (Kraus et al. 2008).

Eine im Jahr 2007 durchgeführte Studie an 1383 Partygängern in neun europäischen Städten (Athen, Berlin, Brno, Lissabon, Liverpool, Ljubljana, Palma, Venedig, Wien) zeigte, dass die Häufigkeit des persönlichen Drogenkonsums zwar zwischen den einzelnen Städten variiert, aber dennoch die Verbreitung und Verfügbarkeit der Drogen in der Allgemeinbevölkerung widerspiegelt. Tabak (48%), Alkohol (11%) und Cannabis (9%) waren die Substanzen, die am häufigsten regelmäßig konsumiert wurden (d.h. an 5 Tagen oder mehr in der Woche). Weniger als 1% der Befragten berichteten von einem regelmäßigen Konsum anderer illegaler Drogen (EMCDDA 2009b).

Kinder, Jugendliche und junge Erwachsene

Ebenso wie bei den Erwachsenen wurde seit Mitte der 1990er-Jahre auch unter Schülern ein zunehmender Cannabiskonsum beobachtet, der sich jedoch vor kurzem stabilisierte bzw. zurückging (EMCDDA 2009a).

Passagerer Verlauf. Mit dem Cannabiskonsum wird selten vor dem 13. Lebensjahr, meist jedoch im Alter von 15–18 Jahren begonnen (EMCDDA 2009a). Rund 28% der Kinder, Jugendlichen und jungen Erwachsenen im Alter von 12–25 Jahren berichteten Cannabiserfahrung, davon gaben etwa 10% an, in den vergangenen 12 Monaten Cannabis konsumiert zu haben (Pfeiffer-Gerschel et al. 2009). In der Altersgruppe von 12–17 Jahren hatten knapp 10% Cannabiserfahrung und etwa 7% in den vergangenen 12 Monaten. Wie bei allen illegalen Drogen konsumiert ein größerer prozentualer Anteil der Jungen bzw. jungen Männer Cannabis.

Die Daten belegen, dass es in der Regel bei einem experimentellen oder gelegentlichen Konsum bleibt. Seine Inzidenz und Frequenz steigt bis zum Ende des 2. Lebensjahrzehnts an und sinkt in der Regel während des Übergangs zum Erwachsenenalter und damit einhergehenden Reifungsprozessen durch Berufsausbildung, Partnerwahl und Familiengründung wieder.

Regelmäßiger Substanzgebrauch. Jedoch nicht bei allen jungen Menschen trifft dieser allgemeine passagere Verlauf zu. Eine Minderheit berichtet ein frühes Einstiegsalter mit regelmäßigen Gebrauchsmustern. In der europäischen Schülerstudie ESPAD (EMCDDA 2009a) wurden über 70 000 15- und 16-jährige Schüler in 22 Ländern unter anderem zu ihrem Cannabiskonsum befragt. In 10 europäischen Ländern gaben 5–12% der Jungen an, 40-mal oder häufiger Cannabis konsumiert zu haben. Die Anteile waren mindestens doppelt so hoch wie bei den Mädchen.

In den meisten Ländern, die beim häufigen Konsum relativ hohe Raten verzeichneten, gaben 5–9% der Schüler an, im Alter von 13 Jahren oder früher erstmals Cannabis konsumiert zu haben (EMCDDA 2009a). Es ist insbesondere dieser frühe und intensive Substanzgebrauch in der kindlichen und adoleszenten Reifungs- und Wachstumsphase des Gehirns und anderer Organe, der die Risiken eines fortgeführten, intensiven Cannabiskonsums, einer Abhängigkeitsentwicklung, einer späteren Affinität für andere illegale Drogen sowie von neurokognitiven Beeinträchtigungen erhöht (Petersen u. Thomasius 2007). Diese Befunde beunruhigen, da Cannabis unter Jugendlichen weit verbreitet, das Einstiegsalter in den letzten Jahrzehnten stets gesunken ist und sich somit die Zeitspanne eines möglichen Einstiegs in den Cannabisgebrauch verlängert hat.

Polyvalenter Drogenkonsum. Cannabis spielt auch bei dem polyvalenten Drogenkonsum von Jugendlichen eine nicht unbedeutende Rolle. In Kombination mit anderen Drogen wird Cannabis eingesetzt, um Drogeneffekte zu steigern, zu dämpfen oder um gänzlich neue Erfahrungen hervorzurufen. In der ESPAD-Studie berichtete knapp ein Drittel aller Schüler, dass sie im letzten Monat vor der Befragung (EMCDDA 2009b) zwei oder mehr psychoaktive Substanzen konsumiert hatten. 73% berichteten ein Konsummuster vom Typ A (Alkohol und Zigaretten, jedoch keine illegalen

Drogen), 20 % das Konsummuster vom Typ B (Cannabis mit Alkohol und/oder Zigaretten), 3,5 % das Konsummuster vom Typ C (Cannabis mit Alkohol und/oder Zigaretten und mindestens eine weitere illegale Droge wie Ecstasy, Kokain, Amphetamine, LSD oder Heroin).

Bei diesen polyvalenten Drogengebrauchsmustern zeichneten sich Geschlechtseffekte ab, in Typ A waren Schülerinnen, in Typ C waren Schüler überrepräsentiert. Letzterer ließ sich durch drei soziale Faktoren kennzeichneten: das Fehlen elterlicher Kontrolle (d.h. dass die Eltern normalerweise nicht wussten, wo sich ihr Kind abends befand), unentschuldigtes Fehlen in der Schule (mindestens 3-mal im letzten Monat) und wahrgenommener familiärer Wohlstand.

> Insgesamt ist festzuhalten, dass Schüler zusätzlich zu Cannabis eher selten illegale Drogen gebrauchen. Der Einstieg in den Konsum „härterer" Drogen beginnt meist in einem späteren Alter.

■ Ecstasy

Die Hauptrisikophase für den Erstkonsum von Ecstasy liegt im Alter zwischen 16 und 23 Jahren (von Sydow et al. 2002). Die Ergebnisse dieser Langzeitstudie legen nahe, dass es sich beim Ecstasykonsum um ein *Übergangsphänomen der Jugend und des jungen Erwachsenseins* handeln dürfte. Rund 67 % der Personen mit einer Missbrauchsdiagnose hatte in der Wiederholungsuntersuchung den Konsum beendet. Obwohl der Konsum anderer Drogen bei diesen Personen fortdauerte, schien auch dieser eher rückläufig zu sein. Zumindest wurde der Ecstasykonsum in der Regel nicht langfristig durch andere Drogen kompensiert.

Die aktuellen epidemiologischen Daten der Drogenaffinitätsstudie deuten nicht auf ein bedeutsames Anwachsen des Ecstasykonsums hin. Rund 3,2 % der Kinder, Jugendlichen und jungen Erwachsenen im Alter von 12–25 Jahren berichteten Ecstasyerfahrung, davon gaben 1,1 % an, in den vergangenen 12 Monaten Ecstasy konsumiert zu haben (Pfeiffer-Gerschel et al. 2009). In der Altersgruppe von 12–17 Jahren hatten nur 1,1 % Ecstasyerfahrung und 0,8 % in den vergangenen 12 Monaten mindestens eine Ecstasytablette konsumiert. Wie bei allen illegalen Drogen

konsumiert ein größerer prozentualer Anteil der Männer Ecstasy, allerdings scheint hier der Geschlechtsunterschied etwas geringer als bei anderen illegalen Substanzen zu sein.

Die zunehmende Beliebtheit von Ecstasy in den 1990er-Jahren ist eng mit der damals wachsenden Techno-Musikszene verknüpft. Die Einnahme von Ecstasy führt zu reduziertem Wahrnehmen von Erschöpfung und Müdigkeit, und der Rausch unterstützt das Gefühl scheinbarer Verbundenheit mit der fremden tanzenden Menschenmasse. Vor dem Hintergrund der rauschinduzierten ungesteuerten Öffnung auch jenen Menschen gegenüber, denen man sich im nüchternen Zustand verschlossen gezeigt hätte, entstand der Begriff der „Love-Drug". Pfeiffer-Geschel et al. (2009) berichteten aus Ergebnissen der Frankfurter MoSyD-Szenestudie von einem Trend einer wachsenden Beliebtheit der Techno-Musik unter Jugendlichen. In diesem Zusammenhang ist auch ein wieder anwachsender Ecstasykonsum vorstellbar.

In einer Auswirkungsstudie (vgl. Thomasius et al. 2006) wurden zwischen 1998 und 2003 insgesamt 166 regelmäßige Ecstasykonsumenten mit psychiatrischen Interviews untersucht.

> Im Rahmen der damit verbundenen intensiven und aufwendigen Rekrutierungsbemühungen gelang es nicht, regelmäßige Ecstasykonsumenten zu finden, die nicht mindestens eine weitere illegale Droge konsumierten. Fast alle rauchten zusätzlich Cannabis, für eine größere Gruppe bestand das Konsummuster aus beikonsumiertem Cannabis, Nikotin und Alkohol. Insbesondere die intensiveren Ecstasykonsumenten nahmen häufiger zusätzlich Amphetamine und/oder Kokain. Eine kleinere Gruppe experimentierte mit Halluzinogenen wie LSD und Psilocybe-Pilzen.

Während einige Substanzen die Ecstasywirkung modulieren und wohl deshalb während der Wirkungsdauer des Ecstasy konsumiert werden (z.B. Alkohol zur Wirkungsverstärkung, Halluzinogene zur Intensivierung des nur schwach halluzinogenen Ecstasyeffekts), werden andere (Cannabis, Nikotin) aufgrund von Gewohnheitsbildungen oder Abhängigkeit gleichzeitig konsumiert. Cannabis wird auch häufig dazu genutzt, um nach dem Konsumereignis wieder schlafen zu können.

3.3.3 Grundlagen der Abhängigkeitsentwicklung

■ Cannabis

Diagnostische Kriterien

In Deutschland erfüllen mehr als 600 000 Erwachsene im Alter von 18–69 Jahren die in Tab. 3.18 genannten diagnostischen Kriterien einer Cannabisstörung (Kraus et al. 2008). Dies entspricht 1,1 % der Gesamtbevölkerung (Missbrauch: 0,4 %; Abhängigkeit: 0,7 %). Unter den jungen Erwachsenen (Alter: 18–20 Jahre) liegt die Lebenszeitprävalenz der Cannabisstörung mit 5,7 % am höchsten (Missbrauch: 3,8 %; Abhängigkeit: 1,9 %).

Bemerkenswert ist, dass auch Konsumenten ohne voll ausgeprägtes Diagnosebild unter klinisch relevanten Problemen leiden, die mit Cannabiskonsum assoziiert sind. Anhand der Daten einer longitudinalen Bevölkerungsstudie an Jugendlichen und jungen Erwachsenen im Großraum München zeigte sich, dass 14 % der regelmäßigen Cannabiskonsumenten mindestens ein Missbrauchs- oder Abhängigkeitskriterium erfüllten, inklusive physischer, mentaler, sozialer oder justizieller Probleme (Perkonigg et al. 2004). Daraus lässt sich ableiten, dass cannabisbedingte Probleme stärker verbreitet sind, als sich dies aus den reinen Abhängigkeitsraten schließen lässt.

Epidemiologische Daten, zum Beispiel der National Comorbidity Study von Kessler et al. (2004) zeigen, dass Cannabisstörungen in „reiner" Ausprägung vergleichsweise selten sind. 90 % der cannabisabhängigen Personen hatten eine lebensgeschichtliche Diagnose einer weiteren psychischen Störung. Bei Personen ohne Cannabisabhängigkeit lag nur in 55 % aller Fälle eine weitere psychische Störung vor.

Entzugssyndrom. Lange Zeit wurde in der Forschung bezweifelt, dass Cannabis nicht nur zu einer psychischen, sondern auch zu einer körperlichen Abhängigkeit führen kann. Tierexperimentelle Untersuchungen (Budney et al. 2004) legten zwar die Vermutung nahe, dass THC das Potenzial besitze, Symptome der Toleranz und des Entzuges auszulösen, zeigten aber ein uneinheitliches Bild hinsichtlich des „Abstinenzeffekts" (d. h. der Veränderungen, die bei einer Abstinenz von Cannabis auftreten). Erst die Entdeckung des

Tabelle 3.**18** Diagnostische Kriterien der Diagnose Cannabisstörungen (nach APA 1994).

Diagnostische Kriterien der Diagnose Cannabisstörungen
Cannabisabhängigkeit
Es liegt ein charakteristisches Muster kognitiver, verhaltensbezogener und physiologischer Symptome vor, das anzeigt, dass das Individuum den Cannabiskonsum trotz einschneidender Probleme fortsetzt. Drei von insgesamt sieben Symptomen müssen innerhalb eines Jahres vorliegen:
1. Toleranzentwicklung
2. Entzugssymptome
3. Kontrollverlust
4. erfolglose Aufhör- bzw. Reduzierungsversuche
5. viel Zeit für Beschaffung, Konsum und Erholung
6. Aufgabe von wichtigen sozialen, beruflichen und Freizeitaktivitäten
7. Fortsetzen des Konsum trotz körperlicher und psychischer Beschwerden
Cannabismissbrauch
1. Hauptmerkmal ist ein fehlangepasstes Muster von Substanzgebrauch, das sich in wiederholten und deutlich nachteiligen Konsequenzen des wiederholten Substanzgebrauchs manifestiert. Dabei muss mindestens eines der folgenden Kriterien erfüllt sein:
2. fortgesetzter Konsum trotz Versagen in der Erfüllung wichtiger Verpflichtungen
3. wiederholter Konsum in physisch gefährlichen Situationen
4. substanzbedingte rechtliche Probleme
5. fortgesetzter Konsum trotz sozialer oder Beziehungsprobleme

endogenen Cannabinoidsystems, der Identifikation von Cannabinoidrezeptoren und der Synthese eines Cannabinoidrezeptor-Antagonisten (SR141716A = Rimonabant) machten es möglich, das cannabisspezifische Entzugssyndrom genauer zu untersuchen und zu belegen.

Befunde einer Zunahme des extrazellulären CRF-Spiegels (CRF: Corticotropin-Releasing Factor) im mesolimbischen System, einer Hemmung der mesolimbischen dopaminergen Zellaktivität und von Veränderungen im cAMP-Haushalt im Zerebellum während des THC-Entzugs ähneln stressähnlichen Auswirkungen, die auch beim Entzug von Opiaten und anderen Substanzen beobachtet wurden. In einem Review von 16 Humanstudien aus den Jahren 1946–2004 (Budney et al. 2004) wurden folgende Entzugssymptome beim Cannabiskonsumstopp an häufigsten genannt: Ärger, Aggression, Irritabilität, Angst, Nervosität, Appetit- und Gewichtsverlust, Unruhe, Schlafschwierigkeiten, bizarre Träume. Seltenere Symptome waren Schüttelfrost, Depressivität, Magenschmerzen, Tremor, Schwitzen.

Ein spezifisch für Cannabis definiertes Entzugssyndrom ist im Diagnostischen und Statistischen Manual für Psychische Störungen (DSM-IV) nicht aufgeführt (APA 2004). In den Internationalen Diagnostischen Kriterien (ICD-10) ist das Entzugssyndrom (F12.30) zwar berücksichtigt, aber bislang noch substanzunspezifisch definiert (Dilling et al. 2010, S. 101): „Es handelt sich um einen Symptomkomplex von unterschiedlicher Zusammensetzung und wechselndem Schweregrad, bei absolutem oder relativem Entzug einer Substanz, die wiederholt und zumeist über einen längeren Zeitraum oder in hoher Dosierung konsumiert worden ist. Beginn und Verlauf des Entzugssyndroms sind zeitlich begrenzt und abhängig von der Substanzart und der Dosis, die unmittelbar vor dem Absetzen verwendet worden ist."

Risikofaktoren

Die Gründe für die Entwicklung einer Cannabisstörung sind vielfältig. Wie auch bei anderen psychischen Erkrankungen ist die Vulnerabilität für Substanzstörungen interindividuell verschieden. Es gibt keinen singulären Risikofaktor, der allein erklären kann, ob eine Person eine Substanzstörung entwickelt oder nicht. Biologische, psychologische und soziale Faktoren, aber auch Merkmale der Droge wirken in einer komplexen Interaktion zusammen (Hoch u. Lieb 2009, Hoch et al. 2010).

Biologische Faktoren. Die Ergebnisse von Familien- und Zwillingsstudien legen nahe, dass genetische Dispositionsfaktoren bei der Ätiologie von Cannabisstörungen eine gewisse Rolle spielen. Dabei scheint eine Vielzahl von risikomodulierenden Genen in einer bislang noch ungeklärten Art und Weise mit familiären und individuumspezifischen Umgebungsfaktoren zusammenzuwirken.

Auf neurobiologischer Ebene sind durch langjährigen und intensiven Konsum bedingte Umbauprozesse im Gehirnstoffwechsel für die Ab-

hängigkeitsentwicklung verantwortlich. Das Endocannabinoidsystem ist funktionell mit dem mesolimbischen Dopaminsystem („Belohnungssystem") verbunden und moduliert vor allem die Ausschüttung von Dopamin. Durch Cannabiskonsum wird dieser physiologische Prozess noch verstärkt und in die Biochemie des hirneigenen Belohnungssystems (Hippocampus, Septum, Locus coeruleus, Raphe-Kerne, Nucleus accumbens, präfrontaler Kortex, lateraler Hypothalamus, ventrales Tegmentum) eingegriffen.

Die über THC ausgelöste verstärkte Ausschüttung des Neurotransmitters Dopamin im Nucleus accumbens und im präfrontalen Kortex führt dabei zu einer „belohnenden", „verstärkenden" Wirkung der Droge. Bei regelmäßigem Konsum kommt es zu einer Sensibilisierung dieses neuronalen Systems. Je häufiger das Gehirn mit Dopamin „überschwemmt" wird, desto fester verankern sich die dadurch ausgelösten Empfindungen von Glück und Zufriedenheit im Gedächtnis. Das Gehirn reagiert durch pharmakodynamische Adaptationsprozesse, wie beispielsweise eine signifikante Reduktion der Gesamtzahl der Cannabinoidrezeptoren CB1-mRNA oder Veränderungen in der G-Protein-Expression verbunden mit einer Desensitivierung der Cannabinoidrezeptoren CB1. Für den Konsumenten bedeutet dies, dass die Menge der Droge gesteigert werden muss, um dieselbe verstärkende Wirkung zu erhalten (Toleranzentwicklung).

Psychologische Faktoren. Der unter anderem durch Thorndike (1932) beschriebene Lernprozess der *operanten bzw. instrumentellen Konditionierung* trägt entscheidend zur Entwicklung bzw. Aufrechterhaltung einer Abhängigkeit bei. Nach diesem Mechanismus wird ein Verhalten (z. B. Cannabiskonsum) in der Zukunft mit höherer Wahrscheinlichkeit auftreten, wenn es zu befriedigenden Konsequenzen (z. B. Wohlbefinden, Entspannung, Heiterkeit) führt. Der durch Cannabiskonsum ausgelöste Drogeneffekt ist wie oben beschrieben angenehm und belohnend, also positiv verstärkend. Wenn durch ein Verhalten unangenehme Ereignisse (z. B. Langeweile, Unlust, Einsamkeit) vermieden oder beseitigt werden können, wirkt das ebenfalls verstärkend (negative Verstärkung). Dieser negative Verstärkungsvorgang kann ebenfalls dazu beitragen, dass der Konsum von Cannabis künftig wiederholt wird. Verstärkung, die mit hoher Frequenz und geringem zeitlichem Abstand auf ein Verhalten folgt, ist besonders effektiv.

Die von Pawlow (1849–1936) beschriebenen Mechanismen der *klassischen Konditionierung* haben maßgeblich dazu beigetragen, die Entstehung von zwanghaftem Drogenkonsum, Entzugserscheinungen, Craving und Rückfällen zu erklären. Wenn wiederholt ein ursprünglich neutraler interner oder externer Stimulus (z.B. Stimmungen, Umgebungssituationen, Personen) zeitlich vor einem unkonditionierten Reiz (z.B. Substanzkonsum) dargeboten wird, dann kann nicht nur der unkonditionierte Reiz eine Reaktion hervorrufen (z.B. Craving); auch der neutrale Reiz (der zum konditionierten Stimulus wird) kann dieselbe Reaktion erzeugen, sie wird zur konditionierten Reaktion.

Dieses Phänomen kann sogar nach langjähriger Abstinenz auftreten. Klassische Konditionierung funktioniert dann besonders gut, wenn der unkonditionierte Stimulus besonders intensiv ist und der neutrale Stimulus wiederholt und zuverlässig den unkonditionierten Stimulus ankündigt (räumlich-zeitliche Assoziation, Signallernen). Der Mechanismus trägt ebenfalls zur Ausbildung des bereits beschriebenen „Suchtgedächtnisses" bei: Orte und Situationen können immer wieder automatisch den Wunsch nach Cannabis auslösen, selbst nach längerer Zeit der Abstinenz. Experimentelle Befunde an Tieren legen nahe, dass die positiven Drogenerfahrungen in den Zellkernen im limbischen System dauerhaft gespeichert sein könnten.

Die *soziale Lerntheorie* von Albert Bandura (1977) erklärt, dass der Mensch biologisch besonders gut darauf vorbereitet ist, sich durch den kognitiven Lernprozess des Nachahmens anderer Individuen neue Verhaltensweisen anzueignen. Insbesondere wenn ein Modell als erfolgreich mit einer Verhaltensweise angesehen oder das Modell direkt für sein Verhalten belohnt wird, ahmen die Beobachter das Verhalten häufiger nach. Andere kognitive Modelle, beispielsweise von Beck et al. (1993) oder Marlatt und Gordon (1985) betonen die Bedeutsamkeit von Grundannahmen, Wahrnehmungen, Einstellungen, Erwartungen, Denk- und Bewertungsprozesse bei der Entstehung und Aufrechterhaltung einer Abhängigkeit.

Soziale Faktoren. Das individuelle Risiko, eine Cannabisstörung zu entwickeln, wird auch durch die Familie eines Kindes oder Jugendlichen geprägt. Dabei kann die Familie sowohl als Schutzfaktor (z.B. stabile familiäre Struktur, Bindung, klare Regeln und Rollen, offene Kommunikation, individuelle Unterstützung) als auch als Risikofaktor (z.B. Trennung oder Tod der Eltern, Traumata, belastende familiäre Lebensumstände, psychische Störungen der Eltern) fungieren. Auch der elterliche Erziehungsstil (z.B. sehr zulassend, autonomieorientiert, zurückweisend, überprotektiv, geringe Bindung) kann sich ungünstig auf den Cannabiskonsum auswirken.

Bei der Ätiologie von Cannabisstörungen dürfen letztendlich gesellschaftliche Faktoren im Umgang mit Cannabis nicht außer Acht gelassen werden. Dabei spielen kulturspezifische Konsumnormen, -werte und -regeln ebenso eine Rolle wie Preis, Verfügbarkeit und Angebotsstrukturen von Cannabis oder die aktuelle Drogenpolitik.

■ Ecstasy

In der ICD-10 und im DSM-IV existieren keine eigene Kategorie für ecstasybezogene Störungen, Ecstasy ist als Halluzinogen zu klassifizieren. Die Forderungen nach einer diesbezüglichen Revision der Klassifikationssysteme sind zwar gut begründet, aber derzeit nicht durchsetzbar. Die nachfolgende Darstellung des Forschungsstands zur Ecstasyabhängigkeit stützt sich weitgehend auf ein Review von Degenhardt et al. (2010).

MDMA bewirkt eine erhöhte dopaminerge Aktivität im Belohnungssystem des Gehirns. Damit zeigt Ecstasy auf der neurobiologischen Ebene Effekte, die denen abhängigkeitserzeugender Substanzen entsprechen. Auch auf der Verhaltensebene von Versuchstieren konnte der verstärkende Effekt der MDMA-Applikation gezeigt werden. Ecstasy wirkt als Verstärker in sowohl klassischen als auch operanten Paradigmen. Selbstadministration konnte für Mäuse, Ratten und Primaten nachgewiesen werden. Allerdings scheint das Verstärkungspotenzial von Ecstasy geringer als das von zum Beispiel Kokain oder Methamphetamin zu sein. So hielten größere Anteile der Versuchsratten die Selbstadministration selbst nach intensivem vorgeschaltetem Training nicht aufrecht. Tiermodelle des Entzuges deuten auf ein im Vergleich zu anderen Drogen weniger ausgeprägtes Entzugssyndrom hin.

Wenige Studien haben bisher Abhängigkeit unter Konsumenten von Ecstasy untersucht. Es wurde dabei relativ konsistent die Entwicklung von Toleranz nachgewiesen. Entzugssymptome werden ebenso übereinstimmend festgestellt, beruhen jedoch auf Selbstberichten. Es bleibt dabei unklar, ob es sich tatsächlich um Anzeichen der neuroadaptiven Prozesse innerhalb eines Entzugssyndroms handelt oder nicht vielmehr um die beschriebenen Postakuteffekte einer Ecstasyintoxikation. Insgesamt scheint die körperliche Symptomatik im Vergleich zur psychischen Symptomatik der Ecstasyabhängigkeit von untergeordneter Bedeutung zu sein. Studienergebnisse deuten darauf hin, dass eine geringe Minderheit der Abhängigen (2 %) täglich oder beinahe täglich Ecstasy konsumiert, während sich der Rest auf den Konsum am Wochenende beschränkt. Dies ermöglicht es Abhängigen, die psychosozialen Konsequenzen ihres Missbrauchs über längere Zeit gering zu halten.

> ■ Eine Ecstasyabhängigkeit scheint sich im Vergleich zur Abhängigkeit von Opiaten, Kokain oder Methamphetamin langsamer zu entwickeln. Eine Minderheit der Betroffenen weist allerdings – hier insbesondere im Zusammenhang mit verstärktem multiplem Substanzgebrauch – schwere Störungsbilder durch anhaltenden Ecstasykonsum auf, die einer Behandlung bedürfen. ■

3.3.4 Akuttherapie

■ Cannabis

Die Akutbehandlung von Cannabisstörungen erfordert neben der somatischen Abklärung zunächst eine sorgfältige psychosoziale Diagnostik sowie eine psychologisch-psychiatrische Differenzialdiagnostik (vgl. Hoch et al. 2010, Thomasius u. Stolle 2008). Spezifische cannabisbezogene Behandlungsprogramme beinhalten u. a. folgende Komponenten: Rückmeldung der diagnostischen Ergebnisse, Vermittlung eines ätiologischen Modells der Cannabisstörung und Ableitung eines Behandlungsrationals, Aufbau von Veränderungsmotivation und Förderung von Einsicht in die Problematik, systematische Selbstbeobachtung, Aufbau von Fertigkeiten zur Beendigung des Cannabiskonsums („skills training"), Behandlung von Entzugssymptomen, Umgang mit starkem Ver-

langen, Behandlung von komorbiden psychischen Störungen (vgl. Hoch et al. 2010).

Detoxifikation. Im Rahmen der Akuttherapie zu behandelnde Intoxikationszustände sind bei reinen Cannabiskonsumenten nicht lebensgefährlich. Komplizierte Intoxifikationsverläufe können beispielsweise durch *cannabisbedingte Panikattacken* entstehen. Die meisten Patienten sprechen positiv auf beruhigende psychologische Interventionen („talking down") an. Bei schweren Panikattacken oder transienten *psychotischen Episoden* kann eine zeitlich limitierte Gabe von Benzodiazepinen erwogen werden. Bei länger anhaltenden psychotischen Episoden und bei deliranten Symptomen im Rahmen von höheren Cannabisdosierungen sollten symptomatisch Antipsychotika, vorzugsweise Atypika, und/oder Benzodiazepine eingesetzt werden (Bonnet et al. 2004).

Qualifizierte Entgiftung. Bei der Entgiftung können leichte bis mittelgradig schwere Entzugssymptome auftreten, die das Abstinenzvorhaben eines Konsumenten deutlich erschweren. Es hat sich als sehr hilfreich erwiesen, Patienten vor der Entgiftung im Rahmen einer ausführlichen Psychoedukation über möglicherweise auftretende Beschwerden aufzuklären (Hoch et al. 2010). Therapeut und Patient sollten gemeinsam besprechen, welche Symptome im Rahmen eines Cannabisentzugssyndroms auftreten können und was der Patient konkret dagegen tun kann (z. B. Bewegung/Sport bei Aggressivität oder Unruhe).

Bei Angst vor oder im Vorfeld der Behandlung bereits erlebter intensiver Entzugssymptomatik sollte eine stationär durchgeführte qualifizierte Entgiftung und/oder eine medikamentöse Begleitung (Hypnotika-, Neuroleptika- oder Antikonvulsivagabe) erwogen werden. In vielen Fällen kann die Entgiftung der Substanz meist problemlos im ambulanten Behandlungssetting durchgeführt werden.

Motivation zur Abstinenz. Wie auch bei anderen Substanzstörungen ist es in der Therapie von Cannabispatienten essenziell, bereits bei den ersten Kontakten eine Veränderungsmotivation aufzubauen. Der Therapeut soll dem Jugendlichen oder Erwachsen helfen, seinen Substanzkonsum aus einer neuen Perspektive zu sehen und ihn neugierig für eine fortführende Behandlung zu machen. Mittels Strategien der Motivationsförderung nach

Miller und Rollnick (2002) sollen Motive für den Cannabiskonsum und für eine Veränderung aufgezeigt werden. Bestehende Ambivalenzen sollen verstärkt und zugunsten einer Konsumveränderung (Abstinenz oder Konsumreduktion) aufgelöst werden.

Eine positive Selbstwirksamkeitserwartung und eine tragfähige therapeutische Allianz helfen dem Patienten, alte Verhaltensweisen aufzugeben und sich auf neue, eventuell ungewohnte therapeutische Strategien einzulassen.

■ Ecstasy

Zur Behandlung von akuten Intoxikationszuständen wird empfohlen, die Patienten ähnlich zu behandeln wie mit Halluzinogenen intoxizierte Personen (Thomasius u. Gouzoulis-Mayfrank 2006). Beruhigende psychologische Interventionen (talking down) können dabei durch die streng zeitlich limitierte Gabe von Benzodiazepinen ergänzt werden.

Nach Expertenmeinungen sollten bei *psychotischen Zuständen* Neuroleptika vermieden werden, da sich unter Neuroleptikagabe das Zustandsbild noch verschlechtern kann. Antidepressiva und insbesondere Serotonin-Wiederaufnahmehemmer sind ebenfalls in der akuten Intoxikation kontraindiziert, da sie in dieser Phase unwirksam sind und zur Entwicklung eines gefährlichen Serotoninsyndroms beitragen können.

Bei starken „Nacheffekten" des Ecstasykonsums („Kater" mit Abgeschlagenheit, Kopfschmerzen, Irritierbarkeit, Schlafstörungen, depressiv-ängstlicher Verstimmung) kann es gelegentlich sinnvoll sein, Benzodiazepine einzusetzen.

Die ecstasyinduzierte *Hyperthermie* und *Hyponatriämie* erfordern eine intensivmedizinische Notfallbehandlung. Die internistische Therapie wird an diesem Ort nicht umfassend beschrieben. Es sei jedoch auf ein aktuelles systematisches Review (Grunau et al. 2010) hingewiesen, das belegt, dass 21 von 26 Patienten bei Gabe von Dantrolen eine ecstasybezogene Hyperthermie überlebten, dagegen nur 25 von 45 Patienten ohne diese Medikation. Dantrolen scheint nach diesen Ergebnissen ein sicheres Medikament zu sein, das die Überlebensrate erhöht und die Komplikationen vermindert und dies insbesondere bei schweren ($\geq 40\,°C$) und extremen ($\geq 42\,°C$) Fieberzuständen. Es ist allerdings anzumerken, dass sich das Review aufgrund der Seltenheit der Erkrankung auf die Auswertung von Fallberichten beschränken muss. Abgesehen von den genannten Aspekten folgt die Akutbehandlung von Ecstasymissbrauch und -abhängigkeit den gleichen Zielen, die auch bei Cannabis oder anderen Substanzen anzusetzen sind: medizinische, psychologisch-psychiatrische und psychosoziale Diagnostik, Behandlung von Entzugssymptomen, Behandlung von Begleiterkrankungen und medizinischen Notfällen, Förderung von Einsicht in die Problematik des Substanzkonsums, Motivierung von Inanspruchnahme einer Abstinenztherapie (inklusive Vermittlungshilfe), Förderung von kurz-, mittel- und langfristigen Lebensperspektiven (Thomasius u. Gouzoulis-Mayfrank 2006).

3.3.5 Postakuttherapie

■ Cannabis

Während es mittlerweile eine Vielzahl von Publikationen zur Epidemiologie des Cannabiskonsums und seiner Folgen gibt, ist das Wissen über die evidenzbasierte Behandlung von Cannabisstörungen noch in einem „embryonalen" Stadium (Copeland u. Swift 2009). Erst vor etwa 15 Jahren wurden die ersten sorgfältig durchgeführten Studien zur Behandlung von Cannabisstörungen veröffentlicht. Seitdem wurden weltweit nur sehr wenige kontrollierte oder randomisiert-kontrollierte Interventionsstudien publiziert.

Behandlung von Kindern und Jugendlichen. In den USA wurde nachgewiesen, dass die *multidimensionale Familientherapie* für Kinder und Jugendliche mit Cannabisstörungen ein effektives Behandlungskonzept darstellt (Dennis et al. 2002). Ein zentraler Bestandteil dieses Ansatzes ist die Einbeziehung und Unterstützung der Eltern und anderer Familienmitglieder im Rahmen der Behandlung. Im Rahmen einer multizentrischen Studie wird derzeit die Familientherapie hinsichtlich ihrer Effektivität in fünf europäischen Ländern erprobt (Pfeiffer-Gerschel et al. 2009).

Behandlung von Erwachsenen. Im Bereich der psychotherapeutischen Behandlung von Erwachsenen mit Cannabisstörungen wurde bislang eine einzige Metaanalyse (Denis et al. 2006) mit insgesamt 1297 Probanden durchgeführt. Diese schloss fünf Studien aus den USA und eine Studie aus Australien ein. In allen Therapiestudien wurden Kombinationen aus Motivationsförderung (MET), kognitiv-behavioraler Therapie (CBT) und sozialer Unterstützung angewendet, die sich im Vergleich zu Wartekontrollgruppen als effektiv erwiesen. Es muss jedoch darauf hingewiesen werden, dass in all diesen Studien ausschließlich Erwachsene, nicht aber ältere Jugendliche und Erwachsene gleichermaßen adressiert wurden. Patienten, die gleichzeitig die diagnostischen Kriterien mehrerer psychischer Störungen erfüllten, wurden entweder aus den Studien ausgeschlossen oder die Komorbidität war kein expliziter Bestandteil des Therapieprogramms.

CANDIS-Therapie. Hoch et al. (2010) haben ein Behandlungsprogramm entwickelt und wissenschaftlich erprobt, das gezielt auf die Probleme und Bedürfnisse von *älteren Jugendlichen* (≥ 16 Jahre) und Erwachsenen mit Cannabisstörungen zugeschnitten ist. Komorbide psychische Störungen stellen keine Kontraindikation für das CANDIS-Programm dar, es erfolgt vielmehr eine psychoedukative Aufklärung bezüglich zusätzlich vorliegender psychischer Erkrankungen, eine Exploration ihrer Funktionalität im Kontext der Cannabisproblematik sowie ein Aufzeigen und Initiierten weiterführender Behandlungsmöglichkeiten. Das Behandlungsprogramm widmet sich in insgesamt 10 Sitzungen der Vorbereitung, Erlangung und Aufrechterhaltung einer Abstinenz von Cannabis. Mit Patienten, die sich (noch) nicht auf einen Konsumstopp einlassen wollen oder können, kann das Ziel einer Konsumreduktion angestrebt werden.

In den Sitzungen 1–4 werden die Elemente der Akuttherapie (s. dort) umgesetzt: Diagnostik bzw. Differenzialdiagnostik, Psychoedukation, Motivation, Selbstbeobachtung. Ein konkreter Zieltag, an dem der Konsumstopp (gegebenenfalls die Konsumreduktion) erfolgen soll, wird festgelegt und sorgfältig vorbereitet. Es werden Fertigkeiten eingeübt, die eine Veränderung des Cannabiskonsums einleiten und erleichtern (z. B. Auslöserkontrolle, Aufbau von Verhaltensalternativen, Umgang mit Entzugsbeschwerden). Um den Therapieerfolg zu sichern, widmet sich das Programm in den folgenden 6 Sitzungen der Be-

wältigung von starkem Verlangen, der Rückfallprophylaxe, psychosozialem Problemlösen, der Komorbidität sowie dem Training sozialer Kompetenzen (z. B. beim Ablehnen von Cannabisangeboten).

Charakteristisch für die CANDIS-Therapie sind zum einen die spezifischen Therapieinhalte einer jeden Sitzung, zum anderen die klar strukturierte Anleitung zur Veränderung und Behandlung der Cannabisproblematik. Ihre Wirksamkeit und Akzeptanz wurden sowohl unter Forschungsbedingungen als auch in Einrichtungen der ambulanten Suchthilfe belegt.

Niederschwellige Ansätze. In den letzten Jahren wurden auch niederschwellige Ansätze zur Behandlung von Cannabisstörungen entwickelt, erprobt und in die deutsche Suchthilfe transferiert, zum Beispiel das internetbasierte Cannabisausstiegsprogramm „Quit the Shit" (www.drugcom.de) oder die Kurzintervention „Realize it" (www.realize-it.org). Das Training „CAN Stop" stellt als gruppentherapeutisches Format eine Ergänzung der bisher einzeltherapeutisch orientierten Ansätze dar (www.canstop.med.uni-rostock.de).

Qualifizierte stationäre Therapie. Cannabisabhängigkeit wird in der Regel ambulant behandelt. Eine qualifizierte stationäre Behandlung richtet sich nach der Schwere des Entzugssyndroms und/oder der Folgestörungen, der Rückfallgefährdung und der häufig vorhandenen psychischen Störungen. In den letzten Jahren hat der Anteil an Patienten mit cannabisbezogenen Störungen in den stationären Rehabilitationseinrichtungen für Suchtkranke sowie den kinder- und jugendpsychiatrischen Suchtkliniken stark zugenommen.

Üblicherweise werden eklektische Ansätze vertreten. In stationären Einrichtungen kommen folgende Therapieelemente zum Einsatz: Einzel- und Gruppentherapie, Entspannungsverfahren, Selbstsicherheitstraining, soziales Training, Rückfallmanagement, Arbeits- und Beschäftigungstherapie, Unterrichtsprogramme (Schule, Berufsorientierung, Suchtkunde), soziale Hilfen, freizeitpädagogische Aktivitäten.

Hinsichtlich der Behandlungsdauer haben sich zwei Varianten durchgesetzt: Kurztherapien mit einer Behandlungsdauer von 3–6 Monaten und Langzeittherapien mit 12- bis 18-monatiger Behandlungsdauer. Bei jüngeren Patienten mit erheblichen Entwicklungsdefiziten ist eine Langzeitbehandlung üblich (Thomasius u. Stolle 2008).

Etablierte pharmakotherapeutische Konzepte zur Rückfallprophylaxe existieren bisher noch nicht (Bonnet et al. 2004).

■ Ecstasy

Bei Personen, die sich wegen Ecstasymissbrauchs oder -abhängigkeit in eine Behandlung begeben, sind weit überwiegend weitere Störungen durch psychotrope Substanzen zu diagnostizieren. Aus diesem Grunde und weil kontrollierte Studien zur Behandlung von ecstasybezogenen Störungen zu selten sind, um daraus spezifische evidenzbasierte Behandlungsleitlinien ableiten zu können, muss auf die Postakutbehandlung in den Kapiteln zu Kokain (s. 3.5), Psychostimulanzien (s. 3.7) bzw. polyvalentem Konsum (s. 3.10) verwiesen werden.

In der vorliegenden Behandlungsleitlinie zu den Störungen durch Ecstasy finden sich Hinweise für die pharmakologische Postakutbehandlung (vgl. Thomasius u. Gouzoulis-Mayfrank 2006). Bei protrahierten induzierten *Angststörungen* oder *depressiven Störungen* sind in Abhängigkeit vom klinischen Zielsyndrom Antidepressiva aus der Gruppe der Serotonin-Wiederaufnahmehemmer und vorübergehend zusätzlich sedierende Neuroleptika oder Antidepressiva indiziert. Bei Therapieresistenz kommen auch befristet Benzodiazepine infrage. Bei protrahierten *psychotischen Zustandsbildern* sollten ebenfalls vorübergehend Benzodiazepine eingesetzt werden.

Literatur

American Psychiatric Association (APA). Diagnostic and Statistical Manual of Mental Disorders. 4th ed. Washington, DC: American Psychiatric Association; 1994

Bandura A. Social Learning Theory. Englewood Cliffs, New Jersey: Prentice Hall; 1977

Baylen CA, Rosenberg H. A review of the acute subjective effects of MDMA/ecstasy. Addiction 2006; 101: 933–947

Beck AT, Wright FD, Newman CF et al. Cognitive Therapy of Substance Abuse. New York: Guilford Press; 1993

Bedi G, Hyman D, de Wit H. Is ecstasy an „empathogen"? Effects of +-3,4-methylenedioxymethamphetamine on prosocial feelings and identification of emotional states in others. Biol Psychiatry early view DOI: 10.1016/j.biopsych.2010.08.003

Bonnet U, Harries-Hedder K, Leweke FM et al. AWMF-Leitlinie: Cannabis-bezogene Störungen. Fortschr Neurol Psychiatr 2004; 72: 318–329

Brunt TM, Poortman A, Niesink RJM et al. Instability of the ecstasy market and a new kid on the block: mephedrone. J Psychopharmacol online first DOI: 10.1177/0269881110378370

Budney AJ, Hughes JR, Moore BA et al. Review of the validity and significance of cannabis withdrawal syndrome. Am J Psychiatry 2004; 161 (11): 1967–1977

Copeland J, Swift W. Cannabis use disorder: epidemiology and management. Int Rev Psychiatry 2009; 21 (2): 96–103

Degenhardt L, Bruno R, Topp L. Is ecstasy a drug of dependence? Drug Alcohol Depend 2010; 107: 1–10

Denis C, Lavie E, Fatseas M et al. Psychotherapeutic interventions for cannabis abuse and/or dependence in outpatient settings. Cochrane Database of Systematic Reviews; 2006

Dennis ML, Titus JC, Diamond GH et al. The cannabis youth treatment (cyt) experiment: rationale, study design and analysis plans. Addiction 2002: 97(1): 16–34

DeWin MML, Jager G, Booij J et al. Sustained effects of ecstasy on the human brain: a prospective neuroimaging study in novel users. Brain 2008; 131: 2936–2945

Dilling H, Mombour W, Schmidt M, Hrsg. Internationale Klassifikation psychischer Störungen. ICD-10 Kapitel V (F). Klinisch-diagnostische Leitlinien. Bern: Huber; 2010

ElSohly MA, Slade D. Chemical constituents of marijuana: the complex mixture of natural cannabinoids. Life Sci 2005; 78(5): 539–548

EMCDDA/European Monitoring Center for Drugs and Drug Addiction. Annual Report 2009. The State of the Drugs Problem in Europe. Lisbon: EMCDDA; 2009a

EMCDDA/European Monitoring Center for Drugs and Drug Addiction. Selected Issue 2009. Polydrug use: Patterns and Responses. Lisbon: EMCDDA; 2009b

Grunau BE, Wiens MO, Brubacher JR. Dantrolene in the treatment of MDMA-related hyperpyrexia: a systematic review. CJEM 2010; 12 (5): 435–442

Halpern JH, Sherwood AR, Hudson JI et al. Residual neurocognitive features of long-term ecstasy users with minimal exposure to other drugs. Addiction 2011: 106 (4): 777–786

Hoch E, Lieb R. Substanzmissbrauch und -abhängigkeit. In: Margraf J, Schneider S, Hrsg. Lehrbuch der Verhaltenstherapie. Bd. 3. Berlin: Springer; 2009

Hoch E, Zimmermann P, Henker J et al. Modulare Therapie von Cannabisstörungen. Das CANDIS-Programm. Göttingen: Hogrefe; 2010

Kalechstein AD, De la Garza IIR, Mahoney III JJ et al. MDMA use an neurocognition: a meta-analytic review. Psychopharmacology 2007; 189: 531–537

Kessler RC, Merikangas KR. The National Comorbidity Survey Replication (NCS-R). Int J Methods Psychiatric Res 2004; 13: 60–68

Kish SJ, Lerch J, Furukawa Y et al. Decreased cerebral cortical serotonin transporter binding in ecstasy users: a positron emission tomography/(11C)DASB and structural brain imaging study. Brain 2010; 133: 1797–1779

Kraus L, Pfeiffer-Gerschel, Papst A. Cannabis und andere illegale Drogen: Prävalenz, Konsummuster und Trends. Ergebnisse des Epidemiologischen Suchtsurveys 2006. Sucht 2006; Sonderheft 1, S16–S25

Marlatt GA, Gordon JR. Relapse Prevention: Maintenance Strategies in the Treatment of addictive Behaviors. New York: Guilford Press; 1985

Miller WR, Rollnick S. Motivational Interviewing: preparing People for Change. Guilford Press, New York; 2002

National Institute on Drug Abuse (NIDA). Marijuana Abuse. Research Report Series. Bethesda, Maryland: National Institute of Health; 2005

Perkonigg A, Pfister H, Lieb R et al. Problematischer Konsum illegaler Substanzen, Hilfesuchverhalten und Versorgungsangebote in einer Region. Suchtmedizin 2004; 6 (1): 22–31

Perkonigg A, Goodwin RD, Fiedler A et al. The natural course of cannabis use, abuse and dependence during the first decades of life. Addiction 2008; 103: 439–449

Petersen KU, Thomasius R. Auswirkungen von Cannabiskonsum und -missbrauch. Eine Expertise zu gesundheitlichen und psychosozialen Folgen. Ein systematisches Review der international publizierten Studien von 1996–2006. Lengerich: Pabst Science Publishers; 2007

Petersen KU, Thomasius R. Ecstasy. Welche Bedeutung haben aktuelle Forschungsergebnisse für die Beratung und Behandlung von Konsumenten synthetischer Drogen? Sucht aktuell 2002; 9 (2): 43–47

Pfeiffer-Gerschel T, Kipke I, Flöter S et al. Bericht 2009 des nationalen REITOX-Knotenpunkts an die EBDD, Deutschland: Neue Entwicklungen, Trends und Hintergrundinformationen zu Schwerpunktthemen, Drogensituation 2008/2009. München: IFT Institut für Therapieforschung; 2009

Rosenson J, Smollin C, Sporer KA et al. Patterns of Ecstasy-associated hyponatriemia in Calfornia. Ann Emerg Med 2007; 49 (2): 146–171

von Sydow K., Lieb R, Pfister H et al. Use, abuse and dependence of ecstasy and related drugs in adolescents and young adults – a transient phenomenon? Results from a longitudinal community study. Drug & Alcohol Dependence 2002; 66: 147–159

Thomasius R, Petersen KU, Zapletalova P et al. Mental disorders in current and former heavy ecstasy (MDMA) users. Addiction 2005; 100: 1310–1319

Thomasius R, Gouzoulis-Mayfrank E. Psychische und verhaltensbezogene Störungen durch Kokain, Amphetamine, Ecstasy und Halluzinogene. In: Schmidt LG, Gastpar M, Falkai P, Gaebel W, Hrsg. Evidenzbasierte Suchtmedizin – Behandlungsleitlinie Substanzbezogene Störungen. Köln: Deutscher Ärzte-Verlag; 2006: 241–270

Thomasius R, Zapletalova P, Petersen K et al. Mood, cognition and serotonin transporter availability in current and former ecstasy (MDMA) users: the longitudinal perspective. J Psychopharmacol 2006; 20 (2): 211–225

Thomasius R, Stolle M. Diagnostik und Behandlung psychischer Störungen durch Cannabis. Psychiatrie und Psychotherapie up2date 2008; 2: 225–241

Thorndike E. The Fundamentals of Learning. New York: Teachers College Press; 1932

Yamamoto BK, Moszczynska A, Gudelsky GA. Amphetamine toxicities. Classical and emerging mechanisms. Ann N.Y. Acad Sci 2010; 1187: 101–121

3.4 Opiate

Norbert Scherbaum

3.4.1 Substanzcharakteristik

■ Herkunft, Pharmakologie

Zentrales Charakteristikum von Opiaten und Opioiden ist ihre Wirkung als Agonist am μ-Rezeptor des körpereigenen Opiatsystems.

Opiate. Als Opiate bezeichnet man jene μ-Rezeptor-Agonisten, die aus Opium gewonnen werden bzw. auf der Basis des Opiums durch Weiterverarbeitung entstehen. Opium wiederum ist der eingetrocknete Milchsaft der unreifen Kapseln des Schlafmohns (Papaver somniferum). Die bekanntesten Opiate sind *Morphium* (Morphin), *Heroin* und *Codein*. Anfang des 19. Jahrhunderts isolierte der deutsche Apotheker Sertüner Morphin aus Opium. 1898 wurde Heroin von der Firma Bayer in den Handel gebracht. Heute wird bereits in den Anbauländern des Schlafmohns Heroin aus dem Rohstoff produziert. Das in Deutschland im Drogenhandel verfügbare Heroin stammt zurzeit vor allem aus Afghanistan. Weitere Anbauländer des Schlafmohns sind unter anderem die Länder des Goldenen Halbmonds (Birma, Laos, Thailand), Pakistan sowie Länder in Mittel- und Südamerika wie Mexiko und Kolumbien.

Heroin wurde Anfang des 20. Jahrhunderts als Mittel zum Morphinentzug, als Analgetikum angeblich ohne Suchtpotenz, als Antitussivum (Hustenmittel) sowie als Antidepressivum vertrieben (Geschwinde 2003). Heroin (Diacetylmorphin) entsteht durch Azetylierung von Morphin (Morphium). Es ist lipophiler als Morphin und überwindet daher leichter die Blut-Hirn-Schranke. Im Gehirn wird Heroin dann enzymatisch wieder in Morphin verwandelt. Heroin ist daher im gewissen Sinn eine besonders gute Transportform für die Aufnahme von Morphin in das Gehirn. Insbesondere bei intravenöser und inhalativer Anwendung von Heroin kommt es daher zu einer raschen Anflutung im Gehirn als Voraussetzung für den raschen Beginn der psychotropen Wirkung.

Die Halbwertszeit des Heroins wird mit etwa 6 Stunden angegeben. Wegen des raschen Abbaus von Heroin müssen Abhängige die Substanz mehrfach täglich einnehmen, um Entzugsbeschwerden zu verhindern. Morphin wird in unveränderter Form oder in seinen Metaboliten (Normorphin, Morphin-6-glucuronid) vorwiegend über die Niere (renal) ausgeschieden (Geschwinde 2003). Es kann über 2–4 Tage nach der letzten Einnahme im Urin nachgewiesen werden.

Opioide. Sie bezeichnen vollsynthetisch hergestellte μ-Rezeptor-Agonisten. Bekannte Vertreter sind beispielsweise das Substitutionsmittel Methadon sowie die Schmerzmittel *Fentanyl* und *Tilidin*. Die Entwicklung der Opioide verdankt sich zum Teil dem Versuch, Substanzen herzustellen, die zwar die analgetische Wirkung der Opiate besitzen, nicht aber deren suchterzeugende Wirkung. Dieser Versuch ist bislang gescheitert.

■ Wirkungen, Nebenwirkungen

Der Schlafmohn war im alten Ägypten, in der alten chinesischen Medizin sowie in der antiken Medizin bereits als Heilpflanze bekannt (Seefelder 1996). Genutzt wurde seine schmerzstillende Wirkung; der Schlafmohn wurde aber auch bei Durchfall und Husten eingesetzt. Die Mohnkapsel war das Symbol des griechischen Schlafgottes Morpheus, ein Hinweis auf die antike Kenntnis der betäubenden Wirkung des Schlafmohns. Im 19. Jahrhundert wurde die Opiumkur bei depressiven Störungen eingesetzt (Weber u. Emrich 1988). Heute werden medizinisch vor allem die analgetische und die hustenstillende (antitussive) Wirkung (vor allem Codein) von Opiaten genutzt (Tab. 3.**19**).

Nebenwirkungen sind Sedierung, Atemdepression, Bradykardie, Blutdruckminderung, Pupillenverengung (Miosis) und Verstopfung (Obstipation). Insbesondere bei Beginn des Konsums kann es zu Übelkeit mit Brechreiz bzw. Erbrechen kommen. Langfristig sind Opiate eher antiemetisch wirksam. Bei Überdosierung oder Kombination mit anderen sedierenden Substanzen besteht die Gefahr einer vital bedrohlichen Atemdepression

Tabelle 3.**19** Wirkungen von Opiaten.

Wirkungen von Opiaten
Analgesie (Schmerzlinderung)
Sedierung
Atemdepression
antitussive (hustenstillende) Wirkung
emetische Wirkung (Früheffekt)
antiemetische Wirkung (Späteffekt)
Miosis
Obstipation
Verzögerung der kardialen Reizleitung (QTc-Zeit-Verlängerung im EKG)
Verzögerung der Magenentleerung (Pyloruskonstriktion)
Steigerung des Tonus der Muskulatur von Harn- und Gallenblase (mögliche Komplikationen: Harnverhalt und Harnblasen- und Gallenblasenkoliken)

(s. unten). Auch die toxischen Wirkungen des Opiums wurden bereits in der Antike beschrieben. So sollen sich Römer mit Opium umgebracht haben (Schmidbauer u. vom Scheid 2003).

Für die Entwicklung einer *Opiatabhängigkeit* sind insbesondere zwei pharmakologische Eigenschaften von Opiaten von Bedeutung (Kreek 2008):

Opiatinduzierte Inhibition GABA-erger Neurone des ventralen Tegmentums. Durch die Inhibition GABA-erger Neurone im ventralen Tegmentum, einer anatomischen Struktur im Mittelhirn, wird wiederum die hemmende Wirkung dieser Neurone auf dopaminerge Neurone reduziert. In der Summe führen Opiate somit zu einer erhöhten Aktivität der dopaminergen Neurone des Belohnungssystems, die vom ventralen Tegmentum zum Nucleus accumbens sowie zum präfrontalen Kortex projizieren. Der Aktivität dieser Neurone werden als psychisches Korrelat die angenehmen (verstärkenden) Wirkungen von Suchtmitteln zugeordnet.

Bei langfristiger Einnahme von Heroin (und auch anderen Suchtmitteln) verändert sich die Aktivität des Belohnungssystems: Die Aktivierung folgt jetzt nicht nur nach Beendigung einer befriedigenden Handlung, vielmehr wird das Belohnungssystem bereits aktiv bei Wahrnehmung

von Hinweisreizen („Cues"), die die Möglichkeit einer befriedigenden Handlung anzeigen. Zugunsten solcher Hinweisreize wird die Aufmerksamkeit verzerrt (Robinson u. Berridge 2000). Im Alltag eines Drogenabhängigen dürften wichtige Hinweisreize zum Beispiel Charakteristika von Orten sein, an denen er üblicherweise Heroin kauft oder konsumiert, aber auch der Anblick anderer Drogenabhängiger. Diese Hinweisreize können dann das Verlangen (Craving) nach dem Suchtmittelkonsum bzw. der Suchtmittelwirkung auslösen. Zudem wird angenommen, dass die Bewertung und Kontrolle suchtmittelbezogener Handlungsimpulse durch den präfrontalen Kortex bei manifester Abhängigkeit eingeschränkt ist (Goldstein u. Volkow 2002).

Dämpfung der noradrenergen Aktivität des Nucleus coeruleus. Opiate dämpfen die Aktivität des Nucleus coeruleus, eines wichtigen Kerns zur Regulierung der Aktivität des sympathischen Nervensystems. Durch diese Dämpfung der sympathischen Aktivität dominiert in der Intoxikation der Parasympathikus, erkennbar an Symptomen wie Bradykardie, Blutdrucksenkung oder eng gestellten Pupillen (Miosis). Die Dämpfung des Sympathikus wird bei chronischer Opiateinnahme durch veränderte intrazelluläre Prozesse in den Zellen des Locus coeruleus kompensiert, so dass Noradrenalin dann trotz dauernden Opiateinflusses wieder in ausreichendem Ausmaß ausgeschüttet wird. Bei Absetzen des Opiats im Entzug geht die dämpfende Wirkung auf die Aktivität des Nucleus coeruleus verloren, so dass eine Rebound-Hyperaktivität des sympathischen Nervensystems auftritt. Typische Symptome des Entzugs sind daher Tachykardie, Erhöhung des systolischen Blutdrucks und Weitstellung der Pupillen (Mydriasis). Der Abhängige lernt in seiner Suchtgeschichte, dass er Entzugssymptome durch neuerlichen Suchtmittelkonsum wirksam dämpft.

3.4.2 Epidemiologie

China. Eine epidemische Opiumabhängigkeit bestand in China im 19. Jahrhundert bis zur Mitte des 20. Jahrhunderts, als die Kommunisten dort die Herrschaft übernahmen. Historisch denkwürdig ist hierbei die Tatsache, dass die chinesische Regierung im 19. Jahrhundert versuchte, durch einen Einfuhrstopp von Opium das medizinische und soziale Problem der Opiumabhängigkeit in den Griff zu bekommen. Allerdings erzwang Großbritannien im Ersten Opiumkrieg (1839–1842) die fortgesetzte Einfuhr, um damit den lukrativen Absatzmarkt China für das in der englischen Kolonie Indien produzierte Opium zu sichern.

Mitteleuropa. Morphin wurde Anfang des 19. Jahrhunderts als wirksame Substanz des Opiums isoliert. Die Entwicklung der Injektionsspritze ermöglichte dann dessen intravenöse Anwendung. Dies geschah massenhaft erstmals bei der Schmerzbehandlung von Soldaten im Deutsch-Französischen Krieg 1870/71. Dass viele so behandelte Soldaten schließlich morphinabhängig wurden, wurde auch öffentlich bekannt. Neben Soldaten kamen in Mitteleuropa abhängige Konsumenten von Opiaten vor allem aus der Gruppe der Medizinalpersonen (Ärzte, Apotheker, medizinische Hilfsberufe), die einen leichteren Zugang zu Opiaten hatten als die Allgemeinbevölkerung. Erst seit den 1960er-Jahren ist die Opiatabhängigkeit in Mitteleuropa epidemisch.

Deutschland. Aktuell wird die Zahl von Opiatabhängigen in Deutschland auf 180 000 geschätzt (zur Epidemiologie in Deutschland: Kraus et al. 2005, 2008). Hierbei fällt der *Erstkonsum* von Heroin meist in das späte Jugend- und frühe Erwachsenenalter. In der Regel haben junge Erwachsene zu Beginn ihres Heroinkonsums bereits eine Reihe anderer psychotroper Substanzen konsumiert, insbesondere Nikotin, Alkohol und Cannabis, zum Teil sind sie bei Beginn des Heroinkonsums bereits von anderen psychotropen Substanzen abhängig.

Nach epidemiologischen Daten aus der Schweiz ist die *Inzidenz* (Zahl der Neuerkrankungen pro Jahr) der Heroinabhängigkeit dort in den letzten Jahren gesunken (Nordt u. Stohler 2006). Dies könnte auch für Deutschland gelten. Zugleich ist die *Mortalität* der Heroinabhängigkeit in einem ausgebauten Hilfesystem, also in einem Hilfesystem, das neben abstinenzorientierten Angeboten auch die Substitutionsbehandlung und sogenannte niederschwellige Hilfen wie Notschlafstätten oder Spritzenaustauschprogramme umfasst, wohl rückläufig. Insgesamt resultiert hieraus mutmaßlich, dass die Heroinabhängigen in Deutschland eine zahlenmäßig konstante und alternde Gruppe sind. Die Opiatabhängigkeit ist – wie die meisten anderen substanzbezogenen Abhängigkeiten – eine männerwendige Erkrankung.

Über den Konsum von Heroin bei *Minderjährigen* liegen wenig gesicherte Daten vor. Im epidemiologischen Suchtsurvey (zuletzt Kraus et al. 2008) wurden nur Erwachsene befragt, so dass bei Differenzierung des Konsumverhaltens nach Altersgruppen die 18- bis 20-Jährigen die jüngste Altersgruppe bilden. Unklar ist ebenfalls, ob neben der Heroinabhängigkeit in relevantem Ausmaß auch Abhängigkeiten von anderen Opiaten bzw. Opioiden aktuell in Deutschland auftreten.

■

Die starke Zunahme der Verschreibung von Opiatanalgetika in Deutschland in den letzten 15–20 Jahren ist sicherlich Zeichen für eine verbesserte analgetische Behandlung, insbesondere von Patienten mit Krebserkrankungen. Allerdings ist nicht auszuschließen, dass diese Zunahme teilweise auch ein Hinweis auf das wachsende Problem eines schädlichen oder abhängigen Konsums dieser Substanzen ist (Scherbaum et al. 2009).

■

3.4.3 Abhängigkeitsentwicklung

Die gewünschte psychotrope Wirkung von Opiaten wird von Konsumenten als wohlige Gleichgültigkeit, verbesserte Stimmung oder Angstlösung beschrieben. Heroin, das am häufigsten missbräuchlich angewendete Opiat, wird intravenös oder inhalativ aufgenommen. Opium wird insbesondere in den Anbauländern des Schlafmohns auch über Opiumpfeifen aufgenommen, es kann aber auch gegessen und in Teezubereitung eingenommen werden.

Psychische Abhängigkeit. Zentrales Kriterium der psychischen Abhängigkeit ist das *Craving*, also das unwiderstehliche Verlangen nach Suchtmittelkonsum bzw. -wirkung. Dies ist bei Heroinabhängigen besonders stark ausgeprägt, so dass sie in der Regel schwerwiegende Nachteile für ihre körperliche und seelische Gesundheit sowie für ihre soziale Integration in Kauf nehmen, um den Suchtmittelkonsum fortzusetzen.

Heroin kann in Deutschland nicht legal erworben werden. Eine Ausnahme bilden einzelne Institutionen, die eine ärztliche Heroinverschreibung anbieten. Die meisten Abhängigen müssen Heroin auf dem Schwarzmarkt erwerben. Die für einen langfristigen täglichen Konsum hierfür notwendigen Geldmittel sind für die meisten Drogenabhängigen nur durch illegale Aktivitäten oder durch Prostitution beschaffbar. Durch die *Beschaffungskriminalität* geraten die meisten Opiatabhängige in Konflikt mit dem Gesetz. Zahlreiche mit der Opiatabhängigkeit assoziierte Probleme wie juristische Belastung, soziale Desintegration sowie Infektionen mit dem Hepatitis-C- oder dem HI-Virus sind weniger eine direkte Folge des abhängigen Konsums von Heroin, als eher eine Folge der Bedingungen, unter denen der Konsum stattfindet.

Körperliche Abhängigkeit. Neben der psychischen Abhängigkeit bestehen in aller Regel Zeichen der körperlichen Abhängigkeit, nämlich *Toleranzentwicklung* und *Entzugsbeschwerden*. Bei längerfristiger Einnahme gewöhnt sich der Körper an die Substanz, indem er durch gegenregulatorische Maßnahmen die Wirksamkeit der Opiate herabsetzt (s. oben). Dies führt im Sinne einer Toleranzentwicklung dazu, dass der Süchtige zunehmend höhere Dosen einnehmen muss, um die gewünschte psychotrope Wirkung zu erzielen (Toleranzentwicklung). Gegenregulatorische Mechanismen des Nucleus coeruleus gegen die die sympathische Aktivität dämpfende Wirkung von Opiaten führen zu einer kompensatorisch verstärkten Noradrenalinausschüttung. Entzugsbeschwerden beim Absetzen der Opiateinnahme können daher als sympathische Rebound-Hyperaktivität erklärt werden (s. oben).

Risikofaktoren. Die Ätiologie der Opiatabhängigkeit ist komplex. Wesentliche Faktoren sind beispielsweise schwerwiegende Benachteiligungen in der kindlichen Entwicklung bzw. ein devianter Lebensstil im Jugendalter, komorbide psychische Erkrankungen sowie eine genetische Disposition. Oft ergänzen sich verschiedene Risikofaktoren ungünstig, insbesondere bei Kindern von Eltern mit substanzbezogenen Störungen.

Schließlich unterliegt die Erkrankung oft auch einer ungünstigen Eigendynamik. So entwickelt sich als Teil der Abhängigkeit ein Entzugssyndrom beim Absetzen des Suchtmittels; dies wiederum disponiert zur Fortsetzung des Konsums, um die Entzugsbeschwerden zu vermeiden. Auch vermindern die körperlichen und sozialen Folgen der Opiatabhängigkeit wie zum Beispiel das Fehlen von Schul- und Berufsausbildung oder die Belastung mit Vorstrafen bei dieser chronisch verlaufenden Erkrankung die Chancen einer sozialen Integration und damit auch den individuellen Gewinn an Lebensqualität beim Erreichen der Abstinenz.

Komorbide psychische Störungen. Im Vordergrund der Wahrnehmung von Drogenabhängigen stehen oft deren dramatische psychosoziale Probleme wie Armut, Strafverfolgung und Wohnungslosigkeit. Dies kann dazu führen, dass die begleitenden psychiatrischen Erkrankungen nicht ausreichend diagnostiziert und behandelt werden. In bevölkerungsbasierten Untersuchungen hatten mehr als die Hälfte der Probanden mit einer drogenbezogenen Störung in ihrer Lebenszeit auch an einer psychischen Erkrankung gelitten. Damit war ihr Risiko für eine psychische Erkrankung um mehr als das Vierfache höher als für Probanden ohne drogenbezogene Störung in der Anamnese (Regier et al. 1990). Untersuchungen zufolge leiden Opiatabhängige mehrheitlich neben der Opiatabhängigkeit unter komorbiden psychischen Störungen, insbesondere weiteren suchtmittelbezogenen Störungen, Persönlichkeitsstörungen und affektiven Störungen (Brooner et al. 1997, Krausz et al. 1998, Verheul et al. 2001).

Begleitende psychische Störungen verschlechtern die Prognose einer substanzbezogenen Störung, zum Beispiel im Hinblick auf eine erhöhte Rückfallgefahr bei abstinenzorientierter Behandlung oder auf die Gefährdung der sozialen Integration (Ross 2008). Hierbei ist in der retrospektiven klinischen Bewertung nicht immer zu klären, ob die wiederholte Einnahme des Opiats im Sinne einer verfehlten „self-medication" zur Entwicklung der Opiatabhängigkeit führte (Khantzian 1997), oder ob die psychische Erkrankung Folge der Opiatabhängigkeit ist.

Genetische Faktoren. Opiatabhängigkeit ist auch eine genetisch bedingte Erkrankung (Gelernter u. Kranzler 2008). Hierbei ist – ebenso wie bei Abhängigkeit von anderen Substanzen – jenseits dieses grundsätzlichen Befundes noch vieles unklar. Bei einem anzunehmenden polygenen Erbgang sind Gene, die generell zur Entwicklung eines Abhängigkeitssyndroms disponieren, zu unterscheiden von Genen, die speziell zur Entwicklung der Opiatabhängigkeit disponieren. Zudem unterliegt die Manifestation des Risikos noch einer unzureichend verstandenen Gen-Umwelt-Interaktion. Bei genomweiten Assoziationsstudien konnten einzelne Genloci mit der Opiatabhängigkeit in Verbindung gebracht werden (z. B. Gelernter et al. 2006). Hier wäre allerdings zu klären, welche Funktion entsprechende Gene im Kontext einer Opiatabhängigkeit haben können.

3.4.4 Akuttherapie

Vital bedrohliche Intoxikationen. Die Opiatintoxikation ist aufgrund der atemdepressorischen Wirkung von Opiaten mit dem Risiko einer vitalen Bedrohung verbunden. Zudem beeinflussen Opiate das kardiale Reizleitungssystem (Verlängerung der QTc-Zeit im EKG) mit dem Risiko von vital bedrohlichen Herzrhythmusstörungen. Offenkundig werden jedoch häufig Opiate konsumiert, ohne dass eine vital bedrohliche Situation entsteht. Hierzu trägt mutmaßlich die Toleranzentwicklung im Rahmen der Abhängigkeit bei. Opiatabhängige vertragen Heroin oder Methadon in Dosen, die für einen opiatnaiven Menschen meist lebensgefährlich wären.

Vital bedrohliche Intoxikationen können insbesondere bei gleichzeitigem Konsum anderer sedierender Substanzen wie Alkohol oder Benzodiazepinen entstehen. Ein besonderes Risiko entsteht im Zusammenhang mit längeren Abstinenzphasen, zum Beispiel durch Haftaufenthalt oder mehrmonatige stationäre Behandlung in einer Rehabilitationsklinik. Durch mehrmonatige Abstinenz ist die zuvor ausgeprägte Toleranzentwicklung wieder rückläufig. Dies bedeutet, dass eine Heroin- oder Methadondosis, die vor Antritt von Haft oder rehabilitativer Behandlung ohne Lebensgefahr vertragen wurde, jetzt eine Überdosis darstellt. Analoges gilt für den Rückfall nach einer Behandlung mit dem Opiatblocker Naltrexon (s. unten). Ein weiterer Risikofaktor für vital bedrohliche Intoxikationen sind komorbide internistische Erkrankungen (z. B. Atemwegserkrankungen und kardiopulmonale Vorschädigungen).

■ Die schwerwiegende Opiatintoxikation ist ein intensivmedizinischer Notfall. ■

Maßnahmen. Es gelten daher die üblichen Notfallmaßnahmen wie ABC-Regel, Legen eines intravenösen Zugangs und stationäre Aufnahme zur Behandlung und Überwachung auf einer Intensivstation. Symptome einer akuten Opiatüberdosierung sind Koma, Miosis, langsame Atmung (reduziert auf 2–4 Atemzüge pro Minute, unter Umständen unregelmäßig), verminderte Sauerstoffsättigung (Zyanose), kalte trockene Haut, niedrige Körpertemperatur, Tonusverlust der Skelettmuskulatur, Areflexie und eventuell Pyramidenbahnzeichen.

Bei vital bedrohlicher Atemdepression ist eine Intubation umgehend durchzuführen. Durch die intravenöse (notfalls auch intramuskuläre und subkutane) Gabe des Opiatblockers Naloxon können die klinischen Symptome der Opiatüberdosierung durchbrochen werden. Hierbei ist jedoch zu berücksichtigen, dass die Wirkdauer des Naloxon von circa 15–90 Minuten deutlich kürzer ist als die Halbwertszeit von Heroin und von Substitutionsmitteln wie Methadon. Daher ist eine mehrstündige Überwachung des Patienten notwendig (Scherbaum et al. 2008).

3.4.5 Postakuttherapie

■ Grundsätzliches

Bei der langfristigen Behandlung der Opiatabhängigkeit werden grundsätzlich zwei Therapieoptionen unterschieden:
- abstinenzorientierte Behandlung
- Substitutionsbehandlung

Zwischen diesen beiden Behandlungsformen gibt es keine eindeutige Differenzialindikation. In der Versorgungsrealität ist etwa die Hälfte der Opiatabhängigen in Deutschland in Substitutionsbehandlung.

In der klinischen Praxis geben folgende Kriterien eine Orientierung bei der Differenzialindikation: *Jungen Patienten* wird eher eine abstinenzorientierte Behandlung empfohlen, insbesondere dann, wenn sie erst über einen kurzen Zeitraum opiatabhängig und (noch) nicht massiv von gesundheitlichen und sozialen Suchtfolgeschäden belastet sind.

Patienten mit *chronifizierten* Verläufen der Abhängigkeit, vor allem mit schwerwiegenden gesundheitlichen und sozialen Suchtfolgeschäden, sind mit einer abstinenzorientierten Behandlung oft überfordert. Ihnen wird daher eher eine Substitutionsbehandlung empfohlen. Schließlich ist auch die Präferenz des Patienten bei der Auswahl der Behandlungsstrategie von großer Bedeutung.

Komorbide psychische Erkrankungen geben nur eine Orientierung bei der Differenzialindikation. Einerseits kann die psychische komorbide Störung (z. B. eine schizophrene Psychose) den Patienten so in seinen sozialen und kognitiven Fähigkeiten einschränken, dass er mit einer abstinenzorientierten Behandlung überfordert ist. Zum anderen kann die Behandlung einer komorbiden psychischen Störung (z. B. einer komorbiden Persönlichkeitsstörung) in einem geschützten und abstinenten Raum, den Patienten so stärken, dass ihm ein abstinenter Lebensstil gelingen kann. Die Schwangerschaft ist eine Indikation zur Substitutionsbehandlung. Insbesondere Entzüge im 1. und 3. Trimenon sind mit Spontanabort in der Frühschwangerschaft bzw. dem Auslösen vorzeitiger Wehen verbunden (Wolstein et al. 1998).

Die langfristige Behandlung Opiatabhängiger – insbesondere die Substitutionsbehandlung – ermöglicht in vielen Fällen die Behandlungsfähigkeit von Patienten mit *komorbiden somatischen Erkrankungen* wie Hepatitis C (Schäfer u. Berg 2005) und AIDS.

Tab. 3.20 zeigt eine Übersicht über die allgemeinen Behandlungsstrategien bei Opiatabhängigkeit.

■ Abstinenzorientierte Behandlung

Behandlung des Opiatentzugssyndrom

Entzugsbeschwerden. Wenn ein Abhängiger die Einnahme des Opiats beendet, treten in der Regel Entzugsbeschwerden auf. Typische Beschwerden des Opiatentzugs sind das Tränen der Augen, Rhinorrhö („laufende" Nase), Tachykardie, Steigerung des systolischen Blutdrucks, geweitete Pupillen (Mydriasis), Muskelschmerzen und Muskelzuckungen, Durchfall und Erbrechen sowie innere Unruhe und Suchtmittelverlangen (Tab. 3.21). Bei abruptem Absetzen von Heroin halten diese Beschwerden etwa für 4–7 Tage an, bei Absetzen von Methadon, das im Vergleich zu Heroin eine deutlich längere Halbwertszeit hat, dauern die Beschwerden etwa 10–21 Tage. Ein Teil der Beschwerden sind Ausdruck einer sympathischen Rebound-Hyperaktivität nach Wegfall der dämpfenden Wirkung des Opiats auf die Aktivität des sympathischen Nervensystems (s. oben).

Bei der Behandlung des Opiatentzugssyndroms kann die Intensität des Entzugssyndroms durch

Tabelle 3.20 Behandlungsstrategien bei Opiatabhängigkeit (Übersicht).

Stufen von „harm reduction" über Betreuung bei chronischer Erkrankung bis zur Therapie mit dem Ziel der Heilung
Überlebenshilfen (niederschwellige Hilfen)
• Nadelaustauschprogramme
• Drogenkonsumräume
• Notschlafstätten
• aufsuchende Sozialarbeit (street work)
ärztliche Heroinverschreibung
Substitutionsbehandlung (kontrollierte Abhängigkeit)
• unterschieden nach Substitutionsmitteln (Methadonrazemat, Levomethadon, Buprenorphin, Buprenorphin plus Naloxon)
• unterschieden nach Intensität der psychosozialen Betreuung
• unterschieden nach Intensität der psychiatrischen Begleitbehandlung
• unterschieden nach Intensität der somatischen Begleitbehandlung
• unterschieden nach Dauer
– Überbrückungssubstitution vor Aufnahme einer abstinenzorientierten Behandlung
– langfristige Substitution
• Substitution in der Schwangerschaft
abstinenzorientierte Behandlung
• (qualifizierte stationäre) Entzugsbehandlung
• stationäre (seltener ambulante) rehabilitative Behandlung
• ambulante naltrexongestützte Behandlung
• Nachsorge
• Selbsthilfegruppen

eine klinische Untersuchung (z. B. Pupillenweite, Puls, Blutdruck) sowie durch vom Patienten auszufüllende Fragebögen (z. B. Short-Opiate-Withdrawal-Scale (SOWS) von Gossop (1990; deutsche Version: Heppekausen et al. 2003)) erfasst werden.

Behandlungskonzept. Es ist Teil der Entwicklung einer Abhängigkeit, dass der Abhängige lernt, die unangenehmen Entzugsbeschwerden durch neu-

Tabelle 3.**21** Symptome des Opiatentzugssyndroms.

Symptome des Opiatentzugssyndroms
Augentränen
Mydriasis (geweitete Pupillen)
Rhinorrhö („laufende" Nase)
Piloerektion („Gänsehaut")
Kältegefühl
Gähnen
Herzrasen
erhöhter Blutdruck
innere Unruhe
Schlafstörung
Schmerzen
Muskelkrämpfe, -zuckungen, -verspannungen
Knochen-/Muskelschmerz
Bauchkrämpfe
Übelkeit/Erbrechen
Durchfall

erlichen Suchtmittelkonsum zu lindern. Dieses Risiko besteht insbesondere dann, wenn im Lebensumfeld des Patienten Opiate leicht verfügbar sind. Vor diesem Hintergrund wurde das Konzept der qualifizierten stationären Entzugsbehandlung entwickelt. Im Schutzraum der Klinik können die Entzugsbeschwerden medikamentös wirksam gelindert werden. Angesichts der mangelnden Möglichkeit, an Heroin zu gelangen, ist das Heroinverlangen in der Regel gering.

Begleitend zur Behandlung des Entzugssyndroms werden eine Diagnostik im Hinblick auf komorbide somatische und psychische Störungen durchgeführt und entsprechende therapeutische Maßnahmen eingeleitet. Schließlich ist die Entzugsbehandlung nur ein Element in der therapeutischen Kette zur Opiatabstinenz. Daher werden am besten schon in der Vorbereitung der Entzugsbehandlung, aber auch fortgesetzt während der Entzugsbehandlung motivierende Interventionen durchgeführt, um den Patienten dazu zu bewegen, die abstinenzorientierte Behandlung nach Abschluss des Entzuges fortzusetzen, insbesondere durch Aufnahme einer Behandlung in einer Suchtfachklinik oder einer ambulanten naltrexongestützten Behandlung.

Opioidgabe. Zur medikamentösen Linderung von Entzugsbeschwerden wird in der Regel eine Behandlung mit einem Opioid in absteigender Dosierung bei begleitender symptomorientierter Medikation durchgeführt. Die Dosierung des Opioids erfolgt hierbei unter Berücksichtigung des Einzelfalls vorsichtig und unter engmaschiger klinischer Überwachung des Patienten. Das im Folgenden skizzierte Prozedere zur Dosierung bietet daher nur eine generelle Orientierung. Hat der Patient zuvor Heroin abhängig konsumiert, sollte er in den ersten beiden Tagen der Entzugsbehandlung schrittweise auf eine Dosis eines Substituts eingestellt werden, die die Entzugsbeschwerden wirksam lindert. Von dieser Ausgangsdosis erfolgt dann die schrittweise Reduktion. Es ist hierbei nicht möglich, aus den Angaben der Patienten zur täglich eingenommenen Heroinmenge eine Äquivalenzdosis des Methadons zu berechnen. Angesichts der oft beträchtlichen und dann noch im Ausmaß variablen Zumischungen von Streckmitteln zum Heroin müssen die Mengenangaben der Patienten skeptisch bewertet werden.

Sofern der Patient nicht akut intoxikiert ist, werden 10–20 mg Methadonrazemat verabreicht (zum Abdosierungsschema: Polydorou u. Kleber 2008). Im Tagesverlauf können dann weitere fraktionierte Gaben bei objektivierbaren Entzugsbeschwerden gegeben werden bis zu einer Gesamttagesdosis von 40 mg Methadon.

> Eine Gesamttagesdosis von 40 mg Methadon gilt als kritische Größe, da diese Dosis für Personen ohne Toleranzentwicklung für Opiate bereits tödlich sein kann.

Die Bewertung, ob eine einzelne Dosis die Intensität der Entzugsbeschwerden relevant beeinflusst, erfordert eine Wartezeit von 30–60 Minuten nach Einnahme. Am 2. Tag erfolgt morgendlich die Gabe der Gesamtdosis des Vortages. Auch hier ist eine weitere fraktionierte Gabe bei objektivierbaren Entzugsbeschwerden von 5–10 mg Methadon möglich. Die Gesamtdosis des 2. Tages ist die Morgendosis des 3. Tages. Von dieser Dosis erfolgt die schrittweise Abdosierung.

Abdosierung. Die Indikation zur Abdosierung, d. h. zur Beendigung einer Substitutionsbehandlung, erfordert eine kritische Prüfung. Unter Berücksichtigung der Prognose (s. unten) ist davon auszugehen, dass nur eine Minderheit von allenfalls 20 % der Opiatabhängigen das Ziel einer stabilen Abstinenz erreicht; zudem unterliegen selbst diese Personen langfristig einem beträchtlichen Rückfallrisiko. Die Abdosierung bei in der Substitutionsbehandlung üblichen Methadondosen von 80–120 mg pro Tag erfordert mehrere Monate. Die ersten Abdosierungsschritte bei Patienten in Substitutionsbehandlung können ambulant und in kleinen Schritten erfolgen, beispielsweise 5–10 mg pro Woche. Beim Erreichen einer Tagesdosis von etwa 25 mg Methadon ist mit ausgeprägteren Entzugsbeschwerden zu rechnen.

Wissend um die Intensivierung der Entzugsbeschwerden in der Spätphase der Abdosierung, werden Patienten zum Teil stationär aufgenommen. Unter stationären Bedingungen sind die Abdosierungsschritte analog zum Vorgehen bei der Heroinentgiftung, also zum Beispiel bei täglichen Methadondosen von größer 30 mg eine tägliche Reduktion um 10 mg, bei Dosen von 30 mg und darunter eine tägliche Reduktion von 5 mg.

Begleitmedikation. In Ergänzung zur Gabe von Opiaten in der Entzugsbehandlung können weitere Medikamente zur symptomorientierten Linderung von Entzugsbeschwerden eingesetzt werden. So dämpft der α_2-Agonist Clonidin wirksam Symptome des sympathischen Rebounds wie Herzrasen oder starke Schweißneigung. Gegen innere Unruhe und Schlafstörungen können sedierende Antidepressiva wie Doxepin und Trimipramin eingesetzt werden. Muskel- und Knochenschmerzen können durch nicht steroidale Antiphlogistika wie Diclofenac unter Magenschutz gelindert werden.

Einflussfaktoren. Die Intensität von Entzugsbeschwerden ist individuell durchaus variabel. Es gibt Hinweise darauf, dass zur interindividuellen Variabilität der Entzugsintensität neben sozioepidemiologischen und klinischen Faktoren wie Geschlecht und Planung einer Anschlussbehandlung schon vor Antritt der Entzugsbehandlung (z. B. Specka et al. 2010) auch genetische Faktoren beitragen (Lieb et al. 2009). Die angegebenen Schemata bieten daher nur eine grundsätzliche Orientierung. Im Einzelfall müssen die Dosierungsschritte des Opioids und die Begleitmedikation immer im Hinblick auf das Befinden des individuellen Patienten gewählt werden.

Von Bedeutung ist weiterhin, dass bei den meisten Patienten die stärksten Entzugsbeschwerden erst nach vollständiger Abdosierung des Opioids auftreten. Eine allzu frühe Entlassung – zum Beispiel am Tag der letzten Opioidgabe – ist demnach mit dem erheblichen Risiko verbunden, dass die Entzugssymptomatik in den Folgetagen zunimmt und der Patient mit Heroin zur Linderung der Entzugsbeschwerden rückfällig wird.

Erfolgskriterien. Erfolgskriterien für eine Entzugsbehandlung sind das Erreichen eines drogenfreien, insbesondere opiatfreien Drogenurinscreenings, die Linderung der Entzugsbeschwerden, das Verhindern von Komplikationen sowie die Vermittlung in eine Anschlussbehandlung (Mattick u. Hall 1996). Bei Ausschöpfung der zur Verfügung stehenden medikamentösen Strategien ist eine wirksame Linderung von Entzugsbeschwerden möglich (Scherbaum et al. 2004). Bei einer solchen Behandlung ist die Intensität der Entzugsbeschwerden oder des Heroincravings bei den Abbrechern der Entzugsbehandlung eher niedriger als bei den Patienten, die die Entzugsbehandlung erfolgreich und regulär mit der Vermittlung in eine abstinenzorientierte Anschlussbehandlung beenden (ebenda). Dies verweist auf die Bedeutung motivationaler Faktoren für den Erfolg einer Entzugsbehandlung.

Mehrfachabhängigkeit. Medizinische Komplikationen (z. B. Entzugskrampfanfälle oder -delirien) sind in der Regel nicht Komplikationen des Opiatentzugs, sondern Komplikationen des gleichzeitigen Entzugs von Benzodiazepinen oder Alkohol. Die Entzugsbehandlung weiterer Suchtmittel erfolgt nach den hierfür üblichen Regeln. Um den Patienten nicht zu überfordern, werden Entzüge bei mehrfacher Abhängigkeit oft sequenziell durchgeführt: So erfolgt zum Beispiel unter einer stabilen Dosis eines Opioids zunächst die Alkoholentzugsbehandlung, bevor in einem zweiten Schritt auch das Opioid schrittweise reduziert wird.

Entwöhnungsbehandlung

Bei der abstinenzorientierten Behandlung folgt auf die Entzugsbehandlung möglichst ohne Übergangsfrist die Entwöhnungsbehandlung. Diese wird in der Regel stationär in Suchtfachkliniken, zum Teil auch ambulant durchgeführt. Kostenträger der Entwöhnungsbehandlung ist in der Regel die Rentenversicherung. Im Sinne des Kostenträgers ist das Ziel der Behandlung die berufliche Rehabilitation: Der Abhängige soll zum Aufbau eines suchtmittelfreien Lebensstils befähigt werden und dann auch wieder für den Arbeitsmarkt zur Verfügung stehen.

Die Behandlung ist mehrmonatig angelegt. Wichtige Interventionen sind Psychotherapie (z.B. kognitiv-verhaltenstherapeutische Gruppenbehandlung und Rückfallprophylaxetraining) sowie psychosoziale Therapien wie Arbeits- und Ergotherapie. Bei Nachuntersuchungen über 1 Jahr beträgt die Abstinenzrate von Patienten nach Entwöhnungsbehandlung cirka 30–40% (Havemann-Reinecke et al. 2006). Zur Aufrechterhaltung des abstinenten Zustandes sind eine nachsorgende (ambulante) Behandlung im Sinne der Rückfallprophylaxe sowie der Besuch von Selbsthilfegruppen sinnvoll.

Naltrexongestützte Behandlung

Wirkungsweise, Wirksamkeit. Eine in Deutschland mögliche, in der Versorgung aber nur selten eingesetzte Alternative zur stationären suchtfachklinischen Behandlung ist die ambulante naltrexongestützte Behandlung. Hierbei wird in einem Gesamtbehandlungsplan, der insbesondere auch die Behandlung komorbider psychischer Störungen sowie eine sozialpädagogische Unterstützung umfasst, das Medikament Naltrexon eingesetzt. Naltrexon (Nemexin) ist ein Antagonist am μ-Rezeptor des körpereigenen Opiatsystems. Durch die Blockade des μ-Rezeptors bleibt bei Heroineinnahme die Heroinwirkung aus. Nach lerntheoretischem Konzept soll eine Handlung (hier die Heroineinnahme), auf die keine Verstärkung (hier keine Heroinwirkung) folgt, auf Dauer unterbleiben.

Die Wirksamkeit einer Naltrexonbehandlung ist gut belegt (Evidenzgrad 1a gemäß Cochrane-Einstufung; Havemann-Reinecke et al. 2006). Allerdings wurden die entsprechenden Untersuchungen in der Regel bei einer Klientel durchgeführt, die höher sozial integriert ist als Opiatabhängige in der Routineversorgung.

Voraussetzungen, Dosierung. Voraussetzung für eine Naltrexoneinstellung ist die vollständige Entgiftung von Opiaten. Eine vollständige Entgiftung kann angenommen werden, wenn der Patient nicht mehr über nennenswerte Entzugsbeschwerden klagt und das Drogenurinscreening negativ ist für die jeweils konsumierten Opiate. Dies ist circa 7 Tage nach dem letzten Heroinkonsum bzw. 10–14 Tage nach der letzten Methadoneinnahme der Fall.

Wird zu früh mit der Naltrexonbehandlung begonnen, droht dem Patienten die Provokation eines Entzugssyndroms. Zur Minimierung dieses Risikos wird zudem empfohlen, bei erstmaliger Naltrexongabe mit 25 mg (½ Tablette Nemexin 50 mg) zu beginnen. Wird hierdurch kein Entzugssyndrom ausgelöst, wird nach einer Stunde die restliche Dosis von 25 mg (½ Tablette) gegeben. Die übliche Tagesdosis beträgt 50 mg. Angesichts der langen Wirkdauer von Naltrexon können einzelne Tagesdosen nach stabiler Einstellung zusammengefasst werden, so dass zum Beispiel die wöchentliche Naltrexonmedikation aus montags 100 mg, mittwochs 100 mg und freitags 150 mg besteht.

Nebenwirkungen, Komplikationen. Nebenwirkungen wie Kopfschmerzen oder Müdigkeit sind insgesamt selten. Komplikationen der Behandlung beruhen vielmehr vorrangig auf unangemessenem Verhalten des Patienten. Hierbei ist der Patient insbesondere über folgende Komplikationen ausdrücklich aufzuklären:

- Unter der Einnahme von Naltrexon ist die übliche Heroindosis für den Abhängigen nicht wirksam. Ein Patient, der unbedingt die psychotrope Wirkung von Heroin verspüren will, könnte versucht sein, durch die Einnahme hoher Heroindosen die Wirkung des Naltrexon auszuschalten. Dies ist dann allerdings mit dem Risiko verbunden, dass die schließlich erfolgende Verdrängung von Naltrexon vom μ-Rezeptor durch die Einnahme hoher Heroindosen eine vital bedrohliche Intoxikation auslöst.
- Wegen der Toleranzentwicklung konsumieren Opiatabhängige in der Regel Opiate in solchen Dosen, die für opiatnaive Personen lebensbedrohlich wären. Durch eine längere Abstinenzphase, beispielsweise unter Naltrexonbehandlung, ist diese Toleranzentwicklung allerdings wieder rückläufig. Dies bedeutet, dass Patienten, die eine Naltrexonbehandlung beenden und dann mit Heroin rückfällig werden, das Risiko einer vital bedrohlichen Heroinüberdosie-

rung eingehen, wenn sie ihre übliche, im Lauf der Toleranzentwicklung etablierte Heroindosis einnehmen.

- Schließlich ist der Patient darüber aufzuklären, dass unter Naltrexon nicht nur die Wirkung von Heroin, sondern von Opiaten generell, d. h. auch von Opioidanalgetika, blockiert wird. Patienten in Naltrexonbehandlung sollten daher einen Naltrexonpass mit sich tragen, so dass bei einem eventuellen Notfall eine angemessene Analgesie vorgenommen wird.

■ Substitutionsbehandlung

Konzept der Substitution

Therapieziele, Gesamtbehandlungsplan. In Deutschland sind aktuell circa 50 % der Opiatabhängigen in Substitutionsbehandlung (EMCDDA 2008). Das Konzept dieser Behandlung (Übersicht: Scherbaum 2007) wurde Mitte der 1960er-Jahre in den USA entwickelt und erstmals erprobt (Dole u. Nyswander 1965): Da nur eine Minderheit der Opiatabhängigen das Ziel der langfristigen Abstinenz erreicht (s. Abschnitt „Prognose"), ist neben das Therapieziel „Abstinenz" das Therapieziel „kontrollierte Abhängigkeit" getreten. Letztere wird durch medizinische Gabe eines Opioids mit langer Halbwertszeit erreicht. Die Patienten sind weiterhin opiatabhängig, aber nicht mehr heroinsüchtig. Durch die agonistische Wirkung am μ-Rezeptor des Endorphinsystems unterdrücken Substitutionsmittel wirksam Entzugsbeschwerden und Heroinverlangen. Hierdurch werden der Heroinkonsum und die unmittelbar mit dem Heroinkonsum verbundenen Risiken für die körperliche Gesundheit und soziale Integration reduziert.

Angesichts der in der Regel vielschichtigen Problematik von Opiatabhängigen ist die Substitution nicht nur auf die Vergabe des Substitutionsmittels beschränkt. Vielmehr umfasst der Gesamtbehandlungsplan auch die psychosoziale Betreuung sowie die Diagnostik und Therapie etwaiger komorbider substanzbezogener Störungen, komorbider psychischer Störungen und komorbider somatischer Erkrankungen.

Wirksamkeit, Behandlungserfolge. Die Substitutionsbehandlung wurde nur in einzelnen randomisierten, kontrollierten Untersuchungen in ihrer Wirksamkeit überprüft (Newman u. Whitehill

1979). Diese Methode der Prüfung erwies sich bei dieser Behandlung als nicht angemessen, da die Patienten der Kontrollgruppe mit großer Mehrheit rasch bemerkten, dass ihre Medikation nicht in der Lage war, Entzugsbeschwerden wirkungsvoll zu unterdrücken, und daher die Studienbehandlung abbrachen. Die Substitutionsbehandlung wurde daher insbesondere durch zahlreiche, nicht kontrollierte Längsschnittuntersuchungen evaluiert, die zum Beispiel auch in Cochrane-Analysen zusammengefasst wurden (Mattick et al. 2003). Demnach werden die basalen Ziele der Substitutionsbehandlung wie Überleben und Reduktion des Heroinkonsums von der Mehrheit der Patienten erreicht.

Die Wirkung der Substitutionsbehandlung ist dabei an die Dauer dieser Behandlung geknüpft: Nach einer zeitlich befristeten, von einer intensiven psychosozialen Betreuung begleiteten Substitutionsbehandlung wurde die große Mehrheit der Patienten nach Ende der Substitution rasch mit Heroin rückfällig (Sees et al. 2000). Auch ist die Mortalität von Opiatabhängigen nach Ende einer Substitutionsbehandlung deutlich höher als die Mortalität von Opiatabhängigen, die in Behandlung verbleiben (Scherbaum et al. 2002). In Deutschland sehen die Regularien der Substitutionsbehandlung daher keine zeitliche Limitierung vor. Vielmehr ist die Haltequote, also der Prozentsatz der Patienten, die über einen gegebenen Zeitraum in Behandlung verbleiben, ein zentrales Kriterium für die Bewertung der Behandlungsqualität einer Institution.

Höhergradige Ziele wie Remission begleitender weiterer substanzbezogener Störungen, psychische Stabilisierung oder soziale Reintegration werden durch die Einnahme eines Substituts nicht unmittelbar beeinflusst. Vielmehr befreit die Substitution die Abhängigen von der Fokussierung des Lebensstils auf den Erwerb und Konsum von Heroin, so dass überhaupt ein Freiraum für den Patienten entsteht, auch seine anderen Probleme anzugehen. Unter den Bedingungen der Routineversorgung in Deutschland verbesserten sich Opiatabhängige bei 1-jähriger Beobachtung vor allem im Hinblick auf eine Reduktion des Heroinkonsums und die Stabilisierung der körperlichen Gesundheit. Die Häufigkeit des ausgeprägten Konsums weiterer Suchtmittel wurde leicht reduziert; der prekäre psychische Zustand blieb unverändert (Wittchen et al. 2008).

Ergänzende Psychotherapie. Hierdurch kann die Intensität komorbider substanzbezogener Störungen gelindert werden (Dutra et al. 2008, Scherbaum 2005). Als wirksam erwiesen sich in Studien zum Beispiel die kognitive Verhaltenstherapie und das Kontingenzmanagement, bei dem Patienten eine Verstärkung (z.B. eine Take-Home-Dosierung) für drogenfreie Urinscreenings erhalten. Auch sollten generell komorbide substanzbezogene und psychische Störungen nach dem üblichen Vorgehen diagnostiziert und behandelt werden. Die Integration der psychiatrischen Behandlung durch Psychopharmakotherapie und Psychotherapie in die Substitutionsbehandlung ist eine wesentliche Aufgabe zur Weiterentwicklung der Substitution in Deutschland.

> Hochgradiges und langfristiges Ziel der Behandlung Opiatabhängiger ist idealtypisch die Abstinenz. Gemäß den Ausführungen zur Prognose der Opiatabhängigkeit wird dieses Ziel allenfalls von etwa 20% der Abhängigen in Substitutionsbehandlung erreicht (s. unten). Eine zeitlich unbefristete Behandlung ist in der Mehrzahl der Fälle daher angemessen.

Richtlinien. Die Substitutionsbehandlung unterliegt unterschiedlichen Regularien, zum Beispiel dem Betäubungsmittelgesetz, der Betäubungsmittelverschreibungsverordnung, den Richtlinien der Bundesärztekammer und den sogenannten BUB-Richtlinien zur Substitutionsbehandlung zu Lasten der gesetzlichen Krankenkassen. Diese Regularien haben zum Teil widersprüchliche Ziele, insbesondere das öffentliche Ziel der Sicherheit im Umgang mit Betäubungsmitteln und das therapeutische Ziel der Optimierung der Behandlung des jeweils individuellen Patienten.

Im Februar 2010 wurden von der Bundesärztekammer novellierte Richtlinien zur substitutionsgestützten Behandlung veröffentlicht (Bundesärztekammer 2010). In den novellierten Richtlinien dokumentiert sich die wissenschaftlich begründete Akzeptanz der Substitutionsbehandlung als Regelbehandlung Opiatabhängiger in Deutschland. Nach den neuen Richtlinien ist die Indikation zur Substitution nicht mehr nachrangig zur abstinenzorientierten Behandlung. Die Substitutionsbehandlung erfordert auch nicht mehr eine mindestens 2-jährige Dauer der Opiatabhängigkeit, sondern nur die Feststellung der Opiatabhängigkeit. Hierbei wird in der ICD-10 als Zeitkriterium 12 Monate verwendet. Die Opiatfreiheit ist nur noch *ein* Therapieziel der Behandlung Opiatabhängiger, aber nicht mehr *das* Therapieziel.

Der Konsum weiterer Suchtmittel wird nicht mehr mit dem disziplinarisch moralisierenden Begriff „Beigebrauch" bezeichnet. Vielmehr ist der Konsum weiterer Suchtmittel Anlass zu prüfen, ob der Patient unter weiteren substanzbezogenen Störungen (z.B. einer Alkoholabhängigkeit) leidet. Komorbide substanzbezogene Störungen sind dann diagnostisch zu würdigen und gegebenenfalls eine Behandlung einzuleiten. Auch die psychiatrische Komorbidität wird in den neuen Richtlinien ausdrücklicher betont. Die Beurteilung der für eine Take-Home-Verschreibung notwendigen klinischen Stabilität und Compliance ist in die Verantwortung des jeweils substituierenden Arztes gelegt, eine Stabilität für mindestens 6 Monate ist nicht mehr vorgeschrieben. Die Diamorphinbehandlung (ärztliche Heroinverschreibung) wird gemäß den gesetzlichen Regularien als Therapiemöglichkeit skizziert.

Substitutionsmittel

Methadon (Methadonrazemat sowie Levomethadon)

Es stehen mehrere Substitutionsmittel in Deutschland zur Verfügung. Das am häufigsten verwendete Substitut ist hierzulande *Methadonrazemat*, eine Mischung aus dem links- und dem rechtsdrehenden Isomer des Methadons. Für die Wirkung im zentralen Nervensystem ist nur das linksdrehende Isomer von klinischer Relevanz. Methadonrazemat, als NRF-Lösung, als Fertigarzneimittel-Lösung (Eptadon) sowie in Tablettenform (Methaddict) verfügbar.

Levomethadonlösung (L-Polamidon), also das linksdrehende Isomer des Methadons, ist ebenfalls in Deutschland verfügbar. Bei Angaben zur Dosierung verhält sich die Levomethadondosis zur Dosis des Methadonrazemats wie 1:2, beispielsweise entsprechen 20 mg Levomethadon 40 mg Methadonrazemat. Levomethadon und Methadon werden bei der Substitutionsbehandlung oral eingenommen.

Wirkungsweise, Pharmakokinetik. Methadon ist ein vollsynthetischer Agonist am μ-Rezeptor des körpereigenen Opiatsystems. Levomethadon wurde 1941 in Deutschland als Morphinersatz in der Schmerzbehandlung entwickelt. Methadon ist nicht nur ein Agonist am μ-Rezeptor, sondern auch ein nicht kompetitiver Antagonist am NMDA-Rezeptor. Dies verstärkt mutmaßlich seine antinozizeptive Wirkung (Eap et al. 2002). Plasma-Spitzenkonzentrationen werden circa 2,5–4 Stunden nach oraler Aufnahme erreicht. Methadon wird extensiv hepatisch metabolisiert und renal und biliär ausgeschieden. Die Halbwertszeit beträgt 24–48 Stunden.

Die Pharmakokinetik des Methadons unterliegt einer hohen interindividuellen Variabilität, da die hepatischen P450-Oxidasen genetisch wie auch durch Interaktion mit Nahrungsbestandteilen und Medikamenten in ihrer Aktivität beeinflusst werden. Klinisch bedeutsam ist hierbei die Gefahr, dass einerseits übliche Methadondosen bei einer geringen Metabolisierung des Methadons bereits zu deutlich erhöhten Plasmaspiegeln und den Risiken einer Überdosierung führen können. Andererseits reichen bei Patienten mit einem raschen Abbau des Methadons („fast-metabolizer") übliche Dosen nicht aus, um Entzugsbeschwerden und Heroinverlangen wirksam zu unterdrücken (Übersicht zur Pharmakologie: Eap et al. 2002, Scherbaum et al. 2006).

Dosierung. Vor diesem Hintergrund erfolgt die Dosierung des Substituts individuell und orientiert sich an den klinischen Zielsymptomen wie Unterdrückung von Entzugsbeschwerden und Heroinverlangen unter Berücksichtigung von Zeichen einer Überdosierung wie Sedierung oder QTc-Zeit-Verlängerung im EKG. Zur Überprüfung eines etwaigen Heroinkonsums sind neben den Eigenangaben des Patienten regelmäßige Drogenurinscreenings notwendig.

Nach AWMF-Leitlinien beträgt die empfohlene Methadonrazematdosis 80–120 mg pro Tag (Havemann-Reinecke et al. 2006).

Zahlreiche Patienten erreichen die klinischen Ziele durchaus bei niedrigeren Dosen. Höhere Dosen können bei so genannten Fast-Metabolizern notwendig werden. Der Status als „Fast-Metabolizer" sollte bei Überschreitung der Regeldosis durch

einen Methadonplasmaspiegel belegt werden. Bei der dann etwaig vorzunehmenden vorsichtigen Aufdosierung ist sorgfältig auf mögliche Nebenwirkungen zu achten, insbesondere auch durch EKG-Untersuchungen zur Erfassung einer QTc-Zeit-Verlängerung als Risikoindikator für Herzrhythmusstörungen. Nach Absetzen eines Substitutionsmittels treten die üblichen Zeichen eines Opiatentzugssyndroms auf (s. oben).

Buprenorphin und weitere Substitute

Wirkungsweise. Ein weiteres Substitutionsmittel ist das ebenfalls vollsynthetische Opioid Buprenorphin, das auch als Analgetikum eingesetzt wird. Die Substanz wird als Sublingualtablette eingenommen. Zum pharmakologischen Profil von Buprenorphin gehört sein partieller Agonismus am μ-Rezeptor, seine antagonistische Wirkung am κ-Rezeptor sowie seine lange Wirkungsdauer. Der partielle Agonismus am μ-Rezeptor hat klinisch zur Folge, dass unter Buprenorphin die *atemdepressorische* Wirkung nicht stetig mit der gewählten Dosis zunimmt (Ceiling-Effekt oder Deckeneffekt). Dadurch bietet Buprenorphin bei (missbräuchlicher oder irrtümlicher) Einnahme hoher Dosen eine gewisse Sicherheit vor den atemdepressorischen Folgen einer Überdosierung (therapeutische Breite).

Der κ-Antagonismus könnte eine *antidepressive* Wirkung von Buprenorphin begründen, für die es einzelne Belege an nicht abhängigen Personen gibt (Emrich et al. 1982). Ob Buprenorphin auch bei Opiatabhängigen in Substitutionsbehandlung antidepressiv wirksam ist, ist allerdings noch nicht ausreichend geklärt.

Dosierung, Pharmakokinetik. Die maximale Tagesdosis beträgt in Deutschland 24 mg; für eine wirksame Substitution sind in vielen Fällen 8–12 mg Buprenorphin pro Tag ausreichend. Die Ausscheidung des glukuronidierten Metaboliten erfolgt vor allem biliär. Die Eliminationshalbwertszeit wird mit 20–25 Stunden angegeben. Die Wirkungsdauer des Buprenorphin wird allerdings mit bis zu 3 Tagen angegeben. Dies wird damit begründet, dass ein Teil des biliär ausgeschiedenen Buprenorphins wieder im Darm rückresorbiert wird (enterohepatischer Kreislauf), sowie mit der lang anhaltenden Rezeptorbindung der Substanz. Die lange Wirkungsdauer ermöglicht auch eine

Einnahme an jedem 2. Tag. In diesem Fall wird statt der jeweiligen Tagesdosis für einen Tag (z. B. 8 mg) die doppelte Dosis an einem Tag für ein 2-Tages-Intervall eingenommen (Havemann-Reinecke et al. 2006, Scherbaum et al. 2006).

Verabreichungsformen. Buprenorphin ist als Sublingualtablette (Subutex) sowie als Kombinationspräparat (ebenfalls zur sublingualen Aufnahme) von Buprenorphin und Naloxon (Suboxone) in Deutschland verfügbar. Das zugesetzte Naloxon, ein Opiatantagonist, wirkt bei ordnungsgemäßer sublingualer Einnahme nicht. Bei missbräuchlicher intravenöser oder nasaler Anwendung löst das zugesetzte Naloxon ein Opiatentzugssyndrom aus. Unter Opiatabhängigen ist bekannt, dass Buprenorphintabletten (Subutex) in Wasser gelöst und dann intravenös und nasal mit Aussicht auf eine psychotrope Wirkung eingenommen werden können.

> Ziel des Kombinationspräparats ist es, Buprenorphin plus Naloxon für den Schwarzmarkt uninteressant zu machen und so insbesondere den Weiterverkauf von Take-Home-Verschreibungen zu reduzieren (Alho et al. 2007).

Weitere Substitute. Seit dem Jahr 2009 ist auch Heroin als Medikament zur intravenösen Applikation für die Substitutionsbehandlung zugelassen (s. unten). Codein bzw. Dehydrocodein sind nachrangige Substitute. Eine entsprechende Substitution kann nur noch bei erfolgreich behandelten Altfällen fortgesetzt werden.

Differenzialindikation der Substitute

Methadon. Eine Differenzialindikation der Substitute ist nicht sicher etabliert. Die umfangreiche klinische und wissenschaftliche Erfahrung sowie die einfache Ausgabe des Substituts mittels eines computergesteuerten Dosierautomaten sprechen für Methadonrazemat.

Es gibt Hinweise darauf, dass die Substitution mit Levomethadon mit weniger Nebenwirkungen verbunden ist als die Behandlung mit Methadonrazemat. So konnte in einer Studie gezeigt werden, dass die QTc-Zeit bei der Umstellung von Methadonrazemat auf Levomethadon rückläufig war (Ansermot et al. 2010). Eine generell bessere Verträglichkeit des Levomethadon im Vergleich zu Methadonrazemat ist hingegen nicht belegt (Scherbaum et al. 1996).

Buprenorphin. Die Substanz weist mehrere Vorteile auf: Wegen der langen Wirkungsdauer von Buprenorphin kann anstatt einer täglichen Einnahme die Einnahme jeden 2. Tag erfolgen („alternate day dosing"). Dies ist zum Beispiel bei beruflich eingebundenen Patienten sinnvoll, die für eine Verschreibung einer Mitgabedosis nicht hinreichend stabil sind und auf diese Weise die Substitutionsbehandlung und ihren Beruf besser miteinander vereinbaren können. Wegen des oben genannten Deckeneffekts ist Buprenorphin mutmaßlich sicherer als Methadon. Schließlich ist eine antidepressive Wirkung bei Patienten in Substitutionsbehandlung plausibel, jedoch nicht hinreichend belegt (s. oben). Durch das Kombinationspräparat Suboxone (Buprenorphin und Naloxon) wird insbesondere die Möglichkeit der missbräuchlichen Applikation dieses Substituts reduziert (s. oben).

Nebenwirkungen im Vergleich. Die generell bei Opiaten zum Beispiel in der Schmerztherapie vorkommenden Nebenwirkungen treten auch in der Substitutionsbehandlung auf. Hierzu zählen Übelkeit, Schwitzen, Obstipation und Sedierung. Auch die Verlängerung der QTc-Zeit ist wohl als eine opiattypische Nebenwirkung anzusehen.

Es ist Gegenstand wissenschaftlicher Untersuchungen und klinischer Diskussion, ob sich die Substitute im Ausmaß der Ausprägung dieser Nebenwirkungen unterscheiden. So ergibt sich aus der klinischen Beobachtung der Hinweis, dass die Sedierung unter Methadon stärker ausgeprägt ist als unter Buprenorphin. Vielmehr berichten viele Patienten unter Buprenorphinsubstitution über ein betontes Aufklaren des Bewusstseins. Dies wird je nach psychischem Zustand und sozialer Situation unterschiedlich bewertet, zum einen als wichtige Voraussetzung, um den Anforderungen eines Berufes zu genügen, zum anderen als Gefährdung der psychischen Stabilität, wenn die Patienten zum Beispiel bei begleitender Borderline-Persönlichkeitsstörung stärker ihren nur mühsam regulierten Affekten und Impulsen ausgesetzt sind.

■ Ärztliche Heroinverschreibung

Konzept, Therapieziele. In den letzten 20 Jahren wurde die Substitutionsbehandlung in Deutschland flächendeckend etabliert. Nach Daten der europäischen Beobachtungsstelle für Drogen- und Drogenabhängigkeit (EMCDDA) sind in Deutschland etwa 50 % der Opiatabhängigen in Substitutionsbehandlung. Diese Therapiequote entspricht ungefähr der von Großbritannien und ist zum Beispiel höher als diejenige in Italien (ebenda). In dieser Zeit wurde allerdings auch deutlich, dass in manchen Großstädten trotz eines ausgebauten Suchthilfesystems einschließlich der Verfügbarkeit der Substitutionsbehandlung eine Minderheit der Drogenabhängigen keine Behandlung aufnimmt bzw. in einer etwaigen Behandlung erfolglos ist. Die Gruppe dieser Patienten ist oft multipel belastet durch weitere substanzbezogene Störungen, komorbide psychische Störungen, somatische Erkrankungen wie Hepatitis C und AIDS sowie soziale Desintegration.

Vor diesem Hintergrund wurde dann die Möglichkeit einer ärztlichen Heroinverschreibung diskutiert. Hierbei wird Heroin als Pharmakon hergestellt und in einer therapeutischen Institution Opiatabhängigen zur Applikation zur Verfügung gestellt. Analog zur Substitutionsbehandlung ist auch die Heroinverschreibung nur ein Element in einem Gesamtbehandlungsplan, der auch noch sozialpädagogische Hilfen umfasst sowie die Behandlung komorbider psychischer und körperlicher Erkrankungen. Für die skizzierte Gruppe von Opiatabhängigen werden als Ziele der ärztlichen Heroinverschreibung vor allem die Attraktion der Abhängigen in das Hilfesystem, die Reduktion des Konsums von illegal erworbenem Heroin, die Reduktion der Häufigkeit von risikoreichen Suchtmittelapplikationen (z.B. unter unhygienischen Bedingungen) sowie die Besserung der körperlichen Gesundheit genannt.

Wirksamkeit. Inzwischen wurden zum Vergleich einer ärztlichen Heroinverschreibung mit einer Substitutionsbehandlung kontrollierte Untersuchungen in Deutschland (Haasen et al. 2007), Großbritannien (Strang et al. 2010), Kanada (Oviedo-Joekes et al. 2009), den Niederlanden (van den Brink et al. 2003), Spanien (March et al. 2006) und der Schweiz (Perneger et al. 1998) durchgeführt.

> ■
> Diese Untersuchungen belegen, dass die ärztliche Heroinverschreibung einer Substitutionsbehandlung im Hinblick auf zentrale Erfolgskriterien, insbesondere den Konsum illegal erworbenen Heroins, überlegen ist.
>
> ■

In Deutschland wurde in einem groß angelegten Modellvorhaben eine kontrollierte Untersuchung als Zulassungsstudie für Heroin durchgeführt (Haasen et al. 2007). Bei 12-monatiger Studienbehandlung wurden über 1000 Patienten in die Untersuchung eingeschlossen. Hierbei wurden die Interventionsgruppe, die Heroin intravenös mit der Möglichkeit einer zusätzlichen oralen Methadongabe erhielt, und die Kontrollgruppe, die nur Methadon oral erhielt, im Verlauf miteinander verglichen. Die Gruppe in ärztlicher Heroinverschreibung war nach 12 Monaten den Patienten in Methadonsubstitution in wesentlichen Erfolgskriterien überlegen, wie etwa hinsichtlich der Haltequote (67,2 vs. 40 %), der Verbesserung der Gesundheit (80 vs. 74 %) sowie der Reduktion des Konsums illegal erworbenen Heroins (69,1 vs. 55,2 %).

Rahmenbedingungen. Vor diesem Hintergrund wurde im Jahr 2009 durch Veränderung entsprechender Gesetze, insbesondere des Betäubungsmittelgesetzes, Heroin in Deutschland als intravenös zu applizierendes Medikament zur Behandlung Opiatabhängiger zugelassen. Hierbei wurden die Indikationskriterien des Modellvorhabens auch als Indikationskriterien für die Einführung des Heroins in die Versorgung in die entsprechenden Regularien übernommen. Hierzu zählen ein Alter von mindestens 23 Jahren, mindestens 5-jährige Opiatabhängigkeit, ein intravenöser Konsum von Heroin, schwerwiegende körperliche und/oder psychische Begleiterkrankungen, mindestens zwei erfolglose Therapien der Opiatabhängigkeit, davon mindestens eine mit 6-monatiger psychosozialer Betreuung. Die ärztliche Heroinverschreibung soll nach 2-jähriger Dauer von einer externen Qualitätskommission überprüft werden, eine psychosoziale Betreuung ist in den ersten 6 Monaten der Behandlung obligatorisch.

Im März 2010 hat der gemeinsame Bundesausschuss die Rahmenbedingungen für eine ärztliche Heroinverschreibung zu Lasten der gesetzlichen

Krankenkassen definiert. Diese Definitionen sind sehr strikt und können von niedergelassenen Ärzten, aber auch von vielen Substitutionsambulanzen aktuell nicht erfüllt werden. Zu den Rahmenbedingungen gehören Öffnungszeiten der Ambulanzen über 12 Stunden täglich, Beschäftigung von drei Ärzten in Vollzeitstellen, die Verfügbarkeit von drei separaten Räumen als Wartezone, Einnahmezone und Überwachungszone nach Einnahme sowie die Durchführung der psychosozialen Betreuung in der gleichen Institution (Bundesministerium für Gesundheit 2010).

Offene Fragen. Angesichts der strikten Rahmenbedingungen ist fraglich, ob sich die ärztliche Heroinverschreibung jenseits einzelner Behandlungsinstitutionen in Ballungszentren etablieren können wird. Angesichts der Nachrangigkeit der ärztlichen Heroinverschreibung gegenüber der Substitutionsbehandlung ist allerdings auch zu fragen, in welchem Ausmaß die ärztliche Heroinverschreibung überhaupt angeboten werden sollte.

Das Problem der Therapieresistenz von Opiatabhängigen in Substitutionsbehandlung ist sicherlich vielschichtig. Zu prüfen wäre zum Beispiel, welche Qualität insbesondere die psychiatrisch-psychotherapeutische Begleitbehandlung einer Substitution hatte, so dass bei deren Scheitern eine Therapieresistenz des Patienten angenommen werden kann. Zum anderen gibt es auch durchaus patientenspezifische Charakteristika, wie etwa schwer ausgeprägte Persönlichkeitsstörungen, die die Compliance von Patienten limitieren unabhängig von dem therapeutisch verwendeten Opiat. Schließlich ist noch darauf hinzuweisen, dass entgegen einem Stereotyp keineswegs alle Opiatabhängigen für sich eine ärztliche Heroinverschreibung wünschen. Auch können Opiatabhängige durchaus die Vor- und Nachteile einer Heroinverschreibung gegenüber Alternativen, insbesondere einer Substitutionsbehandlung, abwägen (Scherbaum u. Rist 2010).

■ Weitere niederschwellige Hilfen zur Schadensminderung

Konzepte, Therapieziele. In Ergänzung zur abstinenzorientierten Therapie bzw. Substitutionsbehandlung bestehen insbesondere in großstädtischen Regionen weitere Hilfen für Drogenabhängige wie etwa Notschlafstellen, Drogenkonsumräume oder Spritzenaustauschprogramme. Solche Hilfen werden niederschwellig angeboten, d.h., die Abhängigen müssen abgesehen von basalen Umgangsregeln wie Verzicht auf Gewalt keine weiteren Bedingungen für das Erlangen dieser Hilfen erfüllen.

Ziel solcher Hilfen ist es, die mit dem Lebensstil von Drogenabhängigen, vor allem bei intravenöser Heroinapplikation, verbundenen Risiken zu mindern. Hierzu zählt beispielsweise die Minderung des Risikos einer Infektion mit dem Hepatitis-C- oder HI-Virus bei gemeinsamer Nutzung von Spritzbestecken („needle-sharing") durch Ausgabe sauberer Spritzbestecke im Tausch gegen gebrauchte. In Drogenkonsumräumen, die in zahlreichen deutschen Städten bestehen, können Drogenabhängige unter hygienischen Bedingungen und ohne unmittelbare Angst vor Strafverfolgung mitgebrachtes Heroin einnehmen.

Wirksamkeit. Der Wert solcher Hilfen erscheint unmittelbar plausibel. Die wissenschaftliche Evaluation solcher Hilfen ist jedoch methodisch schwierig. Das Prinzip der Niederschwelligkeit von Überlebenshilfen ist mit einer kontrollierten Prüfung nur schwer zu vereinbaren. Immerhin konnte in Verlaufsuntersuchungen zu Drogenkonsumräumen gezeigt werden, dass zahlreiche Nutzer solcher Räume innerhalb von 6 Monaten in eine Therapie (in der Regel eine Substitutionsbehandlung) wechseln (Scherbaum et al. 2010). Auch im Hinblick auf Risikoverhalten und körperliche Gesundheit (z.B. Reduktion des HIV-Infektionsrisikos) gibt es ermutigende Hinweise auf die Wirksamkeit von Drogenkonsumräumen (Lloyd u. Godfrey 2010).

3.4.6 Prognose der Opiatabhängigkeit

Die Opiatabhängigkeit ist eine chronisch bzw. chronisch-rezidivierend verlaufende Erkrankung. Bei einer über mehrere Jahrzehnte durchgeführten US-amerikanischen Langzeituntersuchung waren zu den jeweiligen Untersuchungszeitpunkten etwa 20% der Opiatabhängigen abstinent (Hser et al. 2001). Dies waren aber nicht jeweils die gleichen opiatabhängigen Personen. Vielmehr gab es so gut wie keine Heilungen. Die kontinuierliche Abstinenz betrug im Median 3,4 Jahre bei 33-jähriger Beobachtungszeit. Die Rückfall-wahrscheinlichkeit war auch noch nach längerer Abstinenz durchaus erheblich und betrug beispielsweise nach mehr als 15-jähriger Abstinenz immer noch 28 %. Insgesamt kam es also bei dieser Gruppe in keinem relevanten Ausmaß zum „maturing-out", d. h. dem altersbedingten Herauswachsen aus der Sucht. Pessimistisch stimmt, dass der häufigste Status bei Beobachtungsende „verstorben" war. Dies entspricht der bei Opiatabhängigen geschätzten Mortalität von 1–3 % pro Jahr (Degenhardt et al. 2011).

Bei Etablierung der Substitutionsbehandlung in Deutschland wurde die Frage aufgeworfen, ob sich langfristig die Abstinenzrate Opiatabhängiger nach abstinenzorientierter Behandlung bzw. nach Substitutionsbehandlung unterscheiden. Bei Zusammenstellung verschiedener nicht kontrollierter katamnestischer Untersuchungen von zumeist 5- bis 8-jähriger Dauer wurde unabhängig von der Behandlung bei Beginn der Beobachtung bei den meisten Studien eine Abstinenzquote von 10–20 % ermittelt (Finkbeiner u. Gastpar 1997). Zu einem ähnlichen Ergebnis kommt die in Großbritannien durchgeführte NTORS-Studie (Gossop et al. 1999).

Bei mittelfristiger Beobachtung über etwa 1 Jahr (Simpson et al. 1982) war die Dauer der Teilnahme an Therapie in der Beobachtungszeit ein wesentlicher Prädiktor für den täglichen Heroinkonsum am Ende der Beobachtung. Patienten, die sich nur einer isolierten Entzugsbehandlung unterzogen, zählten am Ende der Beobachtungszeit mit großer Mehrheit zu den täglichen Opiatkonsumenten. Bei den übrigen Behandlungen (therapeutische Gemeinschaft, ambulante abstinenzorientierte Behandlung, Substitutionsbehandlung) hatten diejenigen einen geringeren Opiatkonsum, die länger als 3 Monate an den jeweiligen Therapien teilnahmen, ohne dass sich Unterschiede zwischen den Therapieformen ergaben.

Fazit

Die ungünstige Prognose der Opiatabhängigkeit, insbesondere auch die hohe Mortalität der Betroffenen, sind wesentliche Argumente für die Etablierung niederschwelliger Hilfen sowie der Substitutionsbehandlung. Wenn die anhaltende Abstinenz nur für eine kleine Minderheit der Betroffenen eine realistische Therapieperspektive ist, muss überlegt werden, wie der Mehrheit der Betroffenen geholfen werden kann. Wie bei anderen chronisch verlaufenden Erkrankungen sind auch bei der Opiatabhängigkeit nicht nur die Heilung (Abstinenz), sondern auch weitere Therapieziele zu definieren, wie etwa Senkung der Mortalität, Stabilisierung der körperlichen und psychischen Gesundheit, Steigerung der Lebensqualität und Verbesserung der sozialen Integration.

Wie bei anderen chronischen Erkrankungen gilt auch für die Opiatabhängigkeit, dass eine kurative Behandlung nur bei einer Minderheit der Patienten erfolgreich ist, dass aber nichtsdestoweniger eine langzeitige Betreuung zur Minderung der mit der Opiatabhängigkeit assoziierten Leiden (harm reduction) sehr wohl sinnvoll ist.

Literatur

Alho H, Sinclair D, Vuori E et al. Abuse liability of buprenorphine-naloxone tablets in untreated IV drug users. Drug Alcohol Depend 2007; 88 (1): 75–78

Ansermot N, Albayrak Ö, Schläpfer J et al. Substitution of (R,S)-methadone by (R)-methadone. Arch Intern Med 2010; 170: 529–536

Brooner RK, King VL, Kidorf M et al. Psychiatric and substance use comorbidity among treatment-seeking opioid abusers. Arch Gen Psychiatry 1997; 154: 71–80

Bundesärztekammer. Richtlinien der Bundesärztekammer zur Durchführung der substitutionsgestützten Behandlung Opiatabhängiger. Dtsch Ärztebl 2010; 107: A511–516

Bundesministerium für Gesundheit. Bekanntmachung eines Beschlusses des Gemeinsamen Bundesausschusses über eine Änderung der Richtlinie Methoden der vertragsärztlichen Versorgung: Diamorphingestütze Substitutionsbehandlung Opiatabhängiger vom 18.3. 2010. Bundesanzeiger Nr. 85, S.2074, vom 11.06.2010

Degenhardt L, Bucello C, Mathers B et al. Mortality among regular or dependent users of heroin and other opioids: a systematic review and meta-analysis of cohort studies. Addiction 2011; 106: 32–51

Dole VP, Nyswander ME. A medical treatment for diacethylmorphine (heroin) addiction. JAMA 1965; 193: 646–650

Dutra L, Stathopoulou G, Basden SL et al. A metaanalytic review of psychosocial interventions for substance use disorders. Am J Psychiatry 2008; 165: 179–187

Eap CB, Buclin T, Baumann P. Individual variability of the clinical pharmacokinetics of methadone. Clin Pharmacokinet 2002; 41: 1153–1193

EMCDDA (www.emcdda.europa.eu/stats08/hsrfig1) Stand: 17.8.2011

Emrich HM, Vogt P, Herz A. Possible antidepressive effects of opioids: action of buprenorphine. Ann NY Acad Sci 1982; 398: 108–112

Finkbeiner T, Gastpar. Der aktuelle Stand der Substitutionsbehandlung Drogenabhängiger. Nervenheilkunde 1997; 16: 215–221

Gelernter J, Panhuysen C, Wilcox M et al. Genomwide linkage scan for opioid dependence and related traits. Am J Hum Genet 2006; 78: 759–769

Gelernter J, Kranzler HR. Genetics of Addiction. In: Galanter M, Kleber HD, eds. Textbook of Substance Abuse Treatment. Washington, London: American Psychiatric Publishing; 2008: 17–27

Geschwinde T. Rauschdrogen. Berlin, Heidelberg, New York: Springer; 2003

Goldstein RZ, Volkow ND. Drug addiction and its underlying neurobiological basis: neuroimaging evidence for the involvement of the frontal cortex. Am J Psychiatry 2002; 159: 1642–1652

Gossop M. The development of a short opiate withdrawal scale (SOWS). Addict Behav 1990; 15: 487–490

Gossop M, Marsden J, Stewart D et al. Methadone treatment practices and outcome for opiate addicts treated in drug clinics and in general practice: results from the National Treatment Outcome Research Study. Br J Gen Pract 1999; 49: 31–34

Haasen C, Verthein U, Degwitz P et al. Heroin-assisted treatment for opioid dependence: randomised controlled trial. Br J Psychiatry 2007; 191: 55–62

Havemann-Reinecke U, Küfner H, Schneider U et al. Postakutbehandlung bei Störungen durch Opioide. In: Schmidt LG, Gastpar M, Falkai P, Gaebel W, Hrsg. Evidenzbasierte Suchtmedizin – Behandlungsleitlinie Substanzbezogene Störungen. Köln: Deutscher Ärzteverlag; 2006: 193–239

Heppekausen K, Rist F, Scherbaum N. Eine deutsche Version der Short Opiat Withdrawal Scale (SOWS-G). In: Glöckner-Rist A, Rist F, Küfner H, Hrsg. Elektronisches Handbuch zu Erhebungsinstrumenten im Suchtbereich (EHES). Version 3.00. Mannheim: Zentrum für Umfragen, Methoden und Analysen; 2003

Hser YI, Hoffman V, Grella CE et al. A 33-year follow-up of narcotics addicts. Arch Gen Psychiatry 2001; 58: 503–508

Khantzian EJ. The selfmedication hypothesis of substance use disorders: a reconsideration and recent applications. Harv Rev Psychiatry 1997; 4: 231–244

Kraus L, Augustin R, Orth B. Illegale Drogen, Einstiegsalter und Trends. Ergebnisse des Epidemiologischen Suchtsurvey 2003. Sucht 2005; 51 (Sonderheft 1): 19–28

Kraus L, Pfeiffer-Gerschel T, Pabst A. Cannabis und andere illegale Drogen: Prävalenz, Konsummuster und Trends. Ergebnisse des Epidemiologischen Suchtsurveys 2006. Sucht 2008; 54 (Sonderheft 1): 16–25

Krausz M, Degkwitz P, Kuhne A et al. Comorbidity of opiate dependence and mental disorders. Addict Behav 1998; 23: 767–783

Kreek MJ. Neurobiology of Opiats and Opioids. In: Galanter M, Kleber HD, eds. Textbook of Substance Abused Treatment. Washington, London: American Psychiatric Publishing; 2008: 247–264

Lieb B, Bonnet U, Specka M et al. Intensity of opiate withdrawal in relation to the 825C>T-polymorphism of the G protein beta 3 subunit gene. Progr Neuropsychopharmacol Biol Psychiatry 2009; 33: 663–667

Lloyd C, Godfrey C. Commentary on Pinkerton (2010) drug consumption rooms – time to accept their worth. Addiction 2010; 105: 1437–1438

March JC, Oviedo-Joekes E, Perea-Milla E et al. Controlled trial of prescribed heroin in the treatment of opioid addiction. J Subst Abuse Treat 2006; 31: 203–211

Mattick RP, Hall W. Are detoxification programs effective? Lancet 1996; 347: 97–100

Mattick RP, Breen C, Kimber J et al. Methadone maintenance therapy versus no opioid replacement therapy for opioid dependence. In: The Cochrane Library, Issue 1. Oxford: Update Software; 2003

Newman RG, Whitehill WB. Double-blind comparison of methadone and placebo maintenance treatments of narcotic addicts in Hong Kong. Lancet 1979; 2 (8141): 485–488

Nordt C, Stohler R. Incidence of heroin use in Zurich, Switzerland: a treatment case register analysis. Lancet 2006; 367: 1830–1834

Oviedo-Joekes E, Brisette S, Marsh DC et al. Diacetylmorphine versus methadone for the treatment of opiate addiction. N Engl J Med 2009; 361: 777–786

Perneger TV, Giner F, del Rio M et al. Randomised trial of heroin maintenance programme for addicts who fail in conventional drug treatments. BMJ 1998; 317: 13–18

Polydorou S, Kleber HD. Detoxification of Opioids. In: Galanter M, Kleber HD, eds. Textbook of Substance Abused Treatment. Washington, London: American Psychiatric Publishing; 2008: 265–287

Regier DA, Farmer ME, Rae DS et al. Comorbidity of mental disorders with alcohol and other drug abuse: results from the Epidemiologic Catchment Area (ECA) study. JAMA 1990; 264: 2511–2518

Robinson TE, Berridge KC. The psychology and neurobiology of addiction: an incentive-sensitization view. Addiction 2000; 95 (Suppl. 2): 91–117

Ross S. The mentally ill Substance Abuser. In: Galanter M, Kleber HD, eds. Textbook of Substance Abused Treatment. Washington, London: American Psychiatric Publishing; 2008: 537–554

Schäfer M, Berg T. Die chronische Hepatitis-C-Infektion: Häufigkeit, Verlauf und Stand der Behandlungsmöglichkeiten bei Patienten mit intravenöser Drogenabhängigkeit. Sucht 2005; 51: 97–108

Scherbaum N, Finkbeiner T, Leifert K et al. The efficacy of l-methadone and racemic methadone in substitution treatment for opiate addicts – a double-blind comparison. Pharmacopsychiatry 1996; 29: 212–215

Scherbaum N, Specka M, Hauptmann G et al. Senkt die Methadonsubstitution die Mortalität Opiatabhängiger? Fortschr Neurol Psychiatr 2002; 70: 455–461

Scherbaum N, Heppekausen K, Rist F. Sind Abbrüche im methadongestützten Opiatentzug bedingt durch Entzugssymptomatik oder Suchtmittelverlangen? Fortschr Neurol Psychiatr 2004; 72: 14–20

Scherbaum N. Psychotherapie bei Opiatabhängigen in Substitutionsbehandlung. Psychotherapie im Dialog 2005; 6: 278–282

Scherbaum N, Davids E, Gastpar M. Substitutionsmittel bei Opiatabhängigkeit. In: Riederer P, Laux G, Hrsg. Neuro-Psychopharmaka – ein Therapie-Handbuch, Bd. 6, Wien, New York: Springer; 2006: 434–445

Scherbaum N. Die Substitutionsbehandlung Opiatabhängiger. Nervenarzt 2007; 78: 103–110

Scherbaum N, Davids E, Gastpar M. Opiate. In: Holsboer F, Gründer G, Benkert O, Hrsg. Handbuch der Psychopharmakotherapie. Heidelberg: Springer; 2008: 804–815

Scherbaum N, Jage J, Kindler D et al. Diagnostik, Therapie und Prävention der Opioidabhängigkeit. In: Diener HC,

Maier C, Hrsg. Die Schmerztherapie. München, Jena: Urban & Fischer; 2009: 302–312

Scherbaum N, Rist F. Opiate addicts' attitudes towards heroin prescription. The Open Addiction Journal 2010; 3: 109–116

Scherbaum N, Specka M, Schifano F et al. Longitudinal observation of a sample of German drug consumption facility clients. Subst Use Misuse 2010; 45: 176–189

Schmidbauer W, vom Scheidt J. Handbuch der Rauschdrogen. Frankfurt/Main: Fischer; 2003

Seefelder M. Opium – eine Kulturgeschichte. Hamburg: Nikol Verlagsgesellschaft; 1996

Sees KL, Delucchi KL, Masson C et al. Methadone maintenance vs 180-day psychosocially enriched detoxification for treatment of opioid dependence. JAMA 2000; 283: 1303–1310

Simpson DD, Joe GW, Bracy SA. Six-year follow-up of opioid addicts after admission to treatment. Arch Gen Psychiatry 1982; 39: 1318–1323

Specka M, Buchholz A, Kuhlmann T et al. Outcome of inpatient opiate detoxification treatment in immigrants as compared to native Germans. Eur Psychiatry 2010; 25: 242–248

Strang J, Metrebian N, Lintzeris N et al. Heroin on trial: the RIOTT randomised trial of supervised injectable heroin and injectable methadone as treatment for heroin addicts persistently failing in orthodox treatment. Lancet 2010; 375 (9729): 1885–1895

van den Brink W, Hendriks VM, Blanken P et al. Medical prescription of heroin to treatment resistant heroin addicts: two randomised controlled trials. BMJ 2003; 327: 310–316

Verheul R. Comorbdity of personality disorders in individuals with substance use disorders. Eur Psychiatry 2001; 16: 274–282

Weber MW, Emrich HM. Current and historical concepts of opiate treatment in psychiatric disorders. Int Clin Psychopharmacol 1988; 3: 255–266

Wittchen HU, Apelt SM, Soyka M et al. Feasibility and outcome of substitution treatment of heroin-dependent patients in specialized substitution centers and primary care facilities in Germany: a naturalistic study in 2694 patients. Drug Alcohol Depend 2008; 95: 245–257

Wolstein J, Rösinger C, Gastpar M. Children and families in substance misuse. Curr Opin Psychiatry 1998; 11: 279–283

3.5 Kokain

Edelhard Thoms

3.5.1 Einleitung

■ Botanik

Kokain ist in den Blättern des Kokastrauches enthalten. Von den etwa 200 bekannten Gattungsarten dieser Pflanze haben praktisch nur zwei für die Gewinnung genussgeeigneter Kokablätter Bedeutung und zwar die Spezies Erythroxylon coca und Erythroxylon novogranatense. Der Name Koka geht auf das altperuanische Wort „Khoka" (= Baum) zurück. Anbau und Verbreitung der Kokapflanze werden vor allem durch ihre Unverträglichkeit extrem hoher und niedriger Temperaturen begrenzt. Traditionelle Anbaugebiete der Koka sind die zwischen 600 und 1000 m hoch gelegenen und den südlichen Tropengürtel bis zum 20. Breitengrad umfassenden Gebirgslandschaften von Peru und Bolivien.

Während in Äthiopien und im Jemen Khatblätter frisch konsumiert werden, müssen Kokablätter aufbereitet werden. Sie haben eine ähnlich anregende Wirkung wie das Kauen von Kokablättern.

Ein guter Kokastrauch liefert bei drei Ernten im Jahr bis zu 300 g frische Blätter, bei einem Feld mit einem Morgen (2553,2 qm) Anbaufläche ist bei drei Ernten pro Jahr mit einem Ertrag von rund 1000 kg getrockneten Kokablätter zu rechnen.

■ Geschichte

Die Droge wurde jahrhundertelang von den Völkern der Andenregion aus religiösen, mystischen, sozialen, stimulierenden und medizinischen Gründen verwendet. Funktionen waren die Förderung der Ausdauer, die Steigerung des Wohlbefindens und die Unterdrückung des Hungergefühls. Die übliche Tagesdosis betrug bis zu 200 mg (Täschner et al.1982).

19. Jahrhundert. Das aktive Alkaloid des Kokastrauches wurde im Jahre 1859 isoliert und Kokain genannt. 1894 empfahl Freud in seiner Veröffent-

lichung über Coca die Anwendung der Substanz zur Behandlung von Depressionen zur Bekämpfung chronischer Müdigkeit und unterstellt ihr geradezu magische Fähigkeiten (Byck 1974).

Im Jahr 1885 wurde Kokain zusammen mit Koffein als Allheilmittel in dem Getränk Coca Cola angeboten. Bis 1903 enthielt 1 l Coca Cola etwa 250 mg Kokain (Gold 1992).

Mantegazza publizierte 1859 in Mailand ein Buch über die hygienischen und medizinischen Vorzüge der Koka und förderte damit den medizinischen und kommerziellen Einsatz dieser Substanz. Der Neurologe schrieb unter anderem „Gott ist ungerecht, weil er den Menschen dazu unfähig gemacht hat, ständig Koka zu kauen. Ich würde lieber 10 Jahre mit Koka als 1 Million Jahrhunderte ohne Koka leben" (zitiert nach Bühler 1944).

Erlenmeier nannte Kokain neben Alkohol und Morphin die dritte Geißel der Menschheit und wies als Erster darauf hin, dass die Kokaintherapie des Morphinismus in vielen Fällen zu der ungleich gefährlicheren kombinierten Morphin-Kokain-Sucht führt. Er schreibt: „Die Strafe folgt in fürchterlicher Gestalt, aus dem Gebrauch wurde Missbrauch, die zu Hilfe gerufenen Geister verwandelten sich in verderben bringende Furien" (Erlenmeyer 1887).

20. Jahrhundert. In Deutschland gab es nach dem 1. Weltkrieg bis in die 1920er-Jahre hinein eine weitere Ausbreitung des Kokainismus. Das Gefühl, noch einmal davon gekommen zu sein, förderte das breite rauschhafte Bedürfnis, die sich trotz äußerer Not der Bevölkerung in einen rapiden Anstieg des Alkoholkonsums und des Missbrauchs anderer Rauschgifte wie Kokain ihren Ausdruck schafften. Die Ware wurde als Koks, Schnee und Grammophonplatte usw. in Päckchen von 1–6 g an den Mann gebracht. Allein in Berlin gab es damals 10 000–20 000 Kokainkonsumenten.

Erst in den 1970er-Jahren tauchte auf dem Drogenmarkt wieder Kokain auf, und vor allem in den USA kam es zu einer zweiten Kokainwelle. Mitte der 1980er-Jahre begann mit dem Rauchen konzentrierter Kokainpräparate (Crack und Freebase Cocaine) eine neue Ära des Kokainmissbrauchs, die durch hohe Konsumdosen, schnellen Wirkungseintritt und rasche Entwicklung einer Abhängigkeit charakterisiert ist. Auch in Deutschland wird Kokain zunehmend häufiger konsumiert, entweder zusätzlich oder als Ersatz von Amphetaminen. In den USA haben schätzungsweise 20–30 Millionen Menschen, rund 10% der Bevölkerung, Erfahrung mit Kokain, etwa 4 Millionen machen regelmäßigen Gebrauch davon und rund 2 Millionen gehören zum harten Kern der Kokainkonsumenten.

3.5.2   Substanzcharakteristik

Konsumformen und Pharmakokinetik. Die Blätter des Kokastrauches enthalten etwa 0,5–1% Kokain. Nach Einweichen und Zerkleinern der Blätter wird Kokain von der Kokapaste mit 60–80% Kokaingehalt extrahiert. Die Paste wird in der Regel zu Kokainhydrochlorid weiter verarbeitet. Dieses wird verdünnt und gelangt in Pulverform als *Koks* oder *Schnee* in den illegalen Handel. Mit einer geschnupften „Linie" gelangen etwa 20–50 mg Kokainhydrochlorid in die Nase des Konsumenten.

Der Wunsch nach einer stärkeren und schneller einsetzenden Wirkung führt über die parenterale Anwendung durch Injektion oder durch Kochen der Droge in einer Backpulverlösung bis zum Verdampfen des Wassers zur Entstehung einer Kokainbase, die als *Crack* bezeichnet wird. Dieses Crack verdampft schon bei niedrigen Temperaturen und kann mit einer erhitzten Pfeife inhaliert werden. Durch das Crackrauchen lassen sich mit 250 mg bis zu 1 g deutlich höhere Dosen als durch das Schnupfen des Hydrochlorids resorbieren.

Durch „Schnupfen" setzen die angenehmen psychischen Wirkungen bei niedrigen bis mäßigen Kokaindosen (25–150 mg, intranasal) nach 120–180 Sekunden ein und können 30–45 Minuten andauern, durch Rauchen von Crack setzt die Wirkung nach 8–10 Sekunden ein und dauert 5–10 Minuten. Die Bioverfügbarkeit (Tab. 3.22) ist bei intravenöser Applikation 100%, bei der intranasalen Applikation 20–30% und beim Rauchen (free basing) 6–32% (Julien 1997).

Kokain wird je nach Art der Einnahme von den Schleimhäuten, dem Magen-Darm-Trakt oder in der Lunge resorbiert. Der Abbau erfolgt im Blutplasma und in der Leber. Nur geringe Mengen werden unverändert ausgeschieden. Kokain

Tabelle 3.22 Pharmakokinetische Merkmale der verschiedenen Kokainverabreichungsweisen.

Aufnahmeweg	Aufnahmeart	Zeit bis zum Wirkungseintritt (s)	mittlere akute Dosis (mg)	Höchstwerte im Plasma (ng/ml)	Wirkstoffgehalt des Ausgangsmaterials (%)	Bioverfügbarkeit [a] (%)	Dauer des Rauschgefühls (min)
oral	Kauen der Kokablätter	300–600	20–50	150	0,5–1	25	45–90
	Kokainhydrochlorid	600–1800	100–200	150–200	20–80	20–30	45–90
intranasal	Schnupfen von Kokainhydrochlorid	120–180	5–30	150	20–80	20–30	30–45
intravenös	Kokainhydrochlorid	30–45	25–50	300–400	20–100	100	10–20
			>200	1000–1500			
durch Rauchen	Kokapaste	8–10	60–250	300–800	40–85	6–32	5–10
	freie Base	8–10	250–1000	800–900	90–100	6–32	5–10
	Crack	8–10	250–1000	800–900	50–95	6–32	5–10

[a] Wirkstoffanteil des Ausgangsmaterials, der tatsächlich das Blut erreicht

durchdringt rasch die Blut-Hirn-Schranke und erreicht im Gehirn zunächst weit höhere Konzentrationen als im Plasma, wird dann aber schnell in andere Gewebe umverteilt. Die Substanz durchdringt ungehindert die Plazentaschranke. Der chemische Abbau erfolgt über ein aktives Zwischenprodukt (Norkokain). Der Hauptmetabolit ist die inaktive Verbindung Benzoylecgonin, die im Urin etwa 3 Tage, bei chronischem Konsum jedoch wesentlich länger (15–22 Tage), nachweisbar ist (Weddington 1993).

Wirkungen. Pharmakodynamisch hat Kokain drei hervorstechende Wirkungen:
- Es ist ein sehr wirksames Lokalanästhetikum.
- Es verengt die Blutgefäße.
- Es ist ein starkes Psychostimulans mit ausgeprägten Verstärkungseigenschaften.

Kokain intensiviert die synaptischen Wirkungen von Dopamin, Noradrenalin sowie Serotonin und bewirkt aktiv eine Hemmung der Wiederaufnahme der genannten Transmitter in den präsynaptischen Nervenendigungen (Gawin 1991, Johanson et al. 1989).

Dopaminerge Bahnen im Mittelhirn spielen eine zentrale Rolle für viele der verhaltensspezifischen und psychischen Auswirkungen des Kokains. Aus dem ventralen tegmentalen Arial des Mittelhirns entspringen dopaminerge neuronale Bahnen, die die mesolimbischen Hirnreale innervieren, unter anderem medialen präfrontalen Kortex und Nucleus accumbens sowie Amygdalakomplex und Hippocampus.

3.5.3 Epidemiologie

Im Jahr 2008 wurden in etwa 4000 Fällen insgesamt über 1000 kg Kokain in Deutschland sichergestellt. Kokain wurde am häufigsten im Rahmen von Beschaffungsfahrten aus den Niederlanden nach Deutschland verbracht. An der deutsch-niederländischen Grenze wird insgesamt eine Zunahme an Kokainkonsum registriert, der in großen Teilen auch den Cannabiskonsumentenbereich ablöst.

Erfahrungen mit Kokain haben nach den Daten der Bundeszentrale für gesundheitliche Aufklärung (2004) 2 % der 12- bis 25-Jährigen. Nach den Daten der ESPAD (2004) haben 2,8 % der 15- bis 16-Jährigen Erfahrungen mit Kokain, und bei

der 30-Tage-Prävalenz tauchen 0,8 % der 15- bis 16-Jährigen auf.

> Es ist jedoch zu beachten, dass der Konsum von Kokain in Ballungsgebieten bzw. spezifischen Szenen deutlich weiter verbreitet ist, als dies aus Repräsentativerhebungen hervorgeht (Baumgärtner 2004).

Auffallend ist, dass Mädchen höhere Prävalenzen beim Konsum illegaler Substanzen – Cannabis ausgenommen – aufweisen (Schuh et al. 2009). Insgesamt ist allerdings Opiat- und Kokainkonsum in den Repräsentativuntersuchungen bei Mädchen und Jungen eher eine Ausnahme.

Die Untersuchung „Entwicklung des jugendlichen Umgangs mit Suchtmitteln in Hamburg" von 2004–2009 (Baumgärtner 2009) zeigt, dass bei Kokain die Lebenszeitprävalenz von 4,7 auf 3,4 % im Jahr 2009 zurückgegangen ist, auch die 30-Tage-Prävalenz ist von 2,3 auf 1 % zurückgegangen.

Die Studie des European Monitoring Center (2009) zeigt, dass nur etwa 1 % der befragten Schüler neben Cannabis, Alkohol und Zigaretten zusätzlich Ecstasy, Kokain, Amphetamine, LSD oder Heroin konsumieren. Jungen sind häufiger dem Konsumtyp C zuzurechnen. Oft trinken junge Kokainkonsumenten (94 %) überhäufig große Mengen Alkohol (Binge Drinking; DZSKJ, Newsletter 05/08 2010).

In definierten Altersgruppen (junge Erwachsene, in Großstädten) ist die Lebenszeitprävalenz für Kokaingebrauchende in den letzten Jahren angestiegen (zuletzt bis auf 5–10 %). Bezüglich des schädlichen Gebrauchs und der Abhängigkeit nach ICD-10 werden für junge Erwachsene jeweils Werte zwischen 0,1 und 0,5 % ermittelt.

Im Verlauf der Kokainabhängigkeit zeigt sich eine erhebliche Tendenz zur Dosissteigerung, und ein Teil der erwachsenen Kokainabhängigen reduzieren den Konsum nach etwa 10 Jahren oder stellen ihn insgesamt ein (Thomasius et al. 2009).

3.5.4 Intendierte Wirkung und Intoxikation

Körperliche und psychische Wirkungen. Die kokaininduzierten Reaktionen von „fight, flight, fright" (angreifen, flüchten, fürchten) sind gesteigerte Aufmerksamkeit, motorische Hyperaktivität, Anstieg der Pulsfrequenz, Gefäßverengung, Blutdruckerhöhung, Erweiterung der Bronchien und Bronchiolen, Anstieg der Körpertemperatur, Pupillenerweiterung, erhöhte Glukoseverfügbarkeit und Verlagerung der Durchblutung von den inneren Organen zu den Muskeln.

Die angenehmen psychischen Wirkungen bei niedriger bis mäßiger Kokaindosierung (25–150 mg) setzen ein, sobald Kokain das Gehirn erreicht. Die wichtigsten psychischen Funktionen, die von Kokain beeinflusst werden, sind Stimmungslage, Kognition, Triebzustände wie Hunger, Libido und Durst sowie Bewusstsein. Es entsteht eine sofortige und intensive Euphorie, vergleichbar mit einem Orgasmus, die Sekunden oder gewöhnlich Minuten anhält (Gold 1997). Andere Veränderungen infolge der gehobenen Stimmung sind Leichtfertigkeit, gesteigerte Selbstsicherheit und starke Prahlerei. Anschließend geht die Stimmungslage in eine milde, mit Angstgefühlen gemischte Euphorie über, die 60–90 Minuten anhalten kann und der sich ein ausgeprägter Angstzustand von mehreren Stunden anschließt.

Bei akuter und subakuter Intoxikation beginnen die Gedanken zu rasen, der Betroffene redet viel und schnell, so als werde er dazu getrieben, bis hin zur gesteigerten Redseligkeit mit abschweifenden und unzusammenhängenden Äußerungen. Appetit, Schlafbedürfnis und Müdigkeit werden unterdrückt und kehren später umso stärker wieder zurück. Bewusstseinsklarheit und geistige Präsenz nehmen zu und gehen anschließend in Erschöpfung über. Die motorische Aktivität wird erhöht, was mit Erregtheit, Unruhe und einem Gefühl ständiger Bewegung einhergeht.

Craving. Die Einnahme von Kokain führt dazu, noch mehr Kokain nehmen zu wollen, um den folgenden abfallenden Erregungszustand zu vermeiden (Tab. 3.23). Das gesteigerte Verlangen nach der Substanz (Craving oder Stoffhunger) ist ein Effekt, der wie die positiv verstärkende Wirkung die Wahrscheinlichkeit des weiteren Kokainsgebrauchs erhöht (Woolverton u. Johnson 1992). Der Stoffhunger wird durch die kurze Wirkungsdauer der Droge noch verstärkt.

Auf das Rauschgifterleben folgen Angst, Depression und paranoide Wahnvorstellungen. Aufgrund des schnellen Wechsels entsteht das Verlangen, erneut Kokain zu nehmen, um die kurz zuvor verspürte Euphorie wiederherzustellen. Bei höheren Dosen werden all diese Effekte ebenso wie die anschließende Depression noch intensi-

ver. Es kommt zu einem fortschreitenden Koordinationsverlust, später treten Tremor und schließlich Krampfanfälle auf. Der ZNS-Stimulierung folgen Depression, Dysphorie, Angst, Schläfrigkeit und erneuter Stoffhunger.

Rauschphasen. Der Rausch lässt sich in drei Phasen einteilen:
- Das frühe Intoxikationsstadium ist durch Euphorie, Vitalität und Sorglosigkeit, gesteigerte Leistungsfähigkeit und Kreativität, soziale und sexuelle Enthemmung, gesteigerte Libido und vermindertes Schlafbedürfnis geprägt. Vegetative Effekte in diesem Stadium sind psychomotorische Erregung, Schwitzen, Mydriasis, Tachykardie, Hypertonie, Erhöhung von Atemfrequenz und Atemtiefe.
- Stadium 2 ist geprägt durch Angst, Anspannung und psychomotorische Erregung, Illusionen, Halluzinationen (akustisch, optisch und taktil) und paranoide Wahnvorstellungen.
- Das rauschabklingende Stadium 3 ist gekennzeichnet durch Dysphorie, Niedergeschlagenheit, Antriebsdefizit, Müdigkeit und Erschöpfung. Bei chronischen Konsumenten können Suizidgedanken und schwere paranoide Störungen auftreten.

Sensibilisierung, Sensation Seeking. Wenn man Versuchstieren wiederholt hoch dosiert Kokain verabreicht, schwächt sich die stimulierende Wirkung der Drogen nicht etwa ab, sondern das betreffende Tier reagiert von Mal zu Mal empfindlicher mit immer ausgeprägteren Aktivierungssymptomen (Sensibilisierung).

Im Extremfall verliert alles, was nicht mit der Kokaineinnahme in Verbindung steht, an Bedeutung. Gerade während der Phase der Hirnentwicklung hängen die Intensität der Ausreifung des axonalen Projektionsbaums der dopaminergen Neuronen, das Auswachsen dopaminerger Fasern und die Bildung dopaminerger Präsynapsen davon ab, wie häufig die betreffenden Neuronen stimuliert werden. Die betreffenden Jugendlichen zeigen immer stärkere Symptome von Sensation Seeking und neigen immer leichter zur Selbststimulation ihres übermäßig stark ausgebildeten Antriebssystems mithilfe von dopaminfreisetzenden Drogen (Hüther 2005).

Komplikationen. Die jeweiligen Verabreichungsmethoden sind mit bestimmten medizinischen

Komplikationen verbunden. Beim Schnupfen von Kokain kann es zur chronischen Entzündung der Nasenschleimhaut, Perforation der Naschenscheidewand und zum Verlust des Geruchssinnes kommen. Bei intravenöser Verabreichung sind Krankheiten durch unsaubere Injektionsmethoden und bakterielle Endokarditis häufig. Das Rauchen von Crack kann Lungenkomplikationen zur Folge haben (Tab. 3.**23**).

3.5.5 Toxische und psychotogene Wirkungen

Höhere Dosen von Kokain erzeugen Symptome wie Angst, Schlafmangel, übersteigerte Wachheitszustände, Misstrauen, Wahnvorstellungen und Verfolgungsangst. Die Realitätswahrnehmung wird stark verändert, und es entwickeln sich Aggressionsneigungen und Tötungsabsichten (Jaffe 1990). Dieser Symptomkomplex wird als toxische paranoide Psychose bezeichnet.

Weitere Auswirkungen des chronischen Konsums sind sexuelle Störungen, zwischenmenschliche Konflikte, schwere depressive Verstimmungen und bizarre massive psychotische Störungen (Johanson u. Fishman 1989).

Die toxische Einzeldosis für einen 70 kg schweren Menschen beträgt 70–150 mg Kokain. Die kardio- und neurovaskulären Folgen des Kokainkonsums können schwerwiegend sein. Zu ihnen

Tabelle 3.**23** Wirkungen und Auswirkungen von Kokain.

akute Auswirkungen des Kokainmissbrauchs
intendierte Wirkung
• starke Euphorie (Rauchen: 5–10 Minuten, Schnupfen: 15–30 Minuten)
• Hyperstimulation
• reduzierte Müdigkeit
• erhöhte Wachheit
• reduzierter Appetit
Intoxikation
• Angst, Unruhe, Antriebslosigkeit
• Verwirrtheit
• bizarres und gewalttätiges Verhalten
• Wahrnehmungsveränderungen
• dysphorisch-ängstliche Reaktionen
• paranoide Reaktionen
• Agitiertheit
• psychotische Rauschverläufe
• depressive Episoden
• drogeninduzierte Psychose
• Herzinfarkt
• Hirninfarkt

Tabelle 3.**24** Psychiatrische Komplikationen durch Kokain (in Anlehnung an ICD-10).

Komplikation	Kodierung nach ICD-10	Symptomatik	Dauer	Behandlung
Rauschverlauf mit paranoiden Symptomen	F14.04 (akute Intoxikation mit Wahrnehmungsstörungen)	• paranoide Ideen • wahnhafte Umdeutung der Situation • Verlust der Ich-Kontrolle • Halluzinationen	wenige Stunden (pharmakologische Wirkdauer der Substanz)	• klinische Beobachtung • Talking down • Haloperidol (D1-Rezeptor-Antagonist) • Benzodiazepine
Rauschverlauf mit agitiert-hypomanischem Syndrom	F14.8 (sonstige psychische und Verhaltensstörung)	• Agitiertheit • fehlende, affektive Hemmung • Größenideen • Rededrang • Denkbeschleunigung • gestörtes Urteilsvermögen	wenige Stunden (pharmakologische Wirkdauer der Substanz)	• klinische Beobachtung • Talking down • Benzodiazepine

Tabelle 3.**24** (Fortsetzung).

Rauschverlauf mit dysphorisch-ängstlich-agitiertem Syndrom	F14.8 (sonstige psychische und Verhaltensstörungen)	• Panikattacken • depressive Verstimmung • Suizidalität	wenige Stunden (pharmakologische Wirkdauer der Substanz)	• klinische Beobachtung • Benzodiazepine
Kokainentzugssyndrom	F14.3	• Anhedonie • Craving • depressive Stimmungslage	Tage bis Wochen	• antriebssteigernde trizyklische Antidepressiva (Doxepin)
Postakutsyndrom	F14.8 (sonstige psychische und Verhaltensstörungen)	• depressive • Verstimmung • Schlafstörungen • Irritabilität • Ängstlichkeit • Suizidalität • Craving	bis zu einer Woche nach Kokainkonsum	• Drogenabstinenz • Doxepin • vorübergehend Benzodiazepine
induzierte manische, depressive und Angststörung	F14.54/F14.55 (psychotische Störung, vorwiegend depressive vs. manische Symptome)	• manische Symptome vs. Antriebsarmut • depressive Verstimmung vs. Ängstlichkeit • Schlafstörungen • Irritabilität • cave: Suizidalität	Wochen bis Monate	• Drogenabstinenz • Serotonin-Wiederaufnahmehemmer bei längerer Persistenz der depressiven Störung/Angststörung
induzierte Psychosen (Kokainpsychose)	F14.51/F14.52/F14.53 (psychotische Störung, vorwiegend wahnhaft/halluzinatorische/polymorph)	• Verfolgungswahn • optische, akustische, taktile Halluzinationen	Tage bis wenige Wochen; fraglich selten auch Monate	• Antipsychotika • Benzodiazepine zeitlich limitiert

zählen Schlaganfälle, bei gesunden jungen Menschen dauerhafte Veränderungen der Hirndurchblutung, unzureichende Sauerstoffversorgung des Herzens, Herzrhythmusstörungen und Krampfanfälle.

Der chronische Kokaingebrauch kann zu unterschiedlichsten psychiatrischen Syndromen führen, darunter zu affektiven Störungen, schizophrenieähnlichen Zuständen und Persönlichkeitsstörungen (Tab. 3.**24**). Zu den Langzeitschäden bei chronischem Kokainkonsum gehören körperlicher Zerfall mit Gewichtsverlust, Infektanfälligkeit, zerebrale Krampfanfälle und Leberdegeneration. Ferner werden häufig Blutbildveränderungen, Herzmuskel- und Augenerkrankungen sowie Muskelschwund beobachtet. Andauernde neurokognitive Störungen betreffen vor allem die Aufmerksamkeit, das Gedächtnis, die Lernfähigkeit sowie die verbale und visomotorische Leistung (Gold 1997).

3.5.6 Auswirkungen auf Schwangerschaft und Geburt

Aufgrund des breiten Spektrums embryotoxischer Effekte ist eine Kokainembryopathie nur schwer definierbar, da die meisten Auswirkungen auf den Fötus mit der Gefäßverengung und der Hypertonie in Zusammenhang stehen sowie mit Infarkten, die in verschiedenen Geweben und zu jedem beliebigen Zeitpunkt während der Schwangerschaft auftreten können (Plessinger u. Woods 1993).

■
Kokain kann im gesamten Zeitraum der Schwangerschaft jedes Organ und jedes Gewebe des ungeborenen Kindes schädigen.

■

Das „jittery baby syndrome" ist gekennzeichnet durch neurologische Störungen und bei den „Crack-Babys" anzutreffen. Kokain kann sich an die Spermien eines männlichen Konsumenten binden und während der fetalen Gehirnentwicklung schwere Schädigungen verursachen. Das neurologische Syndrom bei Neugeborenen ist geprägt durch anomale Schlafmuster, Zittern, Ess-Störungen, Reizbarkeit, gelegentliche Krampfanfälle und ein erhöhtes Risiko des plötzlichen Kindstodes (Kain et al. 1993).

3.5.7 Akuttherapie

Phasen und Symptome. Der Kokainentzug umfasst drei Phasen (Gawin u. Kleber 1986):
- Zusammenbruch (Crash)
- Entzug (Withdrawal)
- Löschung (Extinction)

Die *Crash-Phase* ist relativ kurz (9 Stunden bis 4 Tage). In dieser Zeit ist der Abhängige niedergeschlagen, müde, ausgeprägt dysphorisch, begleitet von Müdigkeit, Schlafstörungen, lebhaften Träumen, Appetitsteigerung, psychomotorischer Hemmung oder Erregung (Tab. 3.**25**).

Die *Entzugsphase* dauert 1–10 Wochen; in dieser Zeit besteht der größte Stoffhunger (Craving). Die Phase ist durch Mattigkeit, Depressivität, Antriebslosigkeit und Selbstzweifel gekennzeichnet.

Die *Löschungsphase* geht über 10 Wochen hinaus und ist begleitet von immer wiederkehrenden drogenbezogenen Albträumen mit Rauscherlebnissen und einem immer wieder durch äußere Reize auslösbaren Stoffhunger.

Depressivität und Suizidalität begleiten alle drei Phasen. Bei exzessivem Konsum können substanzinduzierte psychotische Störungen auftreten. Intoxikationspsychosen durch Kokain sind durch eine ängstliche Grundstimmung mit Gereiztheit, Wahnideen, illusionäre Verkennungen sowie akustische, optische oder taktile Halluzinationen gekennzeichnet. Begleitet wird der Entzug oft durch Angstzustände, Ängste und aggressives Verhalten.

Tabelle 3.**25** Kokainentzugssyndrom (aufgrund ähnlicher Effekte mit dem Entzugssyndrom durch Amphetamine/ Methamphetamin vergleichbar).

Symptome des Kokainentzugs
Affektstörung (z. B. Traurigkeit oder Anhedonie)
Lethargie und Müdigkeit
psychomotorische Verlangsamung oder Unruhe
Verlangen (Craving) nach stimulierenden Substanzen
Appetitsteigerung
Insomnie oder Hypersomnie
bizarre oder unangenehme Träume

Tabelle 3.**26** Akuttherapie bei Kokainintoxikation und -entzugssyndrom.

Behandlungsmaßnahmen
Intoxikation
Beruhigen („Talking down")
Benzodiazepine bei ausgeprägten Angst- und Panikzuständen
hochpotente Neuroleptika bei ausgeprägter psychomotorischer Erregung
Entzugssyndrom
trizyklische Antidepressiva (Doxepin)
psychosozial aktivierende Maßnahmen
Benzodiazepine und Neuroleptika bei psychoseartigen Krisen

Maßnahmen. Erstes Ziel bei Intoxikation ist die Beruhigung. Reicht die Technik des „Talking down" nicht aus, sind Benzodiazepine, vor allem bei starken Angst- und Panikzuständen, einzusetzen (Tab. 3.**26**). Bei ausgeprägter psychomotorischer Erregung sind hochpotente Neuroleptika das Mittel der Wahl, notfalls in Kombination mit Benzodiazepinen.

3.5.8 Postakuttherapie

Es haben sich sowohl stationäre, teilstationäre als auch ambulante Maßnahmen bei Kokainabhängigkeit als wirksam erwiesen. Bei einem ausreichenden unterstützenden sozialen Umfeld und

einer zuverlässigen Tagesstruktur kann ein ambulanter Behandlungsversuch unternommen werden. Falls diese Kriterien nicht gegeben sind, ist
eine stationäre Maßnahme unbedingt erforderlich. Besonders bei schwankender Abstinenzmotivation und starkem Suchtdruck (Craving) eignen
sich zum Einstieg in die Behandlung eher vollsta-
tionäre Maßnahmen.

Zu beachten ist, dass der über lange Zeit (bis zu
3 Monate) anhaltende Suchtdruck zu sequenziellen Rückfällen führen kann.

Substanzabhängige Jugendliche und junge Erwachsene mit ausgeprägter psychosozialer Be-
gleitproblematik weisen bei längerer Behandlungsdauer (mehr als 90 Tage) erheblich bessere
Behandlungsergebnisse als in Kurztherapie auf
(Suchtkommission DGKJP, BAG KJPP, BKJPP 2010).

Bei einer erhöhten Vulnerabilität oder Disposition können sich drogeninduzierte Psychosen
entwickeln, die sich zum Teil zurückbilden oder
chronifizieren (Gouzoulis-Mayfrank 2007). Auch
nach langjähriger Abstinenz bleiben oft Antriebs-
und Konzentrationsstörungen, Apathie und Passivität mit Interessenverlust sowie sozialem Rückzug bestehen (Gold 1997).

Häufig anzutreffende komorbide Störungen
sind affektive Störungen (unipolare depressive Störungen, bipolare Störungen), Schizophrenie, Persönlichkeitsstörungen, Ess-Störungen,
posttraumatische Belastungsstörungen, pathologisches Glücksspiel und sozialer Abstieg. Ko-
kainkonsumierende Frauen sind erheblich gefähr-
deter, Opfer psychischer und physischer Gewalt
zu werden (Gold 1997, Sass et al. 1998, Thomasius 1998).

Literatur

Baumgärtner T. Schüler- und Lehrerbefragung zum Um-
gang mit Suchtmitteln – Hamburger SCHULBUS, Ham-
burg; 2004
Baumgärtner T. Schüler- und Lehrerbefragung zum Um-
gang mit Suchtmitteln – Hamburger SCHULBUS, Ham-
burg; 2009
Bühler A. Über Anbau und Verwertung der Kokapflanze,
Ciba Zeitschrift 8 (94); 1944
Byck R, Hrsg. Cocaine Papers. New York: Stonehill, 1974
Deutsches Zentrum für Suchtfragen des Kindes- und Ju-
gendalters.   www.uke.de/zentren/suchtfragen-Kinder-
Jugend/index.php 08/2011

Erlenmeyer A. Die Morphinsucht und ihre Behandlung.
Berlin; 1887
ESPAD; European School Survey Project on Alcohol and
other drugs. 2004. www.espad.org; 08/2011
European Monitoring Centre for Drugs and Drug Addiction,
Selected issue – Polydrug use: Patterns and Responses.
Lissabon, 2009. www.emcdda.europa.eu 08/2011
Gawin FH. Cocaine Addiction, Psychology and Neuro-
physiology. In: Science 251, Nr. 3, 1991, 1580–1586
Gawin FH, Kleber HD. Abstinence Symptomatology and
Psychiatric Diagnoses in Cocaine Abusers. In: Archives
of Generel Psychiatry 1986; 43: 107–113
Gold MS. Cocaine: Clinical Aspects. In: Lowinson JH, et al.,
eds. Substance Abuse. A Comprehensive textbook. Balti-
more. Williams & Wilkins, 1997
Gouzoulis-Mayfrank E. Komorbidität Psychose und Sucht –
Grundlagen und Praxis. Steinkoff, 2007
Hüther G. Kurzfristige Wirkungen und langfristige Folgen
der Einnahme von Psychostimulanzien und Entak-
togenen auf das sich entwickelnde Gehirn von Kindern
und Jugendlichen. In: Möller C. Drogenmissbrauch im
Kindes- und Jugendalter. Göttingen: Vandenhoeck & Ru-
precht; 2005
Jaffe JH. Drug Addiction and Drug Abuse. In: Gillman AG,
Rall TVV, Nies AS, Taylor P, eds. Goodman and Gillman's
The Pharmacological Basis of Therapeutics. New York,
Pergamon, 1990
Johanson CE, Fishman MW. The Pharmacology of Cocaine
Related to its Abuse. In: Pharmacology Reviews 1989,
41: 35
Julien RM. Drogen und Psychopharmaka. Heidelberg, Spek-
trum Akademischer Verlag, 1997
Kain ZN, Rimar S, Barash PG. Cocaine Abuse in the Partur-
ient and Effects on the Fetus and Neonate. In: Anaesthe-
sia and Analgesia 1993, 77: 835–845
Mantegazza P. Sulle virtu igieniche e medicinali coca. Mai-
land: Ann Chim Appl Med 1859, 29; 3: 18–21
Plessinger MA, Woods JR. Maternal, Placental and Fetal
Pathophysiology of Cocaine Exposure during Pregnancy.
In: Clinical Obstetrics and Gynecology 1993, 36: 267–
278
Schuh M, Wünsche T, Tossmann P, Jonas B. Geschlechter-
spezifische Anforderungen an die Suchthilfe-Gender
Mainstreaming in der Suchttherapie von Jugendlichen.
BMG, Köln 2009
Suchttherapie bei Kindern und Jugendlichen, Suchtkom-
mission der DGKJP, BAGKJPP, BKJPP, 2010
Täschner KL, Richtberg W. Kokain-Report. Akademische
Verlagsanstalt Wiesbaden, 1982
Thomasius R. Kokain. In: Thomasius R, Schulte-Mark-
wort M, Küstner JU, Riedesser P, Suchtstörungen im
Kindes- und Jugendalter. Schattauer, 2009
Weddington WW. Cocaine. Diagnostic and Treatment. In:
Psychiatric Clinics of North America 16, Nr. 1: 88, 1993
Woolverton WL, Johnson KM. Neurobiology of Cocaine
Abuse. In: Trends in Pharmacological Sciences 1992, 13:
193–200

3.6 Sedativa und Hypnotika

Anil Batra, Edelhard Thoms

3.6.1 Einleitung

Die S2-Behandlungsleitlinie „Medikamentenabhängigkeit, Sedativa, Hypnotika, Analgetika, Psychostimulanzien" der Deutschen Gesellschaft für Suchtforschung und Suchttherapie e. V. (DG-Sucht) und der Deutschen Gesellschaft für Psychiatrie, Psychotherapie und Nervenheilkunde (DGPPN) von Poser et al. (2006) unterscheidet zwischen dem schädlichen Konsum und der Abhängigkeit von Hypnotika, Sedativa sowie Analgetika bzw. Stimulanzien.

Zu den Medikamenten mit besonders hohem Abhängigkeitspotenzial gehören neben den Barbituraten insbesondere die Benzodiazepine; auch die modernen Benzodiazepinanaloga wie Zolpidem, Zopiclon oder Zaleplon, die so genannten „Z-Substanzen" weisen ein Abhängigkeitspotenzial auf (Ströhle et al. 1999). Die Barbiturate spielen im Behandlungsalltag im Vergleich zu den Benzodiazepinen mittlerweile eine untergeordnete Rolle, im Folgenden wird daher insbesondere auf das Missbrauchspotenzial und die Abhängigkeitsentwicklung bei Einnahme von Benzodiazepinen eingegangen.

Die Indikationsfelder für die Gabe von Benzodiazepinen sind breit: Angsterkrankungen, Schlafstörungen, aber auch muskuläre Verspannungen im Rahmen von orthopädischen Problemen sind die häufigsten Verordnungsgründe. Zudem ist der Einsatz bei epileptischen Anfällen wirksam. Die Medikation hat darüber hinaus in einigen Einrichtungen eine hohe Akzeptanz als Entzugsmedikament bei einer Alkoholabhängigkeit.

■ Historische Entwicklung

Leo Sternbach entwickelte das Chlordiazepoxid, das ab 1960 unter dem Namen Librium vermarktet wurde. Danach folgten weitere Substanzen dieser Stoffgruppe, deren bekanntester Vertreter das Diazepam ist, und eroberten den Markt. Benzodiazepine haben eine hohe therapeutische Breite und galten daher als gute Alternative zur Barbituratbehandlung. Sie wurden rasch zu der am häufigsten verordneten Arzneimittelgruppe. Die Benzodiazepine wurden zum Mittel der Wahl für stressbedingte Angstzustände und Schlafstörungen im Rahmen einer pharmakologischen Kurzzeittherapie und verdrängten in diesem Bereich die Barbiturate. 1977 konnten die Kenntnisse über den Wirkungsmechanismus der Benzodiazepine auf der Grundlage neurochemischer Sicht ergänzt werden. Zu Beginn der 1980er-Jahre erschienen die ersten fundierten Abhandlungen über die Gefahr der Entwicklung einer Benzodiazepinabhängigkeit und zum Thema Langzeiteinnahme oder Abusus (Kemper et al. 1980, Laux et al. 1985).

Eine ähnliche Entwicklung bezüglich der Wahrnehmung des Abhängigkeitspotenzials stellte sich nach der Zulassung der Z-Substanzen Zolpidem, Zaleplon und Zopiclon dar, die als Wirkungsanaloga der Benzodiazepine in erster Linie eine schlaffördernde Wirkung aufweisen, ohne allerdings auch die anderen Wirkqualitäten der Benzodiazepine zu ersetzen. Aus diesem Grund wurde zunächst angenommen, dass die Abhängigkeitsgefahr nicht gegeben oder deutlich geringer sei. In den letzten Jahren wurde aber eine erhebliche Zunahme der Verschreibungen der Z-Substanzen beobachtet. Mittlerweile liegen einzelne Fallbeschreibungen von Abhängigkeitsentwicklungen mit extremen Dosissteigerungen vor. Aus diesem Grund ist auch bei der Verordnung von Z-Substanzen, trotz des vermuteten geringeren Abhängigkeitspotenzials, das mögliche Missbrauchs- und Abhängigkeitsrisiko zu beachten.

> Trotz der mittlerweile sehr differenzierten und restriktiveren Indikationsempfehlungen ist die Stoffgruppe der Benzodiazepine weiterhin weltweit die Nummer 1 bei den verordneten Psychopharmaka.

■ Definition von Missbrauch und Abhängigkeit

Die Diagnostik eines Missbrauches bzw. einer Abhängigkeit erfolgt nach den bekannten Klassifikationskriterien des ICD-10. Hilfreich für die Diagnostik ist die Formulierung der ICD-10-Kriterien in den Behandlungsleitlinien der DG-Sucht und DGPPN (Poser et al. 2006; Tab. 3.27). Drei der genannten 6 Kriterien müssen innerhalb der letzten 12 Monate für mindestens einen Monat vorgelegen haben, um die Diagnose einer Abhängigkeit von Sedativa oder Hypnotika stellen zu können.

Unterschieden wird zwischen einer Abhängigkeit von Benzodiazepinen in therapeutischer Dosierung (*Niedrigdosisabhängigkeit* oder Low-Dose-Abhängigkeit) und einer (*Hochdosisabhängigkeit* bzw. High-Dose-Abhängigkeit). Die Unterscheidung ist relevant, da bei niedriger Tagesdosierung bzw. einer Niedrigdosisabhängigkeit kein Kontrollverlust und keine Toleranzentwicklung zu beobachten sind, die Patienten jedoch bei Absetzversuch erhebliche Entzugserscheinungen beschreiben.

Ein Teil der Patienten mit regelmäßiger Verordnung von Benzodiazepinen entwickelt eine Toleranz gegenüber der Wirkung des Medikaments mit einer nachlassenden angstlösenden oder schlaffördernden Wirkung des Hypnotikums oder Sedativums bei üblicher Tagesdosierung und einer daraus sich entwickelnden Steigerung der Tagesdosierung.

Typische *Entzugssymptome* bei einer Benzodiazepinabhängigkeit sind Schlafstörungen, Angstsymptome, Unruhe, Kopfschmerzen, Muskelzuckungen, Schwächegefühle, Schwindel, Appetitlosigkeit, Übelkeit, Konzentrationsstörungen, depressive Verstimmungen, Benommenheit. Beschrieben werden in den Leitlinien auch seltene Symptome wie Metallgeschmack, Hypakusis, Lichtscheue oder Depersonalisationserscheinungen (Poser et al. 2006). In einzelnen Fällen können auch Entzugskrampfanfälle auftreten. Die Patienten leiden insbesondere unter der körperlichen Unruhe, der Zunahme der Angstgefühle und dem Schwächegefühl.

Tabelle 3.**27** Diagnostische Kriterien für die Diagnose eines Missbrauchs oder einer Abhängigkeit nach ICD-10 (nach Poser et al. 2006).

Diagnostische Kriterien für die Diagnose eines Missbrauchs oder einer Abhängigkeit nach ICD-10
starker Wunsch oder eine Art Zwang, Sedativa oder Hypnotika zu konsumieren (der Patient ist auf die Sedativa/Hypnotika angewiesen, er muss sie nehmen, er bettelt darum, er droht mit Suizid bei Rezeptverweigerung, wird unruhig, wenn keine Vorräte mehr vorhanden sind)
verminderte Kontrollfähigkeit bezüglich des Beginns, der Beendigung oder der Menge des Konsums von Sedativa oder Hypnotika (eigene Reduktionsschemata werden nicht durchgehalten, ausreichende Vorräte führen zu einen höheren Verbrauch als beabsichtigt)
körperliches Entzugssyndrom bei Beendigung oder Reduktion des Konsums (oder verzögerten Einnahme), nachgewiesen durch die substanzspezifischen Entzugssymptome (frühzeitig z. B. Angstsymptome, Unruhe, Kopfschmerzen, Schwächegefühl, Schwindel, später z. B. Appetitlosigkeit, Schlafstörungen, depressive Verstimmungen) oder durch die Aufnahme der gleichen oder einer nahe verwandten Substanz, um Entzugssymptome zu mildern oder zu vermeiden
Nachweis einer Toleranz. Ohne die ursprünglich durch niedrige Dosen erreichten Wirkungen der Substanz hervorzurufen, sind zunehmend höhere Dosen erforderlich. Dabei ändert die Wirkung der Sedativa oder Hypnotika ihren Charakter mit zunehmender Dosis; das Schlafmittel wirkt in kleinen bis mittel hohen Dosen belebend, es muss morgens quasi als Weckmittel eingenommen werden. Es werden Dosen ohne sichtbare Sedierung vertragen, die bei nicht toleranten Personen zu schwerer Beeinträchtigung, zum Koma oder zum Tod führen würden
fortschreitende Vernachlässigung anderer Vergnügen oder Interessen zugunsten des Konsums von Sedativa oder Hypnotika, erhöhter Zeitaufwand, um sich diese Substanz zu beschaffen (z. B. multiple Arztbesuche zur Einholung von Rezepten, Verzicht auf Reisen ohne sichere Bezugsmöglichkeiten), zu konsumieren oder sich von den Folgen zu erholen
anhaltender Substanzkonsum trotz des Nachweises eindeutiger schädlicher Folgen. Die schädlichen Folgen können körperlicher Art sein (z. B. Krampfanfallfolgen nach Entzugskrampfanfällen), sozialer (z. B. Arbeitsplatzverlust durch substanzbedingte Leistungseinbußen) oder psychischer Natur (z. B. depressive Zustände nach massivem Substanzkonsum). Zu diesen negativen Folgen gehören auch mnestische Störungen unter oder nach Sedativa/Hypnotika; Stürze und Frakturen sind unter Benzodiazepinen bei geriatrischen Patienten durchaus häufig. Es sollte festgestellt werden, dass der Konsument sich tatsächlich über Art und Ausmaß der schädlichen Folgen im Klaren war oder dass zumindest davon auszugehen ist

Die Entzugssymptome treten bei körperlich abhängigen Personen regelmäßig nach Absetzen der Benzodiazepine bereits nach wenigen Stunden bis Tagen ein. Einen Beitrag hierzu leisten auch die subjektive Haltung des Patienten, die Angst und Erwartung vor auftretenden Entzugssymptomen sowie natürlich die Dauer der Halbwertszeiten einzelner Medikamente. Im Verlauf der Entzugsbehandlung ist mit mehrwöchigen Entzugssymptomen zu rechnen (auch wenn sich die stationäre Entgiftung nur auf einen kurzen Zeitraum von durchschnittlich 3–4 Wochen beschränkt; s. unten).

■ Epidemiologie

Normale versus pathologische Angst. Die Hinterlassenschaft des Zweiten Weltkriegs und die sich umstrukturierende Gesellschaft führten zu einer Zunahme von Angststörungen. Angst ist ein Komplex aus subjektiven Gefühlen und charakteristischen Verhaltensmerkmalen, darunter Anspannung, Furcht, Sorge, Hilflosigkeit, Beklommenheit, Konzentrationsschwierigkeiten und Schlafstörungen. Führende körperliche Symptome können Kopfschmerzen, Übelkeit, Diarrhö, Herzklopfen, Kurzatmigkeit, Zittern, Muskelanspannung, Unruhe und Müdigkeit sein. Diese inneren und äußeren Zeichen der Angst sind normale, angemessene und notwendige Reaktionen, um in einer feindlichen Welt überleben zu können. Sie stellen die kognitiven und emotionalen Begleiterscheinungen eines psychischen Alarmsystems dar.

Die Unterscheidung zwischen normaler und pathologischer Angst ist schwierig. Häufig wird daher versucht, eine vorhandene Angstbelastung mithilfe von Anxiolytika und Tranquilizern, z. B. mit den Benzodiazepinen, zu lindern, obwohl dies nicht immer der angemessene Weg ist. Aufgrund der unsicheren Diagnose und der weiten Verbreitung von Angst in unserer Gesellschaft gehören die Benzodiazepine aus dieser Indikation heraus zu den am häufigsten verordneten Arzneimitteln. Der Rolling-Stones-Song „Mother's little helper" entstand 1965 und schildert die Funktion der Benzodiazepine (Jagger u. Richards 1965). In Anbetracht der hohen Prävalenz in der Bevölkerung und des signifikanten Morbiditätsgrads, der mit der Angst einhergeht, überrascht es nicht, dass angstlösende Medikamente zu den meist benutzten Arzneimitteln zählen.

USA. Während der 1960er-Jahre wurden in den USA 100 Millionen Verordnungen an Benzodiazepinen pro Jahr ausgestellt. Nachdem die übermäßig starke Anwendung erkannt wurde, sank die Zahl der Verordnungen bis zum Jahr 1981 auf nur noch 65 Millionen. Nachdem 1989 in den USA über 55 Millionen Mal Benzodiazepine verschrieben worden waren (Breier et al. 1990, Julian 1997), stieg die Zahl der Verordnungen 1990 wieder auf 80 Millionen an.

Deutschland. In Deutschland wurden 1992 allein von Kassenärzten etwa 830 Millionen Tagesdosen und 1994 noch 660 Millionen Tagesdosen von Benzodiazepinen verordnet, was etwa 30–40 Millionen Verschreibungen entsprechen dürfte.

Die DHS (www.dhs.de) berichtet von leicht gesunkenen Umsatzzahlen im Jahr 2008: In diesem Jahr wurden 28,95 Millionen verkaufte Packungen von Schlaf- und Beruhigungsmitteln, benzodiazepinähnlichen Substanzen oder Medikamenten erfasst, die benzodiazepinähnliche Wirkstoffe oder pflanzliche Sedativa enthalten. Damit sank die Zahl der verkauften Packungen um gut 2% gegenüber dem Vorjahr. Bei den Benzodiazepinen wurden 11,0 Millionen verkaufte Packungen berechnet, dies entspricht einer Abnahme im Vergleich zum Vorjahr um 4%. 2008 wurden außerdem insgesamt 156 Millionen Packungen mit Analgetika verkauft (Glaeske 2010). Die DHS schätzt, dass ein Drittel der verkauften Arzneimittel aus dem Bereich der Schlafmittel und Tranquilizer, Schmerzmittel, Psychostimulanzien oder codeinhaltigen Medikamente zur Suchterhaltung oder Vermeidung von Entzugserscheinungen verordnet werden.

Die Zahlen für Arzneimittelabhängige in Deutschland schwanken in unterschiedlichen Untersuchungen zwischen 1,4 und 1,9 Millionen betroffenen Personen, darunter sind überwiegend Frauen. Nach Angaben der Deutschen Hauptstelle gegen Suchtgefahren besteht bei etwa 1,5% der deutschen Bevölkerung eine Benzodiazepinabhängigkeit (Glaeske 2006), d. h. mehr als 1 Million Menschen in Deutschland zwischen 18 und 59 Jahren erfüllen die Kriterien der Benzodiazepinabhängigkeit. Ein nicht indikationsgerechter regelmäßiger Gebrauch, der trotz Hinweisen auf unerwünschte körperliche oder soziale Konsequenzen fortgesetzt wird, zeigt sich bei 4,3% (Männer: 3,2%, Frauen: 5,5%) der erwachsenen Bevölkerung. Besonders die Altersgruppe der 50-

bis 59-Jährigen weist eine sehr hohe Prävalenz von 8,5 % auf.

Patienten mit einer *psychiatrischen Vorgeschichte* weisen deutlich höhere Konsumprävalenzen und einen höheren Anteil von Abhängigen auf. Neben der Verschreibung von Benzodiazepinen bei Patienten mit einer Angststörung stellt die Gruppe der Drogenabhängigen, besonders der Opiat- und Kokainabhängigen, eine weitere Konsumentengruppe mit einem hohen Tranquilizerverbrauch dar. Benzodiazepine werden oftmals als Begleit- oder Substitutionsmedikation eingenommen. Besonders beliebt ist Flunitrazepam. In der Literatur wurden viele Todesfälle in Zusammenhang mit einer Überdosierung bei Mischkonsum beschrieben.

3.6.2   Substanzcharakteristik

■ Neurobiologische Wirkung

GABA-gesteuerte Neurotransmission. Benzodiazepine weisen anxiolytische, sedierende, antikonvulsive, muskelrelaxierende und hypnotische Wirkungen auf. Diese erklären sich durch eine Steigerung der inhibitorischen GABA-gesteuerten Neurotransmissionen (GABA: Gammaaminobuttersäure). Hauptansatzpunkt ist der $GABA_A$-Rezeptor. Benzodiazepine binden an $\alpha(1,2,3,5)$- und γ-Untereinheiten. Für die sedierenden Wirkungen der Benzodiazepine ist die $\alpha1$-Untereinheit der GABA-Rezeptoren verantwortlich, die $\alpha2$-Untereinheiten sollen die Anxiolyse vermitteln.

Durch regelmäßige Benzodiazepingabe kommt es zu einer Veränderung des neuronalen Gleichgewichts und einer Down-Regulation GABAerger inhibitorischer Neuronen. Das daraus resultierende Überwiegen einer exzitatorischen Aktivität könnte für die auftretenden Entzugssymptome verantwortlich sein.

Die Affinität der verschiedene Benzodiazepine zu diesem Rezeptor steht in enger Beziehung zu ihrer jeweiligen pharmakologischen Potenz. Der Neurotransmitter GABA hemmt die neuronale Erregbarkeit, indem er den Choridionenstrom durch die Nervenzellmembran selektiv erhöht. Dazu bindet er sich an den $GABA_A$-Rezeptor und öffnet infolge der Bindung den transmembranalen Chloridkanal, der ein integraler Bestandteil dieses komplexen Rezeptormoleküls ist (Julian 1997). Die Benzodiazepinbindung verstärkt die GABA-vermittelte gesteigerte Permeabilität des Ionenkanals für Chlorid, was zu einer Hemmung erregender synaptischer Wirkungen auf die Nervenzelle führt. Langfristig scheint die durch Benzodiazepine induzierte Verstärkung der inhibitorischen GABA-gesteuerten Neurotransmission zu einer kompensatorischen Steigerung der exzitatorischen, glutamatgesteuerten Neurotransmission zu führen (Allison et al. 2003, Heberlein et al. 2009). Im Fall eines abrupten Absetzens der Benzodiazepine ist vermutlich die verstärkte glutamatgesteuerte Neurotransmission verantwortlich für die charakteristischen Entzugserscheinungen wie die Erniedrigung der Krampfschwelle, einen erhöhten Muskeltonus oder Angstsymptome (Tsuda et al. 1998).

CRH und Neuropeptid Y. Weitere Studienergebnisse weisen auf neuroendokrinologische Veränderungen hin. So wird wahrscheinlich das Corticotropin-releasing-Hormon (CRH) reduziert (Imaki et al. 1995), die physiologische Steigerung der Kortisonausschüttung durch körperlichen emotionalen Stress wird gehemmt. Da die anxiolytische Wirkung der Benzodiazepine auf eine Reduktion der CRH-Freisetzung zurückgeführt wird, wäre dies eine Erklärung für das Auftreten der Angstsymptome nach dem Absetzen der Medikation.

Darüber hinaus scheint eine reduzierte Expression von Neuropetid Y (NPY) in Verbindung mit einem konsekutiv erhöhten Angstniveau die Entstehung von Abhängigkeitserkrankungen zu begünstigen.

Prolaktinplasmaspiegel. Die erhöhte Ängstlichkeit wird auch mit einer Erhöhung der Prolaktinplasmaspiegel in Verbindung gebracht. Veränderte Prolaktinspiegel scheinen darüber hinaus im Zusammenhang zur Intensität des Suchtverlangens bei einigen alkoholabhängigen Patienten zu stehen. So konnte bei einer Gruppe alkoholabhängiger Patienten, die Alkohol besonders aufgrund seiner angst- und anspannungslösenden Eigenschaften konsumierten, eine Assoziation zwischen einem erhöhtem Prolaktinserumspiegel und der Intensität des Suchtdrucks gezeigt werden. In präklinischen Studien wurde die inhibitorische Wirkung von Benzodiazepinen auf die Prolaktinfreisetzung bestätigt (Grandison 1982, Heberlein et al. 2009).

■ Pharmakokinetik

Benzodiazepine werden nach oraler Verabreichung gut resorbiert. Im Plasma werden Höchstkonzentrationen nach etwa einer Stunde erreicht. Einige Substanzen (z.B. Oxazepam, Lorazepam) werden langsamer resorbiert, andere (z.B. Triazolam) schneller. Viele Benzodiazepine werden im Körper zu psychoaktiven wirksamen Metaboliten umgewandelt, die oft sogar für den Hauptteil der Wirkung verantwortlich sind. Die Ausscheidung erfolgt nach Metabolisierung in pharmakologisch unwirksame hydrophile Produkte überwiegend renal. Insbesondere die lang wirkenden Verbindungen werden auch über aktive Zwischenprodukte ausgeschieden. Eine Übersicht über klinisch eingesetzte Benzodiazepine, ihre Diazepamäquivalenzdosis und ihre Halbwertzeiten (inklusive wirksamer Metaboliten) sind in Tab. 3.28 dargestellt.

Bei Menschen mit belastetem Stoffwechsel, beispielsweise älteren Menschen oder Personen mit eingeschränkter hepatischer Funktion (z.B. alkohol- oder drogenabhängigen Personen), ist die Eliminationshalbwertzeit deutlich erhöht (Julian 1997).

Die Nachweis der Benzodiazepineinnahme und die semiquantitative Ermittlung des Konsumumfangs gelingen am einfachsten über die Bestimmung der Konzentration der Substanzen im Urin oder Serum. Für die Z-Substanzen ist ein semiquantitativer Nachweis im Urin im Routinelabor nicht möglich.

■ Psychotrope Wirkungen

Benzodiazepine werden verwendet, um Anspannung, Furcht, Sorge, Hilflosigkeit, Beklommenheit, Konzentrationsschwierigkeiten und Schlafstörungen sowie psychosomatische Beschwerden zu lindern (Tab. 3.29, Tab. 3.30). Der Konsument erlebt, dass die Tablette ihn psychisch wieder stabilisiert, ohne dass er seine äußeren Lebensbedingungen verändern muss. Ängste, Anspannungen und psychosomatische Beschwerden, die als Alarmsignal zu verstehen sind, werden nicht mehr wahrgenommen und führen nicht mehr zu den adäquaten Reaktionen. Bei Abhängigkeitserkrankten zielt die Einnahme darauf, Anspannung, Craving, Angst und Furcht, psychosomatische Beschwerden und

Tabelle 3.**28** Übersicht über klinisch eingesetzte Benzodiazepine, ihre Diazepamäquivalenzdosis und ihre Halbwertzeiten (inklusive wirksamer Metaboliten; nach Bandelow et al. 2004).

Benzodiazepin	Diazepamäquivalenzdosis (mg)	Halbwertszeit (h)
Diazepam (Valium)	10	30–200
Alprazolam (Fafil)	1	9–20
Brotizolam (Lendormin)	0,5	3–6
Bromazepam (Lexotanil)	6	8–30
Chlordiazepoxid (Librium)	50	1–4
Clobazam (Frisium)	30	12–60
Clorazepat (Tranxilium)	20	26–200
Flunitrazepam (Rohypnol)	1	20–30
Flurazepam (Dalamadorm)	30	40–250
Lorazepam (Tavor)	2	8–24
Lormetazepam (Noctamid)	2	10
Nitrazepam (Mogadan)	5	15–48
Oxazepam (Adumbarn)	30	3–25
Prazepam (Demetrin)	20	30–100
Tempazepam (Remestan)	20	3–25
Triazolam (Halcion)	0,5	1,5–5

Tabelle 3.**29** Pharmakologische Wirkung von Benzodiazepinen.

pharmakologische Wirkung von Benzodiazepinen
Anxiolyse, Enthemmung, Schutz vor Frustrationen
antikonvulsive Wirkung
schlaffördernde Wirkung
Reduktion von Stressantworten im vegetativen und emotionalen Bereich
Verminderung des Muskeltonus
anterograde Amnesie

Tabelle 3.**30** Benzodiazepineffekte im ZNS.

Wirkort	Wirkung
limbisches System	Anxiolyse
Formatio reticularis	Sedierung, Hypnose
Großhirnrinde, limbisches System	Antikonvulsion
Kleinhirn, Formatio reticularis, Rückenmark	Muskelrelaxation

psychosozialen Stress nicht erleben zu müssen, zu den intendierten Wirkungen gehören die Anxiolyse, eine Enthemmung von Verhaltensformen und ein Schutz vor Frustrationen. Auch die Schlafförderung, die vegetativ beruhigende Wirkung und eine anterograde Amnesie sind Ziele der Einnahme.

■ Unerwünschte und toxische Wirkungen

Akute Nebenwirkungen bei Überdosierung sind starke Sedierung, Schläfrigkeit, Störungen der Bewegungskoordination (Ataxie), Lethargie, geistige Verwirrtheit und Desorientiertheit, undeutliche Sprache, Amnesie und Auslösung oder Verstärkung von Demenzsymptomen. In höheren Dosen überwiegen die Beeinträchtigungen geistiger und psychomotorischer Funktionen. In Kombination mit anderen psychotrop aktiven Substanzen, beispielsweise Opiaten oder Alkohol, können Überdosierungen einen tödlichen Ausgang nehmen.

Unter regelmäßiger Einnahme verändern sich Schlafmuster, bei kurzfristig wirksamen Benzodiazepinen kommt es bei Schlafstörungen nach Einnahme zur Schlafinduktion, ohne dass allerdings das Risiko für Schlafstörungen am Folgeabend reduziert wäre. Hierin liegt ein Motor für die regelmäßige Einnahme von Benzodiazepinen.

Bei Benzodiazepinanwendungen sind erhebliche *kognitive Ausfälle* feststellbar. GABAA-Agonisten sind äußerst wirksame, amnestisch wirkende Substanzen und beeinträchtigen die volle geistige Funktionsfähigkeit. Bei langfristiger Anwendung kann es zu einer Beeinträchtigung der geistigen Leistungsfähigkeit bezüglich des Gedächtnisses, des Denkens, der Orientierung und anderer kognitiver Funktionen mit demenzähnlichen Erscheinungen, aber auch zu psychomotorischen Einschränkungen insbesondere beim Führen von Maschinen, im Straßenverkehr sowie im Haushalt und zu einer Verstärkung der psychiatrischen Problematik mit Zunahme der Angst oder Schlafstörungen kommen.

Auch bei therapeutischen Dosierungen kann die tägliche Einnahme von Benzodiazepinen über einen längeren Zeitraum zu einem *Abstinenz- oder Entzugssyndrom* führen, sobald die betreffende Substanz abgesetzt wird (DuPont 1990, Greenblatt et al. 1990). Zum einen treten dabei – im Sinne einer Rebound-Symptomatik – die Ausgangssymptome Schlaflosigkeit, Unruhe, Erregung, Reizbarkeit und Muskelspannung verstärkt auf. Je kürzer die Wirkdauer der Substanz ist, desto schneller setzen diese Entzugssymptome ein. In seltenen Fällen kann es zu Halluzinationen, Psychosen und Krampfanfällen kommen. Abhängig von der Halbwertszeit des verabreichten Medikaments bilden sich diese Symptome nach 1–4 Wochen zurück.

Bei Benzodiazepinverabreichungen während des ersten *Schwangerschaftsdrittels* wurden fetale Missbildungen beobachtet. Die Gabe vor und während der Geburt kann beim Neugeborenen zu Entzugssymptomen führen. Benzodiazepine gehen auch in die Muttermilch über.

Im Verlauf einer regelmäßigen Langzeiteinnahme besteht das Risiko der Toleranzentwicklung, Dosissteigerung zum Erhalt der Wirkung und Wirkumkehr. Die Toleranzentwicklung betrifft die dämpfenden schlafanstoßenden, psychomotorischen und angstlösenden Effekte. Die Wirkumkehr kann im Sinne relativer Entzugserscheinungen verstanden werden.

3.6.3 Risikofaktoren für eine Abhängigkeitsentwicklung

Risikofaktoren für die Entstehung einer Abhängigkeit sind eine lang dauernde Verordnung, eine vorbestehende körperliche Abhängigkeit von anderen Substanzen, ein unregelmäßiges, bedarfsorientiertes Einnahmeverhalten ohne regelmäßige konstante Verordnungsschemata, aber auch die jeweilige Wirkdauer der einzelnen Präparate. Es ist davon auszugehen, dass insbesondere kurz wirksame und schnell wirksame Benzodiazepine mit einem höheren Abhängigkeitspotenzial verbunden sind. Missbräuchliche Benzodiazepineinnahmen werden bei Patienten mit Schmerzerkrankungen, Persönlichkeitsstörungen, chronischen Schlafstörungen oder generell bei leichter Verfügbarkeit der Präparate beobachtet. Frauen und ältere Personen sind häufiger von der Gefahr der Abhängigkeitsentwicklung betroffen.

Eine körperliche Abhängigkeit scheint sich erst nach einer etwa 6- bis 8-wöchigen Einnahmedauer zu ergeben.

Prädiktoren für eine Steigerung der Tagesdosis sind des Weiteren eine psychiatrische Komorbidität mit Angststörungen und Depressionen und eine intermittierende, nicht fest verschriebene Einnahme durch den Patienten.

3.6.4 Akuttherapie

■ Behandlung der Intoxikation

Benzodiazepine zeichnen sich durch eine sehr große therapeutische Breite aus. Selbst bei sehr hohen Überdosierungen kommt es selten zu lebensbedrohlichen Intoxikationen. Ein hohes Risiko besteht dagegen bei Mischkonsum mit Opiaten und Alkohol oder bei einer intravenösen Applikation mit der Gefahr von Atemdepressionen, Blutdruckabfall und Herzstillstand.

> Die Trias aus Bewusstseinsstörung, erhaltenen Vitalfunktionen und fehlenden neurologischen Ausfällen sind typische Zeichen für alle Benzodiazepinintoxikationen (Tab. 3.31).

Es sind entsprechende Maßnahmen der Notfallmedizin mit Gabe von Elektrolytlösungen, Masken- und Beutelbeatmung oder Intubation not-

Tabelle 3.**31** Hinweise auf eine Benzodiazepinintoxikation.

Hinweise auf eine Benzodiazepinintoxikation
Vigilanzminderung
Ataxie
Dysarthrie
Muskeltonusverminderung (weiche Knie)
abgeschwächte Muskeldehnungsreflexe

wendig. Kritisch ist mit der Gabe von Flumazenil bei Ateminsuffizienz oder Bradykardie vorzugehen, da sie bei Abhängigen einen schweren Entzug auslösen kann.

■ Indikationsstellung und Motivationsbehandlung

Bei dem Vorliegen einer Abhängigkeit ist die Entscheidung zum Entzug zusammen mit dem Patienten zu treffen. Wichtige Behandlungsbausteine im Rahmen der Motivation zur Abstinenz bei medikamentenabhängigen Patienten sind wie bei anderen suchtkranken Patienten die Techniken zur *motivierenden Gesprächsführung* nach Miller und Rollnick (2002), um gemeinsam mit den Patienten die langfristigen Nachteile der regelmäßigen Einnahme sowie die überwiegend unberechtigten Befürchtungen bezüglich der Absetzphänomene und Folgen der Abstinenz gegeneinander abzuwägen. Auch hier gilt das Prinzip, dass seitens des Therapeuten weniger edukativ als vielmehr unterstützend und konstruktiv vorzugehen ist und durch geleitetes Fragen die Ängste des Patienten vor einer Abstinenz aufzulösen und die Motivation zur Verhaltensänderung zu stärken sind.

Häufige Fragestellungen in der Akuttherapie sind initial immer die Klärung der differenziellen Indikation für eine ambulante oder stationäre Therapie, die Entscheidung für ein Belassen, ein allmähliches oder ein rasches Ausschleichen der Medikation, die Entscheidung für eine psychotherapeutische Unterstützung durch einen ärztlichen oder psychologischen Psychotherapeuten oder eine supportive, beratende hausärztliche Unterstützung. Unklarheiten bestehen häufig auch bezüglich der Notwendigkeit einer medikamentösen Begleitbehandlung.

■ Qualifizierte Entgiftung bei Niedrigdosisabhängigkeit

Indikationen. Bei einer Niedrigdosisabhängigkeit ist unter einer Nutzen-Risiko-Abwägung sorgfältig zu prüfen, ob das Absetzen der Sedativa oder Hypnotika gegebenenfalls zu einer Exazerbation einer psychiatrischen Symptomatik führen könnte. Nur bei einer geringen Behinderung durch die Einnahme von Sedativa, bei einem langen, quälenden und hierdurch sogar gefährlichen Entzug sollte die Indikation für eine Weiterbehandlung gestellt werden. Chronische Angstpatienten (Dengler u. Selbmann 2000) oder auch Patienten mit einer schizophrenen Psychose könnten dieses Kriterium für eine dauerhafte Medikation erfüllen. Vor Absetzen der Benzodiazepine sollte unbedingt sichergestellt sein, dass die Einstellung der antidepressiven, anxiolytischen oder antipsychotischen Medikation bereits optimal erfolgt ist.

Indikationen für eine Entzugsbehandlung sind nach Poser et al. (2006) der allmähliche Wirkverlust oder sogar eine Umkehr der Wirkung der Medikamente, das begründete Risiko von Folgeerscheinungen aufgrund eines langjährigen Konsums im Sinne von mnestischen Störungen, eine Verschlechterung der psychiatrischen Symptomatik, die Behandelbarkeit der psychischen Grundstörung durch alternative Medikationen, ein höheres Alter oder eine schlechtere somatische Verfassung der Person und die Motivation seitens des Patienten, den Konsum aufzugeben.

Ambulanter und stationärer Entzug. Bei einer Niedrigdosisabhängigkeit kann ein *ambulantes Vorgehen* mit einem langsamen Ausschleichen der Medikation im Verlauf mehrerer Wochen oder Monate zum Erfolg führen. Zunächst wird daher ein ambulanter Entzugsversuch mit einer stufenweisen Dosisreduktion unternommen. Empfohlen wird bei regelmäßiger Einnahme eines kurz wirksamen Benzodiazepins (auch bei den Z-Substanzen) zunächst die Umstellung auf ein mittel- oder langfristig wirksames Benzodiazepin (z.B. Diazepam oder Oxazepam), um dann stetig, aber langsam im Verlauf von 1–3 Wochen, eventuell auch länger, eine Dosisreduktion vorzunehmen (Bélanger et al. 2005, Jana et al. 2008, O'Brien 2005). Die Entzugstherapie ist individuell auf den Patienten abzustimmen, so dass der Entzug im Einzelfall kürzer oder länger dauern kann. Anfangs wird die entsprechende Äquivalenzdosis verordnet, bis

erste Zeichen einer Intoxikation auftreten. Nach 1–2 Tagen wird damit begonnen, die Dosis um je 10% zu reduzieren. Bei Zeichen von Zittern oder Unruhe wird die Dosis beibehalten, bis die Symptome sistieren. Die Dosis muss langsam reduziert werden, um die zu erwartenden Entzugsphänomene auf ein Minimum zu reduzieren. Je höher die Dosis war, je länger der Abusus andauerte und je älter der Patient ist, desto länger sollte der kontrollierte Entzug dauern. Die „semilogarithmische Reduktion" sollte bevorzugt werden.

Im Vordergrund der *Entzugssymptomatik* bei Absetzen der Benzodiazepine stehen Schlafstörungen, Ängste, depressive Verstimmung, Stimmungsschwankungen, Muskelschmerzen und Muskelzuckungen sowie eine Überempfindlichkeit gegenüber Geräuschen, Licht, Geruch und Berührung im Vordergrund (Tab. 3.32, Tab. 3.33). Oft werden Wahrnehmungsstörungen und ein Unwirklichkeitsgefühl beschrieben. Komplikationen sind Psychosen und epileptische Anfälle.

Bei einer *psychiatrischen Komorbidität* sollte eine Mitbehandlung durch einen Psychiater erfolgen, um eine begleitende depressive oder Angstsymptomatik durch medikamentöse Einstellung auf ein Antidepressivum oder durch eine supportive psychotherapeutische Behandlung auffangen zu können.

Der *Ausschleichprozess* kann individuell unterschiedlich gestaltet werden, hier spielen die Aufhörmotivation des Patienten, dessen Vorer-

Tabelle 3.**32** Unspezifische und für einen Benzodiazepinentzug typische Abstinenzsymptome.

„Minor-Symptome"	„Major-Symptome"
Ängstlichkeit	epileptischer Anfall
Dysphorie	Verwirrtheit, Delir
Schlafstörung	abnorme Bewegungswahrnehmung
Unruhe	Depersonalisation
Übelkeit	Derealisation
Appetitlosigkeit	sensorische Hypersensitivität
Herzklopfen	Metallgeschmack
Kopfschmerz	Mikropsie, Makropsie
Muskelanspannung	psychotische Episode
Tremor	
Sehstörung	

Tabelle 3.**33** Symptomatik bei Benzodiazepinentzug (modifiziert nach Freye 2004).

Entzugssymptomatik

psychische Symptome
- Konzentrationsstörungen
- Gedächtnisstörungen
- Denkverlangsamung
- Erregung, innere Unruhe
- depressive Verstimmung
- Antriebsminderung
- Reizbarkeit
- Stimmungsschwankungen
- panikartige Angstattacken
- Weinerlichkeit, Schuldgefühle
- Alb-, Angstträume
- Suizidfantasien

psychotische Symptome
- Depersonalisationserscheinungen
- Derealisationserscheinungen
- paranoid-halluzinatorische Wahnvorstellungen
- ängstlich-depressive Psychose

delirante Symptome
- mnestische Störungen
- Desorientiertheit (zeitlich, örtlich)
- zerebrale Krampfanfälle (4 %)

somatisch-vegetative Symptome
- neurovegetative Symptome
- Schlafstörungen
- Schwitzen, Schweißausbrüche
- Tremor, Muskelkrämpfe
- motorische Unruhe
- Appetitlosigkeit
- Kopfschmerzen
- intermittierender Tinnitus
- retroorbitale Schmerzen
- Schwindel
- Herzklopfen
- Übelkeit, Diarrhö, abdominelle Krämpfe
- Schwächegefühl
- Muskelschmerzen

Veränderung der sensorischen Perzeption
- Überempfindlichkeit auf Licht, Lärm, Berührung
- Verminderung des Geschmackssinns
- veränderte Geruchswahrnehmung
- verschwommenes Sehen
- Augenflimmern, optische Verzerrung
- Parästhesien, Taubheitsgefühl
- Körperschemastörung
- abnorme Bewegungswahrnehmungen

fahrungen mit Entzugsbehandlungen, die Intensität der wahrgenommenen Entzugssymptome und die psychiatrische Komorbidität eine wichtige Rolle. Bei einer forcierten Reduktion könnte die Compliance des Patienten abnehmen. Es ist stets zu beachten, dass bei zu schneller, forcierter Rücknahme der verordneten Medikation eine heimliche Einnahme der Medikation erfolgen könnte, um den Befindlichkeitsstörungen im Rahmen des Entzugs zu entgehen. Insbesondere ein Nachlassen der Entzugssymptomatik nach initialen Entzugserscheinungen sollte Anlass für eine Überprüfung der Compliance des Patienten sein.

Die Entscheidung, ob der Entzug ambulant durchführbar ist, ist auch bei einer Niedrigdosisabhängigkeit abhängig von der psychosozialen Lebenssituation, den begleitenden Personen und der psychosozialen Verfassung bzw. der Komorbidität oder begleitenden Abhängigkeit von anderen Substanzen. Nur wenn ausreichende psychosoziale Ressourcen zur Verfügung stehen und keine weiteren Abhängigkeiten oder seelischen Erkrankungen vorliegen, ist auf eine stationäre Behandlung zu verzichten. Im Rahmen der *stationären Behandlung* ist mit dem Patienten gemeinsam an Alternativen für die Behebung der zugrunde liegenden Symptomatik, der Angststörung, der psychosomatischen Beschwerden oder der Abhängigkeit von anderen Stoffen zu arbeiten.

■ Qualifizierte Entgiftung bei Hochdosisabhängigkeit

Bei einer Hochdosisabhängigkeit dagegen ist eine stationäre Einweisung erforderlich, um Komplikationen im Rahmen des Absetzens bzw. forcierten Reduzierens begegnen zu können. Gegebenenfalls sind auch vorübergehend medikamentöse Behandlungen mit sedierend oder anxiolytisch wirkenden Substanzen aus dem Bereich der Antipsychotika oder Antidepressiva erforderlich.

Die Dauer der stationären Behandlung ist auf zumindest 3 Wochen zu veranschlagen. In den meisten Fällen sind 3 Wochen jedoch nicht ausreichend, um den Entgiftungsprozess erfolgreich abzuschließen. Erforderlich sind meist eine forcierte Reduktion der Benzodiazepine durch Umstellung auf Diazepam oder Oxazepam und ein zügiges Ausschleichen innerhalb von 10–14 Tagen, um eine ausreichend lange Zeit ohne Wirkstoffgabe überwachen zu können. Bei höheren Dosierungen ist eine äquivalente Umsetzung von anderen Benzodiazepinen auf Diazepam oder Oxazepam schwierig, in der Regel sollte die Einstellung auf maximal 60 mg Diazepam ausreichend sein. Gebräuchlich sind (wenn auch angesichts der bestehenden Datenlage von unsicherem Nutzen) der Einsatz anderer Substanzen wie Carbamazepin, Oxcarbazepin, Valproat, Lamotrigin oder Gabapentin zur Anfallsprophylaxe sowie die Gabe von trizyklischen Antidepressiva oder niederpotenten Antipsychotika zur Überbrückung der Schlaflosigkeit und psychomotorischen Unruhe.

Beim Patienten mit einer Polytoxikomanie und bestehender Benzodiazepinabhängigkeit sind häufig Kombinationen mit Opiaten, Psychostimulanzien, Kokain oder Alkohol zu beobachten. Motivation zur Kombination dieser verschiedenen Substanzen ist die Wirkverstärkung, aber auch die Steuerbarkeit und Beseitigung unerwünschter Wirkungen der jeweils anderen Droge. So werden beispielsweise Benzodiazepine verwendet, um nach einer Kokain- oder Stimulanzieneinnahme depressive Nachschwankungen oder anhaltende Antriebssteigerungen zu überwinden. Bei einer Polytoxikomanie ist die wechselnde Dosierung mit zum Teil sehr hohen Tagesdosierungen der Benzodiazepine bei der Behandlungsplanung zu berücksichtigen. Bei diesen Entgiftungsbehandlungen stehen hohe Abbruchraten und eine mangelhafte Compliance dem Bemühen des Therapeuten gegenüber, hier in kurzer Zeit von hohen Tagesdosierungen auf moderate Tagesdosierungen reduzieren zu können.

■ Effektivität der Entzugsbehandlung

In eigenen Auswertungen von Behandlungsdaten einer Entgiftungsstation für Alkohol- und Medikamentenabhängige zeigt sich, dass weniger als 2 % aller stationären Aufnahmen (mit einem Frauenanteil von 64 %) wegen einer substanzbezogenen Störung auf eine reine Benzodiazepinabhängigkeit zurückzuführen sind. Begleitend treten alkoholassoziierte Probleme bei knapp der Hälfte dieser Patienten auf. Patienten mit einer Abhängigkeit von illegalen Drogen (z. B. Methadon, Codein, Buprenorphin) wiesen dagegen zu 25–50 % auch einen missbräuchlichen oder abhängigen Konsum von Benzodiazepinen auf (Ross u. Darke

2000). Die Aufnahmen erfolgten bei einer reinen Benzodiazepinabhängigkeit mit Diazepamäquivalenten zwischen 10 und 400 mg. Die Entgiftung dieser Patienten erfolgte überwiegend nach Umstellung auf Diazepam, zum Teil mit Unterstützung durch Carbamazepin; darunter kam es nur selten zu Therapieabbrüchen (7 %).

Während die *Teilnahmequoten* bei Behandlungsangeboten zwischen 20 und 63 % liegen (Crackau et al. 2008), werden die Erfolgsaussichten einer Entwöhnungsbehandlung mit 30 – 85 % Abstinenzquote nach einem Jahr angegeben. In einigen Studien wurde gezeigt, dass insbesondere die engmaschige Unterstützung bei guter Compliance des Patienten und einer positiven Therapieerwartung die Erfolgsquoten positiv beeinflusst (Ten Wolde et al. 2008).

Parr et al. (2009) stellten in einer Metaanalyse zur *Effektivität der Behandlungsansätze* für einen Benzodiazepinentzug Auswertungen zum Inhalt und zur Wirksamkeit unterschiedlichster Interventionen (motivierende Kontaktaufnahmen, ausschleichende Gabe von Benzodiazepinen, begleitende medikamentöse Therapien und ergänzende psychotherapeutische Behandlungen) zusammen. Kurzinterventionen bei Patienten, die über einen Zeitraum von mehr als 3 Monaten Benzodiazepine verschrieben bekamen, wurden als schriftliche oder mündliche Kontaktaufnahme durchgeführt. Viele dieser Patienten erhielten ein Selbsthilfemanual, dabei zeigte sich, dass eine schriftliche Kontaktaufnahme in Ergänzung zu einer standardisierten Intervention im Kurzkontakt erfolgreich ist. Die individualisierte schriftliche Kontaktaufnahme scheint die höchste Effektivität aufzuweisen (Ten Wolde et al. 2008). Bei einem kontrollierten Ausschleichen der Medikation nach festgelegtem Standard ist davon auszugehen, dass dieses wirksamer ist als ein plötzliches Absetzen der Medikamente (Odds Ratio [OR]: 5,96; Vertrauensintervall [CI]: 2,08–17,11; Oude Voshaar et al. 2003).

Bei den *Substitutionsbehandlungen* ergibt sich kein Wirkhinweis für Buspiron oder Carbamazepin. Paroxetin, Melatonin, Trazodon oder Valproat wurden dagegen als wirksam beschrieben.

Die *psychotherapeutische Unterstützung* der Patienten sollte die Anleitung zu einem Entspannungstraining, eine Psychoedukation, ein Training zur Schlafhygiene sowie Selbstkontrollmethoden zum Umgang mit Versuchungssituationen beinhalten. Drei ausgewählte Studien zeigen eine gute Erfolgsquote von psychoedukativen, unterstützenden Maßnahmen (OR: 3,38; CI: 1,86–56,12; Oude Voshaar et al. 2003).

3.6.5 Ärztliche Prophylaxe einer iatrogen begünstigten Medikamentenabhängigkeit

Trotz ärztlicher Empfehlung, den Konsum verordneter Sedativa, Hypnotika oder Analgetika baldmöglichst zu beenden, kommt es häufig aufgrund der vom Patienten als angenehm erlebten Wirkung zu einer Dauereinnahme dieser Medikamentengruppen (Holzbach et al. 2010). In einer Studie von Holden et al. (1994) nahmen 84% von 3234 Benzodiazepinkonsumenten die Medikamente über einen Zeitraum von mehr als 8 Monaten ein. In einer weiteren australischen Studie (Australian Bureau of Statistics 1995) konsumierten 58% von 359300 Patienten, die Benzodiazepine verschrieben bekommen hatten, diese für wenigstens 6 Monate. Dies reflektiert allerdings nicht nur die hohe Bereitschaft der Patienten zur fortgesetzten Einnahme, sondern auch das unkritische Verschreibungsverhalten in den 80er- und 90er-Jahren. Im Verlauf der letzten Jahre ist mit zunehmender Aufklärung über die Gefahr der Abhängigkeitsentwicklung und einem zunehmendem Problembewusstsein eine hoffentlich geringere Häufigkeit von Langzeiteinnahmen zu beobachten. Um den Problemen einer Dauereinnahme zu entgehen, ist ärztlicherseits – bei fehlender psychiatrischer Indikation – vorbeugend auf eine langfristige Verordnung zu verzichten. Empfohlen wird eine nur kurz dauernde Verordnung im Umfang von wenigen Wochen (maximal 4 Wochen).

> ◼ Insbesondere die gelegentlich erfolgende Rezeptierung von Medikamenten ohne eine direkte Konsultation durch den Patienten sollte im Fall von Benzodiazepinen grundsätzlich abgelehnt werden. ◼

Ist bekannt, dass der Patient mehrere Ärzte (Hausarzt, Psychiater, Orthopäde) konsultiert, sollte eine Abstimmung oder gegenseitige schriftliche Information über Behandlungsverläufe und verordnete Medikationen erfolgen, um zu vermeiden, dass Doppelverschreibungen erfolgen. Die regelmäßige Überprüfung der eigenen Behandlungsunterlagen zur Kontrolle der Verschreibungshäufigkeit und Packungsgrößen dient der frühen Erkennung von Dosissteigerungen und Toleranzentwicklungen.

Fazit

Bei einer Niedrigdosisabhängigkeit ist ein langsames Ausdosieren mit einer psychotherapeutischen Begleitung im ambulanten Setting wirkungsvoll. Bei einer Hochdosisabhängigkeit sollte ein rasches Ausdosieren im stationären Setting versucht werden.

Die Notwendigkeit einer medikamentösen Unterstützung ist nicht unwidersprochen, sollte jedoch indikationsgeleitet eingesetzt werden, insbesondere wenn Patienten mit komorbiden Störungen oder Risikofaktoren stationär entgiftet werden sollen. Eine begleitende Psychotherapie ist stets sinnvoll.

Differenzialindikationen für eine ambulante Behandlung sind eine Niedrigdosisabhängigkeit, eine gute Compliance des Patienten sowie der primäre Einsatz der Hypnotika oder Sedativa zur Behandlung von Schlafstörungen.

Die stationäre Entgiftung dagegen wird angeraten bei einer Hochdosisabhängigkeit, einer vorbeschriebenen gravierenden Entzugssymptomatik, einem schlechten Allgemeinzustand des Patienten, der eine intensive medizinische Überwachung erforderlich macht, einer psychiatrischen Komorbidität im Sinne einer schweren Angst- oder depressiven Erkrankung oder einer Alkohol- oder Drogenabhängigkeit. Auch bei schwangeren Patientinnen ist zu einer stationären Entgiftung zu raten, wenn aufgrund mangelnder Compliance und einer bestehenden Hochdosisabhängigkeit eine vitale Gefährdung für die Schwangerschaft besteht. Jede misslungene ambulante Entgiftung ist ein Grund für eine stationäre Aufnahme!

Literatur

Allison C, Pratt JA. Neuroadaptive processes in GABAergic and glutamatergic systems in benzodiazepine dependence. Pharmacol Ther 2003; 98: 171–195

Australian Bureau of Statistics. National Health Survey, First Results, Australia, 1995. Canberra: Australian Bureau of Statistics; 1996

Bandelow B, Bleich S, Kropp S. Handbuch Psychopharmaka. 2. Aufl. Göttingen: Hogrefe; 2004

Bélanger L, Morin CM, Bastien C et al. Self-efficacy and compliance with benzodiazepine taper in older adults with chronic insomnia. Health Psychology 2005; 24: 281–287

Breier A, Paul S M. The GABA-A-Benzodiazepin Receptor: implication of the molecular basis of anxiety. J Psychiatr Res 1990; 24 (Suppl. 2): 91–104

Crackau B, Zahradnik A, Löhrmann I et al. Kurzinterventionen bei Medikamentenabhängigen. Stand der Forschung und Vorstellung des Projekts MIMiK. Präv Gesundheitsf 2008; 3: 43–47

Dengler W, Selbmann HK. Angsterkrankungen. Praxisleitlinien in Psychiatrie und Psychotherapie. Darmstadt: Steinhopff; 2000

DuPont RLA. Practical approach to the benzodiazepine discontinuation. J Psychiatr Res 1990; 24 (Suppl. 2): 81–90

Freye E. Der benzodizepinabhängige Patient in der Klinik. Klinikarzt 2004; 33: 114

Glaeske G. Psychotrope und andere Arzneimittel mit Missbrauchs- und Abhängigkeitspotential. In: DHS, Hrsg. Jahrbuch Sucht 2010. Geesthacht: Neuland Verlag; 2010: 69–95

Glaeske G. Psychotrope und andere Arzneimittel mit Missbrauchs- und Abhängigkeitspotential. In: DHS, Hrsg. Jahrbuch Sucht 2006. Geesthacht: Neuland Verlag; 2006

Grandison L. Suppression of prolactin secretion by benzodiazepins in vivo. Neuroendocrinology 1982, 34: 369–373.

Greeblatt DJ, Miller LG, Shader RL. Benzodiazepine Discontiuation Syndromes. J Psychiatr Res 1990; 24 (Suppl. 2): 73–80

Heberlein A, Bleich S, Kornhuber J et al. Benzodiazepin-Abhängigkeit: Ursachen und Behandlungsmöglichkeiten. Fortschr Neurol Psychiatr 2009; 77: 7–15

Holden JD, Hughes IM, Tree A. Benzodiazepine prescribing and withdrawal for 3234 patients in 15 general practices. Fam Pract 1994; 11: 358–362

Holzbach R, Martens M, Kalke J et al. Zusammenhang zwischen Verschreibungsverhalten der Ärzte und Medikamentenabhängigkeit ihrer Patienten. Bundesgesundheitsbl 2010; 53: 319–325

Imaki T, Wang XQ, Shibasaki T et al. Chlordiazepoxide attenuates stress-induced activations of neurons, corticotropin-releasing factor (CRF) gene transcription and CRF biosynthesis in the paraventricular nucleus (PVN). Brain Res Mol Brain Res 1995; 32: 261–270

Jagger M, Richards K. Mothers little helper, 1965 auf LP Aftermas, 1966. In: Schwaner T et al. Das Rolling Stones Songbuch, Zweitausendeins 1977

Jana AK, Arora M, Khess CR et al. A case of zolpidem dependence successfully detoxified with clonazepam. Am J Addict 2008; 17: 343–344

Julian RM. Drogen und Psychopharmaka. Heidelberg: Spektrum Akademischer Verlag;1997

Kemper N, Poser W, Poser S. Benzodiazepin-Abhängigkeit. Dtsch Med Wschr 1980; 105: 1707–1712

Laux G, König W. Benzodiazepine: Langzeiteinnahme oder Abusus. Dtsch Med Wschr 1985; 110: 1285–1290

Miller WR, Rollnick S: Motivational Interviewing. Preparing People for Change. 2nd ed. New York: Guilford; 2002

O'Brien CP. Benzodiazepine use, abuse, and dependence. J Clin Psychiatry 2005; 66 (Suppl 2): 28–33

Oude Voshaar RC, Gorgels WJ, Mol AJ et al. Tapering off long-term benzodiazepine use with or without group cognitive-behavioral therapy: three condition, randomized controlled trial. Br J Psychiatry 2003; 182: 498–504

Parr JM, Kavanagh DJ, Cahill L et al. Effectiveness of current treatment approaches for benzodiazepine discontinuation: a meta-analysis. Addiction 2009; 104: 13–24

Poser W, Böning J, Holzbach R et al. Medikamentenabhängigkeit, Sedativa, Hypnotika, Analgetika, Psychostimulantien In: Schmidt LG, Gastpar M, Falkai P, Gaebel W, Hrsg. Evidenzbasierte Suchtmedizin. Behandlungsleitlinie Substanzbezogene Störungen. Köln: Deutscher Ärzte-Verlag; 2006: 271–307

Ross J, Darke S. The nature of benzodiazepine dependence among heroin users in Sydney, Australia. Addiction 2000; 95: 1785–1793

Ströhle A, Antonijevic IA, Steiger A et al. Abhängigkeit von „Non-Benzodiazepinhypnotika". Nervenarzt 1999; 70: 72–75

Ten Wolde GB, Dijkstra A, van Empelen P et al. Long-term effectiveness of computer-generated tailored patient education on benzodiazepines: a randomized controlled trial. Addiction 2008; 103: 662–670

Tsuda M, Suzuki T, Misawa M. NMDA receptor antagonists potently suppress the spontaneous withdrawal signs induced by discontinuation of long-term diazepam treatment in Fischer 344 rats. Brain Res 1998; 790: 82–90

3.7   Psychostimulanzien

Euphrosyne Gouzoulis-Mayfrank, Oliver Bilke

3.7.1   Substanzcharakteristik

■ Wirkmechanismen und Wirkdauer

Die bekanntesten Stimulanzien sind *Amphetamin* und das stärker wirksame *Methamphetamin* (Straßennamen: speed, crystal). Als *Ecstasy* wird eine relativ neue Substanzgruppe bezeichnet, die chemisch sehr eng mit den Amphetaminstimulanzien verwandt ist (Abb. 3.**8**). Der bekannteste Repräsentant der Ecstasygruppe ist 3,4-Methylendioxymethamphetamin (MDMA). Weitere Derivate wie 3,4-Methylendioxyamphetamin (MDA), 3,4-Methylendioxyethylamphetamin (MDE) und N-Methylbenzodioxolbutanamin (MBDB) haben sehr ähnliche Effekte und werden auch als Ecstasy gehandelt (Gouzoulis-Mayfrank 2008).

Die Amphetaminstimulanzien wirken im ZNS über indirekte aminerge Mechanismen, indem sie Dopamin und Noradrenalin aus den präsynaptischen Nervenendigungen freisetzen. MDMA und ähnliche Substanzen führen akut zu einer verstärkten präsynaptischen Freisetzung von Serotonin und Dopamin. Darüber hinaus wird durch die hohe Affinität zu den Serotonintransportern (SERT) die Wiederaufnahme von Serotonin aus dem synaptischen Spalt blockiert (Gouzoulis-Mayfrank u. Scherbaum 2010).

Amphetaminstimulanzien werden synthetisch hergestellt und in der Szene oral in Tablettenform eingenommen, gesnieft oder intravenös injiziert. Bei einer üblichen oralen Dosis von 10–20 mg beträgt die Wirkdauer etwa 6–8 Stunden; der Konsum findet typischerweise 1- bis 2-mal täglich statt (Ausnahme: intravenöser Konsum mit ausgeprägter Toleranzentwicklung, s. Abschnitt „Grundlagen der Abhängigkeitsentwicklung bei Kindern und Jugendlichen").

Ecstasy wird fast immer oral in Form von Tabletten konsumiert, die ebenfalls synthetisch hergestellt werden und durchschnittlich 60–100 mg MDMA oder MDMA-Analogon enthalten. Die Wirkung setzt etwa ½ Stunde nach der Einnahme ein und dauert 3–6 Stunden (Gouzoulis-Mayfrank u. Scherbaum 2010).

■ Psychische Akutwirkungen

Amphetaminstimulanzien. In der akuten Intoxikation führen die Amphetaminstimulanzien dosisabhängig – ähnlich wie Kokain, wenn auch tendenziell weniger intensiv – zu Euphorie, subjektiv gesteigerter geistiger und körperlicher Leistungsfähigkeit, Wachsamkeit sowie Bewegungs- und Rededrang. Schlaf, Müdigkeit und Hungergefühl

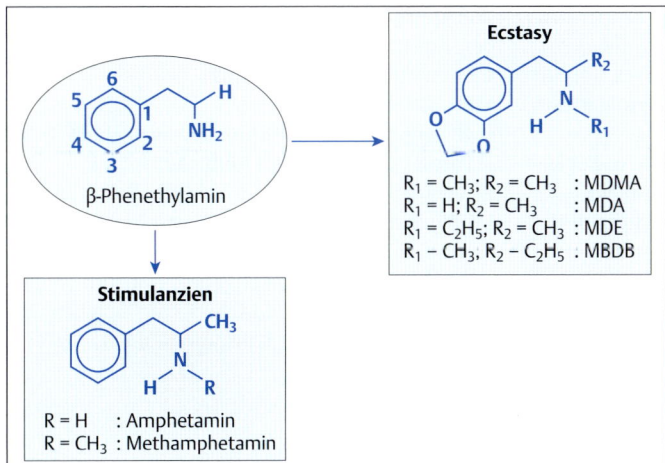

Abb. 3.8 Chemische Struktur der Amphetaminstimulanzien und der Ecstasygruppe; beide sind Derivate des β-Phenethylamin.

werden unterdrückt. Aufgrund dieser Wirkungen wurden verschiedene Amphetaminderivate in früheren Zeiten als „Weckamine" und Anorektika medizinisch eingesetzt.

Ecstasy. Anders als die Amphetamine verbindet Ecstasy stimulierende mit entspannend-angstlösenden und leichteren wahrnehmungsverändernden Effekten. Die charakteristischen entspannend-angstlösenden Effekte stehen häufig subjektiv im Vordergrund und können sich als tiefe Glücksgefühle und Gefühle der Nähe zu anderen Menschen steigern („entaktogene Wirkung"). Allerdings wird MDMA in der Tanzszene zumindest auch aufgrund seiner stimulierenden, antriebssteigernden Eigenschaften konsumiert (allgemeine Aktivierung, Überwachheit), die das Durchhalten des Tanz- und Feiermarathons ermöglichen. Jedenfalls ist das Wirkprofil von Ecstasy komplex (Gouzoulis-Mayfrank 2008).

■ Körperliche Symptome

Amphetaminstimulanzien. Die psychischen Akutwirkungen werden von körperlichen und vegetativen Symptomen begleitet. Unter Amphetaminen treten Pupillenerweiterung, Puls- und Blutdruckanstieg, Schwitzen und psychomotorische Unruhe, gelegentlich auch Übelkeit oder Erbrechen und thorakales Engegefühl auf.

Ecstasy. Unter Ecstasy kommt es darüber hinaus häufig zu Trismus (Verspannung der Kiefermuskulatur) und Bruxismus (unwillkürliches Aufeinanderbeißen der Zähne), Missempfindungen an der Haut, Hitzewallungen oder Kälteschauer. Die Regulation der Körpertemperatur wird über serotonerge Mechanismen labilisiert, und es kommt bereits unter Ruhebedingungen zu einem leichten Anstieg der Körpertemperatur.

Allerdings werden diese somatischen Begleiteffekte unter Ecstasy in der Regel subjektiv als nicht störend erlebt. Im Gegenteil – charakteristisch für den Ecstasyrausch ist eine deutliche Diskrepanz zwischen tiefer subjektiver Entspannung und Ruhe auf der einen Seite und auf der anderen Seite objektiver Stimulierung mit erhöhtem Sympathikotonus („psychovegetative Entkopplung"; Gouzoulis-Mayfrank 2008).

3.7.2 Epidemiologie und soziokulturelle Besonderheiten

Amphetaminstimulanzien. Nach aktuellen Daten berichten in Deutschland und anderen europäischen Ländern zirka 3,5 % der Erwachsenen und etwa 6 % der 18- bis 29-Jährigen über Erfahrungen mit den synthetischen Stimulanzien Amphetamin und Methamphetamin (Speed). Der Altersgipfel liegt bei 20–24 Jahren. Männer sind insgesamt häufiger als Frauen betroffen (etwa 3 : 1). Ein Konsum zur Leistungssteigerung und/oder zur Gewichtsreduktion lässt sich in besonderen Milieus feststellen (z. B. Models, Fernfahrer, Studierende). Besonders verbreitet ist der Konsum in der Tanzszene. Hier findet er über den oralen oder intranasalen Applikationsweg und überwiegend als Mischkonsum mit Alkohol, Cannabis und Ecstasy statt.

Darüber hinaus werden Amphetamine aber auch in der harten Drogenszene im Rahmen stärkerer polytoxikomaner Konsummuster konsumiert. Die intravenöse Applikationsroute wird praktisch ausschließlich in der harten Drogenszene praktiziert. (Gouzoulis-Mayfrank u. Scherbaum 2010). Insbesondere in dieser Untergruppe bestehen hohe Komorbiditätsraten mit anderen psychischen Störungen, am häufigsten mit affektiven und Persönlichkeitsstörungen.

Ecstasy. Die Verbreitung des Konsums von Ecstasy in der Allgemeinbevölkerung ist vergleichbar mit der von Amphetaminstimulanzien. In der Partyszene ist der Anteil von Personen mit Ecstasyerfahrung jedoch mindestens 5-mal höher. So finden sich bei regelmäßigen Partybesuchern Konsumprävalenzen von über 50 %. Hinsichtlich der Konsumfrequenz können die Ecstasykonsumenten unterteilt werden in

- Probierer,
- gelegentliche User (Konsum unregelmäßig bei Partys, Konzerten und Ähnlichem),
- regelmäßige, aber kontrollierte User (typische „Wochenendkonsumenten" mit guter beruflicher und sozialer Integration),
- Konsumenten mit häufigerem Konsum (mehrfach pro Woche bis täglich); sie machen immerhin 15–20 % der Konsumenten aus.

Ein Mischkonsum, der neben Ecstasy vornehmlich Cannabis und Alkohol umfasst, ist die Regel. Bei den stärkeren Konsumenten erstreckt sich der Mischkonsum häufig auch auf Stimulanzien, Halluzinogene und Kokain.

Eine Vielzahl von Fallberichten und Studien legt hohe Komorbiditäten mit depressiven Störungen und Angststörungen vornehmlich bei den stärkeren Konsumenten sowie eine überzufällige Komorbidität mit psychotischen Störungen nahe. Dabei erscheinen die kausalen Zusammenhänge komplex und sind keinesfalls unidirektional zu verstehen (Gouzoulis-Mayfrank u. Daumann 2009).

3.7.3 Grundlagen der Abhängigkeitsentwicklung

■ Erwachsene

Amphetaminstimulanzien. Das Abhängigkeitspotenzial der Amphetaminstimulanzien ist als mindestens mittelstark und insbesondere bei intravenösem Konsum als stark anzusehen. Etwa 15 % der Konsumenten entwickeln einen schädlichen Gebrauch und/oder eine Abhängigkeit. Neben der psychischen Abhängigkeit kommt auch eine körperliche vor. Insbesondere bei intravenösem Konsum kann sich bisweilen eine ausgeprägte Toleranz mit extremer Dosissteigerung entwickeln. Im Extremfall wird Amphetamin bis zu 1000 mg alle 2–3 Stunden injiziert („speed runs", „binges"; Thomasius u. Gouzoulis-Mayfrank 2006).

Das *Entzugssyndrom* ist durch Drogenverlangen und Reboundphänomene wie Abgeschlagenheit, Schläfrigkeit, depressive Verstimmung, Ängstlichkeit und Konzentrationsstörungen gekennzeichnet. Wie beim Kokainentzug kann auch hier Suizidalität auftreten. In diesem Fall besteht eine Indikation für eine stationäre Behandlung. Das Entzugssyndrom bildet sich im Allgemeinen innerhalb von 1–2 Wochen zurück.

Ecstasy. Im Vergleich zu den Stimulanzien ist das Suchtpotenzial von Ecstasy geringer, und die meisten Konsumenten zeigen das Muster des Wochenendkonsums. Häufig berichten die Konsumenten, dass die angenehmen Effekte der Substanz mit der Zeit nachlassen. Diese Besonderheit könnte dazu

beitragen, dass eine intensivere Suchtentwicklung in den meisten Fällen ausbleibt. Dennoch finden sich auch hier bei etwa 10–20 % der zumeist jungen Konsumenten Hinweise auf Missbrauch oder gar Abhängigkeit.

Einige Konsumenten berichten über eine Art „Kater" am Tag nach dem Ecstasykonsum, der mit Abgeschlagenheit, ängstlich-dysphorischer Verstimmung, Kopfschmerzen, Appetitmangel und Frösteln einhergeht. Dieses *Postintoxikationssyndrom* kann bis zu 2 oder 3 Tage anhalten, es tritt jedoch nicht bei jedem Konsumenten und nicht nach jedem Konsumereignis auf. Es lässt sich auch keine regelhafte Abhängigkeit zwischen Konsumfrequenz und Postintoxikationssyndrom feststellen.

Es ist daher eher unwahrscheinlich, dass es sich hierbei um ein Entzugssyndrom handelt. Vielmehr könnte es sich bei den beschriebenen Beschwerden um einen Ausdruck einer vorübergehenden ecstasyinduzierten Serotonindepletion im Hirngewebe handeln (Gouzoulis-Mayfrank u. Scherbaum 2010). Eine Behandlungsbedürftigkeit besteht in der Regel nicht, bei ausgeprägten Fällen können vorsichtig Benzodiazepine über 2–3 Tage eingesetzt werden.

■ Kinder und Jugendliche

Die Mitte der 1990er-Jahre aufkommende Faszination von Jugendlichen für Psychostimulanzien wie MDMA ist mittlerweile einer selbstverständlichen Mitbenutzung dieser Substanzgruppen im Zuge jugendlichen Probierverhaltens und beginnender Polytoxikomanie gewichen.

Die intensiven Saver-Use-Maßnahmen im Sinne einer Risikominimierung haben unter epidemiologischen und Public-Health-Aspekten ihre Wirkung entfaltet. Im klinischen Kontext finden sich je nach Verfügbarkeit und Preis der Psychostimulanzien wellenweise Patienten in den ambulanten und stationären Settings vor allem mit akuten Intoxikationen. Das Auftreten chronischer Abhangigkeitserkrankungen mit Psychostimulanzien scheint im Jugendalter begrenzt zu sein, was aus klinischer Sicht vor allem mit der hohen Intensität der Wirkung und der deutlichen Änderung der Bewusstseinslage einhergeht. Regelmäßige Selbstmedikation bei vor allem für depressive Jugendliche typischen täglichen Belastungssituationen („Daily Hazzles") entfällt bei den

Psychostimulanzien aufgrund ihrer Pharmakokinetik und Wirkung.

Eine Integration regelmäßigen Ecstasykonsums beispielsweise in ein noch weitgehend funktionales schulisches und familiäres Umfeld ist kaum möglich. Eine Psychostimulanzienabhängigkeit im engeren Sinne entwickeln daher besonders Patienten, die bereits aus allen sozialen familiären und schulischen Bezügen herausgefallen sind und sich insbesondere dem Schulalltag lange entzogen haben (vgl. Bilke 2005).

Als zweite Gruppe dominieren Patientinnen mit erheblichen Missbrauchserfahrungen, posttraumatischem Stresssyndrom oder posttramatischer Persönlichkeitsstörung, die bewusst den vollständigen Realitätsausstieg suchen und ein potentes schnell wirkendes Gegenmittel gegen depressiv getönte Flashbackerlebnisse sowie die körperlichen und psychischen Schädigungen durch Extasykonsum in Kauf nehmen.

> Insgesamt findet sich eine Psychostimulanzienabhängigkeit bei Jugendlichen selten und dann als Teil eines komorbiden oder polytoxikomanen Geschehens.

3.7.4 Akuttherapie

■ Toxikologische Screeningverfahren

Sowohl bei Amphetamin- als auch bei Ecstasykonsum können komplizierte, atypische oder psychotische Rauschverläufe auftreten, in deren Folge ärztliche Hilfe in Anspruch genommen wird. Über die Versorgung durch Notarzt und/oder Notaufnahme hinaus kann je nach Schweregrad eine stationäre Aufnahme indiziert sein. In toxikologischen Screeningverfahren im Urin sind Amphetamine und Ecstasy über zirka 24–72 Stunden nach dem letzten Konsum nachweisbar. Somit können diese Verfahren bei Verdacht auf eine Intoxikationspsychose oder einen atypischen Rauschverlauf zur differenzialdiagnostischen Klärung beitragen.

■ Psychiatrische Komplikationen

Amphetaminstimulanzien. Als typische Akutkomplikationen bei Amphetaminkonsum können expansiv-aggressive Entgleisungen, Erregungszustände, Stereotypien und expansiv oder ängstlich geprägte Intoxikationspsychosen auftreten. Der für Amphetamine typische Bewegungsdrang kann sich gelegentlich zu stereotypen, zwanghaft anmutenden Bewegungsmustern von mitunter groteskem Ausmaß steigern.

Bei den psychotischen Rauschverläufen sind Beeinträchtigungs- und Verfolgungsideen (speed paranoia), optische und taktile Halluzinationen (Ameisenlaufen, Wanzen unter der Haut) und affektive Labilität charakteristisch. Diese klingen unter Abstinenz und vorübergehender Gabe von Neuroleptika und/oder Benzodiazepinen innerhalb von Stunden bis etwa einem Tag ab (Thomasius u. Gouzoulis-Mayfrank 2006).

Ecstasy. Als Komplikationen des Ecstasyrausches können auch depressiv-ängstliche Reaktionen, Agitiertheit und psychotische Phänomene auftreten. Hierbei sowie auch bei ausgeprägten Postintoxikationssyndromen (s. Abschnitt „Grundlagen der Abhängigkeitsentwicklung bei Erwachsenen") können vorübergehend Benzodiazepine eingesetzt werden. Andere Medikationen sind bei Intoxikationen mit Ecstasy bzw. bei Verdacht auf Intoxikation mit Ecstasy möglichst zu vermeiden. Ausgehend von Erfahrungen mit Halluzinogenen ist zu befürchten, dass Antipsychotika und insbesondere typische Neuroleptika die aversiven und ängstigenden Akutwirkungen verstärken können.

> Antidepressiva, insbesondere SSRI (Serotonin-Wiederaufnahmehemmer), sind in der akuten Ecstasyintoxikation kontraindiziert, da sie in der Kombination zum lebensbedrohlichen Serotoninsyndrom beitragen können (Gouzoulis-Mayfrank u. Scherbaum 2010).

Entsprechend der relativ kurzen Wirkdauer von Ecstasy klingen die Symptome bei den genannten Akutkomplikationen innerhalb weniger Stunden ab.

■ Somatische Komplikationen

Neben diesen psychiatrischen Komplikationen kommen bei Stimulanzien und Ecstasy auch schwerwiegende bis hin zu potenziell lebensgefährlichen somatischen Akutkomplikationen vor.

Amphetaminstimulanzien. Bei Amphetaminen können insbesondere bei hohen Dosen Herzrhythmusstörungen, Herzinfarkte, hypertensive Krisen mit Hirnblutungen, Atemdepression, Krampfanfälle, Dyskinesien, Dystonien und Bewusstseinstrübungen bis hin zum Koma auftreten. Zahlreiche Fälle von Hyperthermien und Rhabdomyolyse mit zum Teil tödlichem Ausgang sind dokumentiert.

Ecstasy. Auch für Ecstasy liegen Fallberichte über schwere internistisch/neurologische Komplikationen vor, die keine eindeutige Abhängigkeit von der eingenommenen Dosis aufweisen und offenbar auch bei vereinzeltem Konsum auftreten können. Häufig handelte es sich hierbei um ein Syndrom, das der malignen Hyperthermie ähnelt und durch hohes Fieber, Rhabdomyolyse, disseminierte intravasale Gerinnung und Nierenversagen gekennzeichnet ist.

Ferner wurden kardiovaskuläre Zwischenfälle, Hirnblutungen, Krampfanfälle, inadäquate Sekretion des antidiuretischen Hormons (ADH) mit resultierender Wasserintoxikation und Hirnödem sowie teilweise fulminant verlaufende Hepatitiden beschrieben. Schließlich kann es insbesondere bei höheren Ecstasydosen und bei gleichzeitiger Medikation mit anderen serotonerg wirksamen Substanzen zum gefürchteten Serotoninsyndrom kommen, das durch motorische Unruhe, Verwirrtheit und Myoklonien gekennzeichnet ist (Thomasius u. Gouzoulis-Mayfrank 2006).

■ Entgiftungsbehandlung

Bei reinen Ecstasykonsumenten stellt sich die Frage nach einer Entgiftungsbehandlung kaum, und auch bei Amphetaminkonsumenten ist eine stationäre qualifizierte Entgiftungsbehandlung in der Regel nur bei schwerem bzw. intravenösem Konsum erforderlich. Vor allem ist eine Entgiftungsbehandlung bei polyvalenten Drogenabhängigen mit Amphetaminkonsum indiziert, wenn stärkere Entzugssymptome und/oder komorbide Störungen mit Depressivität und Suizidalität vorliegen.

Die Empfehlungen hinsichtlich der Pharmakotherapie in der Entgiftungsphase beruhen überwiegend auf Expertenmeinungen, die wiederum auf der klinischen Erfahrung und Extrapolationen aus Studien mit kokainabhängigen Patienten basieren. Analog zu den Erfahrungen mit Koka-

inkonsumenten werden im Amphetaminentzug *trizyklische Antidepressiva* empfohlen (Gouzoulis-Mayfrank u. Scherbaum 2010).

Die *psychotherapeutischen* Maßnahmen zur Stärkung der Abstinenzmotivation richten sich nach den Erfahrungen bei Konsumenten anderer illegaler Drogen.

3.7.5 Postakuttherapie

■ Kinder und Jugendliche

Die Postakutbehandlung bei Jugendlichen orientiert sich an den sonst üblichen Leitlinien und dem Prinzip der zeitgleichen Mitbehandlung komorbider Störungen. Als Besonderheit ist bei Psychostimulanzienabhängigkeit der massive Belohnungscharakter einer einzelnen Einnahme zu sehen, so dass der Rückfallprophylaxe bzw. Rückfallbehandlung besondere Bedeutung zukommen. Hierbei wirkt eine Fokussierung auf *Psychoedukation* und auf die mit einer chronischen, aber auch akuten Ecstasyeinnahme verbundenen erheblichen Gesundheitsrisiken.

Die Einnahme einer „Pille", die von vielen Jugendlichen als letztlich harmloser angesehen wird als beispielsweise ein Heroin- oder massiver Alkoholkonsum, wird bei Jugendlichen psychologisch und suchtdynamisch gern in ein Selbstbild des feiernden Partygängers, der stets gut drauf ist, integriert. Die strikte Negierung von Gesundheitsgefahren und die gewollte Inkaufnahme psychotischer Erlebensweisen sind sowohl im Gruppen- als auch Einzelsetting besonders zu berücksichtigen.

Sowohl diagnostisch als auch therapeutisch ist auf umschriebene *Gedächtnisverluste* und umschriebene neuropsychologische Einschränkungen zu achten, die sich teilweise auf einzelne distinkte biografische Inhalte, aber auch auf schulische Inhalte beschränken können, bei generell durchschnittlich intellektueller Leistungsfähigkeit. Eine sorgfältige testpsychologische Untersuchung und Leistungsdiagnostik ist im Hinblick auf Schulintegrations- und Ausbildungsfragen von Bedeutung.

Bei der Behandlung der Komorbidität ist der ausführlichen Depressions- und Angstdiagnostik mittels standardisierter Interview- und Fragebögen besondere Aufmerksamkeit zu schenken; ebenso sind paranoide Symptome, die bereits prämorbid eruierbar gewesen wären, zu berücksichtigen.

■ Erwachsene

Bei einer Abhängigkeit von Amphetaminen ist eine längerfristige Behandlung mit dem Schwerpunkt auf psychotherapeutische Maßnahmen indiziert. Bei schwerer Abhängigkeit und insbesondere bei intravenösem Konsum gelten die Therapieprinzipien, wie sie bei der Opiat- oder Kokainabhängigkeit beschrieben wurden (stationäre Entgiftung und Entwöhnung, Nachsorge, Psycho- und Soziotherapie). Bei leichteren Konsumformen ist in der Regel eine weniger aufwendige Behandlung ausreichend. Als unterstützende pharmakotherapeutische Maßnahmen wurden verschiedene Substanzen getestet, auf Basis der Studienlage kann jedoch keine Medikation generell empfohlen werden (Elkashef et al 2008).

Anders präsentiert sich die Studienlage hinsichtlich der Effektivität psychosozialer Interventionen. Hier liegen bereits Ergebnisse randomisierter kontrollierter Studien und sorgfältig durchgeführter Verlaufsstudien vor, die günstige Effekte *kognitiv-behavioraler Interventionen* und klassischer verhaltenstherapeutischer Ansätze im Sinne des *Kontingenzmanagement* auf das Konsumverhalten zeigen (Lee u. Rawson 2008, Vocci u. Montoya 2009). Teilweise wurde auch ein Nutzen der kognitiv-behavioralen Psychotherapie hinsichtlich der begleitenden psychiatrischen Symptomatik gezeigt. Insgesamt sind die Effektstärken zwar nur mittelstark, bei ausreichend motivierten Patienten sollte aber auf jeden Fall eine behaviorale Psychotherapie versucht werden.

Komorbide psychiatrische Störungen. Im Rahmen der Postakutbehandlung sollen auch die psychiatrischen Komorbiditäten berücksichtigt werden. Die häufigsten Komorbiditäten sind *Angststörungen* sowie *depressive* und *Persönlichkeitsstörungen*. Insbesondere als Folge des Ecstasykonsums kommen induzierte Angst- und depressive Störungen vor, die einen protrahierten Verlauf über Wochen und Monate nehmen können und schwer zu behandeln sind. Medikamentös kommen hier nach klinischer Erfahrung am ehesten Antidepressiva (cave: SSRI sind in der akuten Intoxikation kontraindiziert!), gegebenenfalls vorübergehend zusätzlich sedierende Antipsychotika und bei Thera-

pieresistenz zeitlich limitiert auch Benzodiazepine infrage (Gouzoulis-Mayfrank u. Scherbaum 2010).

Als Folge sowohl des Amphetamin- als auch des Ecstasykonsums können induzierte Psychosen auftreten, wobei *die psychotischen Symptome* trotz Abstinenz über Tage und Wochen persistieren. Hier sind vorübergehend atypische Antipsychotika und gegebenenfalls auch Benzodiazepine indiziert. Wenn die psychotischen Symptome länger als 6 Monate persistieren oder aber zum späteren Zeitpunkt trotz gesicherter Abstinenz wieder auftreten, handelt es sich wahrscheinlich nicht um eine drogeninduzierte Psychose, sondern um eine komorbide Psychose aus dem schizophrenen Formenkreis, die möglicherweise durch den Drogenkonsum angestoßen wurde (Doppeldiagnose Psychose und Sucht). In diesem Fall ist eine längerfristige antipsychotische Medikation entsprechend den Leitlinien für schizophrene Störungen indiziert (Gouzoulis-Mayfrank 2007).

Kognitive Defizite. Schließlich sind durch den regelmäßigen Konsum von Amphetaminen und Ecstasy weitere langfristige Komplikationen möglich, denn beide Substanzgruppen führen im Tierexperiment bei wiederholter Verabreichung zu einer toxischen Degeneration der Axone dopaminerger und/oder serotonerger Neurone im Gehirn. Neuere Studien zeigen subtile residuale kognitive Einschränkungen bei Amphetaminkonsumenten, die als mögliche Folge eines neurotoxischen Hirnschadens diskutiert werden. Bei Ecstasykonsumenten sind neurotoxische Schädigungen nach heutigem Wissensstand sogar wahrscheinlich.

Aktuelle Studien mit bildgebenden Verfahren zeigen subtile hirnstrukturelle und -funktionelle Veränderungen, und eine Fülle von Studien, unter anderem auch Längsschnittstudien und eine erste prospektive Studie, zeigen leichte kognitive Einschränkungen, die mit dem Ausmaß des Ecstasykonsums korrelieren (Gouzoulis-Mayfrank u. Daumann 2009). Störungen des Alltagsgedächtnisses sind die konsistentesten Forschungsbefunde, die mit der Neurotoxizität von MDMA in Zusammenhang gebracht werden. Die kognitiven Defizite sind in der Regel relativ subtil, können aber bei jungen Menschen potenziell mit den Ausbildungs- und Berufszielen interferieren und somit bedeutsam werden. Hinsichtlich dieser schleichenden Gefahr ist neben der Durchführung weiterer Längsschnittstudien vor allem eine breite Aufklärungsarbeit wichtig.

Literatur

Elkashef A, Vocci F, Hanson G et al. Pharmacotherapy of methamphetamine addiction: an update Subst Abuse 2008; 29: 31–49

Gouzoulis-Mayfrank E. Komorbidität Psychose und Sucht. Darmstadt: Steinkopff; 2007

Gouzoulis-Mayfrank E. MDMA und andere moderne Designerdrogen (Ecstasy). In: Holsboer F, Gründer G, Benkert O, Hrsg. Handbuch der Psychopharmakotherapie. Stuttgart: Springer; 2008; 833–836

Gouzoulis-Mayfrank E, Daumann J. Neurotoxicity of drugs of abuse – the case of methylenedioxyamphetamines (MDMA; ecstasy) and stimulant amphetamines. Dialogues in Clinical Neuroscience 2009; 11: 305–317

Gouzoulis-Mayfrank E, Scherbaum N. Drogenabhängigkeit. In: Vorderholzer U, Hohagen F, Hrsg. Therapie psychischer Erkrankungen, State of the Art. München, Jena: Urban & Fischer; 2010: 39–54

King GR, Ellinwood EH. Amphetamines and other Stimulants. In: Lowinson JH, Ruiz P, Millman RB, Langrod JG, eds. Substance Abuse: a comprehensive Textbook. Baltimore: Lippincott Williams & Wilkins; 2004: 277–301

Lee NK, Rawson RA. A systematic review of cognitive and behavioural therapies for methamphetamine dependence. Drug Alcohol Rev 2008; 27: 309–317

Thomasius R, Gouzoulis-Mayfrank E. Psychische und verhaltensbezogene Störungen durch Kokain, Amphetamine, Ecstasy und Halluzinogene. In: Schmidt LG, Gastpar M, Falkai P, Gaebel W, Hrsg. Evidenzbasierte Suchtmedizin. Behandlungsleitlinie Substanzbezogene Störungen der DG-Sucht und DGPPN. Köln: Deutscher Ärzteverlag; 2006; 241–270

Vocci FJ, Montoya ID. Psychological treatments for stimulant misuse, comparing and contrasting those for amphetamine dependence and those for cocaine dependence. Curr Opin Psychiatry 2009; 22: 263–268

3.8 Biodrogen

Leo Hermle

3.8.1 Substanzcharakteristik

In den letzten Jahren häufen sich in den Medien Berichte über den Missbrauch von Biodrogen. Seit Mitte der 1990er-Jahre ist ein neuer Trend zu beobachten: Unter dem Motto „Weg von der Chemie – hin zur Natur" wird von einem Teil der jungen Konsumenten auf pflanzliche Drogen und Pilze zurückgegriffen. Biodrogen umfassen eine Reihe von sehr verschiedenen Naturprodukten mit überwiegend stimulierender und halluzinogener Wirkung.

In die Kategorie biogener Drogen fallen Substanzen, die wach machen, den Geist und die Tatkraft anregen und vor allem euphorisieren (*„uppers"*). Die wichtigsten pflanzlichen Stimulanzien umfassen Kaffee, Tee, Guarana, Mate sowie ephedrinhaltige Pflanzen (z. B. Meerträubel und Catha edulis). Zur Kategorie der *„Downers"*, der beruhigenden, schlaffördernden und angstlösenden psychoaktiven Pflanzen gehören Schlafmohn, Baldrian und Hopfen. Beide Kategorien sind im Vergleich zu den halluzinogen wirksamen Biodrogen hinsichtlich Konsumhäufigkeit und medizinischer Komplikationen wesentlich weniger bedeutsam als die Halluzinogene.

Die biogenen Halluzinogene (*„all-arounders"*) rufen beim Menschen intensive qualitative und quantitative Veränderungen des Bewusstseins hervor, die in komplexer Weise affektive und kognitive Veränderungen der Sinneswahrnehmung sowie auch mystische Erfahrungen beinhalten. Die verschiedenen halluzinogenen Substanzen erzeugen trotz sehr unterschiedlicher molekularer Strukturen und unterschiedlicher neuropharmakologischer Wirkungen ähnliche psychotrope Effekte.

Die natürlich vorkommenden Halluzinogene lassen sich wie folgt einteilen:

- Bei den Halluzinogenen 1. Ordnung stehen die Veränderungen der Wahrnehmung und des Denkens im Vordergrund. Diese Gruppe umfasst verschiedene *Indolderivate* (z. B. LSD-25 und Lysergsäureamide, Psilocybin, Ibogain, Harmin, Harmalin), Phenethylamine sowie weitere pflanzliche Halluzinogene mit anderer chemischer Struktur (z. B. Ibotensäure, Salvinorin A) (Hermle 2008).
- Die Halluzinogene 2. Ordnung (z. B. Tropanalkaloide) besitzen eine *anticholinerge Wirkungskomponente* und führen bereits bei mittlerer Dosierung zu Bewusstseinstrübungen (Täschner 2002).

■ Akute Intoxikation mit biogenen Drogen

Unter Halluzinogenen kann sich die Raum- und Zeitwahrnehmung weiten, verengen oder auflösen. Zu den bedeutendsten Phänomenen, die unter Halluzinogenen auftreten, gehört die Lockerung oder gar Aufhebung der Ich-Umwelt-Abgrenzung. Derartige Ich-Auflösung kann positiv mit Gefühlen der Alleinheit und Glücksgefühlen einhergehen oder negativ mit Angst und Panik vor dem drohenden Kontrollverlust erlebt werden. Akute Rauschzustände werden im DSM-IV als Wahrnehmungsstörung nach Halluzinogenkonsum (292.89) bzw. als substanzinduzierte affektive Störung (293.83) bezeichnet. In der Regel wird vom Betroffenen die artifizielle Natur der Symptome erkannt, so dass eine kritische Distanzierung und Realitätsprüfung möglich ist.

Protrahierte Räusche werden zum Beispiel unter der Wirkung von LSD, aber auch nach Konsum von anticholinerg wirksamen Nachtschattengewächsen beobachtet, wobei es zu starken Halluzinationen mit Verlust der Ich-Kontrolle, Delirium, Koma und retrograder Amnesie über mehrere Tage kommen kann. Horror- oder Bad-Trips werden als halluzinogeninduzierte Störungen bezeichnet, die für den Betroffenen mit sehr quälenden Symptomen verbunden sein können (z. B. Angst, Depression, Beziehungsideen, Furcht, den Verstand zu verlieren, paranoides Denken). Diese psychopathologischen Zustände werden unter der Rubrik einer akuten Intoxikation (ICD-10: F16.0X) klassifiziert, wobei eine Subtypisierung in delirante (ICD-10: F16.03) und halluzinatorische (ICD-10: F16.04) Bilder vorgesehen ist (Hermle 1992a).

Im Folgenden wird auf aktuell populäre pflanzliche Halluzinogene Bezug genommen, die im Zusammenhang mit psychischen Störungen und mit dem Konsum als „Freizeitdrogen" bezeichnet werden.

Indolderivate

LSD und Psilocybin. Beide Indolderivate sind mit dem endogenen Transmitter Serotonin chemisch verwandt. Die direkt agonistischen Effekte am $5HT_{2A}$-Rezeptor werden als die entscheidenden pharmakologischen Eigenschaften der beiden Halluzinogene erachtet.

LSD wurde 1938 halbsynthetisch aus der im Mutterkorn (Claviceps purpurea) vorhandenen Lysergsäure mit Diethylamin hergestellt. Eine starke Kreuztoleranz von LSD zu Psilocybin und anderen biogenen Halluzinogenen ist bekannt. Die Wirkung lässt bei täglicher Einnahme nach etwa 3–4 Tagen stark nach und ist auch bei Einnahme hoher Dosen nicht mehr zu steigern.

Ausgehend von den USA wurden Psilocybe-Pilze in den 1970er-Jahren auch von der europäischen Drogenszene entdeckt, wobei Psilocybe semilanceata (magic mushrooms) und Psilocybe cubensis am bekanntesten sind (Hofmann 1958). *Psilocybin* wird im Körper sofort in Psilocin metabolisiert. Die übliche Dosis beträgt etwa 10 mg, diese entspricht zirka 3–6 getrockneten Pilzen. Die psychotrope Wirkung setzt bei oraler Aufnahme nach etwa 20 Minuten ein.

Lysergsäureamide. In der Zierpflanze Argyreia nervosa (Hawaiianische Holzrose) kommen Ergotaminalkaloide vor. Mittlerweile kann der Samen der Holzrose über das Internet bezogen werden oder ist im Blumenhandel erhältlich. Als halluzinogen wirksam werden 2–6 Samenkörner angegeben, die in Wasser eingeweicht und dann zerkaut werden.

Argyreia nervosa enthält Lysergsäureamide. Entsprechend werden die unmittelbare Rauschwirkung und die psychoseinduzierende Wirkung als eine klinische Symptomatik beschrieben, die mit LSD-induzierten Zuständen vergleichbar ist (Borsutzky et al. 2002, Gertsch et al. 2003, Göpel et al. 2003).

DMT. N,N-Dimethyltryptamin (DMT) – ein weiteres Tryptaminderivat – kommt in sehr vielen Pflanzen vor und ist als Naturstoff auch in Säugetieren und beim Menschen nachgewiesen. In isolierter Form ist es nicht oral wirksam, da es vom Enzym Monoaminoxidase (MAO) abgebaut wird, bevor es die Blut-Hirn-Schranke passiert. DMT entfaltet seine psychotrope Wirkung nur, wenn es parenteral (i.m. oder i.v.) injiziert, geschnupft oder geraucht wird.

5-OH-DMT (Bufotonin) wurde erstmals 1893 aus dem Sekret der Kröte (Bufo vulgaris) isoliert. Als wirksame Dosis wird 20–100 mg angegeben (Hermle et al. 2008). Bufotonin wird geraucht bzw. verdampft und inhaliert. Die halluzinogene Wirkung dauert beim Rauchen und Schnupfen etwa 10 Minuten, bei intravenöser Injektion hält die Wirkung länger an. Die Wirkung von *5-MeO-DMT* tritt blitzartig ein und dauert rund 10 Minuten. Das Sekret wird als Drüsensekret von einer in Arizona lebenden Kröte (Bufo alvarius) gewonnen.

5-OH-DMT und 5-MeO-DMT haben als psychoaktive Substanzen in der illegalen Szene nie eine relevante Bedeutung gewonnen. Entsprechend finden sich auch in der psychiatrischen und ethnopharmakologischen Fachliteratur keine Hinweise auf psychische oder somatische Komplikationen. Beide Substanzen werden als DMT-analoge Verbindung bewertet und gelten in Deutschland als nicht verkehrsfähiges Betäubungsmittel.

Ibogain. Wie die Lysergsäureamide ist Ibogain ein Indolderivat und in der Wurzelrinde des im tropischen Afrika wachsenden Strauches Tabernanthe iboga enthalten. Die beiden nicht psychoaktiven Metaboliten Noribogain und 18-Methoxycoronaridin haben sich in präklinischen Studien als Anticraving-Substanzen erwiesen (Glick et al. 2000, Halpern 2003). In den USA ist Ibogain als „schedule I drug" seit 1970 verboten. In Deutschland ist Ibogain im Betäubungsmittelgesetz nicht genannt und daher nicht illegal.

Im Zusammenhang mit Ibogainkonsum wurden erst vor kurzem 8 Todesfälle berichtet, wobei ein plötzlicher Herztod aufgrund einer Kombination von psychologischem Stress und autonomer Dysregulation vermutet wird. Diese möglicherweise tödlich verlaufende vegetative Dysregulation wird von verschiedenen Autoren durch eine direkte Interaktion von Ibogain mit sympathikotoner und parasympathikotoner Überaktivität sowie gleichzeitiger Stimulation des Nucleus fastiguus des Kleinhirns erklärt, die mehrere Tage anhalten kann. Entsprechend kam es bei 4 Personen in einem Zeitraum von bis zu 3 Tagen nach Ibogaineinnahme zu plötzlichen kardial bedingten Todesfällen (Maas u. Strubelt 2006).

Ayahuasca-Carboline. Seit präkolumbianischer Zeit wurde der „Ayahuasca" genannte psychoaktive Trank von Schamanen am Amazonas rituell benutzt. Neben dem schamanischen Gebrauch haben sich in den letzten Jahrzehnten verschiedene Kirchen (z. B. Santo-Daime-Kult) etabliert, bei denen die Mestizen aus der Unter- und Mittelschicht bei ihren Gottesdiensten gemeinsam Ayahuasca als „Sakrament" trinken (Rivier u. Lindgren 1972).

Die Hauptwirkstoffe *Harmin* und *Harmalin* kommen in Banisteriopsis caapi und Peganum harmala vor; beide sind starke MAO-A-Hemmer. Der halluzinogene Wirkstoff *DMT* ist in den Blättern von Psychotria viridis enthalten. Beides wird vermischt und über dem Feuer gekocht, bis eine dunkelbraune Flüssigkeit entstanden ist.

Die üblicherweise verabreichte Flüssigkeit soll eine Dosis zwischen 40 und 400 mg β-Carboline sowie zirka 25–40 mg N,N-DMT enthalten. Harmalin, Harmin und andere β-Carboline verhindern durch die Monoaminoxidasehemmung den Abbau von DMT, das ungehindert die Blut-Hirn-Schranke überwinden und dann die eigentlichen halluzinogenen Wirkungen entfalten kann. Die Gesamtwirkung dauert etwa 4 Stunden. Harmin erzeugt in der anfänglichen Wirkung starke Übelkeit. Etwa 45 Minuten nach Einnahme des Tranks setzt die DMT-Wirkung ein, die zirka eine Stunde anhält. Da DMT gegenüber keine Toleranz aufgebaut wird, kann täglich mehrfach Ayahuasca eingenommen werden.

Seit Jahren finden regelrechte Pilgerreisen in den amazonischen Regenwald statt, alternativ werden auch an vielen westlichen Orten illegal Ayahuasca-Rituale angeboten.

Pflanzliche Halluzinogene mit anderer chemischer Struktur

Ibotensäure. Dass der rote Fliegenpilz (Amanita muscaria) mit dem Schamanismus in Zusammenhang steht, ist heute unbestritten (Eugster 1967, Martinez 1994, Rätsch 1998). Der Fliegenpilz war immer eine populäre Gestalt in der deutschen Literatur. Er taucht in Märchen, Sagen, Liedern und Gedichten auf.

Als psychoaktive Hauptwirkstoffe wurden *Ibotensäure* und dessen Decarboxylierungsprodukt, *Muscimol*, identifiziert. Untersuchungen ergaben, dass Muscimol etwa 5- bis 6-mal stärker psychoaktiv als Ibotensäure ist. Aufgrund der strukturchemischen Ähnlichkeit mit γ-Aminobuttersäure wird ein GABAerger Wirkungsmechanismus vermutet.

Die Rauschwirkung ist durch ein delirantes Syndrom mit Erregungszuständen, Halluzinationen und fluktuierender Bewusstseinslage geprägt. Bereits 15 mg Muscimol rufen eine starke Intoxikation hervor. Allerdings ist in der toxikologischen Literatur bisher kein einziger Fall einer tödlichen Fliegenpilzvergiftung bzw. schwerwiegenden psychiatrischen Komplikationen bekannt geworden. Die Intoxikation mit Fliegenpilzen macht etwa 1–2 % sämtlicher Pilzvergiftungen aus. Weder das Sammeln noch das Konsumieren unterliegen in Deutschland dem Betäubungsmittelgesetz.

Salvinorin A. Azteken-Salbei (Salvia divinorum) und sein ritueller Gebrauch wurde Anfang der 1960er-Jahre entdeckt (Wasson 1962). Die Pflanze wird von den Schamanen der Mazateken von Oaxaca (Mexiko) als Priem (enthält etwa 10 Blätter) gekaut oder geraucht. Der Saft wird direkt über die Mundschleimhaut aufgenommen. Die Wirkung tritt nach zirka 10 Minuten ein und dauert etwa 45 Minuten.

Salvinorin A ist der einzige bekannte stickstofffreie psychoaktive Pflanzenwirkstoff und bindet offenbar agonistisch an den κ-Opioidrezeptor und hat keinerlei pharmakologische Wirkung auf den $5\text{-}HT_{2A}$-Rezeptor (Siebert 1994, Singh 2007). Die Blätter enthalten das Diterpen Salvinorin A, das in Dosen von 150–500 µg intensive Wirkungen hervorruft. Personen, die Salvia divinorum als Priem, Tinktur oder geraucht eingenommen haben, berichten von bizarren Effekten: Visionen zweidimensionaler Oberflächen, Verlust des Körpergefühls, von äußeren Mächten manipuliert zu werden und die Wahrnehmung, zur gleichen Zeit an mehreren Orten zu sein. Markant sind vor allem außerkörperliche Erfahrungen, die teilweise an die Wirkung von Ketamin erinnern. Lebende Pflanzen werden zunehmend im Internet und im ethnobotanischen Fachhandel weltweit legal angeboten und gehandelt. Schwerwiegende psychische oder körperliche Komplikationen sind bisher in der Literatur nicht bekannt geworden.

Atypische Halluzinogene

Die *Tropanalkaloide* kommen vor allem in den Nachtschattengewächsen (Solanaceae) vor und gehören nach ihren atypischen psychopharmakologischen Wirkungen in die Gruppe der Halluzinogene 2. Ordnung (Schultes u. Hofmann 1980). Strukturell stehen sie mit dem Neurotransmitter Acetylcholin in enger Beziehung.

Atropin, Scopolamin, Hyoscyamin. In Mitteleuropa ist von den weltweit fünf Arten der Gattung Atropa vor allem die schwarze Tollkirsche (Atropa belladonna) anzutreffen. *Atropin* ist strukturchemisch nahe verwandt mit *Scopolamin* und *Hyoscyamin*. Letzteres razemisiert beim Trocknen bzw. Lagerung rasch zu Atropin. Die erwähnten drei psychoaktiven Tropanalkaloide können über die Schleimhäute, aber auch über die intakte Haut resorbiert werden, weshalb sie in den früheren Hexensalben Anwendung fanden. Ab 10 mg tritt eine zentral erregende Wirkung mit Euphorie und Halluzinationen ein, die zur Bewusstseinstrübung bis zum Koma mit Atemlähmung führen kann (Roth 1994). In den Blättern bzw. im Kraut sind als Hauptalkaloide (S)-(–) Hyoscyamin bzw. Atropin und (S)-(–)-Scopolamin enthalten (Lindequist 1992). Charakteristisch ist die periphere Dämpfung bei gleichzeitig zentraler Stimulierung.

Wegen ihrer schönen Blüten ist die Engelstrompete (Brugmansia suaveolens) eine weit verbreitete und beliebte Zierpflanze. Alle Pflanzenanteile enthalten die psychoaktiv wirksame Substanz Scopolamin, das mit 30–60 % des Gesamtalkaloidgehalts toxikologisch am bedeutsamsten ist. Daneben enthält die Engelstrompete (S)-Hyoscyamin und Atropin, das dem razemischen (R,S)-Hyoscyamin entspricht.

Die Engelstrompete wird als Tee, Sud oder Plätzchen konsumiert und auch geraucht. Es handelt sich um ein schweres anticholinerges Intoxikationsbild, das Tage anhalten kann. Je nach Dosis kann es zu schweren Delirien, Koma und zum Tod durch Atemlähmung kommen. In der Literatur wird von 5 Todesfälle berichtet, die durch Brugmansia suaveolens verursacht sein sollen (Roth 1994). In den letzten 10 Jahren finden sich nur wenige Fallberichte über durch Engelstrompeten induzierte akute Psychosen (Göpel et al. 2002, Paetzold 1999).

3.8.2 Epidemiologie

Epidemiologischen Untersuchungen zufolge berichten rund 5 % der 18- bis 59-Jährigen und etwa 9–10 % der 18- bis 24-Jährigen über mindestens eine Erfahrung mit LSD oder Pilzen (Kraus et al. 2005). Junge Erwachsene der Altersgruppe 18–20 und 21–24 Jahre haben mit 7,1 bzw. 6,1 % Erfahrungen mit psychoaktiven Pilzen, wobei das männliche Geschlecht deutlich überwiegt. Drogenkonsum ist generell bei jungen Männern Ausdruck eines Verhaltens, mit dem Anerkennung in der Peergruppe und Grenzerfahrungen verbunden sind. Die Dunkelziffer in diesem Bereich ist allerdings mangels verlässlicher epidemiologischer Daten schwer abschätzbar. Es ist davon auszugehen, dass jeder vierte Drogenerfahrene zwei oder mehr Drogen wenigstens einmal probiert hat. Entsprechend kann davon ausgegangen werden, dass Konsumenten von Biodrogen häufig auch Cannabis, Stimulanzien und Ecstasy konsumieren.

Meist handelt es sich beim Konsum von Biodrogen um Probierverhalten und damit um einen kontrollierten Konsum, während ein höherfrequenter Konsum mit Abhängigkeitsentwicklung selten zu beobachten ist. Um eine Toleranzausbildung zu vermeiden, erfolgt der Konsum daher überwiegend in Form eines Gelegenheitskonsums. Die Gründe, diese Substanzen einzunehmen, reichen von Entspannung, Neugierde und Suchtverhalten bis hin zu religiös motivierten Ritualen und dem Wunsch nach individuellen spirituellen Erfahrungen.

3.8.3 Halluzinogeninduzierte psychische Störungen

■ Flashbacks

Über die Häufigkeit posttoxischer Komplikationen nach Halluzinogeneinnahme sind die Literaturangaben sehr unterschiedlich: 5–50 % der Halluzinogenkonsumenten sollen einmalig oder mehrfach so genannte „Flashbacks" erlebt haben (Tab. 3.**34**; Alacon et al. 1982, Bron 1982). Die Definition des Flashbacks nach Halluzinogeneinnahme variiert seit der Erstbeschreibung im Jahr 1955 erheblich (Cooper 1955). Gemäß der im *DSM-IV* (292.89) etablierten Definition ist das Hauptmerkmal der „Hallucinogen Persisting Per-

Tabelle 3.**34** Psychische Komplikationen durch Halluzinogene (nach Gouzoulis-Mayfrank 2007b).

Komplikation	ICD-10-Kodierung	Symptomatik	Zeitachse
Intoxikations-psychose	F16.03/F16.04: akute Intoxikation mit Delir/ mit Wahrnehmungsstörung	psychotischer Rausch-verlauf mit Wahn und Halluzinationen	wenige Stunden; abhängig von der pharmakologischen Wirkdauer: • Psilocybin: 3–4 Stunden • LSD: bis zu 24 Stunden
halluzinogen-induzierte Psychose	F16.5x: (*) F16.50–16.53: • schizophreniform (F16.50) • wahnhaft (F16.51) • halluzinatorisch (F16.52) • polymorph (F16.53) F16.54–56: affektiv • depressiv (F16.54) • vorwiegend manisch (F16.55) • gemischt (F16.56) *(F16.7x): Restzustände*	*häufig:* paranoid-halluzinatorische Symptomatik mit affektiven Anteilen; primäre Disposition zu funktionellen Psychosen wird vermutet!	(*) tritt direkt nach Einnahme oder innerhalb von 2 Wochen nach Substanzeinnahme auf; Remission unter Abstinenz nach Tagen bis Wochen; Dauer der Störung nicht länger als 6 Monate!
Flashback = Nachhall-(Echo-)Phänomene	(F16.70): posthalluzinogene Nachhallzustände	identische Wiederholung früherer Erlebnisse unter der unmittelbaren Substanzwirkung	Auftreten nach freiem Intervall von Wochen bis Monaten: häufig sehr kurze Dauer (Sekunden oder Minuten; sehr selten Wochen und Monate)
halluzinogen-induzierte Psychose	(F16.75): verzögert auftretende psychotische Störung	*Differenzialdiagnose:* Doppeldiagnose Psychose und Halluzinogenkonsum; Anteil induziert vs. ausgelöst?	Störung beginnt mehr als 2 Wochen, aber nicht mehr als 6 Wochen nach Halluzinogenkonsum; Dauer der Störung nicht länger als 6 Monate

ception Disorder (Flashbacks)" das vorübergehende Wiederauftreten von Wahrnehmungsstörungen, die an Erlebnisse erinnern, die während früherer Intoxikationen mit Halluzinogenen aufgetreten sind.

Derartige Wahrnehmungsstörungen können geometrische Formen umfassen, Figuren im peripheren Gesichtsfeld, Farbblitze, intensivere Farben, Bilder eines Schweifs und stroboskopähnliche Bilder hinter sich bewegenden Objekten, Wahrnehmungen vollständiger Objekte, Nachbilder, einen „Heiligenschein" (Halo) um Objekte, Makropsie und Mikropsie. Im Unterschied zu einer Psychose werden die Wahrnehmungsstörungen nicht wahnhaft interpretiert. Derartige Episoden können jahrelang persistieren (Abraham 1982, Abraham et al. 1996).

Im Gegensatz zum DSM-IV unterscheiden sich nach *ICD-10* die im Zusammenhang mit Halluzi-

nogenen einhergehenden Wahrnehmungsstörungen (ICD-10: F16.70) durch die häufig sehr kurze Dauer von Sekunden bis Minuten.

Bei der Vielfalt ätiologischer Ansätze ergibt sich letztlich kein einheitliches Erklärungsmodell, sondern es muss eine von Fall zu Fall unterschiedliche multifaktorielle Genese dieser Phänomene angenommen werden. Hierbei dürften Lerneffekte, Bahnungseffekte, intrapsychische Reaktionsmuster auf psychische Traumatisierung, Ich-Schwäche und psychophysische Vulnerabilitäten wichtige Variablen sein.

Flashback-Phänomene sind nur für ein schmales Spektrum von Halluzinogenen wissenschaftlich nachgewiesen, wobei die meisten Flashbacks als Nachwirkung des Konsums von LSD dokumentiert sind (Holland 2001). Die Häufung negativer Berichte ist vor allem auf die massive Verbreitung des unkontrollierten LSD-Konsums

Mitte der 1960er-Jahre in den USA zurückzuführen. Neben der unkontrollierten Anwendung tragen möglicherweise die LSD-typische lange Wirkungsdauer (8–12 Stunden) und die oben genannte Destabilisierung des Ich-Bewusstseins zur Entstehung von Flashback-Erleben bei.

■ Psychotische Störungen

Psychotische Bilder nach Halluzinogenabusus wurden in der Literatur oft beschrieben (Cohen 1960, Hermle 1992b). Akute Rauschzustände unter Halluzinogenen sind bereits mehr oder weniger deutlich durch eine floride schizophreniforme bzw. affektive Symptomatik geprägt.

Zudem können als Komplikation des Halluzinogenkonsums ähnlich wie unter Cannabis und Psychostimulanzien schizophreniforme Psychosen mit einer Dauer von Tagen, Wochen bis zu 6 Monaten auftreten, die in der ICD-10 im Fall eines vorausgegangenen Halluzinogenkonsums unter F16.5X und F16.75 kodiert werden. Die psychotische Symptomatik kann einerseits nach einer Halluzinogenintoxikation ohne Intervall bestehen bleiben, während es andererseits nach einem freien Intervall von maximal 2 Wochen zur erneuten Manifestation einer Psychose kommen kann.

Bei vulnerablen Menschen mit einer Prädisposition zur Schizophrenie kann durch den Halluzinogenkonsum eine schizophrene Psychose ausgeklinkt werden. Ersterkrankte psychotische Patienten mit aktuellem LSD-Konsum, die zunächst als LSD-induzierte Psychosen diagnostiziert worden waren, wurden über 3–5 Jahre untersucht und mit einer Gruppe ersterkrankter Schizophrener ohne Drogenkonsum verglichen (Vardy u. Kay 1983). Beide Gruppen zeigten weitgehend übereinstimmende psychopathologische Merkmale und eine ähnlich hohe Inzidenz von Psychosen in der Familienanamnese sowie einen vergleichbaren Verlauf. Diese Feststellung bestätigt die Beobachtung, dass sich die schizophrene Erkrankung zu einem späteren Zeitpunkt aufgrund anderer Stressoren auch ohne Halluzinogenkonsum manifestiert hätte (Blanchard et al. 2000).

3.8.4 Akuttherapie

Bei Notfällen mit Biodrogen sollte immer Urin bzw. Blut asserviert werden. Somatisch ist auf Atmung, Herz-Kreislauf-Funktion, Temperatur, Exsikkose, Elektrolyte, Nierenfunktion etc. zu achten. Bei leichteren Vergiftungen mit Tropanalkaloiden ist *Diazepam* indiziert.

Bei ausgeprägtem anticholinergem Delir kann als Antidot 1–2 mg *Physostigmin* langsam i.v. unter intensivmedizinischen Bedingungen über zirka 2–5 Minuten verabreicht werden (Pinhard u. Müller-Spahn 2006). Kommt es unter diesem Vorgehen zu keiner Remission bzw. keiner signifikanten Besserung der Symptomatik, muss die Diagnose eines anticholinergen Syndroms revidiert werden. Wichtig ist, dass bei anticholinerger Intoxikation generell Maßnahmen zur Erhaltung der Vitalfunktionen vor der Antidotbehandlung mit Physostigmin Vorrang haben sollten (Salen et al. 2003).

■ Panik, psychotische Störungen

Wegen ihrer kurzen Wirkdauer (5–24 Stunden) sind psychiatrische Kriseninterventionen bei Intoxikationen mit Biodrogen nur in seltenen Fällen notwendig. Bei Auftreten schwerer Panik und psychotischem Erleben ist ein *beruhigendes Gespräch* (talking down) mit eventueller Gabe eines *Benzodiazepins* erfolgversprechend (Tab. 3.**35**).

> ■ Während der akuten Intoxikation sollten typische und atypische Neuroleptika nicht verabreicht werden, da mit Verstärkung der Symptomatik und Nebenwirkungen zu rechnen ist (Gouzoulis-Mayfrank 2007b, Thomasius et al. 2004). ■

Bei protrahiert verlaufenden halluzinogeninduzierten psychotischen Störungen (ICD-10: F16.5x und F16.75) sind klassische Neuroleptika ebenfalls fraglich wirksam bzw. können das Zustandbild sogar verschlechtern. Neuere Untersuchungen sprechen dafür, dass atypische Antipsychotika hinsichtlich Wirksamkeit und Verträglichkeit generell bei Patienten mit Doppeldiagnosen überlegen sind (Gouzoulis-Mayfrank 2007a). Benzodiazepine und *Lithium* haben sich ebenfalls in diesen Fällen als wirksam erwiesen. In schweren Fällen kann auch eine *Elektrokrampftherapie* in Erwägung gezogen werden (Thomasius et al. 2004).

■ Flashbacks

Über die Wirksamkeit von Psychopharmaka bei Flashbacks bzw. Hallucinogen Persisting Perception Disorder (HPPD) gibt es nur wenige Einzelfallberichte. Es wurde postuliert, dass Flashbacks von einer exzitotoxischen Zerstörung der inhibitorischen Interneurone ausgehen könnte, an deren Zellkörper serotonerge und deren Terminalen GABAerge Rezeptoren lokalisiert sind (Abraham et al. 1996). Entsprechend sollen Benzodiazepine eine teilweise Besserung der Symptomatik bewirken, während das atypische Neuroleptikum *Risperidon* zu einer Exazerbation der Störung führen soll (Alcantara 1998, Young 1997). In einem Fallbericht von zwei Patienten mit der Diagnose einer Schizophrenie mit vorausgehendem LSD-Konsum traten unter Therapie mit Risperidon (3 mg/Tag) vorübergehend visuelle Wahrnehmungsstörungen auf, die allerdings unter fortgeführter Risperidongabe vollständig und anhaltend zur Remission gebracht werden konnten (Lerner et al. 2002).

In einer weiteren offenen Studie wurden 8 Patienten mit der Diagnose HPPD 2 Monate mit 3×0,025 mg Clonidin behandelt. 6 Patienten zeigten unter *Clonidin* eine deutliche Besserung (Lerner et al. 2000). Selektive Serotonin-Wiederaufnahmehemmer scheinen die Symptome eines HPPD bei Therapiebeginn zu verschlechtern. Halluzinogenkonsumenten, die unter posthalluzino-

genen Depressionen und Flashbacks litten, zeigten unter einer längeren Therapie mit SSRI und atypischen Neuroleptika (Risperidon, Olanzapin) initial eine Verstärkung der Flashback-Phänomene, die sich im weiteren Verlauf aber deutlich besserten (Aldurra u. Crayton 2001, Bonson et al. 1996, Markel et al. 1994).

3.8.5 Postakuttherapie

Psychische und körperliche Abhängigkeit sowie Toleranz mit Dosissteigerung treten in der Regel nicht auf. Eine *psychopharmakologische Behandlung* ist nur indiziert, wenn prämorbide oder im abstinenten Intervall signifikante komorbide psychische Störungen vorliegen. Diese sollte sich dann an den Leitlinien der jeweiligen psychischen Grunderkrankung orientieren.

Die *psychotherapeutische Behandlung* sollte im Rahmen einer Einzel- oder Gruppentherapie vor allem kognitiv-behaviorale Techniken umfassen. Die maladaptiven Kognitionen, Emotionen und Verhaltensmuster lassen sich durch Selbstkontrolle, die Identifikation von inneren und äußeren Triggerfaktoren und das Erlernen einer besseren Stress-/Angstbewältigung günstig beeinflussen. In psychoedukativen Gruppen sollten Betroffene über die Wirkungen und Gefahren von Biodrogen unterrichtet werden. Der Patient lernt, seine positiven Erfahrungen mit Biodrogen mit den unangenehmen Konsequenzen zu verbinden (convert sensitization).

Familientherapeutische Maßnahmen gewinnen für die Behandlung und Prävention insbesondere bei Jugendlichen zunehmende Bedeutung (Tho-

Tabelle 3.**35** Therapie von psychischen Störungen durch biogene Halluzinogene (nach Gouzoulis-Mayfrank 2007b).

psychische Störung (ICD-10-Code)	Therapiemaßnahmen
Intoxikationspsychose (F15.04, F16.04)	Neuroleptika kontraindiziert, da mit Verstärkung der Symptomatik und Nebenwirkungen zu rechnen ist; eventuell Benzodiazepine, falls „talking down" erfolglos
halluzinogeninduzierte Psychose (F15.5X, F16.5X)	Neuroleptika fraglich wirksam; Benzodiazepine zeitlich limitiert indiziert; Erfolge mit Lithium und Elektrokrampftherapie wurden beschrieben
Flashback durch LSD (F16.70)	Neuroleptika kontraindiziert, da Exazerbation der Symptomatik wiederholt beschrieben; Benzodiazepine teilweise wirksam; Fallberichte über Erfolge mit SSRI, Clonidin und Opioidantagonisten (Naltrexon)

masius u. Küstner 2005). Angehörigengruppen wirken entlastend und unterstützen Eltern vor allem von unmotivierten Jugendlichen. Auch Jugendliche aus Migrantengruppen sollten familienbasiert behandelt werden.

Supportive Verfahren (z.B. Ergotherapie, Musik-/Kunsttherapie, Sporttherapie) vermitteln Jugendlichen die Möglichkeit, gefahrlos Grenzen auszuprobieren und Selbstvertrauen sowie soziale Kompetenzen zu gewinnen.

Der langfristige Erfolg einer ambulanten oder stationären Therapie korreliert positiv mit dem Erreichen eines erfolgreichen Behandlungsabschlusses im jeweiligen Einzelfall.

Fazit

Die klinische Relevanz von *Flashback-Phänomenen* im Zusammenhang mit pflanzlichen Halluzinogenen ist nach der vorliegenden neueren Literatur infrage zu stellen (Halpern u. Pope 2003). Die früheren Schätzungen zur Inzidenz von bis zu 50% sind angesichts der Seltenheit der publizierten Fälle in den letzten 10 Jahren unrealistisch und dürften sich eher an der unteren Marke von 5% bewegen.

Bei HPPD (Flashback) durch Biodrogen (F16.70) sind Neuroleptika generell nicht indiziert, da eine Exazerbation der Symptomatik wiederholt beschrieben wurde. Die pharmakotherapeutischen Ansätze bei HPPD beruhen derzeit auf unkontrollierten Einzelfallberichten mit teilweise widersprüchlichem therapeutischen Empfehlungen mit SSRI, Benzodiazepinen, Risperidon, Olanzapin, Clonidin und Naltrexon. Es bleibt unklar, ob die beschriebenen erfolgreichen Behandlungen tatsächlich auf die Pharmakotherapie oder auf den Spontanverlauf zurückzuführen sind. Bei etwa der Hälfte der Fälle mit HPPD soll es innerhalb weniger Monate auch unter Verzicht einer Pharmakotherapie zu einer Spontanremission kommen (Abraham 2001). Auch wenn *halluzinogeninduzierte Psychosen* nicht zu den häufigen Krankheitsbildern zählen, stellen insbesondere Intoxikationspsychosen eine vital bedrohliche Notfallsituation dar, die unter Umständen intensivmedizinische und gleichzeitig psychiatrische Therapiemaßnahmen notwendig machen.

Legt man die strengen Kriterien der Cochrane Gesellschaft zur evidenzbasierten Medizin an, lassen sich aufgrund der dargestellten Studienlage derzeit keine empirisch ausreichend begründete Empfehlungen für die Pharmako- und Psychotherapie bei durch Biodrogen induzierten psychischen Störungen für die klinische Praxis aussprechen. Insbesondere ist die Daten-

lage zur Wirksamkeit verschiedener psychotherapeutischer Verfahren bei Jugendlichen weniger evaluiert als bei Erwachsenen. Für künftige Forschungsvorhaben sind daher kontrollierte randomisierte Studien notwendig.

Literatur

Abraham HD. A chronic impairment of colour vision in users of LSD. Br J Psychiatry 1982; 140: 518–520

Abraham HD, Aldridge AM, Gogia P. The psychopharmacology of hallucinogens. Neuropsychopharmacology 1996; 14: 285–298

Abraham HD. New hope for hallucinogen-induced persistent perceptual disorder? (Letter) J Clin Psychopharmacol 2001; 21: 344

Alarcon RD, Dickinson WA, Dohn HH. Flashback phenomena: clinical and diagnostic dilemmas. J Nerv Ment Dis 1982; 170: 217–223

Alcantara A. Is there a role for the alpha2 antagonism in the exacerbation of hallucinogen-persisting perception disorder with risperidone? J Clin Psychopharmacol 1998; 18: 487–488

Aldurra G, Crayton JW. Improvement of hallucinogen persisting perception disorder by treatment with a combination of fluoxetine and olanzapine: case Report. J Clin Psychopharmacol 2001; 21: 343–344

Blanchard JJ, Brown SA, Horan WP et al. Substance use disorders in schizophrenia: review, integration and a proposed model. Clin Psychol Rev 2000; 20: 207–234

Bonson KR, Buckholtz JW, Murphy DL. Chronic administration of serotonergic antidepressants attenuates the subjective effects of LSD in humans. Neuropsychopharmacology 1996; 14: 425–436

Borsutzky M, Passie T, Paetzold W et al. Hawaianische Holzrose: (psycho-)pharmakologische Wirkungen der Samen der Argyreia nervosa. Nervenarzt 2002; 73: 892–896

Bron B. Drogenabhängigkeit und Psychose. Berlin, Heidelberg, New York: Springer; 1982

Cohen S. Lysergic acid diethylamide: side effects and complications. J Nerv Ment Dis 1960; 130: 30–40

Cooper H. Hallucinogenic drugs. Lancet 1955; 1: 1078–1079

Eugster CH. Isolation, Structure and Synthesis of central-active Compounds from Amanita muscaria. In: Efron DH, Holmstedt B, Kline NS, eds. Ethnopharmacologic Search for psychoactive Drugs. Washington: U.S. Dep. Health, Educ Welfare Publ No 1645; 1967

Gertsch JH, Wood C. Case Report: an ingestion of Hawaiian Baby Woodrose seeds associated with acute psychosis. Hawaii Medical J 2003; 62: 127–129

Glick SD, Maisonneuve IM, Szumlinski KK. 18-Methoxycoronaridine (18-MC) and ibogain: comparison of anti-addictive efficacy, toxicity, and mechanisms of action. Ann NY Acad Sci 2000; 914: 369–368

Göpel C, Laufer C, Marcus A. Three cases of angel's trumpet tea-induced psychosis in adolescent substance abusers. Nord J Psychiatry 2002; 56: 49–52

Göpel C, Maras A, Schmidt MH. Darstellung einer drogeninduzierten Psychose durch Argyreia nervosa (Hawaiianisches Rosenholz). Psychiatr Prax 2003; 30: 223–224

Gouzoulis-Mayfrank E. Komorbidität Psychose und Sucht-Grundlagen und Praxis. 2. Aufl. Darmstadt: Steinkopff; 2007a: 3–44

Gouzoulis-Mayfrank E. Störungen durch Halluzinogene. In: Voderholzer U, Hohagen F, Hrsg. Therapie psychischer Erkrankungen. 2. Aufl. München: Elsevier; 2007b: 50–52

Halpern JH. Hallucinogens: an update. Curr Psychiatry Rep 2003; 5: 347–354

Halpern JH, Pope HG. Hallucinogen persisting perception disorder: what do we know after 50 years. Drug Alcohol Depend 2003; 69: 109–119

Hermle L, Fünfgeld M, Oepen G et al. Mescaline-induced psychopathological, neuropsychological and neurometabolic effects in male volunteers. Experimental psychosis as a tool for psychiatric research. Biol Psychiatry 1992a; 32: 976–991

Hermle L, Spitzer M, Borchardt D et al. Beziehungen der Modell- bzw. Drogenpsychosen zu schizophrenen Erkrankungen. Fortschr Neurol Psychiatr 1992b; 60: 383–392

Hermle L, Kovar KA, Hewer W et al. Halluzinogen-induzierte psychische Störungen. Fortschr Neurol Psychiatr 2008; 76 (6): 334–342

Hofmann A, Heim R, Brack A et al. Psilocybin, ein psychotroper Wirkstoff aus dem mexikanischen Rauschpilz Psilocybe mexicana. Experientia 1958; 14: 107–109

Holland D. Flashback-Phänomene als Nachwirkung von Halluzinogeneinnahme (Dissertation). Hannover: Medizinische Hochschule, Psychiatrische Klinik; 2001

Kraus L, Augustin R, Orth B. Illegale Drogen, Einstiegsalter und Trends. Ergebnisse des Epidemiologischen Suchtsurvey 2003. Sucht 2005; 51: 19–28

Lerner AG, Oyffe I, Isaacs G et al. Naltrexone treatment of hallucinogen persisting perception disorder. Am J Psychiatry 1997; 154: 437

Lerner AG, Gelkopf M, Oyffe I et al. LSD-induced hallucinogen persisting perception disorder treatment with clonidine: an open pilot study. Int Clin Psychopharmacol 2000; 15: 35–37

Lerner AG, Shufman E, Kodesh A et al. Risperidone-associated, benign transient visual disturbances in schizophrenic patients with a past history of LSD abuse. Isr J Psychiatry Relat Sci 2002; 39: 57–60

Lindequist, U. Datura. In: Hagers Handbuch der pharmazeutischen Praxis. Bd. 4. Berlin: Springer; 1992: 1138–1154

Maas U, Strubelt S. Fatalities after taking ibogaine in addiction treatment could be related to sudden cardiac death caused by autonomic dysfunction. Med Hypotheses 2006; 67: 960–964

Markel H, Lee A, Holmes RD et al. LSD flashback syndrome exazerbated by elective serotonin reuptake inhibitor antidepressants in adolescents. J Pediatr 1994; 125: 817–819

Martinez D. Rauschdrogen und Stimulanzien: Geschichte, Fakten, Trends. Leipzig, Jena, Berlin: Urania; 1994

Paetzold W, Schneider U, Emrich HM et al. Engelstrompeten: Falldarstellung einer drogeninduzierten Psychose durch Brugmansia insigniis. Psychiatr Prax 1999; 26: 147–148

Pinhard K, Müller-Spahn F. Pharmakotherapie neuropsychiatrischer Notfall- und Akutsituationen. In: Riederer P, Laux G, Hrsg. Neuro-Psychopharmaka. Ein Therapie-Handbuch. Bd. 6: Notfalltherapie, Antiepileptika, Psychostimulantien, Suchttherapeutika und sonstige Psychopharmaka. Wien, New York: Springer; 2006: 1–25

Rätsch C. Enzyklopädie der psychoaktiven Pflanzen. Aarau/Schweiz: AT-Verlag; 1998

Rivier L, Lindgren JE. „Ayahuasca", the South American hallucinogenic drink: an ethnobotanical and chemical investigation. Economic Botany 1972; 26: 101–129

Roth L, Daunderer M, Kormann K. Giftpflanzen-Pflanzengifte. 4. Aufl. München: Ecomed; 1994

Salen P, Shih R, Sierzenski P et al. Effect of physostigmine and gastric lavage in a Datura stramonium-induced anticholinergic poisoning epidemic. Am J Emerg Med 2003; 21: 316–317

Schultes RE, Hofmann A. Pflanzen der Götter. Die magischen Kräfte der Rausch- und Giftgewächse. Bern: Hallwag; 1980

Siebert DJ. Salvia divinorum and Salvinorin A: new pharmacologic findings. J Ethnopharmacology 1994; 43: 53–56

Singh S. Adolescent salvia substance abuse. Addiction 2007; 102: 823–824

Täschner KL. Rauschmittel – Drogen – Medikamente – Alkohol. 6. Aufl. Stuttgart: Thieme; 2002: 42–79

Thomasius R, Gouzoulis-Mayfrank E. Arbeitsgemeinschaft der Wissenschaftlichen Medizinischen Fachgesellschaft. AWMF-Behandlungsleitlinie: Psychische und Verhaltensstörungen durch Kokain, Amphetamine, Ecstasy und Halluzinogene. Fortschr Neurol Psychiatr 2004; 72: 679–695

Thomasius R, Küstner UJ, Hrsg. Familie und Sucht. Stuttgart: Schattauer; 2005

Vardy MM, Kay SR. LSD Psychosis or LSD-induced schizophrenia? Arch Gen Psychiatry 1983; 40: 877–883

Wasson RG. A new Mexican psychotropic drug from the mint family. Botanical Museum Leaflets 1962; 20: 77–84

Young CR. Sertraline treatment of hallucinogen persisting perception disorder. J Clin Psychiatry 1997; 58: 85

3.9 GHB/GBL („Liquid Ecstasy")

Michael Rath

3.9.1 Substanzcharakteristik

GHB. γ-Hydroxybuttersäure ist in Deutschland als Fertigarzneimittel in injizierbarer Form als Somsanit und in oral zu verabreichender Form als Xyrem auf dem Markt, wobei die erstere Form rezeptpflichtig ist, während letztere dem Betäubungsmittelgesetz untersteht und dementsprechend auch nur per BtM-Rezept verschrieben werden kann. Für Aspekte des schädlichen Gebrauchs und der Abhängigkeit ist GHB seit der Unterstellung unter das Betäubungsmittelgesetz im Jahr 2002 ohne Bedeutung, da zu Rausch- und Suchtzwecken praktisch nur die Vorstufe γ-Butyrolacton (GBL) konsumiert wird.

GBL. γ-Butyrolacton ist ein Massenprodukt der chemischen Industrie, wird einerseits als Reinigungs- und Lösungsmittel (Felgenreiniger, azetonfreie Nagellackentferner, Reiniger für Hauswände und Eisenbahnwaggons von Graffitis) vertrieben und stellt andererseits auch ein Ausgangsprodukt für weitere Fertigprodukte dar, so zum Beispiel für Pharmazeutika und Pflanzenschutzmittel. Die Umwandlung von GBL in GHB kann im Bereich der anorganischen Chemie ohne großen technischen Aufwand durch Zugabe von Natronlauge erfolgen. Enzymatisch geschieht der Abbau durch eine Laktonase, und zwar so schnell, dass die Plasmahalbwertzeit für GBL mit etwa einer Minute anzugeben ist.

GBL ist eine farblose Flüssigkeit mit einem schwachen Eigengeruch. Es ist mit Wasser, Methanol, Ethanol, Aceton, Ether, Dichlormethan, Toluol und Propylenglykol in jedem Verhältnis mischbar, die Viskosität ist relativ gering und mit Wasser vergleichbar (BG Chemie 2005). Aus diesen Eigenschaften ergibt sich, dass GBL oft nur schlecht entdeckt werden kann.

GBL wird unter anderem über den Chemikalienhandel vertrieben, wobei sich die meisten Händler dem freiwilligen Monitoring unterworfen haben, d.h., dass die Adresse der Käufer erfasst und auf Anforderung den überwachenden Behörden wegen der Gefahr eines Missbrauchs übermittelt wird. Im Internet lassen sich aber auch problemlos Händler finden, die sogar explizit damit werben, dass sie sich nicht am Monitoring beteiligen. Der Verkauf erfolgt meist in Gebinden von einem halben oder einem Liter oder auch mehr, der Preis pro Liter liegt etwa zwischen 70 und 80 Euro (Stand: Sommer 2011).

Für ein Rauscherlebnis sind Mengen von wenigen Millilitern ausreichend, süchtige Konsumenten benötigen im Allgemeinen nicht mehr als 20–30 ml täglich, wobei aber auch Einzelfälle bekannt sind, bei denen Konsumenten täglich bis zu 100 ml konsumiert hatten. Aber auch dann spielen die Kosten des Konsums keine wesentliche Rolle. Der Geschmack von GBL wird von den Konsumenten als sehr unangenehm empfunden und häufig mit dem von Salz und Seife beschrieben.

BDO oder auch BD. 1,4-Butanediol ist eine weitere Massenchemikalie, die sich ohne größeren Aufwand in GHB umwandeln lässt. BD spielt bisher als Sucht- oder Rauschmittel keine größere Rolle, dies könnte sich aber noch ändern. Für BD gilt vieles von dem im Folgenden Dargestellten analog.

■ Wirkung

Wirkprofil, Phasen. GHB/GBL weist in seiner Hauptwirkung ein bivalentes Wirkprofil auf, d.h., in niedriger Dosis erfolgt eine ausschließliche Bindung an einen spezifischen *GHB-Rezeptor*, der eine Glutamatausschüttung bewirkt und so exzitatorisch wirkt (Castelli et al. 2003). In höherer Dosierung kommt es einer zunehmenden Aktivierung des *GABA(B)-Rezeptors*, was sedativ-hypnotische und depressorische Effekte zur Folge hat – bis hin zu tödlichen Intoxikationen aufgrund der Atemlähmung. Bei fortschreitender Metabolisierung tritt wieder die präferenzielle Bindung an den GHB-Rezeptor in den Vordergrund, was das häufig sehr rasche Aufklaren erklärt (Castelli et al. 2003).

Da nach GHB/GBL-Verabreichungen im Gehirn außerdem ein Anstieg der Opioidpeptide, des Dopamins und Acetylcholins erfolgt, ist von einem Einfluss auf *GABAerge, dopaminerge, cholinerge* und *opioiderge* Neurotransmittersysteme auszugehen (Cash 1994, Tunnicliff 1997).

Die Wirkung setzt nach oraler Einnahme innerhalb von 15–30 Minuten ein und hält in der Regel 3 Stunden an, die Plateauphase dauert durchschnittlich 45–90 Minuten, das Ausklingen des Drogenrausches 30 Minuten. Nachhalleffekte sind bis zu einem Tag nach der letzten Einnahme feststellbar.

Einflussfaktoren. Die Wirkung hängt von der Dosis, der Einnahmeform und insbesondere der psychischen Ausgangsverfassung des Konsumenten ab (Iten et al. 2000, Trachsel u. Richard 2000).

Geringe Dosen führen zu einem alkoholähnlichen Rausch mit euphorisierendem, sedierendem, entaktogenem und muskelrelaxierendem Effekt. Auch sexuelle Stimulation wird beschrieben. Im Gegensatz zum Alkoholrausch bleiben unter GHB-Einfluss Reaktion und Koordinationsfähigkeit relativ gut erhalten.

Höhere Dosen wirken deutlich sedierend und atemdepressorisch (Trachsel u. Richard 2000). Das Risiko steigt bei Mischkonsum mit anderen, das zentrale Nervensystem beeinflussenden Substanzen (Williams et al. 1998). In noch höheren Dosen wirkt GHB narkotisierend. Aufkommender Brechreiz wird häufig beschrieben.

Überdosierungen können zu plötzlichem narkotischem Schlaf führen, aus dem die betreffende Person kaum zu wecken ist. Ein Erklärungsansatz hierfür sind spezifische GHB-Rezeptoren (Molnár et al. 2006, Trendelenburg u. Ströhle 2005), die zunächst okkupiert werden, bevor die unspezifischeren GABA-Rezeptoren besetzt werden. Nach komatösen Zuständen infolge von GHB-Einnahme kehrt das Bewusstsein nach 3–5 Stunden in der Regel spontan zurück. Für den Zeitraum der Drogeneinnahme besteht meist eine retrograde Amnesie (Iten 1994). Im GBL/GHB-Rausch treten eine Einschränkung der motorischen Kontrolle und eine Verstärkung vorhandener Antriebe und Stimmungen auf, ähnlich wie bei einem Alkoholrausch.

■ Nebenwirkungen

Die Nebenwirkungen ergeben sich – wie bei vielen psychotropen Substanzen – in gewisser Weise aus der zuvor beschriebenen Hauptwirkung, dazu gehören Sedierung, Amnesie, Enthemmung, Suchtentstehung und bei geringer „therapeutischer" Breite die Gefahr der Intoxikation.

■ Intoxikation

Bei höheren Dosen dominieren starke sedative Effekte, die in weiterer Folge zu Verwirrtheitszuständen, Halluzinationen, Bewusstlosigkeit und Koma führen können. Toxische Begleiterscheinungen bestehen in komatösen Zuständen, Atemdepression, Bradykardie, Hypotension, Hypothermie, Erbrechen und Aspiration von Mageninhalt, in extremen Fällen auch im Tod (Benzer et al. 2009). Inwieweit Leberschädigungen möglich sind, wie es in verschiedenen Internetforen häufig vermutet oder auch behauptet wird, kann derzeit noch nicht abschließend konstatiert werden.

Das Risiko für zentralnervöse Nebenwirkungen steigt erheblich, wenn neben GHB andere, das zentrale Nervensystem beeinflussende Substanzen wie Alkohol, Ecstasy oder Heroin konsumiert werden (Williams et al. 1998).

3.9.2 Epidemiologie und soziokulturelle Besonderheiten

Zur Epidemiologie von GBL im Ganzen wie auch zu den Konsummustern abgrenzbarer Gruppen gibt es bisher noch sehr wenige Daten.

Konsumenten. Eine allerdings nicht statistisch unterlegte Untersuchung aus der Drogenberatungsstelle der Stadt Freiburg (Piram 2009) – nach derzeitigem Kenntnisstand einer der Verbreitungsschwerpunkte in Deutschland – beschrieb drei Gruppen von GHB/GBL-Konsumenten:
- ältere erfahrene Party-Konsumenten, die einen zusätzlichen Kick suchen
- neue Techno-Szene (größter Anteil)
- ältere Drogenkonsumenten (klassische „Giftler")

Eine elektronische Publikation aus den Vereinigten Staaten (Benzer et al. 2009) beschreibt, dass dort 79 % der Konsumenten männlich sind. Zwei Drittel der Patienten in Notaufnahmestationen wegen GHB-Intoxikationen waren demnach zwischen 18 und 25 Jahren, obwohl auch der Konsum von GHB bei einem 77-jährigen Patienten beobachtet worden sei. Aus Europa, speziell Deutschland, liegen derartige Untersuchungen bisher nicht vor, scheinen jedoch in etwa auch den hiesigen Verhältnissen zu entsprechen.

Ergebnisse der ESPAD-Studie. Was die Verbreitung unter *Jugendlichen* angeht, so kann hier auf Daten aus einer größeren Untersuchung zurück gegriffen werden, der „Europäischen Schülerstudie zu Alkohol und anderen Drogen 2007 (ESPAD)", deren deutscher Teil von Ludwig Kraus et al. vom Münchener Institut für Therapieforschung (IFT) erstellt wurde (Kraus et al. 2008). Dank dieser Arbeit liegen von 12448 im Jahr 1991 geborenen Schülern der 9. und 10. Klassen verschiedener Schulformen und sieben verschiedener Bundesländer Ergebnisse aus dem Jahr 2007 vor. Die Ausschöpfungsquote lag nach Angaben der Autoren bei 80,6%, weshalb die Ergebnisse durchaus als repräsentativ gelten können.

Eine der Substanzen, für die die *Konsumprävalenzen* abgefragt worden waren, war GHB/GBL (außerdem Alkohol, Cannabis, Kokain, Crack, Heroin, Ecstasy, Drogenpilze, LSD, Amphetamine). Die Autoren kommen im Vergleich zu der Voruntersuchung aus dem Jahr 2003 zu folgendem Ergebnis: „Lediglich für die Substanz γ-Hydroxybutyrat (GHB) ist ein deutlicher Anstieg in den Lebenszeitprävalenzen seit 2003 bei Jugendlichen aller Schulformen und in allen Bundesländern festzustellen (insgesamt: 0,3 vs. 2,2%)." Das ist eine Versiebenfachung und zeigt, dass die Substanz mittlerweile auch bei 15- bis 16-jährigen Jugendlichen keine ausgesprochene Rarität mehr darstellt, sondern sich auch dort etabliert hat.

Zum Vergleich: Die höchste Lebenszeitprävalenz in der Untersuchung wiesen Amphetamine mit 5,8% auf, die niedrigste Heroin mit 1,1%. Jungen zeigten bei GHB/GBL wie auch bei allen anderen der genannten Substanzen höhere Prävalenzwerte als Mädchen (2,6 vs. 1,8%), wobei aber der massive Anstieg der Prävalenzwerte an sich geschlechtsunspezifisch war.

Für sieben untersuchte deutsche Bundesländer ergaben sich Lebenszeitprävalenzen für GHB/GBL bei 15- bis 16-jährigen Schülern zwischen 1,3% (Saarland) und 5,2% (Mecklenburg-Vorpommern), wobei sich zeigte, dass die *Divergenzen zwischen den Bundesländern* weder im Sinne eines Nord-Süd-Gefälles noch als Unterschied zwischen alten und neuen Bundesländern erklärbar sind.

Einen weiteren interessanten Aspekt liefert die Aufschlüsselung der Prävalenzzahlen auf die unterschiedlichen *Schulformen*. Die höchsten Lebenszeitprävalenzen für GHB/GBL-Konsum zeigen sich bei 15- bis 16-jährigen Schülern der Hauptschule (3,9%), die niedrigsten bei Gymnasiasten (1,2%) (Kraus et al. 2008).

> Die divergierende Konsumprävalenz (niedrig an Gymnasien, hoch an Hauptschulen, die übrigen Schulformen dazwischen) findet sich in ähnlicher Weise auch bei den anderen Drogen.

Zur *Häufigkeit* der Einnahme von GHB/GBL befragt, gaben 80,1% der Konsumenten einen 1- bis 5-maligen Konsum an; 11,7% hatten 6- bis 19-mal und 8,1% mehr als 20-mal GHB/GBL konsumiert.

Inanspruchnahme von medizinischen Notfalleinrichtungen. Während die ESPAD-Studie nur die Prävalenz des Konsums verschiedener psychotroper Substanzen erhebt, der aber noch nicht mit einem problematischen Konsum gleich gesetzt werden kann, gilt dies nicht für die Inanspruchnahme von medizinischen Notfalleinrichtungen. Sowohl beabsichtigte als auch unbeabsichtigte Intoxikationen können tödlich enden. Aus einer derzeit laufenden Untersuchung an internistischen bzw. interdisziplinären Notaufnahmestationen zu durch GHB/GBL verursachten Interventionen sind nachfolgend die bereits aus dem Klinik für Toxikologie des Klinikums rechts der Isar in München vorliegenden Daten herausgegriffen (Zilker 2010).

Für den Zeitraum von 1995–2009 wurden dort 471 Intoxikationen durch GHB und seine Vorläuferprodukte gesehen, der Großteil – 377 (d.h. 80,0%) – war auf einen hedonistischen Konsum zurückzuführen. In 18 Fällen handelte es sich um Haushaltsunfälle (3,8%), in 17 Fällen um Beibringungen durch Dritte (3,6%), in 6 Fällen um Suizidversuche (1,3%). Außerdem wurde eine GHB-Intoxikation bei 3 Patienten im Rahmen ärztlicher Behandlungen gesehen, in einem Fall handelte es sich um einen gewerblichen Unfall. Bei 49 Patienten lagen keine klaren Angaben vor, die eine Zuordnung ermöglicht hätten. 228 der 471 Intoxikationen wurden als leicht eingestuft (48,4%), 132 als mittelgradig (28,0%), 25 als schwer (5,3%), eine als fatal. Keine oder unklare Angaben lagen bei 85 Patienten vor (18,0%). Die mathematisch am ehesten als Exponentialfunktion beschreibbare Zunahme der Behandlungsfälle wird bei Betrachtung des zeitlichen Verlaufs deutlich (Abb. 3.**9**).

Ebenfalls auffällig war in den letzten beiden Jahren die große Zahl von Patienten, bei denen entweder eine Überdosierung oder ein Delir zur Aufnahme geführt hatte: 28 Patienten im Jahr 2008 und 27 Patienten 2009.

Da es sich dabei um ein Zentrum von überregionaler Bedeutung handelt und die Klinik zudem auch einen Giftnotruf betreibt, können diese Zahlen natürlich nicht auf das gesamte Bundesgebiet hochgerechnet werden. Dennoch sind in Gebieten mit einem anscheinend stärker verbreiteten Konsum von GHB/GBL (eher der Süden und die Großstädte Deutschlands) Patienten keine Seltenheit, die in Notaufnahmestationen am Wochenende wegen einer GHB/GBL-Intoxikation eingeliefert werden (Nöldecke 2008).

Situation in psychiatrischen Versorgungskliniken. Während bei den Patienten in den Notaufnahmestationen GHB/GBL eher als Rausch- denn als Suchtmittel (im Sinne des Wortes) eine Rolle spielt, ist dies in den Suchtabteilungen von psychiatrischen Versorgungskliniken gerade umgekehrt. In einer eigenen, noch nicht publizierten, bundesweiten Untersuchung (2009) wurden psychiatrische Kliniken mit einer Suchtabteilung darauf hin befragt, ob in den vergangenen 12 Monaten Patienten mit einem GHB/GBL-Konsum gesehen wurden und wie hoch diese Zahl von Patienten zu schätzen ist. Des Weiteren wurde danach gefragt, bei wie vielen Patienten in diesem Zeitraum eine Entzugsbehandlung von GHB/GBL durchgeführt wurde.

Es ergibt sich die für eine solche Fragestellung zu erwartende linksschiefe Verteilung, wobei bemerkenswert erscheint, dass bei über drei Viertel (76,9 %) der korrespondierenden Häuser in den Suchtabteilungen Patienten mit *GHB/GBL-Anamnese* gesehen worden waren (Abb. 3.**10**). Ein eindeutiges Muster für die 21 „GHB/GBL-negativen" Häuser lässt sich nicht formulieren, wenn es auch eine Tendenz dafür zu geben scheint, dass GHB/GBL-Patienten in den alten Bundesländern und in eher städtisch geprägten Bereichen häufiger gesehen werden. Generell lassen die oben angeführten Zahlen den Schluss zu, dass sich GHB/GBL mittlerweile auch bei den Patienten von Suchtabteilungen psychiatrischer Kliniken durchaus etabliert hat, wenn auch die epidemiologische Bedeutung die von Alkohol, Opiaten sowie Benzodiazepinen bei weitem nicht erreicht.

In Bezug auf die zweite Fragestellung – die Durchführung von *Entzugsbehandlungen* wegen GHB/GBL – ergibt sich für die 70 Häuser, die Patienten mit GHB/GBL gesehen hatten, eine ähnlich linksschiefe Verteilung: In 53 dieser 70 Kliniken (75,7 %) waren auch Entzugsbehandlungen durchgeführt worden; 37 dieser Kliniken hatten bis zu 5 Entzugsbehandlungen während eines Jahres.

> Die Zahlen belegen, dass für suchtpsychiatrisch und suchtmedizinisch arbeitende Kliniken und Fachabteilungen die Durchführung von GHB/GBL-Entzugsbehandlungen mittlerweile zwar (noch) keine Routine, wohl aber längst keine Rarität mehr ist.

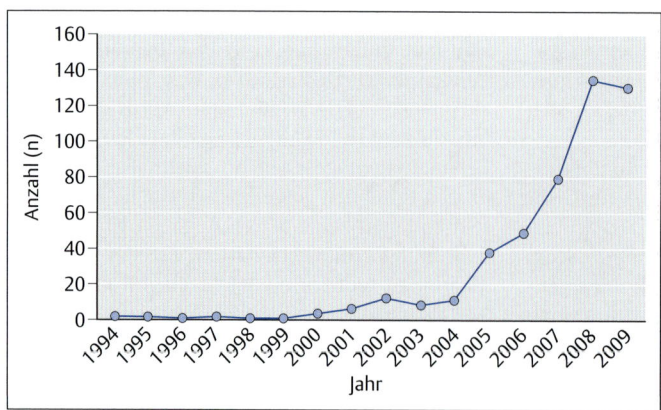

Abb. 3.**9** Zunahme der GHB/GBL-Intoxikationsfälle in der Klinik für Toxikologie des Klinikums rechts der Isar, München, im Zeitraum 1994–2009 (mit freundlicher Genehmigung von T. Zilker, München, 2010).

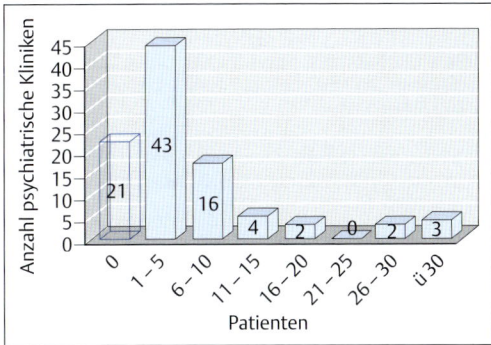

Abb. 3.**10** GHB/GBL in der Anamnese in den letzten 12 Monaten (91 psychiatrische Kliniken).

3.9.3 Grundlagen der Abhängigkeitsentwicklung

Das Risiko einer Abhängigkeitsentwicklung bei regelmäßigem GHB/GBL-Konsum ist inzwischen gut belegbar. Die Abhängigkeit entspricht hinsichtlich ihres Charakters am ehesten der von Alkohol und Benzodiazepinen bzw. Barbituraten. So finden sich Übereinstimmungen zum Beispiel hinsichtlich der ab einer interindividuell unterschiedlichen Dosis starken Sedierung, die im Fall einer massiven Überdosierung auch atemdepressorisch wirksam werden und unter Umständen tödlich enden kann; Entzugserscheinungen in Form von Unruhe, Schlafstörungen, Tremor, Hyperhidrosis, epileptischen Krampfanfällen und deliranten Zustandsbildern sind ebenfalls gemeinsame Merkmale.

3.9.4 Akuttherapie

Detoxifikation. Entzugsbehandlungen von GHB/GBL stellen aufgrund häufig einsetzender Komplikationen (Krampfanfälle, Delir) – nach einer Untersuchung der Asklepios Klinik Hamburg-Ochsenzoll (Aydin u. Behrendt 2009) bei bis zu 40 % der Fälle – und des rasch einsetzenden und oft schlecht beherrschbaren schweren Entzugs ein besonderes Problem dar. Oft bleibt nur noch die Verlegung des Patienten auf eine Intensivstation, wo der Entzug unter intensivmedizinischen Bedingungen (künstliche Beatmung, künstliches Koma, Infusionsbehandlung) fortgeführt werden muss. Konsumenten berichten im Internet gelegentlich von GHB/GBL-Selbstentzügen mittels größerer Mengen hochprozentigen Alkohols.

Allerdings gibt es im Gegensatz zum Entzug anderer GABAerger Substanzen (Alkohol, Benzodiazepine, Clomethiazol, Barbiturate) wichtige Unterschiede. So setzt der GHB/GBL-Entzug wegen der kurzen Halbwertszeit der Substanz sehr rasch und häufig bereits in der Anfangsphase massiv ein. Gängige Entzugsschemata bei der Entzugsbehandlung dieser Stoffe – in erster Linie Clomethiazol, Benzodiazepine, bei deliranten Zustandsbildern gegebenenfalls hochpotente Neuroleptika wie Haloperidol – wirken im GHB/GBL-Entzug häufig nicht bzw. nicht ausreichend.

Nach einer Untersuchung der Asklepios Klinik Hamburg-Ochsenzoll (Aydin et al. 2009) ergaben sich bei 40 % der GHB/GBL-Patienten trotz frühzeitig einsetzender und hoch dosierter Entzugsbehandlung mit Clomethiazol oder Benzodiazepinen Komplikationen (Krampfanfälle, Delir). Verlegungen solcher Patienten auf Intensivstationen sind nicht nur in Einzelfällen erforderlich, wobei die Behandlung unter maximaler Sedierung und Intubation weiter geführt werden muss (Andresen et al. 2008). Protrahierte Entzugsverläufe werden beobachtet; in Einzelfällen waren intensivmedizinische Behandlungsphasen von mehr als einer Woche erforderlich.

Qualifizierte Entzugsbehandlung. Die daran idealerweise anschließende Entzugsbehandlung unterscheidet sich nicht von der bei anderen Substanzen wie Alkohol, Benzodiazepinen und Opiaten. Hier geht es darum, den Patienten in seinen biopsychosozialen Bezügen zu sehen und gegebenenfalls vorliegende Defizite und Problemlagen, aus denen heraus der Konsum erfolgte, zu erkennen und dem Patienten begreifbar zu machen. so dass er anschließend in der Lage ist, die notwendigen Konsequenzen zur weiteren Sicherung seiner Abstinenz zu erkennen.

Ohne anschließende Entwöhnungstherapie sind allerdings im Allgemeinen rasche Rückfälle in das alte Konsummuster zu erwarten.

3.9.5 Postakuttherapie

Entwöhnungstherapien bei GHB/GBL-Abhängigkeit können in denselben Fachkliniken und nach denselben Konzepten absolviert werden wie bei der Abhängigkeit von anderen psychotropen

Substanzen. Auch die Nachsorge (z.B. über eine Suchtberatungsstelle) kann in gleicher Weise erfolgen. Selbsthilfegruppen speziell für Patienten mit einer GHB/GBL-Abhängigkeit gibt es bisher und wohl auch auf längere Sicht (noch) nicht, dies erscheint aber nicht unbedingt notwendig. Eine sich an die Entwöhnungsmaßnahme anschließende ambulante Psychotherapie oder eine psychiatrische Behandlung ist bei entsprechender Komorbidität angezeigt.

Bei entsprechendem Behandlungsverlauf steht einer Reintegration der Patienten letztlich nichts im Wege.

Fazit

GHB/GBL ist in der Vorstufe als GBL eine sehr leicht zu beschaffende und extrem billige Droge, deren rechtliche Einordnung ein Problem darstellt, da es sich gleichzeitig um eine Massenchemikalie handelt, die für die Industrie von großer Bedeutung ist. GHB spielt demgegenüber seit der Unterstellung unter das Betäubungsmittelrecht keine wesentliche Rolle mehr, was auch damit zu tun hat, dass GBL als Vorläufersubstanz nach einer raschen Resorption in kürzester Zeit bereits in GHB enzymatisch umgewandelt wird. GHB/GBL ist einerseits in der Party-/Diskothekenszene wegen seiner entaktogenen und euphorisierenden Wirkung als Rauschmittel von Bedeutung, andererseits kann es in der Verwendung als Suchtmittel massive körperliche Abhängigkeiten auslösen.

Schwere Entzugsverläufe mit ähnlichen Komplikationen wie bei der Alkoholabhängigkeit sind zu erwarten, wobei derartige Komplikationen häufig rascher und heftiger einsetzen, als dies bei Alkoholentzügen der Fall ist. Überzeugende Behandlungsempfehlungen für komplizierte Entzugsverläufe liegen noch nicht vor.

Literatur

Andresen H, Stimpfl T, Sprys N et al. Liquid Ecstasy – ein relevantes Drogenproblem. Dtsch Ärzteblatt 2008; 105 (36): 599–603

Aydin B, Behrendt K. Die Sicht der Klinik – Erfahrungen mit der Entzugsbehandlung von Gamma-Hydroxybuttersäure (GHB). Vortrag beim 2. Deutschen Suchtkongress. Köln, 16.–19. September 2009

Aydin B, Behrendt K, Rath M.. Neue Drogen – Gamma-Butyrolacton (GBL) und Gamma-Hydroxybuttersäure (GHB). Vortrag beim 18. Kongress der Deutschen Gesellschaft für Suchtmedizin. Berlin, 6.–8. November 2009

Benzer T, Cameron S, Russi C. Toxicity, Gamma-Hydroxybutyrate. http://emedicine.medscape.com/article/ 820 531-overview (Stand: 29.7.2011)

BG Chemie. Toxikologische Bewertung der BG Chemie – GBL. www.bg-chemie.de/files/95/ToxBew7-L.pdf

Cash CD. Gammahydroxybutyrate: an overview of the pros and cons for it being a neurotransmitter and/or a useful therapeutic agent. Neurosci Biobehav Rev 1994; 18: 291–304

Castelli MP, Ferraro L, Mocci I et al. Selective gamma-hydroxybutyric acid receptor ligands increase extracellular glutamate in the hippocampus, but fail to activate G protein and to produce the sedative/hypnotic effect of gamma-hydroxybutyric acid. J Neurochem 2003; 87 (3): 722–732. DOI:10.1046/j.1471–4159.2003.02037.x

Iten PX. Fahren unter Drogen- oder Medikamenteneinfluss. Forensische Interpretation und Begutachtung. Zürich: Institut für Rechtsmedizin der Universität Zürich; 1994

Iten PX, Oestreich A, Lips R et al. Eine neue Droge erreicht die Schweiz: Koma nach Einnahme von Gamma-Hydroxybuttersäure (GHB). Schweiz Med Wochenschr 2000; 130: 356–361

Kraus L, Pabst A, Steiner S. Europäischen Schülerstudie zu Alkohol und anderen Drogen 2007 (ESPAD)/ Befragung von Schülerinnen und Schülern der 9. und 10. Klasse in Bayern, Berlin, Brandenburg, Hessen, Mecklenburg-Vorpommern, Saarland und Thüringen. IFT-Report 2008; Nr. 165

Molnár T, Fekete EK, Kardos J et al. Metabolic GHB precursor succinate binds to gamma-hydroxybutyrate receptors: characterization of human basal ganglia areas nucleus accumbens and globus pallidus. J Neurosci Res 2006; 84 (1): 27–36

Nöldecke D. Persönliche Mitteilung, 2008

Piram J. Die Sicht der Drogenberatungsstelle – wer nimmt GBL, (wie) hat sich die Szene verändert? Vortrag beim 2. Deutschen Suchtkongress. Köln, 16.–19. September 2009

Trachsel D, Richard N. Psychedelische Chemie. Solothurn: Nachtschatten Verlag: 2000

Trendelenburg G, Ströhle A. γ-Hydroxybuttersäure – Neurotransmitter, Medikament und Droge. Nervenarzt 2005; 76 (7): 832–838

Tunnicliff G. Sites of action of gamma-hydroxybutyrate – a neuroactive drug with abuse potential. Clin Toxicol 1997; 35: 581–590

Williams H, Taylor R, Roberts M. Gamma-hydroxybutyrate (GHB): a new drug of misuse. Ir Med J 1998; 91: 56–57

Zilker T. Persönliche Mitteilung, 2010

3.10 Polytoxikomanie

Norbert Scherbaum, Edelhard Thoms

3.10.1 Charakteristik des süchtigen Verhaltens

Viele Menschen konsumieren regelmäßig mehr als ein Suchtmittel. Ein Alltagsbeispiel jenseits klinischer Kategorien ist der gemeinsame Konsum von Alkohol und Nikotin. Werden drei und mehr Substanzen in einem Zeitraum regelmäßig eingenommen, spricht man von einem polyvalenten Konsummuster.

Psychische Störungen sind der polyvalente schädliche Konsum sowie die polyvalente Abhängigkeit (Polytoxikomanie). Nach ICD-10 soll für jede abhängig konsumierte Substanz jeweils das Abhängigkeitssyndrom einzeln diagnostiziert werden, also bei einem Patienten zum Beispiel eine Alkohol- (F10.2), eine Opiat- (F11.2) und eine Benzodiazepinabhängigkeit (F13.2). Nur bei wahllosem oder chaotischem Konsum bzw. bei untrennbarer Vermischung des Konsums mehrerer Substanzen werden Störungen durch multiplen Substanzgebrauch (F19) diagnostiziert.

Die Stellung der nikotinbezogenen Störungen in diesem Kontext ist unklar. Nach der Systematik der ICD-10 müssten diese bei der Diagnose einer polyvalenten substanzbezogenen Störung berücksichtigt werden. Es ist aber zweifelhaft, ob dies gängige klinische Praxis ist. Zudem haben Abhängige, die aktuell nur von einer Substanz abhängig sind, im lebensgeschichtlichen Längsschnitt oft in der Vorgeschichte unter Abhängigkeiten von anderen Substanzen gelitten. So sind viele Opiatabhängige in ihrer Vorgeschichte zeitweilig alkoholabhängig gewesen. Aktuell nicht manifeste Abhängigkeiten fließen in die Diagnose einer polyvalenten Abhängigkeitserkrankung allerdings nicht ein.

3.10.2 Epidemiologie

Erwachsene. Grundsätzlich ist es ein häufiges Phänomen, dass bei der Abhängigkeit von einer Substanz mindestens eine weitere Substanz auch missbräuchlich oder abhängig konsumiert wird. In Deutschland dürfte die komorbide Nikotinabhängigkeit bei *Alkoholabhängigkeit* epidemiologisch die häufigste Kombination sein (Diehl u. Scherbaum 2008). Unter Alkoholabhängigen ist der Anteil der Raucher mit 50–80 %, je nach Studie sogar bis über 90 %, zirka 2- bis 4-mal höher als in der Allgemeinbevölkerung (Batel et al. 1995, Pomerleau 1997, Romerberger u. Grant 2004). In analoger Weise haben abhängige Raucher eine erhöhte Wahrscheinlichkeit von Alkoholproblemen (John et al. 2003).

Nach der ECA-Studie, einer in den USA durchgeführten bevölkerungsbasierten Studie zur Epidemiologie psychischer Störungen, war bei Manifestation einer Abhängigkeit die Prävalenz einer weiteren Abhängigkeit im Vergleich zur Allgemeinbevölkerung deutlich erhöht: So betrug unter Alkoholkranken die Prävalenz einer weiteren Abhängigkeit von irgendeiner Droge 30 %. Andersherum fanden sich auch deutlich erhöhte Werte für die Prävalenz (36–84 %) einer Alkoholabhängigkeit bei Abhängigkeit von verschiedenen Drogen (Miller 1997).

Aus der klinischen Perspektive der Erwachsenenpsychiatrie tritt die Polytoxikomanie am häufigsten bei *Opiatabhängigen* auf. In klinischen Stichproben ist oft mehr als die Hälfte der Opiatabhängigen auch abhängig von anderen Substanzen, insbesondere von Alkohol, Benzodiazepinen und Kokain. Zum Beispiel erfüllten in einer Schweizerischen Untersuchung 66 % von Opiatabhängigen in Substitutionsbehandlung auch die Kriterien von 2–3 weiteren Abhängigkeitsdiagnosen neben der Opiatabhängigkeit (Kuntze et al. 1998). Auch waren mehr als die Hälfte der Patienten einer Station zur qualifizierten Entzugsbehandlung Drogenabhängiger von einer Mehrfachabhängigkeit betroffen (Scherbaum et al. 2004).

„Club Drugs". Ein weiteres Phänomen ist der polyvalente Suchtmittelkonsum, bei dem die diagnostischen Kriterien der Polytoxikomanie nicht erfüllt sind. Dies betrifft vor allem den Freizeit- und Partykonsum, beispielsweise beim Besuch

Jugendlicher und junger Erwachsener in Diskotheken.

Hierbei werden Alkohol, Cannabis, Stimulanzien wie Kokain und Amphetamine sowie Halluzinogene wie LSD in wechselnder Kombination oder zu unterschiedlichen Phasen der Freizeitveranstaltung eingenommen. Ein Teil dieser Substanzen (LSD, Ketamin, Methamphetamin, Ecstasy, GHB, Flunitrazepam) werden unter der Rubrik „Club Drugs" subsumiert (Weaver u. Schnoll 2008). Die Einnahme verschiedener Suchtmittel bleibt in diesem Kontext oft anlassbezogen, ist also nicht zwingend Ausdruck einer Abhängigkeitserkrankung.

Kinder und Jugendliche. Im Rahmen der Katamnesestudie von „Teen-Spirit-Island"-Therapiestationen in Leipzig und Hannover (Wartberg et al. 2008, 2009) zeigen die erhobenen Daten einen deutlich polyvalenten Konsum von abhängigkeitserkrankten Kindern und Jugendlichen. Trotz des Gebrauchs unterschiedlicher Drogen zu unterschiedlichen Zwecken gibt es eine *Leitdroge*, die in größeren Mengen und regelmäßig konsumiert wird. Diese führt auch zu den entscheidenden psychopathologischen Veränderungen und den speziellen medizinischen und psychotherapeutischen Interventionen sowie den entsprechenden sozialen Folgen.

Unter *geschlechterspezifischen* Aspekten zeigt sich: Je jünger die Konsumenten sind, desto geringer sind die Geschlechtsunterschiede auch bei polyvalentem Gebrauch (Schu et al 2009, Zenker 2009).

■ Im Jugendalter beginnender Substanzkonsum ist von großer Bedeutung, denn dem Tabak-, Alkohol- und Drogengebrauch liegen Einstellungen, Überzeugungen und Wertehaltung zugrunde, die früh im Leben ausgeprägt werden und sich im weiteren Lebensverlauf als überaus stabil erweisen (Lampert et al. 2007). ■

In letzter Zeit gibt es in den therapeutischen Einrichtungen eine Zunahme *alkoholabhängiger* Kinder und Jugendlicher. Diese Gruppe ist gekennzeichnet durch eine eher unterdurchschnittliche intellektuelle Ausstattung, zusätzliche Entwicklungseinschränkungen, starken Tabakkonsum und einen geringen Zugang zu illegalen Drogen.

Sondergruppe Russlanddeutsche. Unter migrationsspezifischen Gesichtspunkten stellt die Gruppe der Russlanddeutschen in vielen Bereichen eine Sondergruppe dar. In dieser Gruppe wird entweder Alkohol exzessiv konsumiert oder aber Opiate missbraucht. In dieser Gruppe ist in der Regel eine zusätzliche Tabakabhängigkeit anzutreffen.

3.10.3 Abhängigkeitsentwicklung

■ Grundsätzliches

Bei der Entwicklung einer Polytoxikomanie spielen biologische, psychologische und soziale Faktoren eine Rolle. Zudem ist auch die Interaktion von Suchtmitteln von Bedeutung.

Biologische und psychologische Faktoren. Viele biologische und psychologische Risikofaktoren für eine Abhängigkeitsentwicklung sind substanzunspezifisch. So bewirken alle Suchtmittel – abgesehen von den Halluzinogenen – eine Aktivierung des mesolimbischen Belohnungssystems (DiChiara u. Imperato 1988, Pierce u. Kumaresan 2006, Wise 1988). Hierbei kann die gemeinsame Einnahme von mehreren Suchtmitteln zu einer additiven Aktivierung des dopaminergen Systems führen (Tizabi et al. 2002).

Auch genetische Untersuchungen lassen vermuten, dass es neben substanzspezifischen genetischen Risiken auch substanzunspezifische Risiken gibt (Gelernter u. Kranzler 2008). Eine gemeinsame, eventuell auch vererbbare Disposition zur Entwicklung einer Abhängigkeitserkrankung könnte in bestimmten (vererbten) Persönlichkeitszügen bestehen wie etwa dem Reizhunger (novelty seeking) oder der Unlustvermeidung (harm avoidance) (Cloninger 1983).

Soziale Faktoren. Bei gegebener genetischer und psychischer Disposition nehmen auch soziale Faktoren Einfluss darauf, welche Abhängigkeit und wie viele Abhängigkeiten sich manifestieren. Zu diesen sozialen Faktoren gehören die Verfügbarkeit bestimmter Suchtmittel und deren Akzeptanz in der sozialen Referenzgruppe. Das Freizeitverhalten der sozialen Referenzgruppe kann bei dem skizzierten Partykonsum ein polyvalentes Konsummuster fördern. Ein anderes Beispiel ist die Verfügbarkeit mehrerer illegaler Drogen beim gleichen Drogenhändler bzw. im gleichen Milieu als Risiko für die Entwicklung einer polyvalenten Abhängigkeit.

Ergänzende Wirkung von Suchtmitteln. Im Hinblick auf die Interaktion von Suchtmitteln ist zunächst die ergänzende Wirkung zu nennen. So ergänzen sich sedierende Substanzen wie Alkohol, Benzodiazepine und Opiate in ihrer sedierenden Wirkung. Insbesondere Abhängige, die eine weitgehende Abschirmung von Sinneseindrücken und eine Minderung aktiver Bewusstseinstätigkeit (im Jargon: „dicht sein") anstreben, nehmen gezielt sedierende Suchtmittel gemeinsam ein. Dieser Mischkonsum ist potenziell vital bedrohlich durch das hohe Risiko der Atemdepression.

> Nach forensisch-pathologischen Untersuchungen ist diese Mischintoxikation eine häufige Konstellation beim intoxikationsbedingten Drogentod (Heinemann et al. 2000).

Die ergänzende Wirkung sedierender Suchtmittel wird zum Teil auch bei Engpässen in der Beschaffung von Heroin eingesetzt. Die Süchtigen kupieren dann das Opiatentzugssyndrom durch Einnahme von Alkohol oder Benzodiazepinen. Insbesondere bei sozial desintegrierten Abhängigen mit chronischen Problemen bei der Heroinbeschaffung entwickelt sich dann ein ständiger polyvalenter Drogenkonsum. Ein ergänzender Konsum besteht auch bei der gemeinsamen Einnahme von Kokain und Heroin („Speedball"). Hiervon erhoffen sich Konsumenten eine Intensivierung des euphorischen Zustands über das Niveau hinaus, das der Konsum der einzelnen Substanz ermöglichen würde.

Dämpfung von Nebenwirkungen. Die Interaktion von Suchtmitteln wird von Abhängigen zum Teil auch gezielt eingesetzt, um die unangenehmen Nebenwirkungen des primär eingenommenen Suchtmittels durch die Einnahme eines zweiten Suchtmittels zu dämpfen. So vermindern *Alkoholkonsumenten*, die eine entspannende und entlängstigende Alkoholwirkung anzielen, die sedierende Wirkung des Alkohols durch gleichzeitigen Konsum von Nikotin.

Konsumenten von *Kokain* bejahen ein euphorisches Hochgefühl in den ersten Minuten nach der Einnahme, erleben aber oft nach Abklingen der Euphorie einen anhaltenden Zustand von innerer Unruhe und Getriebenheit. Um diesen als schwer erträglich empfundenen Zustand zu dämpfen, nehmen sie dann sekundär Heroin oder eine andere dämpfende Substanz ein. Ein Teil der Opiatabhängigen berichtet anamnestisch, dass sie primär exzessiv Kokain konsumiert, dann aber irgendwann festgestellt haben, dass sie körperlich von Opiaten abhängig sind. In der Folgezeit hat sich dann eine Verschiebung der Abhängigkeit hin zu den Opiaten vollzogen.

■ Kinder und Jugendliche

Die adoleszenztypische Risikowahrnehmung spielt aus entwicklungspsychologischer Sicht eine besondere Rolle bei der Intensität des Konsums legaler und illegaler psychotroper Substanzen im Kindes- und Jugendalter.

Im Vergleich zu Erwachsenen schätzen Jugendliche potenzielle Gefahren als geringer ein. Im Jugendalter ist das Persönlichkeitsmerkmal des Sensation Seeking typischerweise stark ausgeprägt (Zuckermann 1994) und stellt einen weiteren Faktor dar, der das Risikoverhalten im Jugendalter beeinflusst. Jugendliche streben danach, neue intensive und komplexere Erfahrungen sowie Eindrücke zu erleben, und nehmen dafür physische, soziale, juristische und finanzielle Risiken in Kauf. Ein verstärkt ausgeprägtes Sensation Seeking im Jugendalter korrespondiert mit einer erhöhten Wahrscheinlichkeit, legale und illegale psychotrope Substanzen zu konsumieren.

Kinder und Jugendliche konsumieren Drogen mit dem Ziel, bestimmte Wahrnehmungs- und Stimmungsveränderungen zu erleben (Abb. 3.**11**). Beispielsweise wird mit Ecstasy oder Methamphetaminen aufdosiert; ist die erlebte „Geschwindigkeit" zu hoch, wird mit Cannabis oder Alkohol wieder heruntergeregelt. Kinder und Jugendliche lernen in ihrer Peer Group, wie die verschiedenen Drogen zu konsumieren sind, lernen deren Techniken und Risiken kennen und erfahren, zu welchen Zwecken die Drogen eingesetzt werden können. Es besteht ein hohes Vertrauen innerhalb dieser subkulturellen Peer Group.

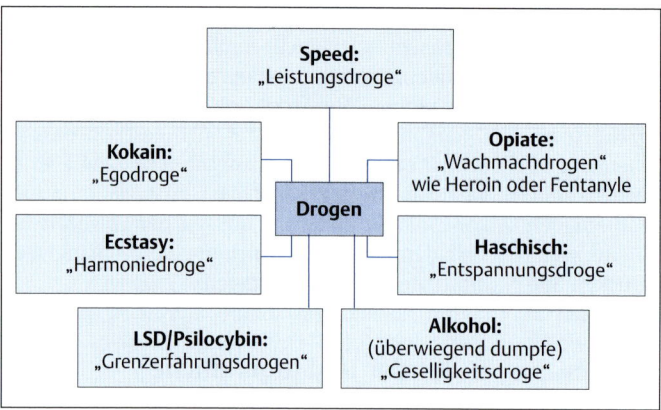

Abb. 3.11 Funktion von Drogen bei Jugendlichen.

3.10.4 Therapie

■ Erwachsene

Motivierende Interventionen. Der erste Behandlungsschritt besteht darin, eine Motivation zur Veränderung bzw. zur Aufnahme einer suchtspezifischen Behandlung aufzubauen. Motivierende Interventionen wurden zum Beispiel bei Patienten mit alkoholbezogenen Problemen umfassend erforscht und erwiesen sich als wirksam (DiClemente et al. 2008). Weniger Untersuchungen existieren hingegen bei Drogenabhängigen mit polyvalentem Konsummuster: In der Studie von Booth et al. (1998) war eine motivierende Intervention zur Aufnahme einer suchtspezifischen Behandlung bei Drogenabhängigen mit intravenösem Konsum einer Sitzung zur Reduktion des Risikoverhaltens nicht überlegen.

Komorbide substanzbezogene Störungen. Die Behandlung der Polytoxikomanie ist insbesondere bei Opiatabhängigkeit von Bedeutung. Die umfangreichsten Forschungsergebnisse betreffen die Therapie komorbider substanzbezogener Störungen bei Opiatabhängigen in Substitutionsbehandlung. Untersucht wurden insbesondere *psychotherapeutische Verfahren* wie kognitive Verhaltenstherapie, Kontingenzmanagement, Community Reinforcement Approach (CRA) sowie *psychodynamische Psychotherapie* (Scherbaum 2005). Insbesondere zur kognitiven Verhaltenstherapie und zum Kontingenzmanagement wurde in einer Vielzahl von Untersuchungen gezeigt, dass die Intensität des Konsums weiterer Suchtmittel, insbesondere von Kokain, mit einer mittleren Effekt-

stärke gesenkt werden kann (Übersicht bei Dutra et al. 2008).

Der Einfluss derartiger Interventionen auf eine gleichzeitig bestehende Benzodiazepinabhängigkeit ist hingegen schlechter belegt. Ein entsprechender Nachweis ist jedoch angesichts der langfristigen Nachweisbarkeit von Benzodiazepinen aufgrund ihrer langen Halbwertszeit auch schwerer zu führen. In Hinblick auf die Behandlung einer komorbiden Alkoholabhängigkeit bei Substitutionspatienten ist die Datenlage unzureichend.

Wegen des Risikos vital bedrohlicher Intoxikationen spielen komorbide substanzbezogene Störungen bzw. eine Polytoxikomanie auch in den einschlägigen *Regularien zur Substitutionsbehandlung* eine besondere Rolle. Beachtenswert ist die therapeutische Ausrichtung der aktuell überarbeiteten Richtlinien der Bundesärztekammer zur substitutionsgestützten Behandlung (Bundesärztekammer 2010). Der Begriff „Beigebrauch" wurde zu Gunsten der „substanzbezogenen Störung" aufgegeben. Beigebrauch suggerierte ein zu untersagendes Verhalten, dass – sofern es fortgesetzt gezeigt wird – disziplinarisch durch Beendigung der Substitutionsbehandlung geahndet wird. Hingegen betont der Begriff der substanzbezogenen Störung, dass es sich z. B. bei einer komorbiden Alkohol-, Benzodiazepin- oder Kokainabhängigkeit um zusätzliche Erkrankungen handelt. Wie nach ärztlichem Selbstverständnis üblich, ist die Manifestation einer Erkrankung kein disziplinarisch zu ahndendes Vergehen; vielmehr erfordert eine Erkrankung eine gezielte Diagnostik und Therapie.

Wie bereits ausgeführt, sind zur Behandlung komorbider substanzbezogener Störungen wirksame Interventionen verfügbar. Voraussetzung für ihren Einsatz ist jedoch die bessere Einbindung der Psychiatrie in die Substitutionsbehandlung Opiatabhängiger, die in Deutschland vor allem von Allgemeinmedizinern durchgeführt wird.

■ Jugendliche

Motivierende Interventionen. Im Rahmen der Motivationserarbeitung ist dem Patienten im Sinne der Psychoedukation der Problemkomplex des schädlichen Konsums bzw. der Abhängigkeit von den unterschiedlichen Substanzen zu erklären. Um eine Abstinenz oder eine ansatzweise Veränderungsmotivation zu erreichen, ist gegenüber dem Patienten Empathie auszudrücken, Widersprüche sind aufzuzeigen, auf Widerstände ist nachgiebig zu reagieren, die Selbstwirksamkeit des Patienten ist zu fördern. Eine sich entwickelnde Veränderungsmotivation ist aufzugreifen, und eine entsprechende weitere therapeutische Strategie ist mit dem Patienten zu besprechen.

Entzugsbehandlung. Wegen der nicht vorhersehbaren Komplikationen bei polyvalentem Konsum bzw. Abhängigkeit sollte die Entzugsbehandlung stationär in Rahmen eines qualifizierten Entzugsmanagements durchgeführt werden. Die Entzugsbehandlung bei polyvalentem Substanzkonsum richtet sich nach den substanzspezifischen Entzugsstrategien.

Entwöhnungstherapie. Sämtliche Therapiekonzepte, auch die der Entwöhnungstherapie, unterscheiden sich nicht von den Therapieprogrammen bei monovalenten Abhängigkeiten (Tretter et al. 2009). In psychoedukativen Gesprächen ist der Patient auf die Gefahren des Konsums verschiedener Substanzen hinzuweisen, von denen bisher keine Abhängigkeit bestand. In der Regel ist die Abstinenz oder die entsprechende Substitutionstherapie Ziel der Behandlung.

■
Vor allem bei Kindern und Jugendlichen spielt das *Abstinenzgebot* die wichtigste Rolle.
■

Entsprechende kompensatorische Möglichkeiten, in denen Selbstwirksamkeit und Selbstregulation gelernt werden, sind in das therapeutische Setting zu integrieren. In den vorrangig durchgeführten Gruppentherapien kann der Patient Strategien zum besseren Umgang mit inneren Missempfindungen, zur Stressregulation und zur verbesserten Selbstwirksamkeit erlernen.

3.10.5 Prognose

Tabak/Alkohol. Komorbide Suchterkrankungen beeinträchtigen die Prognose. Haben Tabakabhängige zugleich Alkoholprobleme, ist dies mit einem höheren Schweregrad der Tabakabhängigkeit, einer geringeren Häufigkeit von Rauchstoppversuchen, vermehrten Schwierigkeiten beim Versuch eines Rauchstopps, einem höheren Therapieaufwand und schlechteren Tabakabstinenzquoten verbunden. Ursache der generell geringeren Rauchausstiegsraten bei gleichzeitigem schädlichem und abhängigem Alkoholgebrauch (DiFranza u. Guerrera 1990, Hertling et al. 2005, Hughes u. Kalman 2006, Toneatto et al. 1995) ist mutmaßlich die durchschnittlich stärkere Tabakabhängigkeit bei Alkoholabhängigen im Vergleich zu Nichtalkoholabhängigen (Hertling et al. 2005) oder die höhere Belastung mit weiteren psychiatrischen oder sozioökonomischen Problemen (Covery et al. 1993).

■
Entsprechend benötigen Raucher mit Alkoholproblemen eine spezialisierte oder intensivierte Therapie (Abrams et al. 2003, Hurt 2002).
■

Opiate/Kokain. Auch bei Opiatabhängigen gibt es einige, jedoch nicht gänzlich einheitliche Hinweise darauf, dass zusätzliche substanzbezogene Störungen die Prognose verschlechtern. So verschlechterte ein zusätzlicher Kokaingebrauch (Broers et al. 2000, Perez de los Cobos et al. 1997) bzw. Benzodiazepingebrauch (Erbas et al. 2003, Reed et al. 2007) die Chance, eine Opiatentzugsbehandlung regulär zu beenden (vergleiche allerdings: Backmund et al. 2001, Ziedonis et al. 2009). Analog ist auch bei polyvalentem Konsum die Haltequote von Opiatabhängigen in Substitutionsbehandlung erniedrigt (McLellan et al. 1983, Nwakeze et al. 1997); die Literaturlage ist jedoch nicht völlig einheitlich (Magura et al. 1988). Der Behandlungserfolg bei Opiatabhängigkeit wird wohl insbesondere durch komorbide kokainbezogene Störungen beeinträchtigt (Williamson et al. 2006).

Literatur

Abrams DB, Niaura R, Brown RA et al. The Tobacco Dependence Treatment Handbook. A Guide to best Practices. New York: The Guiford Press; 2003

Backmund M, Meyer K, Eichenlaub D et al. Predictors for completing an inpatient detoxification program among intravenous heroin users, methadone substituted and codeine substituted patients. Drug Alcohol Depend 2001; 64: 173–180

Batel P, Pessione F, Maitre C et al. Relationship between alcohol and tobacco dependencies among alcoholics who smoke. Addiction 1995; 90: 977–980

Broers B, Giner F, Dumont P et al. Inpatient opiate detoxification in Geneva: follow-up at 1 and 6 months. Drug Alcohol Depend 2000; 58: 85–92

Booth RE, Kwiatkowski C, Iguchi MY et al. Facilitating treatment entry among out-of-treatment injection drug users. Public Health Rep 1998; 113: 116–128

Bundesärztekammer. Richtlinien der Bundesärztekammer zur Durchführung der substitutionsgestützten Behandlung Opiatabhängiger. Dtsch Ärztebl 2010; 107: A511–516

Covey LS, Glassman AH, Stetner F et al. Effect of history of alcoholism or major depression on smoking cessation. Am J Psychiatry 1993; 150: 1546–1547

DiChiara G, Imperato A. Drugs abused by humans preferentially increase synaptic dopamine concentrations in the mesolimbic system of freely moving rats. Proc Natl Acad Sci 1988; 85: 5274–5278

DiClemente CC, Garay M, Gemmell L. Motivational Enhancement. In: Galanter M, Kleber HD, eds. Textbook of Substance Abused Treatment. Washington, London: American Psychiatric Publishing; 2008: 361–371

Diehl A, Scherbaum N. Nikotinabhängigkeit als komorbide Störung bei Alkoholabhängigkeit. Fortschr Neurol Psychiatr 2008; 76: 14–20

DiFranza JR, Guerrera MP. Alcoholism and smoking. J Stud Alcohol 1990; 51: 130–135

Dutra L, Stathopoulou G, Basden SL et al. A meta-analytic review of psychosocial interventions for substance use disorders. Am J Psychiatry 2008; 165: 179–187

Erbas B, Jaedike J, Tretter F. Strukturdaten von 2387 Drogenpatienten in stationärer Entzugsbehandlung in Bayern. Sucht 2003; 49: 188–196

Gelernter J, Kranzler HR. Genetics of Addiction. In: Galanter M, Kleber HD, eds. Textbook of Substance Abused Treatment. Washington, London: American Psychiatric Publishing; 2008: 17– 27

Heinemann A, Iwersen-Bergmann S, Stein S et al. Methadone-related fatalities in Hamburg 1990–1999: implications for quality standards in maintenance treatment? Forensic Sci Int 2000; 113: 449–455

Hertling I, Ramskogler K, Dvorak A et al. Craving and other characteristics of the comorbidity of alcohol and nicotine dependence. Eur Psychiatry 2005; 20: 442–450

Hughes JR, Kalman D. Do smokers with alcohol problems have more difficulty quitting? Drug Alcohol Depend 2006; 82: 91–102

Hurt RD. Pharmacotherapy for alcoholic smokers. Alcohol Clin Exp Res 2002; 26: 1939–1941

John U, Meyer C, Rumpf HJ et al. Probabilities of alcohol high-risk drinking, abuse or dependence estimated on grounds of tobacco smoking and nicotine dependence. Addiction 2003; 98: 805–814

Kuntze MF, Ladewig D, Stohler R. Art und Häufigkeit der Komorbidität bei methadonsubstituierten Opiatabhängigen in der ambulanten Versorgung. Sucht 1998; 44: 95–103

McLellan AT. Patient characteristics associated with outcome. In: Cooper JR, Altman F, Brown BS, Czechowicz D, eds. Research in the Treatment of Narcotic Addiction. NIDA Treatment Research Monograph Series. Rockville, MD: National Institute on Drug Abuse; 1983

Magura S, Nwakeze PC, Demsky SY. Pre- and in-treatment predictors of retention in methadone treatment using survival analysis. Addiction 1998; 93: 51–60

Miller NS. Generalized vulnerability to drug and alcohol addiction. In: Miller NS, ed. The Prinicples and Practice of Addictions in Psychiatry. Philadelphia, London, Toronto: Saunders; 1997: 18–25

Nwakeze PC, Magura S, Demsky S. Patient and program effects on retention in methadone treatment: a preliminary report. J Mainten Addict 1997; 1: 63–74

Perez de los Cobos J, Trujols J, Ribalta E et al. Cocaine use immediately prior to entry in an inpatient heroin detoxification unit as a predictor of discharges against medical advice. Am J Drug Alcohol Abuse 1997; 23: 267–279

Pierce RC, Kumaresan V. The mesolimbic dopamine system: the final common pathway for the reinforcing effect of drugs of abuse? Neurosci Biobehav Rev 2006; 30: 215–238

Pomerleau CS. Co-factors for smoking and evolutionary psychobiology. Addiction 1997; 92: 397–408

Reed LJ, Glasper A, de Wet CJ et al. Comparison of buprenorphine and methadone in the treatment of opiate withdrawal: possible advantages of buprenorphine for the treatment of opiate-benzodiazepine codependent patients? J Clin Psychopharmacol 2007; 27: 188–192

Romberger DJ, Grant K. Alcohol consumption and smoking status: the role of smoking cessation. Biomed Pharmacother 2004; 58: 77–83

Scherbaum N, Heppekausen K, Rist F. Sind Abbrüche im methadongestützten Opiatentzug bedingt durch Entzugssymptomatik oder Suchtmittelverlangen? Fortschr Neurol Psychiatr 2004; 72: 14–20

Scherbaum N. Psychotherapie bei Opiatabhängigen in Substitutionsbehandlung. Psychotherapie im Dialog 2005; 6: 278–282

Schu M, Wünsche T, Tossmann P et al. Geschlechterspezifische Anforderungen an die Suchthilfe – Gender Mainstreaming in der Suchttherapie von Jugendlichen. Köln: FOGS/delphi; 2009

Tizabi Y, Copeland RL jr., Louis VA et al. Effects of combined systemic alcohol and central nicotine administration into ventral tegmental area on dopamine release in the nucleus accumbens. Alcohol Clin Exp Res 2002; 26: 394–399

Toneatto A, Sobell LC, Sobell MB et al. Effect of cigarette smoking on alcohol treatment outcome. J Subst Abuse 1995; 7: 245–252

Tretter F, Werner P. Polytoxikomanie – Grundlagen, Diagnostik und Behandlung, Psychiatrie und Psychotherapie. up2date 2009; 3: 225–240

Wartberg L, Sack PM, Thomsius R. Untersuchung zur Behandlung jugendlicher Substanzabhängiger auf den

„Teen-Spirit-Island"-Stationen in Leipzig und Hannover – eine Katamnesestudie. Hamburg: Springer; 2008

Wartberg L, Sack PM, Thoms E et al. Stationäre Kinder- und Jugendpsychiatrie sowie Psychotherapie bei substanzabhängigen Jungen und Mädchen. Psychotherapeut 2009; 54: 193–198

Weaver MF, Schnoll SH. Hallucinogens and Club Drugs. In: Galanter M, Kleber HD, eds. Textbook of Substance Abuse Treatment. Washington, London: American Psychiatric Publishing; 2008: 191–200

Williamson A, Darke S, Ross J et al. The association between cocaine use and short-term outcomes for the treatment of heroin dependence: findings from the Australian Treatment Outcome Study (ATOS). Drug Alcohol Rev 2006; 25: 141–148

Wise RA. The neurobiology of craving: Implications for the understanding of addiction. J Abnorm Psychol 1988; 97: 118–132

Zenker C. Gender in der Suchtarbeit. Hannover: fdr Texte; 2009

Ziedonis DM, Amass L, Steinberg M et al. (2009) Predictors of outcome for short-term medically supervised opioid withdrawal during a randomized, multicenter trial of buprenorphine-naloxone and clonidine in the NIDA clinical trials network drug and alcohol dependence. Drug Alcohol Depend 2009; 99: 28–36

Zimmermann US, Mick I, Mann KF. Neurobiologische Aspekte bei Kindern und Jugendlichen. Sucht 2008; 54 (6): 335–345

Zuckermann M. Behavioral Expressions and biosocial Bases of Sensation Seeking. New York: Cambridge University Press; 1994

3.11 Glücksspielsucht

Klaus Wölfling, Peter Peukert, Ingo Spitczok von Brisinski, Oliver Bilke

3.11.1 Charakteristik des Suchtmittels

Historische Definition. In der psychiatrischen Krankheitslehre waren bereits im Ausgang des 19. Jahrhunderts substanzungebundene Suchterkrankungen (wie ihr prominentester Vertreter, die Glücksspielsucht) bekannt. Damals wurden vier Suchtformen beschrieben: die Trunk-, die Morphium- und die Kokainsucht und eben die Glücksspielsucht, die gleichberechtigt neben den substanzgebundenen Süchten als psychische Erkrankung aufgefasst wurde.

Der Würzburger Psychiater von Gebsattel schrieb in den 1950er-Jahren, dass „jede Richtung des menschlichen Interesses süchtig zu entarten vermag" (von Gebsattel 1954), und gibt damit eine – wenn auch kritisch zu hinterfragende – sehr weite Definition von Suchterkrankungen. Kritisch ist dabei anzumerken, dass nicht jedes exzessiv durchgeführte, also über das normale Maß hinausgehende Verhalten aus diagnostischer Sicht als süchtiges Verhalten oder als „Verhaltenssucht" aufzufassen ist (vgl. Grüsser u. Albrecht 2007).

DSM-IV-Klassifikation. Derzeit ist die Glücksspielsucht in der revidierten Fassung des DSM-IV als *pathologisches Glücksspielen* unter dem Cluster *Störungen der Impulskontrolle*, nicht andernorts klassifiziert, aufgeführt. Gleichzeitig muss differenzialdiagnostisch das Vorliegen einer manischen Episode ausgeschlossen sein, um pathologisches Glücksspielverhalten zu diagnostizieren.

Aktuell gibt es in der wissenschaftlichen Diskussion um die Einführung des DSM-V, den Vorschlag der American Psychiatric Association, das pathologische Glücksspiel in das neu gebildete Cluster „addiction and related disorders" (Sucht und verwandte Störungen) zu subsumieren und somit klar den *Abhängigkeitserkrankungen* zuzuordnen (Holden 2010). Damit wird Ergebnissen von Studien Rechnung getragen, die zeigen, dass der Glücksspielsucht und den Substanzabhängigkeiten vergleichbare neurobiologische Prozesse und biochemische Botenstoffe zugrunde liegen (vgl. z. B. Bechara 2003, Reuter et al. 2005).

Phasen. Bei der Entwicklung der Glücksspielsucht werden in Anlehnung an die substanzgebundenen Abhängigkeitserkrankungen drei Phasen beschrieben, die Phasen immer fließend ineinander über gehen (Tab. 3.**36**; Custer 1987).

Im fortgeschrittenen Stadium geht es beim pathologischen Glücksspiel nicht mehr um den möglichen pekuniären Gewinn, sondern um die durch das Glücksspiel erzeugte unmittelbare Regulation von Gefühlen, also das Herbeiführen von Entspannung, Erregung, Lustgefühl, Euphorie, oder um die Reduzierung von Entzugssymptomen. Das Glücksspiel wird dysfunktional eingesetzt. Es geht den Betroffenen nicht mehr um Gewinn oder Verlust (auch wenn der Spieler dies vordergründig als Motivation zum Glücksspiel darstellt bzw. so interpretiert), denn die Gewinne werden in der Regel wieder eingesetzt und verspielt.

Obwohl den Patienten rational klar ist, dass das Glücksspiel zum Beispiel am Automaten den Gesetzen des Zufalls unterliegt, beschäftigen sie sich mit unzähligen Strategien, wann die „große Ausschüttung" zu erwarten sei und welche noch so kleinen Anzeichen dafür sprechen, dass dieses Mal der große Gewinn naht. Damit hat sich ein Circulus vitiosus etabliert, der in einer psychischen, sozialen und körperlichen Abwärtsspirale mündet. Häufig dauert es lange, bis die Betroffenen Hilfe bei Psychotherapeuten oder spezialisierten Kliniken suchen.

■

Aus einem anfänglich lustvoll betonten Spiel um Geldgewinne wird häufig ein zwanghaftes, unkontrollierbares Spiel, das in der Idee des Spielers als eine Jagd nach dem Gewinn erscheint, in Wirklichkeit aber ein automatisiertes Verhalten ist, das der Befriedigung anderer Bedürfnisse dient.

■

Tabelle 3.**36** Phasen der Glücksspielsucht.

Phasen der Glücksspielsucht
positives Anfangsstadium (Einstiegsphase)
• erste positive Kontakte mit dem Glücksspiel
• im Vordergrund stehen anfänglich erzielte Gewinne und die erregenden, euphorisierenden Effekte des Glücksspiels
• Selbstwertsteigerung durch die Attribution der Gewinne auf das eigene Geschick/Wissen und fälschlicherweise nicht auf den zugrunde liegenden Zufallseffekt
• zunehmend risikoreiches Spielen unter Begleitung von Gewinnfantasien
kritisches Gewöhnungsstadium
• auftretendes „Chasing" (den Verlusten hinterherjagen): der Spieler setzt immer mehr Geld ein, um die zunehmenden Verluste vermeintlich auszugleichen
• steigende Spielintensität: es wird länger oder gleichzeitig an mehreren Automaten/Roulettetischen etc. gespielt, um das „Flow- oder Kickerleben" zu steigern
• noch sind Abstinenzphasen grundsätzlich möglich
Suchtstadium
• einsetzender Kontrollverlust über die Spieleinsätze und -zeiten
• zunehmende Schuld- und Angstgefühle
• vermehrt auftretende verhaltenswirksame kognitive Verzerrungen (einhergehend mit Lügen, Misstrauen, übertriebener Zuversicht, Macht- und Kontrollgefühlen)
• starke negative soziale und berufliche Folgeerscheinungen (Verstricken in ein Lügengeflecht, emotionale Entfremdung von der Familie, Isolation, Schulden)
• starke negative psychische Folgeerscheinungen (Stimmungslabilität, Selbstverachtung, Antriebsverlust, Depression)
• erhöhte Suizidgefahr oder Suchtverlagerung z. B. zum Alkoholismus hin

3.11.2 Epidemiologie und soziokulturelle Besonderheiten

■ Kinder und Jugendliche

Es existieren bisher wenige Studienergebnisse, die eine Prävalenzschätzung und eine Aufklärung prädisponierender und begleitender Variablen von problematischem bis pathologischem Glücksspiel bei Kindern und Jugendlichen erlauben. Da in den letzten Jahren das Glücksspielwesen auch über das Medium Internet stark expandiert ist, fehlen zusätzlich Daten über die Verbreitung von Nutzungsmustern von Glücks- und Geschicklichkeitsspielen mit finanziellem Anreiz, die im Internet breit verfügbar angeboten werden.

Prävalenz. Nach einer Studie von Hurrelmann et al. (2003) im Auftrag des Landes Nordrhein-Westfalen beträgt die Prävalenz für problematisches Glücksspielverhalten bei Jugendlichen (n = 5009) im Alter von 13–19 Jahren 3 %. Bei dieser Studie wurden Online-Glücksspiele nur im Bereich des „Cyber-Lotto" berücksichtigt und somit ein breites Spektrum von verschiedenen Glücksspielangeboten nicht beachtet, die heute im Internet existieren.

International berichten Welte et al. (2008) Ergebnisse einer repräsentativen Zufallsstichprobe von jugendlichen amerikanischen Bürgern zwischen 14 und 21 Jahren, die telefonisch mittels einer standardisierten Version des SOGS-RA (The South Oaks Gambling Screen Revised for Adolescents) befragt wurden. Die daraus ermittelte Prävalenzrate betrug 2,1 %, wobei männliche Teilnehmer wesentlich öfter betroffen waren. Insgesamt waren die Prävalenzraten bei Jugendlichen und jungen Erwachsenen niedriger als bei Erwachsenen, die mit demselben Instrument untersucht wurden.

Prädisponierende und begleitende Variablen. In einer Studie aus dem Jahr 2007 wurde das Glücksspielverhalten von Jugendlichen und jungen Erwachsenen in der Schweiz untersucht (Luder et al. 2010). Ziele der Studie waren die Ermittlung der Prävalenz in einem Altersrange von 15–24 Jahren und die Überprüfung eines möglichen Zusammenhangs zwischen Spielfrequenz und Substanzmissbrauch, psychischer Belastung und sozialer Unterstützung. Die Daten der repräsentativen Stichprobe von 1233 Jugendlichen und jungen Erwachsenen wurden dem Swiss Health Survey 2007 entnommen, das seit 1992 alle 5 Jahre landesweit durchgeführt wird. Hierbei handelt es sich um ein Telefoninterview und einen Fragebogen, den die Teilnehmer im Internet oder in einer „Papier-und-Bleistift"-Version ausfüllen.

Für die vorliegende Studie wurden ausschließlich die Daten der Personen der Altergruppe genutzt, die beide Bedingungen erfüllten. So konnten die Daten von 1116 Jugendlichen und junge Erwachsenen ausgewertet werden. Dabei wurde zwischen *Nichtspielern* (n=577; 34,8%), *Gelegenheitsspielern* (n=388; 48,3%; weniger als 52-mal in den vergangenen 12 Monaten gespielt) und *regelmäßigen Spielern* (n=151; 13,5%; mindestens 1-mal wöchentlich gespielt) unterschieden, wobei sich die Daten auf die letzten 12 Monate und 4 Glücksspielkategorien (Kasino, Lotterien und Sportwetten, andere Glücksspiele außerhalb von Kasinos, Internetglücksspiele) bezogen.

- Der Vergleich der drei Kategorien erbrachte, dass *Geschlecht* und *Einkommen* einen Einfluss auf die Spielfrequenz ausübte (je höher die Spielfrequenz, desto höher der Anteil der männlichen Spieler und das Einkommen).
- Auch das *Alter* spielte eine Rolle, da die Gelegenheitsspieler die älteste Gruppe darstellten. Auf Basis multivariater Berechnungen wurde festgestellt, dass die Gelegenheitsspieler und regelmäßigen Spieler älter und häufiger männlich waren.
- Bezogen auf den Gebrauch von *psychotropen Substanzen* zeigte sich, dass die Gelegenheitsspieler häufiger Erfahrungen (häufiger als 1-mal pro Monat) mit so genanntem Binge Drinking machten, wohingegen die regelmäßigen Spieler eine höhere Wahrscheinlichkeit aufwiesen, täglich zu rauchen.
- Ein tendenzieller Zusammenhang wurde zwischen der Spielfrequenz und der *sozialen Unterstützung* bzw. der *psychischen Belastung* gefunden. Es stellte sich heraus, dass im Vergleich zu den Nichtspielern ein höherer Prozentsatz der Gelegenheits- und regelmäßigen Spieler keine verlässliche Person unter Freunden und Verwandten hatte bzw. an sozialen Aktivitäten nur wenige Male im Jahr teilnahm. Auch hatte diese Gruppe einen höheren Anteil an psychischem Stress bzw. „Major Depression".

◼ Erwachsene

Klassifikationszuordnung. Obwohl die Glücksspielsucht als pathologisches Glücksspiel in ICD-10 und DSM-IV bereits aufgeführt wird, ist die Klassifikationszuordnung zu den *Störungen der Impulskontrolle* wissenschaftlich und klinisch umstritten.

Kritiker betonen die große Übereinstimmung zwischen den diagnostischen Kriterien von pathologischem Glücksspiel und den *Substanzabhängigkeiten*. Im Gegensatz zu den Impulskontrollstörungen, die mit pathologischem Glücksspiel lediglich das Merkmal impulsiven Verhaltens gemeinsam haben, zeigen Substanzabhängigkeiten Gemeinsamkeiten in den Kriterien der Toleranzentwicklung, des Kontrollverlusts, der Entzugssymptome und der Gefährdung bzw. des Verlustes wichtiger (beruflicher) Beziehungen. Auch deuten neuere neurobiologische und genetische Befunde auf eine ätiologische Ähnlichkeit mit den substanzgebundenen Abhängigkeitserkrankungen hin.

Andere Autoren ordnen die beschriebenen Symptome eher den *Zwangsspektrumsstörungen* zu. Ihre Begründung ist, dass das Verhalten eher intermittierend auftrete als chronisch persistent und die in klinischen Fallstudien häufig berichteten „Spielsucht-Entzugssymptome" nicht unbedingt ein Indikator für Sucht seien. Diese Symptome könnten ebenso gut als Symptome von Angst oder Depression interpretiert werden, die dann vom Betroffenen wieder bewusst wahrgenommen werden, wenn eine Ablenkung durch das Spielverhalten nicht mehr möglich sei (Hand 2004).

Die wissenschaftliche Befundlage erlaubt derzeit noch keine endgültige Aussage. Demzufolge sind weitere Studien, die eine eindeutige Klassifikation auf Basis neurobiologischer Erkenntnisse erlauben, notwendig.

Spiel- und Bevölkerungsrisiken. Der aktuelle Forschungsstand zeigt eine hohe Verbreitung von Glücksspielen in Deutschland. So berichtet eine repräsentative Studie zu Spiel- und Bevölkerungsrisiken von Glücksspielen (Bühringer et al. 2007), dass 71,5% der Deutschen schon einmal gespielt haben und 49,4% innerhalb der letzten 12 Monate. Die höchste Attraktivität kommt dabei der Lottogruppe (60,3% Zustimmung) zu, mit Abstand folgen Lotterien, Sportwetten, Casinospiele, Geldspielautomaten und illegales Glücksspiel.

◼ Das höchste Glücksspielsuchtrisiko zeigen Internetkartenspiele (7,0%) und das so genannte „kleine Spiel" im Casino (6,7%) – also das Spiel an Glücksspielautomaten. Die geringste Gefährdung abhängig zu werden besteht durch Lotto/Toto (0,1%) (vgl. Bühringer et al. 2007). ◼

Das Bevölkerungsrisiko für pathologisches Glücksspiel liegt bei zirka 0,2 % (etwa 103 000 Personen), mit etwa gleich großen Anteilen für Sportwetten, Casinospiele und Geldspielautomaten (0,05–0,06 %; 24 000–31 000 Personen) sowie mit großem Abstand auch für Lottospiele (0,02 %; 12 000 Personen). Unter Berücksichtigung der Differenzialdiagnose „manische Episode" halbiert sich das Bevölkerungsrisiko (0,09 %; etwa 46 000 Personen) jedoch. Weitere Repräsentativbefragungen bestätigen eine Prävalenz von 0,2–0,5 % für pathologisches Glücksspiel und 0,3–0,6 % für problematisches Glücksspiel in Deutschland, die auch mit Befunden aus internationalen Studien vergleichbar sind (BzGA 2008, Buth u. Stöver 2008).

Bondolfi untersuchte die Prävalenzrate von pathologischem Glücksspiel in der Schweiz im Jahr 2005. Mittels standardisierter Fragebögen an einer repräsentativen Stichprobe zur Feststellung von Glücksspielsucht (South Oaks Gambling Screen, SOGS) und Alkoholmissbrauch (CAGE) wurde eine 12-Monats-Prävalenz von 0,8 % für problematisches Glücksspiel und von 0,5 % für abhängiges Glücksspielverhalten erhoben. Eine Beziehung zwischen Alkoholmissbrauch und pathologischem Glücksspiel wurde nicht gefunden (Bondolfi et al. 2008).

Komorbidität. Klinische Untersuchungen zur Komorbidität bei pathologischen Glücksspielern zeigen besonders häufig die Begleitdiagnosen der *Substanzabhängigkeiten*, insbesondere von Alkohol und Nikotin (Hodgins et al. 2005).

Ebenso findet man bei pathologischen Spielern eine erhöhte Prävalenz des Aufmerksamkeitsdefizit-Hyperaktivitäts-Syndroms (ADHS) in der Kindheit sowie der narzisstischen und Borderline-Persönlichkeitsstörung. Bagby et al. (2008) wiesen einen Zusammenhang zwischen pathologischem Glücksspiel und *Persönlichkeitsstörungen* nach. So zeigte sich ein signifikant erhöhtes Auftreten von Borderline-Persönlichkeitsstörungen bei pathologischen Glücksspielern im Vergleich zu nicht pathologischen Glücksspielern. Dieser Effekt blieb selbst nach Kontrolle von Achse-I-Störungen und Überlappungen unter den Achse-II-Störungen stabil (Bagby et al. 2008).

3.11.3 Grundlagen der Abhängigkeitsentwicklung

Bei der Zufuhr einer psychotropen Substanz (zum Beispiel Alkohol oder illegalen Drogen) wird dem Gehirn durch einen euphorisierenden oder entspannenden Effekt eine Belohnung signalisiert. Ebenso kann die Aufhebung eines negativen Zustands (zum Beispiel Aufheiterung durch Alkohol bei Traurigkeit) als Belohnung angesehen werden. Die Substanz wirkt als Verstärker, der direkt auf die Balance der Neurotransmitter Einfluss nimmt.

Aktuelle neurowissenschaftliche Befunde zeigen, dass vor allem der Botenstoff Dopamin in seiner Verfügbarkeit im Gehirn moduliert wird. So entstehen bleibende Veränderungen im *dopaminergen Belohnungssystem*: Verstärker, die als Konsequenz eines bestimmten Verhaltens auftreten, erhöhen die Auftretenswahrscheinlichkeit dieses Verhaltens. Der belohnende Effekt von übermäßig durchgeführten Verhaltensweisen (z. B. exzessivem Glücksspielen) ergibt sich aus körpereigenen biochemischen Veränderungen im Gehirn.

Bei exzessiverer Durchführung lernt das Gehirn, besonders sensibel auf diese bestimmte Verhaltensweise zu reagieren, wenn es um die Regulation der Gefühle geht (Grüsser u. Wölfling 2003). Hat das Gehirn eine solche potente und effektive Strategie gelernt, verlernt es, durch andere, zuvor Freude bringende (belohnend wirkende) Verhaltensweisen entsprechend aktiviert zu werden. Andere lustbetonte Verhaltensweisen treten in den Hintergrund. Somit wird das (Spiel-)Verhalten zur einzig noch wirkungsvollen Strategie, Gefühle zu regulieren, und der Betroffene hält sogar alltägliche Situationen ohne seine „Droge Glücksspiel" nicht mehr aus (vgl. Grüsser u. Albrecht 2007). Der Spannungsbogen aus antizipiertem Gewinn, Fast-Gewinnen, tatsächlichen Geld- oder Sachgewinnen, Tagträumereien von potenziellen Gewinnen, aber auch Verlusten, herben Rückschlägen und Desillusionierung bringt abhängige Menschen dazu, immer wieder den Versuch zu starten, erneut ihr „Glück zu versuchen".

Die Entstehung einer Glücksspielsucht kann durch die nachfolgend genannten zugrunde liegenden Lernmechanismen erklärt werden.

■ Klassische Konditionierung (Reiz-Reaktions-Lernen)

Wie bereits beschrieben, löst das Spielen bei den Betroffenen bestimmte Gefühle und körpereigene Effekte aus. Neben verschiedenen angenehmen Wirkungen wie der Spannungslösung und Dämpfung des Affekts kann es Lustgefühle, Euphorie und Nervenkitzel erzeugen. Dabei werden stressbetonte und unangenehme Gefühle verdrängt.

Mit diesen derart evozierten Gefühlen werden in der Folge verschiedene glücksspielbezogene Reize gekoppelt, die in einem zeitnahen Zusammenhang mit dem Spielgeschehen stehen und so zu *Auslösereizen* werden: blinkende Lichter, spezifische Geräusche, die Atmosphäre der Spielhallen, Geld. Weitere Reize können sein: Bekannte und Freunde, Gefühl der Langeweile, Probleme in der Partnerschaft, der Familie oder bei der Arbeit. Sind derartige Auslösereize als solche etabliert, genügt ihr Auftreten, um „Spieldruck" und das Spielverlangen auszulösen.

Die auslösenden Reize sind meist personen- und glücksspielspezifisch und können individuell sehr unterschiedlich sein, können also als internale oder externale Reizkonfigurationen auftreten.

■ Operante Konditionierung

Bei dieser Form des Lernens spielen positiv wirkende (z.B. belohnende) bzw. negativ verstärkende (z.B. vermeidende oder lindernde) Suchtmitteleffekte eine große Rolle. Die Wahrscheinlichkeit, dass das Verhalten gezeigt wird, erhöht sich mit den positiven Konsequenzen, die sich durch das Glücksspiel ergeben. Das Gewinnen von Geld gilt als „klassischer (generalisierter) Verstärker" (vgl. Meyer u. Bachmann 2000). Negative Verstärkung ergibt sich dann, wenn beispielsweise aversive Zustände wie Stress, Zustände der Anspannung und Entzugserscheinungen durch das Spielen gelindert werden.

Dabei fungiert das Glücksspiel als wirkungsvoller intermittierender Verstärkerplan, da das Verhältnis von Gewinn (Verstärkung) und Verlust (unverstärktes Spielverhalten) unbeständig ist. Zusätzlich verändern sich die Verstärkungsmengen permanent, wobei das Ergebnisfeedback (Verstärkung) unmittelbar geschieht.

■ Suchtgedächtnis und Toleranzentwicklung

Bei der Entstehung eines Suchtgedächtnisses sind hochkomplexe Zusammenhänge unterschiedlicher Botenstoffe (Dopamin und Serotonin, verhaltensmodulierende Neuropeptide etc.) verantwortlich (vgl. z.B. Böning 2001). So kann durch das intensive Spielen vermehrt Dopamin freigesetzt werden, das für das Lustempfinden des Spielers sorgt. Bei fortgesetztem und zunehmend exzessivem Spielen wird das dopaminerge System sensiviert, so dass sich eine Übererregbarkeit gegenüber glücksspielspezifischen Reizen entwickelt. Die ursächlichen Mechanismen dieser verhaltenssteuernden, emotionalen und motivationalen Reaktion werden im Zusammenhang mit einer Sensivierung des *mesolimbischen dopaminergen Belohnungs- oder Verstärkungssystems* diskutiert (Goltz u. Kiefer 2008).

Reize, die mit dem Glücksspiel verbunden sind, werden bevorzugt aufgesucht, da „gewöhnliche" Reize nicht mehr dieselbe Ausschüttung von Dopamin hervorrufen. Daraus ergibt sich eine erhöhte Aufmerksamkeitszuwendung hin zu den glücksspielrelevanten Reizen. Diese „gelernte" erhöhte Aufmerksamkeitszuwendung kann unter experimentellen Bedingungen reliabel im Reiz-Reaktions-Paradigma untersucht werden. Aktuelle Forschungsergebnisse zeigen, dass diese beschriebenen Prozesse nicht nur bei der Zufuhr von psychotropen Substanzen zur Entwicklung einer Suchterkrankung beitragen, sondern auch einen entscheidenden Einfluss bei der Entstehung von substanzungebundenen Suchterkrankungen, den so genannten Verhaltenssüchten wie etwa dem pathologischen Glücksspiel oder der Internetsucht haben (vgl. Frascella et al. 2010).

Im Zuge der Sensivierung des mesolimbischen Systems entsteht eine *Toleranzentwicklung gegenüber spielassoziierten Reizen*. Dabei wird der Körper aufgrund fortwährender Überstimulation durch körpereigene Botenstoffe unempfindlicher gegenüber den ursprünglichen „Dosen" des Glücksspiels (ein Automat pro Besuch): Um denselben „Kick" zu erlangen, muss der Spieler die Dosis steigern (zum Beispiel mehrere Automaten pro Besuch bzw. mit höherem Einsatz spielen).

Problematisch am (konditionierten) Suchtgedächtnis ist, dass es dem direkten, bewussten Zugriff versperrt bleibt und selbst nach Jahren der Abstinenz auf Reizkonfrontation mit der Auslösung von intensivem Verlangen nach Glücksspiel reagiert. Ähnlich wie bei den substanzgebundenen Süchten gelingt das Befreien von der Glücksspielsucht dem überwiegenden Teil der Betroffenen nur, wenn eine vollständige Abstinenz von Glücksspielen erreicht wird.

3.11.4 Therapie

■ Ambulante Psychotherapie

Indikationskriterien. Eine ambulante Psychotherapie ist in der Regel indiziert, wenn eine wohnortnahe Behandlung für Patienten mit einer Glücksspielsucht die am ehesten erfolgversprechende Interventionsform darstellt. Als wichtige Indikationskriterien für die Empfehlung zur Aufnahme einer ambulanten Psychotherapie gelten üblicherweise die folgenden Bedingungen:
- Der Schweregrad der Grunderkrankung sollte eine *leichte* oder *mittelgradige* Ausprägung angenommen haben. In seltenen Fällen kann eine ambulante Therapie der Glücksspielsucht auch bei ausgeprägtem Schweregrad zum Erfolg führen. Das Ausmaß der Erkrankung sollte jedoch nicht dem Vollbild einer schweren Form von Glücksspielsucht entsprechen, um eine erfolgversprechende Behandlung wahrscheinlich zu machen. Eine ambulante Anbindung kann bei schwer ausgeprägten Formen von Glücksspielsucht dazu genutzt werden, für den Patienten – seine hinreichende Therapiemotivation vorausgesetzt – eine Behandlung in einem geschützten, stationären Setting zu initiieren.
- Um an einer ambulanten Psychotherapie teilzunehmen, sollten Patienten die Fähigkeit besitzen, gewisse umschriebene Abstinenzzeiten einzuhalten und damit die Glücksspielsucht im häuslichen und alltäglichen Umfeld als „zumindest temporär beherrschbar" zu erleben.
- Der Patient sollte den Wunsch zur Veränderung des pathologischen Verhaltens klar und eindeutig verbalisieren können.
- Es sollte keine massive psychische Komorbidität im Vordergrund stehen bzw. eine gering ausgeprägte Rate an psychischen Begleit- oder

Zweiterkrankungen vorliegen. Die Störungen sollten das psychosoziale Funktionsniveau nicht erheblich einschränken.

Kontraindikationen.
- Das Auftreten von massiv ausgeprägten Zweiterkrankungen, beispielsweise manifeste Angsterkrankungen, mittelgradig bis schwer ausgeprägte depressive Störungen oder Persönlichkeitsstörungen mit deutlich auftretender Symptomatik gelten als *Kontraindikation* für ein ambulantes Behandlungssetting.

Klassifikation des Schweregrades. Hierzu können im Rahmen der Diagnostik orientierend Testwerte aus psychometrischen Verfahren herangezogen werden. Der *South Oaks Gambling Screen* (SOGS, Lesieur u. Blume 1987) ist ein häufig verwendetes und gut evaluiertes Screeninginstrument zur Erfassung von pathologischem Glücksspielverhalten und kommt seit Mitte der 1980er-Jahre zur klinischen Anwendung. Der SOGS umfasst 20 Items, die die Kriterien des pathologischen Glücksspiels (DSM-IV-TR, Saß et al. 2003) abdecken, und kann sowohl als Selbstbeurteilungsverfahren oder als klinisches Interview zur Feststellung des Ausmaßes von pathologischem Verhalten eingesetzt werden.

Voraussetzungen. Grundsätzlich sollten Patienten für eine ambulante Therapieempfehlung über eine ausreichende Introspektions- und Reflektionsfähigkeit ihrer eigenen Befindlichkeit und sozialer Interaktionsprozesse verfügen, um an einer Gruppentherapie teilzunehmen.

Sozial unterstützende Faktoren, wie ein geregeltes Einkommen, eine eheliche, partnerschaftliche oder familiäre Einbindung oder ein gut funktionierendes soziales Netzwerk sind Voraussetzungen für das Gelingen der ambulanten psychotherapeutischen Behandlung.

Therapieziele und -methoden. Überwiegend wird bei der ambulanten Behandlung der Glücksspielsucht das Setting der wöchentlichen Gruppentherapie mit begleitenden Einzelsitzungen angewendet. Analog zur Therapie substanzgebundener Suchterkrankungen verfolgen verbreitete kognitiv-behaviorale Therapieprogramme für pathologische Glücksspieler im Allgemeinen folgende Ziele (vgl. z.B. Ladouceur et al. 1998): Abstinenzerreichung, umfassende Rückfallprävention und langfristige Stabilisierung der Glücksspielabstinenz.

Dazu werden meist verschiedene kognitiv-strukturierende Module wie Problemlösetrainings (einschließlich Geld- und Schuldenmanagement), Aufbau alternativer Verhaltensmuster und Fertigkeiten, Training sozialer Fertigkeiten und konkretes Rückfallprophylaxetraining im Rahmen von ambulanten Gruppentherapien mit begleitenden Einzelsitzungen angewendet.

Wirksamkeit. Die Überprüfung der Effektivität der Behandlung der Glücksspielsucht erfolgte – auch international – bisher nur selten. In einer randomisierten kontrollierten Studie zur Behandlung problematischer Glücksspieler wurde überprüft, welche Interventionen effektiv problematisches Glücksspiel reduzieren können (Petry et al. 2008). In der Studie wurden 180 Glücksspielsüchtige zufällig entweder der Kontrollgruppe oder einem von drei Behandlungsprogrammen zugeteilt. Die drei Behandlungsprogramme beinhalteten entweder ein 10-minütiges Kurzinterventionsgespräch, eine Sitzung motivationsbasierter Therapie („motivational enhancement therapy", MET) oder eine Sitzung MET und drei Sitzungen kognitiver Verhaltenstherapie. Alle Teilnehmer wurden zu Beginn der Studie und nach 6 Wochen sowie nach 9 Monaten mit dem South Oaks Gambling Screen zu ihrem Glücksspielverhalten befragt.

■ Die Ergebnisse zeigen, dass das Kurzinterventionsgespräch das problematische Glücksspiel nach 6 Wochen reduziert hatte, jedoch die kombinierte motivationsbasierte Therapie und kognitive Verhaltenstherapie nach 9 Monaten den größten Erfolg zeigte. Dies ist ein Hinweis darauf, dass neben der notwendigen Förderung der Motivation zur Glücksspielabstinenz kognitive Verhaltenstherapie erfolgversprechende Ergebnisse liefert. ■

Therapieinhalte, begleitende Maßnahmen. Der gegenseitige Austausch über die jeweilige Krankheitsgeschichte, Motivationsfaktoren und Ambivalenzen bezüglich der eigenen Veränderung sowie *psychoedukative Elemente* zum Störungsbild Glücksspielsucht zu Beginn der Gruppentherapie führen zu einem Abbau der Idee einer singulären Krankheitsgeschichte und damit zur Entlastung von Scham- und Schuldgefühlen bei den Betroffenen sowie zu einem tieferen Verständnis der eigenen Erkrankung. Im Anschluss werden individuelle Spielsituationen analysiert, Risikomomente identifiziert sowie hilfreiche alternative Strategien zur funktionalen Bewältigung von Risikosituationen erarbeitet.

Begleitend zur Psychotherapie ist eine sozialarbeiterische Betreuung zur *Schuldenregulierung* bzw. die Kooperation mit Schuldenberatern und gegebenenfalls Berufsbetreuern notwendig. Für alle Patienten wird ein funktionales Geldmanagement mittels Haushaltsplan und Ausgabenprotokoll angeregt. Bei Bedarf werden ergänzend berufsfördernde oder -orientierende Hilfen gestellt. Der Einbezug der Angehörigen findet in der Regel einmal zu Beginn und einmal gegen Ende der Therapie statt.

Im Verlauf der Therapie treten immer mehr psychische Hintergrundsymptomatiken wie Defizite in der Stress- und Problembewältigung, Selbstwertstörungen sowie interaktionelle Schwierigkeiten in den Vordergrund der Behandlung und werden in der Gruppentherapie unter Rückgriff auf etablierte therapeutische Manuale (z. B. Stressbewältigung) aufgegriffen und bearbeitet. Weiterhin wird das *Expositionstraining* gemeinsam in der Gruppe vorbereitet, das anschließend im Einzelsetting mit den Patienten durchgeführt wird.

Die zentrale Basis der meisten verhaltenstherapeutisch orientierten Therapieprogramme ist die Vorstellung, dass auf verhaltensbiologischer Ebene unter der Begleitung von Konditionierungsprozessen eine Sensitivierung des dopaminergen Belohnungs- oder Verstärkungssystem im Lauf der Suchtentwicklung erfolgt ist. Belohnungsanzeigende Reize (Werbung oder Anblick einer Spielhalle) werden durch Patienten als gewünscht und gewollt hervorgehoben und lösen automatisierte Handlungsskripte aus („fühlte mich wie magnetisch angezogen"; Patienten können dem Spieldrang nicht widerstehen).

Ziel der auf verhaltenstheoretischen Überlegungen (klassische und operante Konditionierung) beruhenden Therapiemodule ist es immer, Kontrolle über das zuvor entglittene Verhalten wieder zu gewinnen. Dazu dienen Verhaltensübungen, Expositionen mit Reaktionsverhinderung, Reizkontrolle, Selbst- und stellvertretende Verstärkung, Selbst- und Fremdbeobachtung, Modelllernen sowie kognitives Umstrukturieren (z. B. Bewusstmachen automatischer Gedanken und ichnaher Botschaften, Infragestellen von verzerrten Wahrnehmungen und Überzeugungen, Einüben neuer positiver Selbstverbalisierungen).

Beispiel: Exposition mit Reaktionsverhinderung. Exemplarisch wird hier die Technik Exposition mit Reaktionsverhinderung (*Exposition in vivo*) dargestellt: Patienten werden im Rahmen der ambulanten Therapie nach Festigung der Glücksspielabstinenz (ein Minimum von 8 Wochen Abstinenz sollte der Übung vorausgegangen sein) mit einer realen Glücksspielsituation, zum Beispiel der bevorzugten Glücksspielart, konfrontiert (Aufsuchen der Automatenhalle). Der Patient wird hierbei einer sehr intimen Situation ausgesetzt, die seine Erfahrung mit der Suchterkrankung für ihn am besten widerspiegelt.

Bei dieser Therapiemethode wird der Patient aufgefordert, die Umgebung (z. B. den Anblick des Glücksspielautomaten, die Geräusche oder auch den Geruch des Ortes) sozusagen „mit allen Sinnen" auf sich wirken zu lassen. Er soll gleichzeitig beobachten, welche psychischen und physischen Reaktionen durch diese Situation bei ihm ausgelöst werden. Alle Prozesse, die bewusst oder unbewusst ablaufen, werden dem Craving oder Glücksspielverlangen (Suchtdruck) zugeordnet. Ohne therapeutische Unterstützung führen sie dazu, dass das problematische Glücksspielverhalten mit hoher Wahrscheinlichkeit wieder ausgeführt wird. Um die einzelnen Prozesse bewusst zu machen, wird der Patient vom Therapeuten aufgefordert, die Veränderungen vernehmlich zu benennen. Zu den möglichen Veränderungen des Augenblicks zählen Gedanken, Gefühle, physische Wahrnehmungen (körperliche Erregung wie Schwitzen, Zittern oder Verspannungen), Gedankenketten über das Vorhaben zu spielen oder den Wunsch zu gewinnen. Der begleitende Therapeut stellt in diesem Zusammenhang sicher, dass der Patient die Glücksspielaktivität nicht ausführt.

Ziel der Methode ist es, die vielfältigen Prozesse, die sonst oft unbewusst/ unbemerkt in solchen Situationen ablaufen, zu erkennen, dem Patienten bewusst zu machen bzw. zurückzumelden. Weiterhin ist es wichtig, dass der Patient lernt, die unangenehme Spannung auszuhalten, die sich durch eine derartige Konfrontation aufbaut. Das wiederholte Üben führt im Verlauf dazu, dass der Patient mehr und mehr die Überzeugung gewinnt, dass er (noch) unter bestimmten Voraussetzungen (Begleitung durch den Therapeuten) dem aktiven Glücksspiel widerstehen kann.

Nach mehreren erfolgreichen Durchgängen kann die Übung auch in der gedanklichen Vorstellung des Patienten (*Exposition in sensu*) ablaufen. Gleichfalls eignet sich dieses rein gedankliche (imaginative) Üben als Vorbereitung und Annäherung auf die reale Konfrontation, wenn diese vom Patienten als allzu übermächtig empfunden wird und starke Ängste vor dem Rückfall – auch in Begleitung des Therapeuten – bestehen.

Zum Abschluss der Gruppentherapie werden langfristige Strategien zur Abstinenzstabilisierung besprochen, Notfallpläne im Fall eines Rückfalls erstellt sowie die weiteren Schritte nach Abschluss der Therapie besprochen.

■ Stationäre Psychotherapie

Indikationen. In den Fällen, in denen eine ambulante psychotherapeutische Behandlung eines glücksspielsüchtigen Patienten nicht aussichtsreich scheint oder nicht erfolgreich war oder die Glücksspielproblematik mit erheblicher psychosozialer Belastung einhergeht, ist eine stationäre Therapie indiziert (Meyer u. Bachmann 2000).

In Bezug auf die den Patienten umgebenden Behandlungsmöglichkeiten ist eine stationäre Behandlung angezeigt, wenn sich eine ambulante Therapieeinrichtung außerhalb einer *tolerablen Entfernung vom Wohnort* des Patienten befindet (Meyer u. Bachmann 2000).

Ein weiterer Grund zur stationären Aufnahme kann das mehrfache *erfolglose Durchlaufen ambulanter Therapieversuche* darstellen. Dazu zählt auch, wenn die Durchbrechung des Suchtkreislaufs durch ambulante Einbindung nicht möglich ist bzw. der Patient nicht in der Lage zu sein scheint, während der ambulanten Therapiemaßnahmen dauerhaft eine erfolgreiche Glücksspielabstinenz einzuhalten. Dies gilt ebenfalls für den Fall, wenn im probatorischen Setting ein Abstinenztest scheitert. Ist bei dem Patienten mangelndes Problembewusstsein sowie eine gering ausgeprägte Veränderungsbereitschaft vorhanden, kann dies eher in einer engmaschigen und hochfrequenten Betreuung im stationären Setting bearbeitet werden. Dieses Setting ist auch angezeigt, wenn der Patient eine geringe Fähigkeit zur regelmäßigen Teilnahme, aktiven Mitarbeit und Einhaltung des Rehabilitationsplans an den Tag legt.

Eine weitere Indikation für eine stationäre Aufnahme besteht, wenn das *soziale Umfeld* keine ausreichend unterstützende Funktion (keine stabile Wohnsituation, mangelndes soziales Netz etc.) bietet bzw. sich auf den Patienten destabilisierend auswirkt. Auch eine negative Erwerbsprognose sowie eine dauerhafte Arbeitslosigkeit sprechen für eine stationäre Aufnahme. Als schützende Intervention kann der stationäre Aufenthalt in Betracht gezogen werden, wenn der Patient droht, in die Delinquenz abzugleiten.

Suizidalität bzw. Suizidversuche stellen ebenfalls Indikatoren für die stationäre Aufnahme dar. Jedoch sollte bei akuter Suizidgefahr zunächst eine Behandlung in einem psychiatrischen Umfeld erfolgen, bevor auf die stationäre Rehabilitationsmaßnahme zurückgegriffen wird.

Behandlungsplan und Inhalte. In Deutschland gibt es eine Reihe von Fachkliniken, die eine spezialisierte und engmaschige Behandlung Glücksspielsüchtiger anbieten. Hier profitieren die Patienten in einem weitestgehend vom Glücksspiel isolierten Umfeld von einem multimodalen und auf die individuelle Problematik zugeschnittenen strukturierten Behandlungsplan. Dieser fokussiert nicht nur die Behandlung der Glücksspielsucht, sondern bietet zusätzlich körperliche Aktivierung durch sportliche oder beschäftigungstherapeutische Ansätze. Andererseits muss der Betroffene mit einem hohen Ausmaß an externaler Kontrolle sowie einem über mehrere Wochen andauernden Aufenthalt in ungewohnter Umgebung umzugehen lernen, ohne dabei auf die vertrauten sozialen und beruflichen Ressourcen zurückgreifen zu können.

Neben den therapeutischen Einzelsitzungen stellen auch hier die *gruppentherapeutischen* Interventionen einen zentralen Aspekt der stationären Behandlung dar. Hier treffen spielsüchtige Patienten regelmäßig aufeinander, um in einem gemeinsamen Prozess voneinander zu lernen und Erfahrungen auszutauschen. Die hochfrequente gruppendynamische Auseinandersetzung mit anderen Betroffenen erleichtert zusätzlich das Verbalisieren und Offenbaren von Emotionen.

Ambulante Nachsorge. Nach Ablauf der Therapie sollte der Status, den der Patient durch die Behandlung in einem isolierten und geschützten Umfeld eingenommen hat, besonders berücksichtigt werden. Die Realität, in die er zurückkehrt, kann zu Rückfällen führen, weshalb eine ambulante Nachsorge oder eine weiterführende unterstüt-

zende ambulante Psychotherapie einen weiteren festen Bestandteil der stationären Rehabilitation für Glücksspielsüchtige darstellen sollte.

3.11.5 Postakuttherapie

Die poststationäre Nachsorgebehandlung wird häufig gewählt, um eine dauerhafte Abstinenz aufrechtzuerhalten. Durch die vorangegangene stationäre Behandlung konnte der Patient Abstand zur üblichen Umwelt und dem gewohnten sozialen Umfeld gewinnen. Die Bearbeitung komplexer psychischer individueller Problemkonstellationen, dysfunktionaler Interaktionsmuster, der Aufbau und die Entwicklung neuer Zukunftsperspektiven, das Erlernen von Bewältigungsstrategien bei Risikosituationen gehörten im stationären Bereich zu den Hauptaufgabe des Patienten.

Nach dem Verlassen des „geschützten" und positiv validierenden, stationären Umfelds steht für den Patienten an, die erworbenen Fähigkeiten, Fertigkeiten und Verhaltensalternativen in den Alltag und in das gewohnte soziale Umfeld zu integrieren und Bewältigungsstrategien umzusetzen. Vor allem der tägliche (und eigenverantwortliche) Umgang mit Geld und die weite Verbreitung von Glücksspielangeboten (Spielhallen, Sportwetten, Internet-Glücksspiel) sind Klippen, die der erfolgreich abstinente Glücksspieler nun „umschiffen" muss.

Bei der Nachsorgebehandlung nach der stationären Behandlung wird die *Gruppentherapie* als offene Gruppe geführt, so dass ein Einstieg jederzeit möglich ist. Inhaltlich fokussiert die Gruppentherapie auf einen Transfer der im stationären Aufenthalt erworbenen Kenntnisse und Kompetenzen in den Alltag der Betroffenen. In den Einzelsitzungen werden individuelle Themen und Problembereiche therapeutisch (nach-)bearbeitet.

Begleitend zur psychotherapeutischen Therapie ist eine kontinuierliche *sozialpädagogische Beratung* bzw. die Kooperation mit den jeweiligen Schuldenberatern vorgesehen.

Literatur

Bagby RM, Vachon DD, Bulmash E et al. Personality disorders and pathological gambling: a review and re-examination of prevalence rates. J Pers Psychol 2008; 22: 191–207

Bechara A. Risky business: emotion, decision-making and addiction. J Gambling Studies 2003; 19: 23–51

Bondolfi G, Jermann F, Ferrero F et al. Prevalence of pathological gambling in Switzerland after the opening of casinos and the introduction of new preventive legislation. Acta Psychiatr Scand 2008; 117: 236–239

Böning J. Neurobiology of addiction memory. J Neural Transm 2001; 108: 755–765

Bühringer G, Kraus L, Sonntag D et al. Pathologisches Glücksspiel in Deutschland: Spiel- und Bevölkerungsrisiken. Sucht 2007; 53: 296–308

Bundeszentrale für gesundheitliche Aufklärung. Glücksspielverhalten und problematisches Glücksspielen in Deutschland. Ergebnisse einer Repräsentativbefragung. Bundeszentrale für gesundheitliche Aufklärung; 2008 (www.bzga.de/studien)

Buth SS, Stöver H. Glücksspielteilnahme und Glücksspielprobleme in Deutschland: Ergebnisse einer bundesweiten Repräsentativbefragung. Suchttherapie. 2008; 9 (1): 3–11

Frascella J, Potenza MN, Brown LL et al. Shared brain vulnerabilities open the way for nonsubstance addiction: carving addiction at a new joint? Ann N Y Acad Sci 2010; 1187: 294–315

von Gebsattel VE. Prolegomena einer medizinischen Anthropologie. Berlin; 1954

Goltz C, Kiefer F. Bedeutungen von Lernen und Gedächtnis in der Pathogenese von Suchterkrankungen. Nervenarzt 2008; 79: 1006–1016

Grüsser SM, Wölfling K. Drogenverlangen – ein integrativer psychophysiologischer Erklärungsansatz. Suchtmedizin in Forschung und Praxis 2003; 5: 167–170

Grüsser SM, Albrecht U. Rien ne va plus – Wenn Glücksspiel Leiden schafft. Bern; Huber; 2007

Hand I. Negative und positive Verstärkung bei pathologischem Glücksspielen: Ihre mögliche Bedeutung für die Theorie und Therapie von Zwangsspektrumsstörungen. Verhaltenstherapie 2004; 14: 133–144

Hodgins DC, Peden N, Cassidy E. The association between comorbidity and outcome in pathological gambling: a prospective follow-up of recent quitters. J Gambling Behav 2005; 21: 255–271

Holden C. Behavioral addictions debut in poroposed DSM-V. Science 2010; 19: 770–771

Hurrelmann K, Schmidt L, Kährnert H. Konsum von Glücksspielen bei Kindern und Jugendlichen. Verbreitung und Prävention. Abschlussbericht an das Ministerium für Gesundheit, Soziales, Frauen und Familie des Landes Nordrhein-Westfalen. Universität Bielefeld, Fakultät für Gesundheitswissenschaften; 2003

Ladouceur R, Sylvain C, Letarte H et al. Cognitive treatment of pathological gamblers. Behav Res Ther 1998; 36: 1111–1119

Lesieur H, Blume S. The South Oaks Gambling Screen (SOGS): a new instrument for the identification of pathological gamblers. Am J Psychiatry 1987; 144: 1184–1188

Luder MT, Berchtold A, Akré C et a. Do youths gamble? You bet! A Swiss population-based study. Swiss Med Wkly 2010; 140: w13074

Meyer G, Bachmann M. Spielsucht – Ursachen und Therapie. Heidelberg: Springer; 2000

Petry J, Jahrreiss R. Stationäre medizinische Rehabilitation von „Pathologischen Glücksspielern": Differenzialdiagnostik und Behandlungsindikation. Deutsche Rentenversicherung 1999; 4: 196–218

Petry NM, Weinstock J, Ledgerwood D, Morasco B. A randomized trial of brief interventions for problem and pathological gamblers. J Consult Clin Psychol 2008; 76: 318–328

Reuter J, Raedler T, Rose M et al. Pathological gambling is linked to reduced activation of the mesolimbic reward system. Nature Neuroscience 2005; 8: 147–148

Saß H, Wittchen HU, Zaudig M et al. Diagnostische Kriterien des Diagnostischen und Statistischen Manuals Psychischer Störungen DSM-IV-TR. Göttingen: Hogrefe; 2003

Welte JW, Barnes GM, Tidwell MO et al. The prevalence of problem gambling among U.S. adolescents and young adults: results from a national survey. J Gambling Studies 2008; 24: 119–133

3.12 Computerspiel- und Internetabhängigkeit

Peter Peukert, Klaus Wölfling, Oliver Bilke, Ingo Spitczok von Brisinski

3.12.1 Allgemeine und klinische Charakteristika der Internet-/Computerspiel-nutzung

Die Veränderung persönlicher und gesellschaftlicher Lebensrealitäten hat sich insbesondere durch die zunehmende Technisierung und vor allem durch jederzeit verfügbare Computer- bzw. Internetanwendungen in den letzten Jahren bzw. Jahrzehnten zunehmend beschleunigt. Gerade in Bezug auf die Nutzung von Internetangeboten ist ein stetiger Anstieg über alle Altersgruppen hinweg zu verzeichnen. Laut der ARD/ZDF-Onlinestudie 2008 hatten 73,6 % der über 60-Jährigen keine Erfahrungen mit dem Internet, im Vergleich zum Jahr 2005 hatte allerdings gerade diese Gruppe der so genannten „Silver Surfer" den größten Zuwachs zu verzeichnen. Dagegen zeigte sich in der Altersgruppe der 14- bis 19-Jährigen, dass nur 2,9 % keine Erfahrungen mit dem Internet hatten. Folglich scheint der Anteil dieser „Offliner" weiterhin abzunehmen (van Eimeren u. Frees 2008).

Obgleich die positiven Nutzungseffekte des Internets überwiegen, mehren sich in den vergangenen 20 Jahren die Hinweise, dass eine Subpopulation eine Internetnutzung betreibt, die in negative physische, psychische und soziale Konsequenzen mündet (Shaw u. Black 2008). So gaben 5,9 % von 2513 Internetnutzern im Rahmen einer in den USA durchgeführten telefonischen Erhebung an, dass ihre sozialen Beziehungen durch eine exzessive Internetnutzung leide. 13,7 % der Befragten fanden es schwer, dem Internet einige Tage fern zu bleiben, und 8,2 % nutzten das Medium, um negative Stimmungen zu kompensieren (Aboujapude et al. 2006).

Obwohl die genannten Untersuchungen zunächst keinen Rückschluss auf *Prävalenzraten* erlauben, weisen weitere aktuelle Studien darauf hin, dass ein Teil der Nutzer einen problematischen Konsum zeigt, der mit zum Teil erheblichen negativen Konsequenzen wie beispielsweise Schulversagen (Cummings u. Vandewater 2007),

aber auch erhöhten psychiatrischen Komorbiditätsraten (s. unten) in Verbindung steht.

Bezüglich der Frage spezifischer *Nutzungsinhalte* geht Orford (2005) davon aus, dass spezifische Anwendungen wie Online-Glücksspiel (z. B. Poker, Sportwetten etc.), Online-Pornografie, über das Internet spielbare Online-Computerspiele sowie Kommunikation via Chat mit einem erhöhten Risiko für die Entwicklung einer Internetabhängigkeit verbunden sind. Die technische Weiterentwicklung im Bereich der Prozessorgeschwindigkeit, aber auch der grafischen Darstellung (z. B. im Bereich der 3-D-Grafiken) machen spezifische Anwendungen für Nutzer zunehmend attraktiver. Über das Internet spielbare Computerspiele – und hier insbesondere die so genannten „Massively Multiplayer Online Role-Playing Games" (Massen-Mehrspieler-Online-Rollenspiel) – scheinen aufgrund ihrer Charakteristik eine besondere Attraktivität zu haben. Spiele dieses Genres sind derzeit beispielsweise „Everquest", „Ultima online", „Warhammer Online", „Herr der Ringe Online" oder – das bekannteste – „World of Warcraft".

Die Spiele sind charakterisiert durch eine 24-stündige Verfügbarkeit über das Internet, das gemeinsame Spiel in Echtzeit, die Organisation der Spieler in Gruppen von Spielern (Gilden) und eine hohe Spielbindung durch soziale Verpflichtungen innerhalb der Spielgruppe. Dabei spielt jeder Nutzer innerhalb des Spiels mit einer eigenen Spielfigur (Avatar), der nicht nur durch Rollenzuschreibung mit spezifischen Aufgaben (z. B. die Funktion des Heilers innerhalb der Gruppe), sondern auch mit bestimmten „Charaktereigenschaften" versehen ist. Hinsichtlich der Übernahme von Rolleneigenschaften der eigenen Spielfigur existieren erste Hinweise, dass abhängiges Spielen von Online-Rollenspielen gerade mit dem Ausmaß der Identifikation mit den Charaktereigenschaften der eigenen Spielfigur korreliert sein könnte (Smahel et al. 2008).

Die Tatsache, dass trotz zahlreicher Einzelbefunde derzeit noch keine einheitliche Konzeptualisierung für das *Störungsbild* vorliegt, spiegelt sich letztlich in der wissenschaftlichen Auseinandersetzung auch um die Frage der begrifflichen und damit nosologischen Einordnung wider. Während einzelne Autoren von einer „non-chemical addiction, involving human-machine interaction", also von Internetabhängigkeit (Young 1998) sprechen, gehen andere Autoren bezüglich des Störungsbildes von pathologischer (Davis 2001) bzw. problematischer Internetnutzung (Caplan 2002) aus.

3.12.2 Phänomenologie und Diagnostik

Klassifikation. Zur Frage der nosologischen Klassifikation der Internet- und Computerspielabhängigkeit wird, wie oben bereits dargestellt, seit Mitte der 1990er-Jahre eine wissenschaftliche Auseinandersetzung geführt. Allerdings existieren weder für die ICD-10 noch im DSM-IV-TR eigene Diagnosekategorien für die pathologische Internet-/Computerspielnutzung. Die derzeitige Diagnosepraxis erlaubt eine Kodierung ausschließlich im Bereich der Impulskontrollstörungen. Während das pathologische Glücksspiel nach *ICD-10* derzeit in der Kategorie F63.0 kodiert wird, erfolgt die klassifikatorische Zuordnung einer Internet-/Computerspielabhängigkeit in der Kategorie F63.8 (sonstige abnorme Gewohnheiten und Störungen der Impulskontrolle).

Allerdings wird zukünftig für das *DSM-V* (www.dsmv.org) eine Zuordnung des pathologischen Glücksspiels in den Bereich der substanzbezogenen Störungen (substance related disorders) erfolgen, für die Internetabhängigkeit wird die Zuordnung in eben diese Kategorie empfohlen.

Diagnosekriterien. Im Rahmen der inhaltlichen Konzeptualisierung schlägt Block (2008) folgende Diagnosekriterien zur Erfassung einer Internetabhängigkeit vor, die sich an den Kriterien zur Diagnostik substanzbezogener Störungen orientieren und im Wesentlichen mit Konzeptualisierungen im Bereich des deutschen Sprachraums vergleichbar sind (Grüsser u. Thalemann 2006; Tab. 3.37).

Analog zur Konzeptualisierung von Block (2008) stellen Meerkerk et al. (2009) mit dem Konzept des Compulsive Internet Use (CIU) einen theoretischen Rahmen zur Verfügung, der die Frage der problematischen Nutzung nicht direkt mit dem jeweiligen Nutzungsinhalt in Verbindung bringt, sondern vielmehr mit der Frage des Vorliegens eines exzessiven bzw. abhängigen

Tabelle 3.**37** Diagnosekriterien zur Erfassung einer Internetabhängigkeit (nach Block 2008).

Diagnosekriterien zur Erfassung einer Internetabhängigkeit
Verlust der Kontrolle über Nutzungszeit und Nutzungsdauer des Internets- bzw. Computerspiels
Auftreten von Entzugserscheinungen, wenn das Medium nicht genutzt werden kann oder von relevanten Bezugspersonen reglementiert wird
Toleranzentwicklung
Aufrechterhaltung des Verhaltens trotz Wissen um die schädlichen Konsequenzen

Verhaltens. Nach Meerkerk et al. (2009) sollte sich ein Compulsive Internet Use in 5 charakteristischen Bereichen widerspiegeln (Tab. 3.38).

Während also der Vorschlag von Block (2008) direkt auf die Formulierung von Diagnosekriterien zur klassifikatorischen Diagnostik abzielt, beschreibt das Konzept von Meerkerk et al. (2009) viel eher eine allgemeine Konzeptualisierung der Verhaltensabhängigkeit und bringt diese in einen funktionalen Zusammenhang zu deren negativen Konsequenzen. Die Autoren gehen einerseits davon aus, dass Betroffene das Internet- bzw. Computerspiel funktional dazu nutzen, um negative Zustände (z.B. Depressivität und Ängste) zu kompensieren. Darüber hinaus sollte das Problemverhalten nach dem Konzept zu intrapsychischen (verminderter Selbstwert, Depressivität) und

Tabelle 3.**38** Diagnosekriterien zur Erfassung eines Compulsive Internet Use (nach Meerkerk et al. 2009).

Diagnosekriterien zur Erfassung eines Compulsive Internet Use
Der Internetgebrauch wird fortgeführt trotz der Absicht diese zu beenden
Der Internetgebrauch dominiert das Verhalten und Denken
Die Erfahrung von unangenehmen emotionalen Zuständen, wenn das Internet nicht genutzt werden kann
Das Internet wird genutzt, um negative emotionale Zustände zu mildern
Die Internetnutzung führt zu intra- oder interpersonellen Konflikten

interpersonellen Konflikten (bis hin zur sozialen Isolation im Realen Leben) führen.

Fragebogeninstrumente. Hinsichtlich der konkreten Diagnosestellung einer Computerspiel- und Internetabhängigkeit empfiehlt sich neben der klinischen Anamnese sowie der Prüfung des Vorliegens der adaptierten Diagnosekriterien (vgl. Grüsser u. Thalemann 2006, Wölfling et al. 2008) der Einsatz von Fragebogeninstrumenten. Zwar ergibt sich hier die Schwierigkeit, dass für den deutschen Sprachraum derzeit noch keine ausreichend normierten Fragebögen zur Verfügung stehen und zudem häufig Übersetzungen englischer Originalien verwendet werden. Allerdings steht mit der Skala zum Onlinesuchtverhalten bei Erwachsenen (OSVe-Skala; Wölfling et al. 2010) ein 15 Item umfassender Fragebogen zur Verfügung, der unter Berücksichtigung der zunächst klinisch zu stellenden Diagnostik eine wertvolle Zusatzinformation liefert. Die Autoren geben hierbei Cutoff-Werte für Missbrauch und Abhängigkeit an.

Komorbide Störungen, psychometrische Charakteristika. Gerade die Berücksichtigung komorbider Störungen gerät in den vergangenen Jahren zunehmend in den klinisch-therapeutischen Fokus und folgt damit auch der Modellkonzeptualisierung von Meerkerk et al. (2009). Dabei scheinen insbesondere affektive Störungen und Angsterkrankungen mit dem Störungsbild vergesellschaftet zu sein (Ha et al. 2007). Darüber hinaus gibt es Hinweise auf ein gehäuftes gemeinsames Auftreten von ADHS und Internetabhängigkeit (Yen et al. 2007). Weitere Studien beschäftigten sich mit psychometrischen Charakteristika pathologischer Internetnutzer. Dabei zeigten sich unter anderem eine reduzierte Frustrationstoleranz, insbesondere bei männlichen Spielern (Ko et al. 2008) sowie eine hohe Korrelation narzisstischer Persönlichkeitszüge mit erhöhten Aggressivitätswerten (Kim et al. 2008).

Inwieweit die genannten komorbiden Störungen und Befunde Vulnerabilitätsfaktoren für eine Internet-/ Computerspielabhängigkeit darstellen oder vielmehr Folge einer exzessiven und abhängigen Internet-/Computerspielnutzung sind, bleibt bisher unklar. Allerdings erscheint es unstrittig, dass diese im Rahmen interventioneller Strategien in die Behandlungsplanung mit einbezogen werden sollten.

Prävalenzraten. Die in verschiedenen epidemiologischen Studien ermittelten Prävalenzraten schwanken stark, was zum einen an den hoch selektierten Stichproben (z.B. aufgrund von Onlinebefragungen) liegen mag, zum anderen aber in der bisher uneinheitlichen Operationalisierung des Störungsbildes begründet scheint. Für den deutschen Sprachraum konnte bei einer kleinen Stichprobe von 30 Schülern mit einem standardisierten Fragebogen eine Prävalenzschätzung von 9,3% für ein problematisches Computerspielverhalten aufgezeigt werden (Grüsser et al. 2005). In einer Folgebefragung zeigten 9,7% von 221 Schülern der 8. Klasse Anzeichen eines abhängigen Computerspielverhaltens. Höhere Prävalenzraten fanden sich für die Faktoren männliches Geschlecht und in bildungsferner Schichtzugehörigkeit (Wölfling et al. 2008).

Im Rahmen einer Untersuchung des kriminologischen Instituts Hannover, bei der 14 000 Schüler der 9. Klassenstufe befragt wurden, ergab sich ein Anteil von 10% mit exzessivem Spielverhalten (>4,8 Stunden täglich), bei dem das Zeitkriterium erfüllt war, die weiteren Abhängigkeitskriterien zunächst aber nicht geprüft wurden. Unter Anwendung der Diagnosekriterien für (stoffgebundenes) abhängiges Verhalten zeigten 1,5% der Jugendlichen ein abhängiges Spielverhalten, 3,5% wurden als gefährdet eingestuft. Zudem ging besonders die Nutzung von Onlinespielen bzw. Onlinerollenspielen mit einem erhöhten Abhängigkeitsrisiko einher (Rehbein et al. 2009).

Für die Gruppe der 19-Jährigen kommen die Autoren einer 2008 durchgeführten Befragung zu ähnlichen Ergebnissen. Gleichwohl scheint es Hinweise für einen Belastungsrückgang mit dem Lebensalter zu geben. Gleichzeitig scheinen diejenigen computerspielabhängigen Personen, die das Spiel zur Stress- und gegebenenfalls Affektregulation nutzten, unter vermehrter Schulangst und schlechteren Schulleistungen zu leiden (Rehbein et al. 2009). Andere, internationale Studien bestätigen auch bei erwachsenen Spielern einen vergleichbaren Anteil von Abhängigkeitsentwicklungen (Niemz et al. 2005). Da noch keine einheitlichen Kriterien bzw. Instrumente zur Diagnostik einer Internet-/Computerspielabhängigkeit vorliegen, müssen die genannten Zahlen jedoch als vorläufig erachtet werden.

3.12.3 Grundlagen der Abhängigkeitsentwicklung

Analog zum Bereich der stoffgebundenen Abhängigkeit werden für die Entstehung und Entwicklung der Internetabhängigkeit sowohl verhaltenstheoretische als auch neurobiologische Mechanismen diskutiert, die nachfolgend erläutert werden.

■ Lerntheoretische Modelle

Lerntheoretische Modelle stützen sich bezüglich der Erklärung abhängigen Verhaltens auf Prozesse der klassischen und operanten Konditionierung genauso wie auf Prozesse des Modelllernens sowie kognitiver Variablen (Bouton 2006). Dabei kann davon ausgegangen werden, dass die Internet- und Computerspielnutzung initial mit positiven Konsequenzen (z.B. Spaß, Erfolg im Spiel, soziale Anerkennung) assoziiert ist. Negativ verstärkenden Effekte (z.B. Kompensation aversiv empfundener Gefühle wie Depressivität, Ängstlichkeit; Ablenkung von negativ erlebten Alltagsverpflichtungen; Stresskompensation; Kompensation von sozialen Unsicherheiten durch leichtere Kontaktaufnahme zu anderen Menschen via Internet) sollten nach der Lerntheorie verhaltenssteuernd wirksam sein und damit wesentlich zum Einstieg in den Konsum bzw. dessen Fortführung beitragen.

Konditionierungsprozesse. Während zu Beginn der Abhängigkeitsentwicklung die primär positive Wirkung der Internet-/Computerspielnutzung eine bedeutende Rolle spielen sollte, geraten Betroffene nach dem Modell längerfristig in einen Teufelskreis aus langfristig negativen Konsequenzen (z.B. soziale Isolation, Verschlechterung schulischer Leistungen, Verschlechterung der Depressivität, Exazerbation sozialer Ängstlichkeit), die wiederum durch neuerlichen Internet-/Computerspielgebrauch kompensiert und damit negativ verstärkend aufrecht erhalten werden.

Die Entwicklung einer Abhängigkeit könnte so bei einem Betroffenen, der über die Phasen des zunächst regelmäßigen, riskanten und dysfunktionalen Konsums (im Sinne einer Nutzung des Mediums zur Affektregulation) in einen missbräuchlichen (im Sinne der Fortführung des Verhaltens trotz wiederholt negativer und schädlicher Konsequenzen) und dann abhängigen Konsum (im Sinne der oben dargestellten diagnostischen Kriterien), über die Prozesse der *operanten Konditionierung* erklärt werden.

Darüber hinaus spielen *klassische Konditionierungsprozesse* eine bedeutende Rolle, in dem ursprünglich neutrale Reize (z.B. Anblick der Computertastatur) über viele Lernwiederholungen hinweg die Eigenschaft konditionierter Reize erlangen. Diese konditionierten Reize sollten wiederum das Verlangen nach erneuter Nutzung des Internets- bzw. Computerspiels auslösen und somit ebenso bedeutsam für die Aufrechterhaltung des Problemverhaltens sein.

Kognitive Variablen. Zusätzlich zu den geschilderten lerntheoretischen Mechanismen sollten kognitive Variablen eine bedeutende Rolle auch in der Entstehung der Internet- und Computerspielabhängigkeit spielen. Für den Bereich der stoffgebundenen Abhängigkeit haben Beck et al. (1997) mit dem kognitiven Modell der Sucht einen theoretischen Rahmen zur Verfügung gestellt, der die Entstehung und Aufrechterhaltung abhängigen Verhaltens auch aus kognitiver Sicht erklärt.

Demzufolge sollten Betroffene ein durch negative Denkschemata vermitteltes abhängiges Verhalten aufbauen. Ein Betroffener könnte beispielsweise die generalisierte dysfunktionale Überzeugung haben, „dem Leben nicht gewachsen zu sein". Dies könnte dazu führen, dass die Person lernt, durch zunächst regelmäßigen Internet- oder Computerspielgebrauch das negative Selbstbild bzw. den daraus resultierenden negativen Affekt zu kompensieren. Während das Verhalten (Internet-/Computerspielnutzung) also zu einer unmittelbaren emotionalen Entlastung führen sollte, würde das negative Selbstbild der Person weiter verfestigt. Auf diese Weise könnte es zur Ausbildung bzw. Verschlechterung einer bereits bestehenden komorbiden psychiatrischen Symptomatik wie Depressivität oder Ängstlichkeit kommen.

Wie bereits dargestellt, können lerntheoretische Modelle nicht nur die Entstehung und Aufrechterhaltung abhängigen Verhaltens erklären, vielmehr stellen sie auch eine Verbindung zu den der Abhängigkeit zugrunde liegenden neurobiologischen Mechanismen dar, auf die im Folgenden kurz eingegangen wird.

■ Neurobiologie

Neurobiologische Modelle sehen insbesondere Strukturen des mesolimbischen Belohnungssystems wie den Nucleus accumbens sowie die Amygdala und deren Projektionsbahnen zum dorsolateralen präfrontalen Kortex in der Abhängigkeitsentwicklung beteiligt und bringen diese mit den oben dargestellten verhaltenstheoretischen Lerntheorien in Verbindung (von der Goltz u. Kiefer 2008). Dabei wird angenommen, dass der Neurotransmitter Dopamin im Rahmen einer verstärkten konditionierten Aufmerksamkeitslenkung auf relevante Hinweisreize eine Rolle spielt, während eine Veränderung im glutamatergen System mit zwanghaftem (Suchtmittelkonsum-) Verhalten in Verbindung gebracht wird (von der Goltz u. Kiefer 2008).

Im Rahmen einer bildgebenden Untersuchung unter Verwendung des Reiz-Reaktions-Paradigmas zeigte sich bei einer Stichprobe von zehn als abhängig klassifizierten Computerspielern im Vergleich zu Kontrollprobanden eine signifikante Aktivierung des orbitofrontalen Kortex, des Cingulums und des Nucleus accumbens auf Computerspielreize. Dabei ergab sich eine positive Korrelation zwischen neuronalem Aktivierungsmuster und dem von den abhängigen Spielern eingeschätzten Verlangen (Craving) erneut zu spielen (Ko et al. 2009). Elektrophysiologische EEG-Befunde weisen in gleicher Weise darauf hin, dass computerspielabhängige Personen spezifische physiologische Reaktionsmuster auf Computerspiel assoziierte Reize aufweisen (Thalemann et al. 2007).

> Insofern kann anhand der dargestellten Befunde vermutet werden, dass für die Entstehung sowohl der stoffgebundenen als auch der nicht stoffgebundenen Abhängigkeit (und hier der Internet- und Computerspielabhängigkeit) ähnliche biologische Mechanismen zugrunde liegen könnten.

3.12.4 Therapie

Für den Bereich der Internet-/Computerspielabhängigkeit existieren noch keine evidenzbasierten Behandlungsansätze.

Ambulantes Setting. Für ambulante Beratungs- und Behandlungssettings können derzeit neben wenigen Spezialambulanzen flächendeckend die Suchtberatungsstellen der Landkreise bzw. kirchlicher Träger als primäre Anlaufstelle angesehen werden. Neben der Tatsache, dass sich qualifizierte ambulante Behandlungsstrukturen derzeit noch im Aufbau befinden, kommt erschwerend hinzu, dass aufgrund der weiterhin unbefriedigenden diagnostischen Einordnung in den Bereich der Impulskontrollstörungen (ICD-10: F63.8) eine Kassenfinanzierung der ambulanten Behandlung häufig nicht erfolgt. Ausgenommen hiervon sind Maßnahmen, deren wesentlicher Fokus sich auf die Behandlung komorbider Begleiterkrankungen wie beispielsweise Depressivität, Ängstlichkeit oder Selbstunsicherheit richtet.

Dass allerdings gerade im ambulanten Bereich Behandlungsbedarf besteht, zeigt eine erste Bedarfserhebung in 117 deutschen Jugend-, Drogen- und Suchtberatungsstellen, aus der hervorgeht, dass sich im Durchschnitt 1,2 ausschließlich Computerspielsüchtige pro Monat vorstellen. Nach Einschätzung der Beratungsfachkräfte hatten gemäß der Abhängigkeitskriterien der ICD-10 72,1 % ein ernst zu nehmendes Problem. Darüber hinaus wird berichtet, dass sich während des Untersuchungszeitraums 109 Angehörige von Computerspielern beraten ließen (Wessel et al. 2009).

Stationäres Setting. Für den Bereich der stationären Versorgung bieten nur wenige Kliniken Spezialangebote für computerspiel-/internetabhängige Personen an. Die Behandlungen finden in der Regel mehrwöchig in Rehabilitationskliniken statt, die Beantragung hierfür erfolgt über die zuständige Suchtberatungsstelle des Landkreises bzw. kirchliche Träger beim Rentenversicherungsträger. Analog zu den Empfehlungen zum pathologischen Glücksspiel und zu den stoffgebundenen Abhängigkeitserkrankungen ist eine stationäre psychotherapeutische Behandlung einer ambulanten Behandlung immer dann vorzuziehen, wenn sich Betroffene im Rahmen des ambulanten Behandlungskontextes nicht als abstinenzfähig erweisen bzw. die Störung mit erheblichen psychosozialen Beeinträchtigung (wie Arbeitsplatzverlust, schwerwiegende soziale Konflikte) einhergeht. Eine präzise Abschätzung des Schweregrades der vorliegenden Störung ist demzufolge eingangs unabdingbar.

Darüber hinaus ist in jedem Fall die Abklärung des Vorliegens zusätzlicher *psychiatrischer Komorbiditäten* zu empfehlen, die eine (gegebenenfalls vorherige) psychiatrische Mitbehandlung erforderlich machen (z. B. schwere Depressivität, ADHS, Suizidalität). Konzeptuell orientieren sich stationäre Behandlungssettings an jenen der stationären Rehabilitation im Bereich der stoffgebundenen Abhängigkeitserkrankungen und beziehen Einzel- sowie Gruppengespräche ebenso wie Ergo- und Bewegungstherapie in den Gesamtbehandlungsplan mit ein. Ziel jeder stationären Rehabilitation ist, wie bei anderen Störungsbildern auch, die Fähigkeit zur Teilhabe an zentralen gesellschaftlichen Prozessen wie der schulischen und beruflichen Ausbildung wiederherzustellen.

Kognitiv-verhaltenstherapeutische Vorgehen. Hinsichtlich psychotherapeutischer Behandlungsoptionen existieren online publizierte Richtlinien für ein kognitiv-verhaltenstherapeutisches Vorgehen (Young 2007). Die dort genannten Strategien orientieren sich an den Techniken, die im Bereich der stoffgebundenen Abhängigkeitsbehandlung zur Anwendung kommen, und basieren auf den oben dargestellten lerntheoretischen Grundlagen zur Entstehung von Abhängigkeitserkrankungen. Neben den konkreten Interventionsstrategien sollte in jedem Fall die Veränderungsmotivation aufseiten des Betroffenen geprüft werden; die Berücksichtigung der Motivationslage ist während des gesamten Behandlungsverlaufs zu empfehlen, so dass gegebenenfalls eine Anpassung der zur Anwendung kommenden Behandlungsstrategie erfolgen kann.

Exemplarisch sollte ein Betroffener, der sich in der so genannten präkontemplativen Phase nach dem transtheoretischen Motivationsmodell von Prochaska und DiClemente (2005) befindet (also nicht über eine Verhaltensänderung nachdenkt) mit Techniken der *motivierenden Gesprächsführung* (nach Miller und Rollnick 1999) zu einem Nachdenkens- und Abwägungsprozess aller Vor- und Nachteile der Fortführung bzw. Beendigung des Problemverhaltens angeregt werden, während ein Betroffener in der Handlungsphase in der konkreten Planung und Umsetzung einer Verhaltensänderung unterstützt werden sollte. Im ersten Fall wäre der Fokus also vielmehr auf die Etablierung bzw. Stabilisierung der therapeutischen Beziehung und den Aufbau der Verände-

rungsmotivation gerichtet, während im zweiten Fall die Frage der Realisierbarkeit der Verhaltensänderung im Vordergrund steht.

> Folglich sollte zu Beginn jeder psychotherapeutischen Behandlung eine *Zielklärung* erfolgen, wobei der Betroffene seine Behandlungsziele selbstständig artikulieren sollte.

Psychoedukation und andere Verfahren. Im zweiten Schritt geht es im Rahmen psychoedukativer Verfahren um die Vermittlung von Störungswissen (z. B. die Erarbeitung der Abhängigkeitskriterien am Beispiel des Patienten) sowie die Vermittlung eines funktionalen Störungsmodells (Erarbeitung positiver und negativer Konsequenzen der Mediennutzung, aber auch der Frage der Reduktion negativ erlebter Zustände, z. B. Reduktion sozialer Unsicherheit durch die Mediennutzung). Daneben spielen der Aufbau alternativer Verhaltensweisen durch operante Methoden (1. Selbstbeobachtung des Problemverhaltens; 2. Stimuluskontrolle; 3. Selbstbelohnung für Alternativverhalten/Selbstbestrafung für Problemverhalten) eine wesentliche Rolle im Behandlungsverlauf. Die zunehmende Kontrolle über das Problemverhalten sollte im lerntheoretischen Verständnis zu einer Zunahme der Selbstwirksamkeitserwartung und damit der Abstinenzwahrscheinlichkeit führen.

Elemente *sozialen Kompetenztrainings* sowie der Aufbau von Fertigkeiten zum *Umgang mit Stress* und Belastung sollten im Gesamtbehandlungsplan bei entsprechender Indikation (z. B. Vorliegen sozialer Unsicherheit; das Medium wird primär zur Stressreduktion genutzt) in gleicher Weise Berücksichtigung finden wie der Aufbau allgemeiner *Problemlösefertigkeiten*.

Klassische Konfrontationstherapie. Darüber hinaus bieten Elemente der klassischen Konfrontationstherapie die Möglichkeit, zum Beispiel durch Einbeziehung einer Repräsentation der Spielfigur (exemplarisch des Avatars im Online-Rollenspiel) mit dem Patienten eine vertiefte Auseinandersetzung mit dem Störungsmodell zu erreichen (Psychoedukation) und gleichzeitig die Abstinenznotwendigkeit von der jeweiligen Indexanwendung zu erarbeiten (motivationale Intervention).

Ziel jeder Behandlung im Bereich der Computerspiel-/Internetabhängigkeit sollte folglich das Wieder- bzw. Neulernen eines funktionalen Umgangs mit dem Medium Computer bzw. Internet sein, was häufig die Abstinenz von der Problemanwendung erforderlich macht. Obwohl derzeit keine evidenzbasierten Empfehlungen vorliegen, kann davon ausgegangen werden, dass *gruppentherapeutische* Angebote den Vorteil bieten, dass sich Betroffene gegenseitig unterstützen bzw. motivieren. Darüber hinaus bieten gruppentherapeutische Arrangements die Möglichkeit, interaktionelle Lernprozesse innerhalb der Behandlungsgruppe in Gang zu bringen.

Die hier vorgestellten verhaltenstherapeutischen Interventionsstrategien orientieren sich am Vorgehen im Bereich der stoffgebundenen Abhängigkeit. Für den Bereich der Computerspiel-/Internetabhängigkeit existieren derzeit lediglich zwei Behandlungsstudien an Patientenkollektiven (Orzack et al. 2006, Young 2007), wobei es sich hierbei nicht um kontrollierte, randomisierte Therapiestudien handelt. Ein Evidenznachweis verhaltenstherapeutischer Behandlungsangebote ist daher dringend erforderlich.

3.12.5 Postakutbehandlung bei Erwachsenen

Die Postakutphase im Rahmen der Behandlung der Computerspiel- und Internetabhängigkeit dient der langfristigen Stabilisierung und dem Transfer von in der Therapie erlernten Problemlösestrategien auf andere Problemkonstellationen der realen Lebenssituation des Betroffenen. Abhängig von der Frage, ob im Rahmen der Akutbehandlung eine stationäre Behandlungsphase erforderlich wurde, sollte die Sitzungsfrequenz der ambulanten Kontakte in der Postakutphase angepasst werden.

Während stationäre Behandlungen die Schwierigkeit mit sich bringen, dass das im geschützten Rahmen Gelernte in die Lebensrealität der Betroffenen erst übertragen werden muss, erfolgt der Transfer der Therapieinhalte im ambulanten Behandlungssetting im verhaltenstherapeutischen Kontext kontinuierlich mittels Hausaufgaben während des Therapieprozesses. Häufige Hürde in der Behandlung ist das oft von den Betroffenen

vorgetragene Ziel, kontrolliert spielen zu wollen. Dies sollte vom Therapeuten aufgegriffen und mit dem Patienten bearbeitet werden. Dabei werden unter anderem mit dem Patienten konkrete Kriterien operationalisiert, wie sich kontrollierter Konsum hinsichtlich Frequenz und Dauer abbildet. Es schließt sich eine Erprobungs- und Selbstbeobachtungsphase an. Die Auswertung und Bewertung des Ergebnisses des Verhaltensexperiments sollten gemeinsam mit dem Patienten erfolgen, so dass sich hieraus eventuell neue Zieldefinitionen ergeben.

Grundsätzlich sollte die Nachsorgephase ausreichend lange gestaltet werden, gegebenenfalls mit zum Ende größerem zeitlichem Abstand zwischen den Sitzungen. Die Therapie kann in der Regel beendet werden, wenn der Betroffene einen funktionalen Umgang mit dem Medium Computer bzw. Internet erreicht hat und neue alltägliche Problemkonstellationen mit dem erlernten Verhaltensrepertoire ausreichend erfolgreich bewältigt werden können.

Literatur

Aboujapude E, Koran LM, Gamel N. et al. Potential markers for problematic internet use: a telephone survey of 2313 adults. CNS Spectrums 2006; 11: 750–755

Beck AT, Wright FD, Newman CF et al. Kognitive Therapie der Sucht. Weinheim: Beltz Psychologische Verlagsunion; 1997

Block J. Issues for DSM-V: Internet addiction. Am J Psychiatry 2008; 165: 306–307

Bouton ME. Learning and Behavior. A contemporary Synthesis. Suderland: Sinauer Association; 2006

Caplan SE. Preference for online social interaction: a theory of problematic Internet use and psychosocial well-being. Comm Res 2003; 30 (6): 625–648

Cummings HM, Vandewater EA. (2007). Relation of adolescent video game play to time spent in other activities. Arch Pediatr Adolesc Med 2007; 161: 684–689

Davis RA. A cognitive-behavioral model of pathological Internet use. Computers in Human Behavior 2001; 17 (2): 187–195

van Eimeren B, Frees B. Internetverbreitung: größter Zuwachs bei Silver-Surfern. Ergebnisse der ARD/ZDF-Onlinestudie 2008; 330–344

von der Goltz C, Kiefer F. (2008). Bedeutung von Lernen und Gedächtnis in der Pathogenese von Suchterkrankungen. Nervenarzt 2008; 79 (9): 1006–1016

Grüsser SM, Thalemann R, Albrecht U et al. Exzessive Computernutzung im Kindesalter – Ergebnisse einer psychometrischen Erhebung. Wien Klin Wochenschr 2005; 117: 188–195

Grüsser SM, Thalemann CN. Verhaltenssucht. Diagnostik, Therapie, Forschung. Behavioral Addiction: Diagnosis, Therapy, Research. Bern: Huber; 2006

Ha JH, Kim SY, Bae SC et al. Depression and Internet addiction in adolescents. Psychopathology 2007; 40: 424–430

Kim EJ, Namkoong K, Ku T et al. The relationsship between online game addiction and aggression, self – control and narcisstic personality traits. Eur Psychiatry 2008; 23: 212–218

Ko CH, Yen JY, Yen CF et al. The association between internet addiction and belief of frustration intolerance: the gender difference. Cyberpsychology & Behavior 2008; 11: 273–278

Ko CH, Liu GC, Hsiao S et al. Brain activities associated with gaming urge of online gaming addiction. J Psychiatr Res 2009; 43: 739–747

Meerkerk GJ, van den Eijnden JJ, Vermulst AA et al. (2009). The compulsive internet use scale (CIUS). Some psychometric properties. Cyberpsychology and Behavior 2009; 12: 1–6.

Miller WR, Rollnick S. Motivierende Gesprächsführung. Ein Konzept zur Beratung von Menschen mit Suchtproblemen. Freiburg: Lambertus; 1999

Niemz K, Griffiths M, Banyard P. Prevalence of pathological internet use among university students and correlations with self – esteem, the General Health Questionnaire (GHQ) and disinhibition. Cyberpsychology and Behavior 2005; 4: 373–376

Orford J. Problem gambling and other behavioural addictions. Foresight. www.foresight.gov.uk/Brain_Science_Addiction_and_Drugs/index.html

Orzack MH, Voluse AC, Wolf D et al. An ongoing study of group treatment form en involved in problematic Internet-enabled sexual behavior. Cyberpsychology and Behavior 2006; 9: 348–360

Prochaska JO, DiClemente CC. The transtheoretical approach. In: Norcross JC, Goldfried MR. Handbook of Psychotherapy Integration. New York: Oxford University Press; 2005: 147–171

Rehbein F, Kleimann M, Mößle T. Exzessives Computerspielen und Computerspielabhängigkeit im Jugendalter – Ergebnisse einer deutschlandweiten Repräsentativbefragung. Die Psychiatrie 2009; 63: 140–146

Shaw M, Black DW. Internet addiction: definition, assessment, epidemiology and clinical management. CNS Drugs 2008; 22 (5): 353–365

Šmahel D, Blinka L, Ledabyl O. Playing MMORPGs: Connections between addiction and identifying with a character. Cyberpsychology and Behavior 2008; 11: 715–718

Thalemann R, Wölfling K, Grüsser SM. Specific cue-reactivity on computer related cues in excessive gamers. Behav Neurosci 2007; 121: 614–618

Wessel T, Müller KW, Wölfling K. Erste Fallzahlen aus der Suchtkrankenhilfe. Jahrbuch Sucht. Geesthacht: Neuland-Verlag; 2009: 153–158

Wölfling K, Thalemann R, Grüsser SM. Computerspielsucht: ein psychopathologischer Symptomkomplex im Jugendalter. Psychiatr Prax 2008; 35: 226–232

Wölfling K, Müller KW, Beutel ME. Reliabilität und Validität der Skala zum Computerspielverhalten (CSV-S). Psychother Psychosom Med Psychol 2010 [epub ahead of print]. DOI: 10.1055/s-0030-1263145

Yen CH, Ko CF, Yen HY et al. The comorbid psychiatric symptoms of Internet addiction: attention deficit and hyperactivity disorder (ADHD), depression, social phobia, and hostility. J Adolesc Health 2007; 41: 93–98

Young KA. A therapist's guide to assess and treat internet addiction [online]. www.netaddiction.com/downloads.html (Stand: 1.8.11)

Young KS. Internet addiction: the emergence of a new clinical disorder. Cyberpsychology and Behavior 1998; 1: 237–244

Young KS. Cognitive behaviour therapy with internet addicts: Treatment outcomes and implications. Cyberpsychology and Behavior 2007; 1: 25–28

3.13 Andere Süchte

Oliver Bilke, Peter Peukert, Klaus Wölfling, Ingo Spitczok v. Brisinski

3.13.1 Einleitung

Andere stoffungebundene oder Verhaltenssüchte, die in den letzten Jahren als eigenständige Suchtbereiche diskutiert werden (Kaufsucht, Sportsucht, Arbeitssucht, Sexsucht) sind in ihren diagnostischen Kriterien und vor allem einem standardisierten therapeutischen Zugang noch in der Entwicklung. Auch wenn es unstrittig ist, dass in den genannten Bereichen suchtähnliche Verhaltensweisen existieren, ist das klinische Bild aber doch heterogen, weswegen unterschiedliche Therapieansätze existieren.

Da Verhaltensweisen wie Sexualität, Konsum oder Arbeit ebenso wie Bewegung und Sport integraler Bestandteil des Alltagslebens sind, sind die Übergänge zwischen intensivem phasenhaftem Verhalten und pathologischem bis süchtigem Verhalten oft fließend.

Der lebensweltnahen Diagnostik, die die Einbettung der pathologischen Verhaltensweisen in das Alltagsleben analysiert, kommt besondere Bedeutung zu, um mit dem Klienten die Konditionierungs- und Habituationsprozesse sorgfältig zu analysieren.

Dies trifft insbesondere für Jugendliche zu, die – klinisch weniger häufig im Bereich der Arbeitssucht – phasenhaft suchtartige sportliche Betätigung, intensive Freude an Konsum und hochgradiges Interesse an Sexualität zeigen, das gegebenenfalls differenzialdiagnostisch von alterstypischer Intensivbeschäftigung abgegrenzt werden muss.

> ■ Insgesamt sind die vier Verhaltenssüchte aber eine Domäne junger Erwachsener und Erwachsener. ■

Verhaltenssüchte sind grundsätzlich multimodal zu behandeln. Erschwerend für die Therapieplanung kommt hinzu, dass die suchtartigen Verhaltensweisen sich weder theoretisch noch praktisch dem Abstinenzkonzept unterordnen lassen. Verhaltensmodifikation, -kontrollen und -beschränkungen und in gewissem Sinne der „Safer Use" stehen im Vordergrund.

3.13.2 Kaufsucht

Im Bereich der Kaufsucht werden psychopharmakologische Ansätze mit SSRI in der Literatur vereinzelt beschrieben, wobei große randomisierte Multizenterstudien fehlen (Grüsser u. Thalemann 2006). Die durch einen SSRI-Einsatz erfolgende Begleitbehandlung einer komorbiden Depression oder einer Angststörung ist hier ebenfalls zu berücksichtigen. Bewährt haben sich auch Sofortmaßnahmen zur Unterbrechung suchtartigen Kaufverhaltens (Tab. 3.39; Reisch et al. 2004).

Diese Maßnahmen sind nach Ansicht der Autoren nur dann erfolgreich zu verstetigen, wenn sie durch regelmäßige Gespräche mit Angehörigen, anderen Betroffenen bzw. eine explizite Verhaltenstherapie unterlegt werden.

3.13.3 Sportsucht

Das Konzept der Sportsucht wird kontrovers diskutiert und ist ein Thema im sich neu entwickelnden Feld der Sportpsychiatrie (Hoyer u. Kleinert 2010). Die Tatsache, dass regelmäßige körperliche Bewegung und Sport einen erheblichen positiven Einfluss auf die psychische Gesundheit hat (vgl.

Tabelle 3.**39** Sofortmaßnahmen bei Verdacht auf Kaufsucht.

Sofortmaßnahmen zur Unterbrechung suchtartigen Kaufverhaltens
vollständiger Verzicht auf elektronische Zahlungsmittel wie Kreditkarten, EC-Karten, Firmenrabattsysteme, PayPal-Systeme
Identifikation der kaufauslösenden Reize
Vermeiden typischer Konsumzeiten (Freitagabend, Wochenende, Schlussverkäufe, Sonderaktionen etc.)
ständig bereite Liste aller aufgrund der Sucht gekauften Güter, die mit sich getragen wird
Dekontextualisierung der Konsumgüter (kein direkter Kauf, sondern leihweise Mitnahme der Güter, um dann zu Hause eine Kaufentscheidung zu treffen)
konsequentes Führen eines Haushaltsbuches

Broocks 2000 oder populärwissenschaftlich Ratey u. Hagerman 2008), hat die Gefahren suchtartiger Entgleisung von körperlicher Aktivität in den Hintergrund treten lassen.

Die bestehenden Therapieansätze sehen narzisstische Instabilitäten und Selbstwertprobleme als bei Sportsüchtigen bedeutsam und empfehlen selbstwerttragende supportive therapeutische Interventionen in Analogie zur Therapie der Arbeitssucht.

Kognitiv-behaviorale Therapieansätze wie die Kosten-Nutzen-Analyse des sportlichen Tuns treten hinzu. Inwieweit psychopharmakologische Interventionen zum Beispiel bei durch intensive sportliche Tätigkeit abgewehrter latenter Depression hilfreich sein können, bleibt Studien vorbehalten. In diesem Sektor werden sich in den nächsten Jahren sicherlich interdisziplinär zwischen Sportpsychologie, Sportmedizin und Psychiatrie neue empirische Ergebnisse erarbeiten lassen, die dann zu spezifischeren Therapiemethoden führen (Breuer u. Kleinert 2010).

3.13.4 Arbeitssucht

Auch zur Arbeitssucht, die als Konstrukt ebenfalls noch in der Diskussion steht, gibt es trotz des hohen öffentlichen Interesses wenige standardisierte Studien. Im Vordergrund der Therapieplanung steht die hoch individualisierte Analyse des potenziell schädigenden Verhaltens im Kontext der realen beruflichen und familiären Situation.

Basale Motivation des Patienten, die Lebenssituation zu verändern, relativ flexible Abwehrmechanismen, persönliche Verantwortungsübernahme für die klinische Situation und ein letztlich positives Selbstbild erleichtern nach Poppelreuter (1997) den Therapieplanungsprozess. Dieser orientiert sich an der Vorstellung eines ausbalancierten Lebensstils (Work-Life-Balance), der es ermöglicht, neben Phasen des intensiven und gegebenenfalls zeitgebundenen Arbeitens (Erfüllen von Deadlines, Projektmanagement etc.) auch Ruhe und Erholungsphasen bzw. Alternativtätigkeiten aktiv zu planen und aus dem Circulus vitiosus der Arbeitssucht auszubrechen.

Voraussetzung ist auch hier eine sorgfältige multidimensionale Diagnostik, die insbesondere Zwangserkrankungen, Depressionen, soziale Phobien, aber auch Persönlichkeitsstrukturen mit berücksichtigt. Der Einbezug des sozialen Umfeldes

kann ebenfalls hilfreich sein. Auch organisationspsychologische Maßnahmen wie bessere Aufbau- und Ablauforganisation und der Einbezug von Kollegen und Vorgesetzten können die Therapie unterstützen. Im Fokus stehen die Bereiche Aufgabenerfüllung, Interaktionsverhalten und individuelle Leistungsfähigkeit. Hierzu dienen folgende Maßnahmen der Organisation:

- Aufgabenstrukturierung
- Partizipation
- Karriereentwicklungsplanung
- Arbeitsumfeldgestaltung
- Verbesserung der Arbeitsplatzbeziehungen
- Stressbewältigungstechniken
- Gestaltung der persönlichen Arbeitsumgebung
- Lebensstilgestaltung

Aufgrund der hohen Bedeutung der Chronifizierung im Kontext der spezifischen Persönlichkeitsentwicklung sind die therapeutischen Erfolgsaussichten in diesem Feld aber mit Zurückhaltung zu sehen.

3.13.5 Sexsucht

Die Zuordnung der Sexsucht zum Spektrum der Verhaltensabhängigkeiten ist wie bei den anderen genannten Störungsbildern umstritten. Alternativ erfolgt eine Zuordnung zu den Störungen der Impulskontrolle oder sexuellen Funktionsstörungen (Wölfle 2010). Die Sexsucht als behandlungswürdige Abweichung vom in der jeweiligen Kultur normalen Verhalten bezüglich der Frequenz und Intensität sexuellen Verhaltens, bezüglich schwerer schädlicher Folgen, vergeblicher Kontrollversuche, Zwanghaftigkeit in der Ausübung des Verhaltens, Destruktivität, erheblichen Leidensdrucks und massiver Verhaltenseinengung ohne persönliche Befriedigung belastet den Betroffenen und sein soziales Umfeld erheblich.

Häufig liegen komorbide psychiatrische Störungen (insbesondere affektive Erkrankungen, soziale Phobien u. a.) vor (Raymon et al. 2003). Mick und Hollander (2006) nehmen an, dass 5–6 % der Bevölkerung betroffen sind. Die therapeutischen Fokusse sind sehr durch die Ausgestaltung des sexuellen Verhaltens (z. B. intensive autoerotische Handlungen, weit überdurchschnittliche Frequenz des Geschlechtsverkehrs mit dem gleichen oder zahlreichen wechselnden Partnern, intensive Verwendung erotischer Objekte oder Auseinandersetzung mit virtuellen, internetbasierten erotischen Stimuli) bestimmt.

Die von Schwartz und Brasted (1985) formulierten Grundsätze gelten in modifizierter Form auch heute noch (Tab. 3.40).

Standardisierte, randomisierte und evidenzbasierte – sowohl medikamentöse als auch psychotherapeutische – Therapieprogramme sind auch in diesem Bereich erst in der Entwicklung und derzeit ohne klaren Hinweis für eine Wirksamkeit definierter Psychopharmaka.

Fazit

Bei allen vier genannten stoffungebundenen Süchten sind in den nächsten Jahren weitere intensive fachliche Diskussionen über Definition, Klassifikation, Typisierung, Zeitstabilität der Diagnosen im Rahmen gesellschaftlicher Entwicklungen (Modediagnosen) zu erwarten, die auch die therapeutischen Möglichkeiten erweitern werden.

In der Zwischenzeit sind Selbsthilfeaktivitäten, teils orientiert an den Punkteplänen der anonymen Alkoholiker und mittlerweile auch häufig internetbasiert, ein wichtiger Teil der Versorgungs- und Behandlungsrealität.

Tabelle 3.**40** Grundsätze der Therapie von Sexsucht.

Grundsätze der Therapie von Sexsucht
Einstellung ungewollter Sexualaktivitäten
Problemakzeptanz und -identifizierung
Einsatz angstreduzierender Techniken als Alternative
kognitive Therapie
Training der sozialen Kompetenz und Problemlösetraining
individuelle Behandlung von Komorbidität
individuelle Behandlung von Paarproblemen

Literatur

Breuer S, Kleinert J. Primäre Sportsucht und bewegungsbezogen Abhängigkeit. In: Batthany D, Pritz A, Hrsg. Rausch ohne Drogen. Wien: Springer; 191–218

Broocks, A. Körperliche Aktivität und psychische Gesundheit. Darmstadt: Steinkopff; 2000

Glick D, Kamm R, Morse E. The evolution of sport psychiatry, circa 2009. Sports Medicine, 2009; 39 (8): 607–613

Grüsser SM, Thalemann RR. Excessive Computer Game Playing in Adolescence. In: Columbus A, Columbus A, eds. Advances in psychology research. Hauppage, NY: Nova Science Publishers. 45: 133–143

Hoyer J, Kleinert J. Leistungssport und psychische Störungen. Psychotherapeutenjournal 2010; 3: 252–259

Mick TM, Hollander E. Impulsive-compulsive sexual behavior. CNS Spectr 2006; 11: 944–955

Orford J. Excessive Appetite: psychological View of Addictions. Chichester: Wiley; 1985

Poppelreuter S. Arbeitssucht. Weinheim: Beltz; 1997

Ratey JJ, Hagerman E. Spark: The revolutionary new science of exercise and the brain. New York, NY: Little, Brown and Co.; 2008

Raymond NC, Coleman E, Miner MH. Psychiatric comorbidity and compulsive/impulsive traits in compulsive sexual behavior. Compr Psychiatry 2003; 44: 370–380

Reisch LA, Neuner M, Raab G. Ein Jahrzehnt verhaltenswissenschaftlicher Kaufsuchtforschung in Deutschland. Verhaltenstherapie 2004; 14: 120–125

Schwartz MF, Brasted WS. Sexual Addiction. Medical Aspects of Human Sexuality 1995; 10: 32–39

Wölfle R. „Sexsucht": Chimäre oder klinisches Syndrom? Plädoyer für eine klinische Konzeptualisierung. Neuropsychiatrie 2010; 24: 209–216

Sachverzeichnis

Erkennen, behandeln, vorbeugen

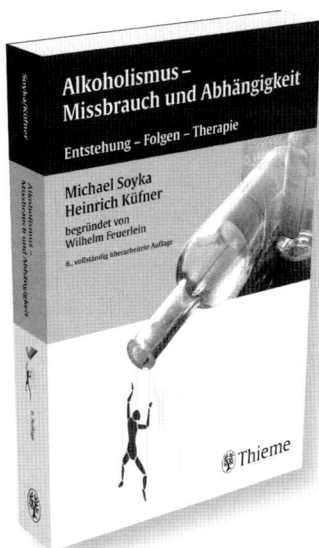

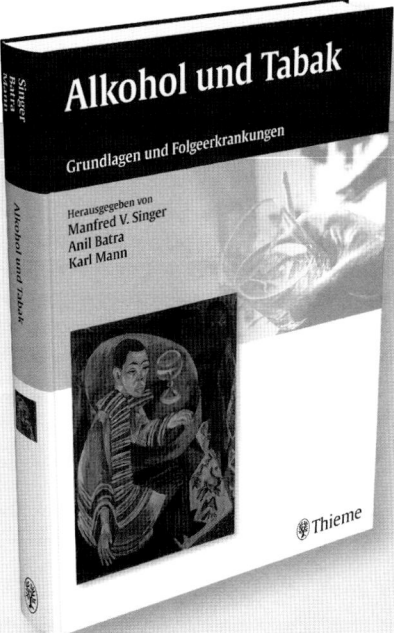

Wenn Alkohol ein Problem ist

- Ausführliche Darstellung der körperlichen und psychischen Aspekte der Alkoholsucht
- Überblick der **Therapiemöglichkeiten** und psychosoziale Hilfsangebot
- **Konkrete Vorschläge** zur Verbesserung der Situation von Alkoholkranken
- **Objektive, vorurteilsfreie** Annäherung an die Thematik durch renommierte Autoren

Alkoholismus – Missbrauch und Abhängigkeit

Entstehung – Folgen – Therapie

Soyka/Küfner

Begründet von Wilhelm Feuerlein
2008. 6. A. 648 S., 21 Abb.,
ISBN 978 3 13 520906 7
44,95 € [D]
46,30 € [A]/76,40 CHF

So schädlich sind legale Genussgifte

- Alkohol und Tabak als folgenschwere Krankheitsfaktoren in der somatischen Medizin
- **Die Auswirkungen auf verschiedene Organsysteme**
- **Interdisziplinäre Darstellung** der Klinik, Diagnostik und Therapie für alle betroffenen Organsysteme
- **Spezielle Risiken** bei Jugendlichen, Schwangeren, Patienten mit Vorerkrankungen und im Alter
- Verschiedene Möglichkeiten der **Prävention** und **Frühintervention**
- Die aktuelle Rechtsgrundlage
- Von renommierten Spezialisten aus verschiedenen Fachbereichen

Bestens geeignet für alle, die Patienten mit kritischem Alkohol- und Nikotinabusus betreuen und mit den Folgeerkrankungen konfrontiert sind!

Alkohol und Tabak

Singer/Batra/Mann

2010. 664 S., 101 Abb.,
ISBN 978 3 13 146671 6
149,95 € [D]
154,20 € [A]/249,- CHF

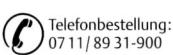
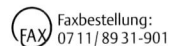
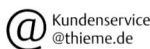
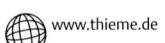
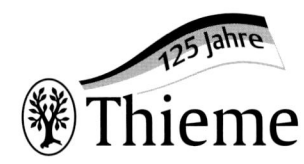